循证心血管病学

主编 杨 简

科学出版社

北 京

内 容 简 介

本书共分 13 章,内容包括各种类型的心血管疾病流行病学概况和循证治疗。讲述每种心血管疾病当前的流行病学,包括发病率及患病率等情况;治疗措施,包括一般治疗、药物治疗、手术治疗等,并根据美国心脏协会(AHA)、美国心脏病学会(ACC)、世界心脏病学大会(WCC)、欧洲心脏病学会(ESC)及中华医学会等国内外权威机构发布的最新治疗指南,给出治疗推荐意见的证据强度和推荐级别,重点剖析了循证医学的核心要义,全方位地展现了心血管疾病循证治疗的现状,为临床医师提供治疗心血管疾病的方法与依据参考。

本书内容精练、简明扼要,适用于心血管专业医师及研究人员参考阅读。

图书在版编目(CIP)数据

循证心血管病学 / 杨简主编. -- 北京:科学出版社,2025.4. -- ISBN 978-7-03-080484-6

Ⅰ. R54

中国国家版本馆CIP数据核字第2024HH0214号

责任编辑:郝文娜 / 责任校对:张 娟
责任印制:师艳茹 / 封面设计:吴朝洪

科 学 出 版 社 出版

北京东黄城根北街 16 号
邮政编码:100717
http://www.sciencep.com

三河市春园印刷有限公司印刷
科学出版社发行 各地新华书店经销
*

2025 年 4 月第 一 版 开本:787×1092 1/16
2025 年 4 月第一次印刷 印张:18 1/4
字数:418 000
定价:118.00 元
(如有印装质量问题,我社负责调换)

编著者名单

主 编 杨 简

副主编 曾宪涛 余锂镭 田国祥

编著者（以姓氏笔画为序）

于 飞	北京大学第一医院
王云云	武汉大学中南医院
王泽呈	三峡大学附属中心人民医院
王辉波	三峡大学附属中心人民医院
仇成凤	湖南医药学院总医院
田国祥	中国人民解放军总医院第七医学中心
吕 军	暨南大学附属第一医院
吕云波	三峡大学附属中心人民医院
吕志阳	三峡大学附属中心人民医院
吕粲然	三峡大学附属中心人民医院
孙 竹	《中国循证心血管医学杂志》编辑部
杨 英	三峡大学附属中心人民医院
杨 简	三峡大学附属中心人民医院
肖 政	遵义医科大学附属医院
吴 辉	三峡大学附属中心人民医院
余锂镭	武汉大学人民医院
汪心安	三峡大学附属中心人民医院
张 超	湖北医药学院附属医院
张 静	三峡大学附属中心人民医院
张永刚	四川大学华西医院
张圆圆	武汉大学中南医院
陈 昊	南京中医药大学
武云涛	中国人民解放军总医院第七医学中心

周　飞　三峡大学附属中心人民医院
孟玲慧　首都医科大学附属北京安定医院
贺　超　三峡大学附属中心人民医院
郭　娇　河南中医药大学第一附属医院
黄　笛　武汉大学中南医院
曹世义　华中科技大学同济医学院公共卫生学院
程　彬　三峡大学附属中心人民医院
曾　萍　三峡大学附属中心人民医院
曾宪涛　武汉大学中南医院
樊景春　甘肃中药大学公共卫生学院
滕　林　三峡大学附属中心人民医院

序

　　循证医学（evidence-based medicine）概念一经提出，就快速受到医学界的高度重视，并迅速影响了医学教育与医学实践。2001年，国际医学教育专门委员会发布的本科医学教育《全球医学教育最低基本要求》中，明确提出毕业生必须能够做到"运用循证医学的原则，在挽救生命的过程中采用恰当的诊断和治疗手段"。2008年，教育部及原卫生部发布的《本科医学教育标准——临床医学专业（试行）》中，将"运用循证医学的原理，针对临床问题进行查证、用证的初步能力"作为本科临床医学专业毕业生应达到的基本要求；此后，在教育部发布的《中国本科医学教育标准——临床医学专业（2016版）》《中国本科医学教育标准——临床医学专业（2022版）》中，均进一步明确。在研究生教育中，2020年，国务院学位委员会学科评议组的《学术学位研究生核心课程指南（试行）》和全国专业学位研究生教育指导委员会的《专业学位研究生核心课程指南（试行）》中，均对硕士和博士研究生的循证医学类课程进行了明确。这充分彰显了临床医师具备"循证医学思想""循证医学观念""循证医学能力"的重要性。

　　循证医学倡导在开展临床实践时，要重视将"当前最佳研究证据""患者的意愿及价值观""临床医师的经验"这三大要素充分结合，从而制订出最优的干预方案。心血管疾病（cardiovascular disease）是全球死亡的主要原因，也是影响我国人口健康的第一大疾病。据世界卫生组织（WHO）统计，全球至少3/4的心血管疾病死亡病例发生在低收入和中等收入国家；减少心血管疾病的关键在于将心血管疾病的管理干预措施纳入全民健康覆盖一揽子计划。因此，如何生成证据、评价已有的证据，并及时将最新证据运用于心血管疾病的预防、诊断和治疗，显得尤为重要。

　　然而，身处当前这个信息爆炸的时代，临床医务人员及患者在面对海量的医学书籍、文献及网络资源时，获取信息不再是难事；难的是如何快速获取并甄别有效的信息；此外，临床工作繁忙，医师们往往缺乏足够的时间去检索和评估最新的临床防治指南。因此，急需一本基于循证理念的参考书籍来辅助临床实践，特别是提供开展循证临床实践的案例范本。基于此，三峡大学附属中心人民医院杨简教授牵头，组织了国内心血管领域及循证医学领域的一批中青年专家，精心编撰了本书。本书的编写内容主要基于最新的国内外权威指南，对每项推荐意见都进行了严格的证据等级和推荐级别的划分，确保读者能够快速而准确地获取到最前沿的证据。该书的另一特点是，由心血管领域的专家执笔，由循证医学领域的专家把关，共同完成，最大程度地保证了"循证"的特点。

　　诚如循证医学的两大特点——证据要分级、证据要更新，编者及读者都应该清醒地认识到，本书尽管是基于循证理念编写，但不排除本书出版时书中的有些证据已经需要更新了。因此，本书最大的价值在于，提供了心血管领域开展循证医学研究的方法和开展循证临床实践的示例。虽然书中的证据会过时，但方法和示例具有普适性和借鉴性。

鉴于以上考量，本人乐意向读者推荐本书；同时也希望杨简教授等中青年专家能再接再厉，继续聚焦于循证心血管病学领域，争取为读者奉献更多的精品，为循证心血管病学的建设贡献新的力量。

魏万林

教授、主任医师、博士生导师

北京转化医学学会会长

《中国循证心血管医学杂志》主编

中华预防医学会循证医学专业委员会主任委员

前　言

循证医学（evidence-based medicine）这一名称，根据其创始人加拿大临床流行病学家萨基特（Sackett）所给的定义，是指"慎重、准确和明智地应用当前所能获得的最佳研究证据，同时结合临床医师的个人临床经验，考虑患者的价值和愿望，将三者结合，制订出患者的临床措施"。

随着我国人口老龄化，心血管疾病已成为严重影响人类健康和生命的主要疾病。国家心血管病中心发布最新的《中国心血管健康与疾病报告 2022》指出：我国心血管疾病患病人数高达 3.3 亿，每年约 430 万人死于心血管病，心血管疾病已超越恶性肿瘤，成为致死的首位原因，是影响我国人口健康的第一大疾病。

随着心血管疾病的治疗策略不断更新，要求每位心内科医师都要保持敏锐的洞察力和不懈的研究精神。鉴于此，我们特组织相关专业人员专门编撰了《循证心血管病学》一书。

为了传承和发扬医学精神，我们紧密结合循证医学的核心要义，全面剖析了各类心血管疾病的流行病学概况，并详细解读了美国心脏协会（AHA）、美国心脏病学会（ACC）、世界心脏病学大会（WCC）、欧洲心脏病学会（ESC）及中华医学会等权威机构发布的最新治疗指南，全方位展现了心血管疾病循证治疗的现状和发展趋势，为读者提供了一本内容翔实、实用性强的专业书籍。本书内容以治疗为主，目的是为心血管临床医师提供治疗方案选择的参考。与传统心血管疾病参考书籍不同，本书介绍了各种心血管疾病的最新流行病学情况，重点讲述了循证治疗，内容包括目前国内外最新专业权威机构的推荐意见，并给出证据强度和推荐级别。读者在阅读本书时，能获取目前针对各种心血管疾病的权威治疗指南，并参考给出的证据强度和推荐级别选择最合适患者的治疗方案。期望通过本书，为广大心血管领域医务工作者提供一本前沿医学专业知识手册，为心血管疾病的防治工作提供有力的理论支撑和实践指导。

由于时间有限，书中难免有不足之处，恳请读者指正，我们将不断修订和完善。

杨　简

三峡大学附属中心人民医院

2025 年 3 月

目　　录

第 1 章

循证心血管病学基本知识

第一节　循证医学概述

一、循证医学的概念

循证医学（evidence-based medicine，EBM）是一种基于最新科学证据、临床经验和患者价值观的医疗决策方法。它旨在将最好的可用证据与医师的专业知识和患者的价值观相结合，以制订最适合个体患者的治疗方案。循证医学的核心理念是通过收集、评估和应用临床研究的最新证据来指导医疗实践，从而提高医疗质量和患者安全。循证医学的内涵包括以下 3 个方面。

首先，循证医学注重基于最佳证据来决策。医师在制定治疗方案时需要考虑大量的信息，例如患者的病史、体征、实验室检查结果等，而循证医学所强调的证据则是来自高质量临床研究的科学数据。这些数据可以来自随机对照试验、系统综述和荟萃分析等研究方法，是目前最可靠的医学证据。因此，循证医学将这些证据作为制订治疗方案的依据，以提高治疗效果和减少不必要的医疗干预。

其次，循证医学注重对证据的批判性评估和解读。医师需要考虑研究的方法学质量、样本规模、研究结果的统计显著性，以及与患者具体特征的相关性等因素。这些因素在决策制订时都是至关重要的，因为它们可以影响治疗效果的可靠性和适用性。因此，医师需要经过专业的培训和实践，学会运用自己的专业知识和判断力来解读和应用这些证据。

最后，循证医学注重患者的价值观和偏好。循证医学并不是一种机械化的决策方法，而是充分尊重和考虑患者的个体差异和需求。因此，在制订治疗方案时，医师需要充分了解患者的价值观和偏好，并将其作为决策制订的重要参考因素。例如，对于某些患者而言，治疗效果可能比副作用更重要，而对于另一些患者而言，则可能更注重减少副作用的风险。因此，医师需要通过与患者进行充分沟通和协商，来制订最适合患者的治疗方案。

总之，循证医学是一种以最新科学证据为基础、结合医师经验和患者价值观的医疗决策方法，旨在提供更加可靠和个体化的医疗服务。通过注重最佳证据、批判性评估和解读，以及患者的价值观和偏好三个方面，循证医学可以帮助医师做出更加明智和科学的医学决策，从而提高医疗质量和保障患者安全。

二、循证医学的作用

循证医学可以应用于医疗研究、临床实践、医学教育等领域。在医疗研究方面，循证医学可以帮助研究人员设计更科学、更准确的研究方案，提高研究质量和效率；在临床实践方面，循证医学可以帮助医师制订最佳的治疗方案，提高医疗质量和患者满意度；在医学教育方面，循证医学也可以帮助培养未来医师的科学研究素养和临床决策能力。它可以在以下几个方面发挥作用。

1. 循证医学可以帮助医师制订更加有效的治疗方案　在循证医学的指导下，医师可以依据临床研究中所得到的可靠证据，来评估不同治疗方法的优劣。这些证据可能来自大规模的随机对照试验或其他类型的研究。通过系统地收集和分析这些数据，医师能够了解哪种治疗方法在特定情况下表现最佳。与传统的经验主义医学相比，循证医学更加科学和客观。它强调对高质量证据的重视，同时也考虑到个体患者的特殊情况，例如患者的病情、年龄、性别、症状等因素。通过将临床研究结果与患者的临床特征结合，医师可以制订个性化的治疗方案，以期获得更好的治疗效果。

2. 循证医学可以帮助医师识别并避免不必要的医疗干预　在医学领域，存在着一些可能对患者并非必要或不具备明确益处的医疗干预措施。这些干预措施可能包括过度开展手术、使用昂贵但并未被证明有效的药物、进行无必要的检查等。循证医学的实践以科学的研究证据为基础，评估不同医疗干预的效果和安全性。通过对大规模临床试验和系统回顾的分析，医师可以了解到哪些干预措施在特定情况下是有益的，而哪些可能是不必要的或潜在有害的。这样，医师可以根据最新的证据指南，避免对患者进行不必要的医疗干预，有助于减少患者的风险和经济负担，为其提供更加高效和高质量的医疗护理。

3. 循证医学可以提高医疗质量和患者安全　循证医学的核心理念是将科学研究的证据与临床实践相结合，以制订个体化治疗方案。医师可以借助临床指南和系统回顾等工具，了解特定疾病或疾病管理的最佳实践。这些指南基于大规模的临床试验和可靠的研究证据，确保医疗决策更加科学和可靠。通过制订科学的治疗方案和避免不必要的医疗干预，循证医学可以降低医疗错误和并发症的风险，从而提高医疗质量和患者满意度。

4. 循证医学可以促进医学知识的更新和进步　医学领域的知识与技术不断演进，新的临床研究成果和治疗方法层出不穷。循证医学通过整合最新的科学研究证据，帮助医师及时了解并应用最前沿的医学知识；循证医学将科学研究的证据与临床实践相结合，制订治疗方案；循证医学鼓励医师持续学习和专业发展，从而不断优化自己的实践；循证医学也促进了医学界的合作与交流，这种知识共享和合作有助于加速医学知识的传播和应用，推动医学领域的进步。综上所述，循证医学在促进医学知识的更新和进步方面扮演着重要角色。通过整合最新的科学研究证据、鼓励医师持续学习和专业发展，以及促进医学界的合作与交流，循证医学为医师提供了及时了解和应用最新医学知识的途径，推动医学领域不断向前发展。

然而，循证医学运用也存在一些局限性和挑战，比如：①证据质量不一。虽然循证医学强调使用最佳可用证据，但现实中并非所有证据都是高质量的，有些研究可能存在偏差或缺乏可靠性。②个别个体化治疗困难。循证医学虽然可以制订个性化治疗方案，但在某些情况下，患者的特殊需求和个体差异可能会导致治疗方案的难以制订。③时间和资源限制。实践循证医学需要大量的时间和资源，包括检索、筛选、评价证据和制订治疗方案等环节，这可能会使一些医师望而却步。④伦理和法律问题。循证医学涉及患者的隐私和知情同意等伦理和法律问题，需要医师严格遵守相关规定和标准。但是随着医疗研究的进步，很多问题可以克服和解决，相信在不久的将来，局限和不足都会在巨大的循证医疗决策优势面前被一一化解。

总之，循证医学是一种科学、可靠的医疗决策方法，可以在多个方面发挥重要作用，包括提高治疗效果、避免不必要的医疗干预、提高医疗质量和患者安全，以及促进医学知识更新和进步等。

第二节　循证心血管病学发展简况

目前，循证医学在临床医学各专业领域已经成为热点话题，在世界各国的相关学术圈内都有着举足轻重的地位。循证心血管病学是指在心血管疾病的预防、诊断和治疗中应用循证医学原则的学科。在过去的几十年间，随着医学科技的进步和对心血管疾病认识的深入，循证心血管病因世界循证医学和临床心血管病的进步而取得显著发展。

在心血管领域中，循证医学的理念起源可以追溯到20世纪80年代。主要经历了3个阶段，逐步在国内得到应用。

第一阶段：引入循证医学理念（20世纪80—90年代）。循证医学的理念最早源自20世纪70年代的英国，但直到80年代才开始在心血管领域得到应用。这一阶段主要有以下里程碑事件。①心血管健康研究计划（NIH）：1984年，美国国立卫生研究院成立了心血管健康研究计划，旨在推动心血管疾病的研究和治疗。该计划资助了多项重大的临床试验和研究，如TIMI研究，为循证医学在心血管领域的发展奠定了基础。②心肌梗死溶栓（TIMI）研究：是心血管领域的一项重要研究，开始于1984年。该研究采用了大规模的随机对照试验设计，通过比较不同治疗策略的效果，为急性冠脉综合征的治疗提供了重要证据。③临床实践指南的制订：20世纪90年代，心血管领域开始制订临床实践指南，旨在将最新的研究证据应用到临床实践中。这些指南基于可靠的临床试验结果和系统回顾分析，为医师提供了权威的治疗建议。

第二阶段：循证医学在心血管领域的发展（21世纪初期）。2000年以后，循证医学在心血管领域得到了更广泛的认可和应用，这一阶段的发展包括以下方面。①随机对照试验的增加：心血管领域的随机对照试验数量逐渐增加，涉及预防、诊断和治疗等多个方面。这些试验为循证医学提供了更多的高质量证据，帮助指导临床实践和决策。②研究方法的改进：心血管研究方法不断改进，包括更严格的研究设计、更精确的测量技术和更完善的统计分析方法。这些改进提高了研究的可靠性和可重复性，增强了研究结果的信赖度。③临床数据库的建立：建立了多个大型心血管疾病临床数据库，如美国的弗莱明翰心脏研究（Framingham health study）和心血管健康研究（cardiovascular health study）等，这些数据库收集了大量的临床数据和随访资料，为心血管疾病的研究和循证医学提供了宝贵的资源。

第三阶段：循证医学在国内的引入和应用（21 世纪 10 年代至今）。循证医学在国内的引入和应用相对较晚，但近年来得到了快速发展和广泛推广，主要表现在以下方面。①学科建设和培训：国内开始重视循证医学的学科建设和培训，设立了循证医学相关的学科专业，开展了培训课程和研讨会，提高了医务人员的循证医学意识和能力。②临床指南制订：国内开始制订心血管领域的临床实践指南，参考国际上的指南并结合国内实际情况制订，为国内的临床实践提供指导。③研究项目和资助：国家和省市级层面开始资助循证医学相关的研究项目，鼓励开展基于证据的临床研究，推动循证医学在国内的发展。④专业期刊建立：国内建立了多个循证医学专业期刊，如《中国循证医学杂志》等，为国内学者发表循证医学研究成果提供了平台。

随着临床研究的不断开展和国内对循证医学重视程度的提高，循证医学在心血管领域的应用将进一步深化和拓展。如今在心血管病临床工作中，循证医学的影子已无处不在，例如针对冠心病的干预治疗、针对心力衰竭的管理、以降低心血管事件风险为目标的个体化治疗策略，以及心血管疾病预防指南的出台等。

第三节　循证临床实践方法

一、循证临床实践"五步曲"

循证医学在临床实践中有完整的决策步骤，即循证临床实践"五步曲"。这 5 个步骤通常包括以下方面。

（一）提出问题

循证临床实践的第一步是明确患者的临床问题，并将其转化为可以回答的可比较的问题。这一步对于整个循证过程至关重要，因为它直接影响后续证据的获取和应用。在明确患者的临床问题时，需要考虑问题的类型、对象和关键词等因素，以便更准确地检索相关证据。①明确问题的类型：在临床实践中，问题可以分为治疗问题、诊断问题、预防问题和预后问题等不同类型。治疗问题关注的是如何选择最佳的治疗方法或干预措施；诊断问题关注的是如何确定疾病的诊断方法或测试的准确性；预防问题关注的是如何预防某种疾病或减少其发生的风险；预后问题关注的是某种治疗或干预措施对患者预后的影响。根据不同类型的问题，可以选择合适的研究设计和评价指标。②明确问题的对象：问题的对象是指具体的患者人群或疾病类型。在临床实践中，患者的特征和疾病的特点可能会影响治疗效果或研究结果的适用性。因此，明确问题的对象可以帮助缩小研究范围，使得所获取的证据更具指导性。例如，对于治疗问题，可以明确问题的对象是某个特定的年龄段、性别、疾病分期等特定患者人群。③明确关键词是进行文献检索的重要步骤：关键词是描述问题内容的词汇，通过在医学数据库中进行检索，可以找到与问题相关的研究和文献。在选择关键词时，需要考虑问题的关键概念、同义词和相关术语等。可以使用医学主题词（如

MeSH 词）或自由词来描述问题，并结合布尔运算符（如 AND、OR）进行组合检索。同时，可以使用限制器（如语言、出版年限等）来缩小检索范围，使得所获取的文献更加精确和相关。

第一步的目标是明确问题并为后续的证据获取和应用提供指导。在实践中，可以借助工具和指南来辅助问题的明确和转化，以提高循证实践的效果和质量。

（二）搜集证据

在明确了临床问题之后，循证临床实践的下一步是搜集相关的临床证据。这一步骤的目的是获取最新、可信且适用于当前临床实践的研究结果和指南。搜集证据的过程如下。①制订检索策略：在临床实践中，制订检索策略是搜集证据的关键步骤。有效的检索策略需要明确问题的核心要素，包括患者特征、干预措施、对照方案和预期结果（DICD 框架），可以帮助医师和研究人员更清晰地规划问题，从而在检索医学文献时精确定位相关文献和研究数据。②检索文献数据库：根据制订的检索策略，在医学文献数据库（如 PubMed、Embase、Cochrane Library 等）中进行检索。这些数据库包含了大量医学文献，包括系统评价、临床试验、临床指南等。③筛选和评估文献：根据预先设定的纳入和排除标准，对检索到的文献进行筛选。首先，根据文献的标题和摘要进行初步筛选，排除与问题不相关的文献。然后，对剩下的文献进行全文阅读，进一步筛选出符合纳入标准的文献。在筛选过程中，需要注意文献的质量、可信度和适用性等方面的考量。④提取和整理数据：对纳入的文献进行数据提取，包括研究设计、样本量、干预措施、主要结局指标等。可以使用预先设计的数据提取表格或工具来规范数据提取的过程，并确保数据的准确性和一致性。提取的数据可以根据需要进行整理和汇总，以便后续的分析和评估。⑤评估证据质量：对搜集到的证据进行质量评估，以确定证据的可靠性和适用性。可以使用相关的评估工具和指南（如 Cochrane Handbook、GRADE 等）来进行评估。评估的内容可以包括研究方法学的质量、偏倚风险、结果的一致性和可靠性等。在上述过程中还要注意证据的质量、可信度和适用性等方面的考量，为下一步评价证据做好准备。

（三）评价证据

评价证据是医学实践中非常重要的环节，它可以帮助医师了解和理解研究结果，并且决定是否采用这些证据来指导临床决策。在评价证据时，需要结合文献检索、阅读阶段的搜集和筛选，以及评价工具和医师的专业知识和经验等多个方面进行分析和综合考虑。评价证据的过程通常包括以下 3 个方面。①证据的质量：在评估证据质量时，需要考虑研究设计、样本大小、随机性和盲法等方面。随机对照试验是最具权威性的研究设计，它能够提供较高水平的证据。因此，对于系统评价和临床试验，评估其是否采用了随机对照试验或其他高质量的研究设计，以确定证据的质量。此外，样本大小也是评估证据质量的重要因素。较大的样本大小能够提供具有统计学意义的结果，减少偶然误差，进而增加证据的质量。同时，研究的随机性和盲法等因素也是评估证据质量的重要因素，对于控制选择偏差和信息偏差等方面有一定的作用。②证据的可信度：在评估证据可信度时，需要考虑证据的偏倚、误差和不确定性等方面。偏倚风险是影响证据可信度的重要因素，它包括选择偏差、记忆偏差、出版偏差等。使用 Cochrane Risk of Bias 工具等评价工具，能够评估研究中存在的偏倚风险，从而减少其对证据可信度的影响。同时，不确定性也是评估证据可信度的重要因素。根据研究结果的置信区间和可信度限制，可以评估结果的稳定性和一致性。较低的不确定性可以提高证据的可信度。③证据的适用性：当医师在实践中使用证据时，需要考虑证据是否与患者的特点和价值观相符合，是否能够帮助解决当前的临床问题。因此，在评价证据的适用性时，需要考虑研究中是否涉及患者的特征和疾病特点，并且需要注意证据的推广和适用范围，以便更好地指导临床实践。

（四）实施决策

在评价证据后，下一步是实施决策，它旨在将评估到的临床证据与患者的偏好和价值观相结合，制订个体化治疗方案。这一过程需要综合考虑患者的病情特点、个人背景信息及治疗选择的利弊，以确保最终的治疗方案符合患者的需求和意愿。①了解患者的病情是制订个体化治疗方案的基础。医师需要充分了解患者的症状、体征、病史等信息，并进行全面的体格检查和必要的辅助检查。通过这些信息的收集和分析，医师可以获得对患者病情的综合评估，包括疾病的类型、严重程度、预后等方面的信息。②医师还需要了解患者的个人背景信息，如年龄、性别、生活方式、家族史、药物过敏史等。这些信息可以影响治疗方案选择和个体化调整。例如，年龄和性别可以影响药物代谢和副作用的风险；生活方式可以关联到疾病的发展和预防措施；家族史可以提示遗传因素的存在等。③医师需要与患者进行充分的沟通，了解其对治疗方案的偏好和价值观。循证临床实践强调以患者为中心的医疗模式，尊重患者的意愿和需求。通过与患者的交流，医师可以了解患者对不同治疗选择的态度、期望和顾虑，并在此基础上制订治疗方案。例如，有些患者可能更倾向于非手术治疗，而另一些可能更愿意接受手术或药物治疗。④在制订治疗方案时，医师还需综合考虑评估到的临床证据。根据所搜集到的临床研究结果、系统评价和临床指南，医师可以了解各种治疗选择的疗效、安全性、副作用和成本效益等方面的信息。医师可以根据这些证据，结合患者的个人情况，权衡利弊，选择最适合患者的治疗方案。⑤医师还应该考虑治疗方案的可行性和可接受性。治疗方案应该是在当前临床环境下可实施的，并尽可能符合患者的生活方式和经济承受能力。医师需要与患者共同讨论治疗方案的可行性，并解答患者对于治疗过程和效果的疑问。⑥医师应当将治疗方案进行明确的记录，并与患者达成共识。治疗方案应包括具体的治疗目标、选用的药物或治疗措施、治疗的时间和频率、预期的效果和可能的副作用等信息。医师和患者应当共同决定治疗方案，并签署知情同意书，确保患者充分了解治疗方案的内容和风险。

总之，实施决策是循证临床实践的关键步骤，它要求医师将评估到的临床证据与患者的偏好和价值观相结合，制订个体化治疗方案。这一过程需要全面评估患者的病情和个人背景信息，与患者进行充分的沟通，并综合考虑临床证据的评价结果。通过个体化的治疗方案，医师可以更好地满足患者的需求和期望，提高治疗效果和患者满意度。

（五）评估成效

最后一个步骤是对治疗方案的实施效果进行评估，并不断调整和改进治疗方案，以实现最佳的临床结果。评估成效的过程需要监测患者的症状和体征等变化，并根据具体情况进行调整和优化治疗方案。

二、举例：急性心肌梗死的循证临床决策

急性心肌梗死（acute myocardial infarction，AMI）是一种临床常见且危重的心血管疾病，属于冠心病的一种。循证临床实践在急性心肌梗死的治疗中发挥着重要作用，可以帮助医师制订最合适的治疗方案，提高患者的生存率和生活质量。本部分将从循证医学的角度，对急性心肌梗死的循证临床决策进行详细探讨。

案例：一位 66 岁男性患者，因"持续性胸前区憋闷疼痛 6h"收入某医院心内科，心电图检查显示 ST 段弓背向上抬高心肌梗死。既往有高血压、糖尿病病史 20 年，吸烟 40 年，20 支 / 日。查体：血压 170/110mmHg，体温 37.5℃，精神差，双肺呼吸音粗，未闻及干、湿啰音。对该患者的循证治疗主要分为 5 个步骤。

步骤一：提出问题

在循证临床实践中，首先需要明确问题。对于急性心肌梗死患者，患者本人、家属及经治医师均提出以下几个关键问题：①对于 ST 段抬高心肌梗死（STEMI）患者，采用经皮冠状动脉介入治疗（percutaneous coronary intervention，PCI）是否优于溶栓治疗？②在急性心肌梗死的情况下，能否使用冠状动脉旁路移植术（coronary artery bypass grafting，CABG）降低患者死亡风险，延长生存时间？③应该如何对合并症采取治疗措施？

步骤二：搜集证据

在确定问题后，需要搜集相关的临床证据。根据问题的不同，医师通过互联网查询的方式，找到欧洲和美国循证指南，并可以利用 Cochrane Library 和 Pub Med 检索包括系统评价、临床试验和临床指南等类型的文献。有关的临床指南和证据结论如下。

1. **关于 PCI 和溶栓的优先级**　经皮冠状动脉腔内成形术（percutaneous transluminal coronary angioplasty，PTCA），属于 PCI 的一种。通过查阅到的临床指南、参考文献、系统评价及荟萃分析，总结出一致的观点：PCI 和 CABG 为主的冠状动脉血运重建术是冠状动脉疾病患者重要的治疗选择。研究发现，在长期随访中，直接 PTCA 的结果优于溶栓治疗，并且与使用的溶栓药物类型及患者是否转而行 PTCA 无关。虽然术中较长的延迟在一定程度上降低了 PCI 的生存优势，但对于高危 STEMI 患者，较长的 PCI 相关延迟是可以接受的。也就是说，对于该患者采用 PCI 是优于溶栓治疗的，在后续制订决策时应该优先考虑此治疗方法。

2. **关于 CABG**　欧洲指南提出及早进行血运重建手术可以显著提高 STEMI 患者的存活率，直接 PCI 优于溶栓治疗，而 CABG 的作用比较有限。对于未溶栓的 STEMI 患者，指南根据缺血症状发生的不同时间给出了不同的血运重建处理原则。其中有两种情况：① STEMI 和缺血症状出现时间 <12h 而 PCI 不可行，有大面积心肌梗死危险时，行 CABG 治疗；② STEMI 和缺血症状出现时间≥ 12h，出现心源性休克或心力衰竭而 PCI 不可行时采取 CABG 治疗。以上两种情况为医师在临床处理此类情况时提供了一定的参考意见。

3. **关于合并症**　《2021 欧洲心脏病学会（European Society of Cardiology，ESC）心血管病预防临床实践指南》提出了高血压、吸烟、糖尿病属于心血管病最重要的危险因素，并建议通过个体化的评估分类制订策略达到预防和治疗的目的。

（1）对于血压的管理：指南推荐 18～69 岁的个体推荐收缩压最终降低至 120～130mmHg，推荐所有个体的舒张压 < 80mmHg。药物选择上，建议大多数患者使用两类药物联合降压治疗，首选肾素血管紧张素系统抑制剂（A）联合钙通道阻滞剂（C）或噻嗪类利尿剂（D）。或者使用"三步法"降压流程：第一步，联合应用 A+C 或 A+D；第二步，A+C+D；第三步（多为难治性高血压），在 A+C+D 基础上加用螺内酯或其他药物。

（2）对于糖尿病的管理：对于合并糖尿病的动脉粥样硬化性心血管病（ASCVD）患者推荐使用胰高血糖素样肽 -1 受体激动剂（glucagonlike peptidel receptor agonist，GLP-1RA）或钠 - 葡萄糖协同转运蛋白 2（sodiumdependent glucose transporter 2，SGLT2）抑制剂降低心血管病风险。

步骤三：评价证据

医师搜集到相关证据后应立即进行评价和分析，首先利用 Cochrane 系统评价报告对原始证据进行质量评价，但是针对指南的评价也尤其重要，医师需要确定其对于临床治疗推荐意见的可靠程度，在按照临床指南确定治疗之前对其质量、可信度和适用性进行评价，主要评价要点如下。

1. 证据的质量　所参考的指南和分析报告在临床试验的研究设计上、样本大小上、随机性上、方法上等方面是否科学、参编人员有哪些、参考文献的影响因子有多少，以确定证据的质量。

2. 证据的可信度　评估证据的误差和不确定性等方面因素，对真实性进行分级，以及考虑指南是否在时效期内，以确定证据的可信程度。最后在 1 和 2 评价的基础上将这些证据凝练成推荐意见，标记推荐意见的强度。每一条推荐意见都要求标注出其证据的推荐级别和相关文献的出处，得到肯定答案后进行下一步评价。

3. 证据的适用性　这一步要考虑证据是否与患者的特点和价值观相符合，是否能够帮助解决其当前的临床问题，权衡利弊，评估是否利大于弊，物超所值。

步骤四：制订决策

根据评价结果，结合患者的特点和价值观，制订个体化治疗方案。

1. 完善患者的相关检查：如心肌酶谱、心肌损伤标志物、心脏超声心动图、血糖和血脂检查，尽最大努力全面了解患者最新的病情，以便制订个体化诊疗方案。

2. 上心电监护和一般治疗。

3. 解除患者疼痛，例如吗啡治疗。

4. 心肌再灌注治疗：行静脉溶栓或冠状动脉介入治疗。对于该 STEMI 患者，当前的循证临床指南推荐 PCI 作为首选治疗方法，优于溶栓治疗。而如果是非 STEMI 患者，则需要综合考虑患者的病情、年龄、合并症等因素来决定是否进行介入治疗。

5. 二级预防治疗，联合应用药物也是急性心肌梗死治疗中常见的决策：循证临床指南推荐在 AMI 合并高血压、糖尿病患者中联合应用 β 受体阻滞剂、血管紧张素转化酶抑制剂（ACEI）或血管紧张素 Ⅱ 受体拮抗剂（ARB）、抗血小板药物（如阿司匹林和氯吡格雷）、抗凝血药物（如肝素和低分子量肝素）及他汀类药物（如辛伐他汀），以预防再次心肌梗死及其他合并症的发生。

6. 嘱患者卧床休息，改善生活习惯，低盐低脂糖尿病饮食，忌饱食及用力排便，保持大便通畅等健康教育。另外基于对患者个体化的治疗，还应给予生活方式上的干预，例如控制体重、合理膳食和戒烟限酒等。

步骤五：评估成效

最后为了提高循证治病的效果，应对治疗方案的实施效果进行评估，并根据具体情况进行调整和优化。医师需要对治疗效果进行监测和评估，同时关注患者的反馈和意见，以不断改进和调整治疗方案，从而实现更好的治疗效果和更高患者满意度。在该患者的治疗过程中，需要定期进行心电图、血压、血糖等指标的检测，关注患者的症状变化和副作用发生情况，及时调整治疗方案和药物剂量。同时，对患者的长期随访和生活方式干预也是重要环节，以帮助患者控制危险因素、改善生活质量，并预防心肌梗死的再次发生。

综上所述，急性心肌梗死的循证临床决策是一个复杂而关键的过程。通过明确问题、搜集证据、评价证据、制订决策和评估成效，可以帮助医师制订最合适的治疗方案，提高患者的生存率和生活质量。但需要注意的是，循证临床决策并不是一成不变的，应根据新的研究证据和指南建议进行及时调整和优化。同时，也要充分尊重患者的意愿和特殊需求，实现个体化医疗护理。

（张 静 曾 萍 吕棨然）

参 考 文 献

罗永百，牟建军. 2021 年欧洲心脏病学会心血管病预防临床实践指南解读 [J]. 中华高血压杂志，2021, 29(12): 1181-1183.

任李，张定国.《2021ACC/AHA/SCAI 冠状动脉血运重建指南》解读 [J]. 实用心电学杂志，2022, 31(4): 229-237.

Amsterdam EA, Wenger NK, Brindis RG, et al. 2014 AHA/ACC guideline for the management of patients with non-ST-elevation acute coronary syndromes: a report of the American College of Cardiology/American Heart Association Task Force on Practice Guidelines[J]. J Am Coll Cardiol, 2014, 64(24): e139-e228.

Keeley EC, Boura JA, Grines CL. Primary angioplasty versus intravenous thrombolytic therapy for acute myocardial infarction: a quantitative review of 23 randomised trials[J]. Lancet, 2003, 361(9351): 13-20.

O'Gara PT, Kushner FG, Ascheim DD, et al. 2013 ACCF/AHA guideline for the management of ST-elevation myocardial infarction: a report of the American College of Cardiology Foundation/American Heart Association Task Force on Practice Guidelines[J]. Circulation, 2013, 127(4): e362-e425.

Tarantini G, Razzolini R, Napodano M, et al. Acceptable reperfusion delay to prefer primary angioplasty over fibrin-specific thrombolytic therapy is affected (mainly) by the patient's mortality risk: 1 h does not fit all[J]. Eur Heart J, 2010, 31(6): 676-683.

第 2 章

心 力 衰 竭

第一节 定义及流行病学

心力衰竭（heart failure，HF）简称心衰，是由多种原因导致心室充盈或血液喷射的任何结构或功能损伤引起的一种复杂的临床综合征，其临床表现主要与其导致肺淤血、体循环淤血相关，表现为呼吸困难、疲乏和液体潴留等体征。HF 的常见原因包括缺血性心脏疾病和心肌梗死、高血压及瓣膜性心脏病。其他原因可能包括家族性或遗传性心肌病；淀粉样变性；癌症或其他治疗的心脏毒性或滥用药物，如乙醇、可卡因或甲基苯丙胺；心动过速、右心室起搏或压力诱导的心肌病；围生期心肌病；心肌炎；自身免疫性原因，结节病；铁过载，包括血红蛋白沉着症；甲状腺疾病及其他内分泌代谢和营养原因。

根据心脏解剖部位发病可分为左心力衰竭、右心力衰竭、全心力衰竭。根据心力衰竭发生进展的缓急，分为慢性心力衰竭和急性心力衰竭。根据心力衰竭的发生进展阶段，可分为 A、B、C、D 四个阶段（表 2-1）。基于左心室射血分数（left ventricular ejection fraction，LVEF）进行分类，分为射血分数降低的心力衰竭（heart failure with reduced ejection fraction，HFrEF）、射血分数轻度降低的心力衰竭（heart failure with mid-range ejection fraction，HFmrEF）、射血分数保留的心力衰竭（heart failure with preserved ejection fraction，HFpEF）和射血分数改善的心力衰竭（heart failure with improved ejection fraction，HFimpEF）（表 2-2）。

心力衰竭是各种心脏疾病的严重表现或晚期阶段，目前认为心力衰竭是慢性自发进展性疾病，心肌重构是引起心力衰竭发生发展的关键。心力衰竭发病率和致死率均较高，全球总体患病率为 1%～2%，发达国家 70 岁及以上人群心力衰竭发病率达 10%。在美国，从 2012 年开始，根据年龄调整死亡率测算，美国 HF 的人均死亡率首次上升。美国最近的一项评估发现，总死亡人数由 HF 引起的死亡人数从 2009 年的 27.5 万人增加到 2014 年的 31 万人。截至 2012 年，美国 HF 住院人数有所下降；然而，2013—2017 年，观察到 HF 住院人数有所增加。2017 年，美国 92.4 万例患者中有 12 万例 HF 住院，这意味着 HF 住院人数和 HF 住院患者人数增加了 26%。尽管 HF 患者的绝对数量部分增长是由于老年人 HF 的发病率有所下降。同时 HF 发病率的不同趋势已经观察到 HFrEF 患者（发病率下降）和 HFpEF 患者（发病率增加）。全球范围内归因于心肌病的死亡人数一直在增加，部分原因是对特定心肌病的认识、诊断和记录增加和心脏毒性。

表 2-1　心力衰竭阶段分类

阶段	定义和标准
A 期：有 HF 风险	有 HF 风险，但没有症状、结构性心脏病或拉伸或损伤的心脏生物标志物（例如动脉粥样硬化性心血管疾病、高血压、代谢综合征和肥胖、糖尿病、心脏毒性药物暴露、遗传心肌病的变体或心肌病的阳性家族史）
B 期：HF 前期	无 HF 症状或体征，且有以下 1 种迹象： **结构性心脏病**： 左心室或右心室收缩功能下降 射血分数降低，应变降低 心室肥大 心脏腔室扩大 心室壁运动异常 瓣膜性心脏病 **心腔内填充压力增加的证据**： 通过有创血流动力学测量 通过无创成像提示充盈压力升高（如多普勒超声心动图） 有危险因素和 BNP 水平增加或持续升高的心肌肌钙蛋白 在缺乏导致诸如急性冠脉综合征、CKD 等生物标志物升高的竞争性诊断的情况下，肺栓塞或肌病
C 期：症状性 HF	目前或以前有 HF 症状的结构性心脏病
D 期：终末期 HF	尽管试图优化 GDMT，但仍存在干扰日常生活和反复住院的明显 HF 症状

注：HF. 心力衰竭；BNP. 脑利尿钠肽；CKD. 慢性肾脏病；GDMT. 指南指导的药物治疗

表 2-2　基于左心室射血分数的心力衰竭分类

分型	命名	定义
HFrEF	射血分数降低的心力衰竭	LVEF ≤ 40% 的心力衰竭
HFimpEF	射血分数改善的心力衰竭	既往 LVEF ≤ 40%，但随访检测 LVEF > 40% 的心力衰竭
HFmrEF	射血分数轻度降低的心力衰竭	LVEF 为 41%～49% 的心力衰竭
HFpEF	射血分数保留的心力衰竭	LVEF ≥ 50% 的心力衰竭

注：LVEF. 左心室射血分数

随着我国人口老龄化加剧，如冠心病、高血压等慢性病的发病率持续增高，我国心力衰竭患病率也呈持续升高趋势。心力衰竭再入院率高，老年人医疗花费、住院天数等均明显高于年轻人，极大地加重了社会医疗负担。我国心力衰竭流行病学调查的最新结果显示：≥ 25 岁人群年发病率 0.28%，≥ 65 岁人群年发病率 1.03%，≥ 80 岁人群年发病率 1.66%，估算年新发心力衰竭患者为 297 万例；≥ 25 岁人群患病率 1.10%，≥ 65 岁人群患病率 4.51%，≥ 80 岁人群患病率 7.55%，估算全国 25 岁以上心力衰竭患者 1205 万例。死亡的主要原因分别为左心力衰竭、心律失常和心脏性猝死。

第二节　慢性心力衰竭

慢性心力衰竭是由于长期心脏结构或功能异常导致心室充盈和（或）射血能力受损的一组临床综合征，其病理生理学特征为肺淤血和体循环淤血，以及组织器官低灌注。慢性心力衰竭是指持续存在的心力衰竭状态，可稳定、恶化或出现失代偿，为各种心脏疾病的严重和终末阶段。

心力衰竭的治疗目标是改善症状、提高生活质量，预防或逆转心脏重构，减少再住院，降低死亡率。现今随着对心力衰竭研究认知的不断深入，伴随着慢性心力衰竭的治疗理念转变，同时如沙库巴曲缬沙坦等心力衰竭里程碑式新药物的出现，各种心力衰竭新器械的积极应用，使得心力衰竭，尤其是对于难治性心力衰竭、终末期心力衰竭的救治效果较前显著提升。不同类型的慢性心力衰竭治疗流程如图 2-1。

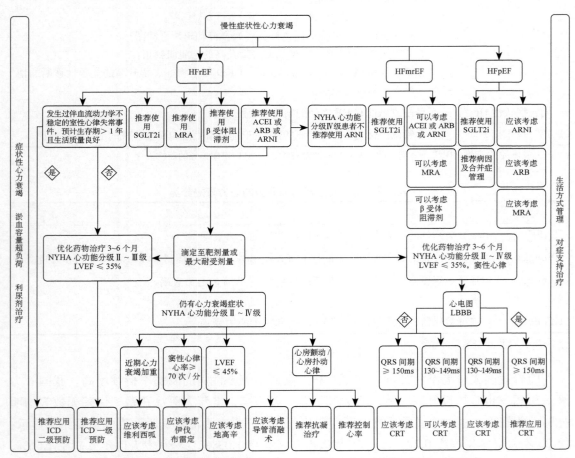

图 2-1　慢性心力衰竭的治疗流程 [引自：《国家心力衰竭指南 2023（精简版）》]

一、有 HF 风险患者的初级预防

健康的生活习惯，如规律作息、规律体育活动；保持标准体重、血压和血糖水平；健康饮食和不吸烟可以降低原始风险，并与降低患心力衰竭的终身风险相关。美国心脏协会（AHA）/美国心脏病学会（ACC）一级预防指南提供了关于饮食、体育活动和控制体重的建议，所有这些都与心力衰竭的风险相关。对于脑血管疾病（cerebrovascular disease，CVD）风险高于 10% 的高血压患者，建议治疗目标将血压控制在 130/80mmHg 以下。多项随机对照试验发现，无心力衰竭的糖尿病和 CVD 患者使用钠 - 葡萄糖协同转运蛋白 2 抑制剂（sodium-glucose cotransporter protein 2 inhibitor，SGLT2i）提高了生存率，减少了心力衰竭的住院率。采用脑利尿钠肽（brain natriuretic peptide，BNP）或氨基端前脑钠素（N-terminal pro-brain natriuretic peptide，NT-proBNP）筛查的心力衰竭风险患者，随后对心力衰竭水平升高的患者进行协同护理、诊断评估和治疗，可降低左心室收缩功能障碍、舒张功能障碍和心力衰竭的联合发生率。AHA 指南关于有 HF 风险患者初级预防推荐意见汇总见表 2-3。

表 2-3　AHA 指南关于有 HF 风险患者初级预防推荐意见汇总

推荐意见	推荐级别	证据水平
高血压患者的血压应按照 GDMT 进行控制用于高血压预防症状性 HF	I	A
在 2 型糖尿病患者和已合并 CVD 或处于高心血管风险，SGLT2i 应用于预防 HF 住院	I	A
在一般人群中，健康的生活习惯，如保持正常体重、健康饮食模式，有规律的体育活动，以及避免吸烟有助于减少未来 HF 风险	I	B
对于有发生 HF 风险的患者随后进行 BNP 生物标志物的筛选，通过团队护理，包括心血管专家优化 GDMT，可用于预防左心室功能障碍的发展（收缩或舒张）或新发 HF	IIa	B
在一般人群中，经验证的多变量风险评分可用于估计随后发生 HF 的风险	IIa	B

注：AHA. 美国心脏协会；GDMT. 指南指导的药物治疗；HF. 心力衰竭；CVD. 脑血管疾病；SGLT2i. 钠 - 葡萄糖协同转运蛋白 2 抑制剂；BNP. 脑利尿钠肽

二、HF 前期患者防治

所有对有 HF 风险患者的建议也适用于 HF 前期患者。HF 前期是临床无症状的结构和功能异常阶段，增加了症状性心力衰竭的风险。识别 HF 前期患者，尽早启动生活方式改变和药物治疗，防止或延迟向有症状性心力衰竭的进展（C/D 期）。ACC/AHA 指南关于 HF 前期患者防治推荐意见汇总见表 2-4。

表 2-4　ACC/AHA 指南关于 HF 前期患者防治推荐意见汇总

推荐意见	推荐级别	证据水平
对于近期或既往有心肌梗死或 ACS 病史的患者，他汀类药物应用于预防有症状性心力衰竭和不良心血管事件	I	A
对于近期心肌梗死和 LVEF ≤ 40%，且对 ACEI 不耐受的患者，ARB 应用于预防有症状性心力衰竭和减少死亡率	I	B

续表

推荐意见	推荐级别	证据水平
对于近期或既往有心肌梗死或 ACS 病史和 LVEF ≤ 40% 的患者，应使用循证 β 受体阻滞剂降低死亡率	I	B
对于心肌梗死后至少 40d LVEF ≤ 30% 和 NYHA I 类症状同时接受 GDMT，并预期寿命 > 1 年有意义的患者，推荐 ICD 用于心脏性猝死的一级预防，以降低总死亡率	I	B
对于 LVEF ≤ 40% 的患者，应使用受体阻滞剂预防症状性心力衰竭	I	C

注：ACC. 美国心脏病学会；AHA. 美国心脏协会；HF. 心力衰竭；ACS. 急性冠脉综合征；LVEF. 左心室射血分数；ACEI. 血管紧张素转化酶抑制剂；ARB. 血管紧张素 II 受体阻滞剂；NYHA. 纽约心脏病协会；GDMT. 指南指导的药物治疗；ICD. 植入式心律转复除颤器

三、HF 患者的循证治疗

慢性 HFrEF 治疗原则是改善临床症状和生命质量，预防或逆转心脏重构，减少再住院，降低死亡率。HFpEF 治疗原则是主要针对症状、心血管基础疾病和合并症、心血管疾病危险因素，采取综合性治疗手段。临床研究未能证实血管紧张素转化酶抑制剂（ACEI）/血管紧张素 II 受体阻滞剂（ARB）、β 受体阻滞剂能改善 HFpEF 患者的预后和降低病死率。建议对 HFpEF 和 HFmrEF 患者进行心血管疾病和非心血管疾病合并症的筛查及评估，并给予相应的治疗，以改善症状及预后。

（一）慢性 HFrEF 患者的循证治疗

1. HFrEF 患者的自我护理支持　由于心力衰竭管理的复杂性，以及协调所需的其他卫生和社会服务，心力衰竭护理最好由多学科团队提供，其中包括专门研究心力衰竭的心脏病专家、护士和药剂师，以及营养师、心理健康临床医师、社会工作者、初级保健临床医师和其他专家。心力衰竭患者的自我护理包括坚持治疗和健康维护行为。心力衰竭患者应学会按照规定服药，限制钠的摄入量，保持身体活动，并接种疫苗。他们还应了解如何监测心力衰竭恶化的迹象和症状，以及在症状发生时应如何做出反应。仅靠知识并不足以改善自我护理。心力衰竭患者需要时间和支持来获得技能和克服有效的自我护理的障碍。AHA 指南关于症状性 HF 患者自我护理支持推荐意见汇总见表 2-5。

表 2-5　AHA 指南关于症状性 HF 患者自我护理支持推荐意见汇总

推荐意见	推荐级别	证据水平
心力衰竭患者应接受多学科团队的护理，以促进 GDMT 的完善，解决自我护理的潜在障碍，减少随后因心力衰竭再住院的风险，并提高生存率	I	A
心力衰竭患者应接受特定的教育和支持，以促进多学科方式的心力衰竭自我护理	I	B
对于心力衰竭患者，接种呼吸道疾病疫苗可以减少死亡率是合理的	IIa	B
对于成人心力衰竭患者，对抑郁症的筛查，社会隔绝、脆弱，以及低卫生知识水平，由于自我护理能力差的风险因素是改善管理的合理因素	IIa	B

注：GDMT. 指南指导的药物治疗

2. HFrEF 患者的一般治疗

（1）去除或缓解基本病因：所有 HF 患者都应积极查找心力衰竭的基本病因和排除危险因素，并进行相应评价和治疗。如有效控制高血压、证实有存活心肌的缺血性心肌病心力衰竭伴心绞痛的患者，积极冠状动脉再灌注治疗。其他包括甲状腺功能亢进的治疗等。

（2）消除心力衰竭的诱因：如控制肺部感染。呼吸道感染是最常见、最重要的诱因；对于发热持续 1 周以上者应警惕感染性心内膜炎的可能。特别是伴快速心室率的心房颤动，其他各种类型的快速性心律失常及严重缓慢性心律失常均可诱发心力衰竭。纠正贫血、甲状腺功能异常、电解质紊乱等。

（3）生活方式改变：低盐、低脂清淡饮食，重度心力衰竭患者应控制钠盐摄入，AHA 目前建议将钠摄入量减少到 2300mg/d 以下，以促进一般心血管健康（推荐意见 AHA，Ⅱa，C）；然而，目前还没有试验支持对心力衰竭患者进行这种程度的限制。戒烟、戒酒，肥胖患者应减轻和控制体重。限制液体摄入量，监测每日体重，以早期发现液体潴留。

（4）吸氧和运动的指导：非必要常规吸氧，但血氧饱和度低于 90%，推荐吸氧。对心力衰竭患者进行运动训练是安全的，而且有很多好处。在一项关于运动和心力衰竭的主要试验中，在调整了危险因素后，运动训练与运动训练组的 CVD 死亡率或住院率的降低相关。荟萃分析显示，心脏康复改善功能能力、运动持续时间和与健康相关的生活质量（QoL）。针对心力衰竭患者的心脏康复计划通常包括医学评估、关于医疗坚持的重要性的教育、饮食建议、社会心理支持，以及运动训练和体育活动咨询计划。处于最佳 GDMT 状态的心力衰竭患者，健康状况稳定，能够参加运动计划，是运动康复计划的候选者（推荐意见 AHA，Ⅰ，A）。

（5）避免应用某些药物：如Ⅰ类抗心律失常药及大多数的钙拮抗剂。

3. HFrEF 患者的药物治疗

（1）利尿剂：心排血量降低及神经 - 内分泌系统过度激活，导致肾血流灌注、eGFR 下降和尿钠排出减少，是心力衰竭时水钠潴留的重要病理生理基础。利尿剂促进尿钠排泄，消除水钠潴留，有效缓解心力衰竭患者症状，改善心功能和运动耐量。利尿剂是唯一能充分控制和有效消除液体潴留的药物，是心力衰竭标准治疗中必不可少的组成部分，是心力衰竭药物治疗取得成功的关键和基础。利尿剂使用的治疗目标是消除液体潴留的临床证据，使用尽可能低的剂量来维持正常血容量。除醛固酮拮抗剂（MRA）外，利尿剂对发病率和死亡率的影响尚不确定。因此，利尿剂不应单独使用，而应始终与其他 GDMT 联合使用来治疗心力衰竭，以减少住院率和延长生存率。最近来自非随机优化 - 心力衰竭（启动心力衰竭住院患者救生治疗的组织计划）登记的数据显示，与心力衰竭患者出院后不使用利尿剂相比，使用利尿剂的 30d 全因死亡率和住院率降低。以下情况建议使用利尿剂：有液体潴留的心力衰竭患者（推荐意见 AHA，Ⅰ，B）；有心力衰竭和充血性症状的患者；使用袢利尿剂的患者应保留噻嗪类（如美托拉宗）；对袢利尿剂无反应的患者，以减少电解质异常（推荐意见 AHA，Ⅰ，B）。利尿剂种类及药物合理使用见表 2-6。

表 2-6　慢性 HFrEF 常用口服利尿剂及其剂量

药物	起始剂量	每日最大剂量	每日常用剂量
袢利尿剂			
呋塞米	20 ～ 40mg，qd	120 ～ 160mg	20 ～ 80mg
布美他尼	0.5 ～ 1mg，qd	6 ～ 8mg	1 ～ 4mg
托拉塞米	10 ～ 20mg，qd	200mg	10 ～ 40mg
噻嗪类利尿剂			
氢氯噻嗪	12.5 ～ 25mg，qd ～ bid	100mg	25 ～ 50mg
美托拉宗	2.5mg，qd	20mg	2.5 ～ 10mg
吲达帕胺	2.5mg，qd	5mg	2.5 ～ 5mg
保钾利尿剂			
阿米洛利	2.5mg[a]/5mg[b]，qd	20mg	5 ～ 10mg[a]/ 10 ～ 20mg[b]
氨苯蝶啶	25mg[a]/50mg[b]，qd	200mg	100mg[a]/200mg[b]
血管升压素 V2 受体拮抗剂			
托伐普坦	7.5 ～ 15mg，qd	30mg	15mg

注：a. 与 ACEI 或 ARB 联用时的剂量；b. 不与 ACEI 或 ARB 联用时的剂量；qd. 每日 1 次；bid. 每日 2 次

1）袢利尿剂：为强效利尿剂，作用于肾小球髓袢升支粗段髓质部，特别适用于有明显液体潴留或伴肾功能受损的患者，包括呋塞米、托拉塞米、布美他尼。袢利尿剂剂量与效应成线性关系，严重肾功能受损患者 [eGFR < 15ml/（min·1.73m^2）] 需要增大剂量。临床最常用的利尿剂是呋塞米，液体潴留明显时，静脉剂型作用更强。40mg 呋塞米、20mg 托拉塞米和 1mg 布美他尼三者利尿效果相当。

2）噻嗪类利尿剂：较袢利尿剂作用弱，作用于肾小球远曲肾小管，仅适用于有轻度液体潴留、伴高血压而肾功能正常的心力衰竭患者。氢氯噻嗪 100mg/d 已达最大效应（剂量 - 效应曲线已达平台期），再增量亦无效。噻嗪类利尿剂可与袢利尿剂联合使用。

3）保钾利尿剂：利尿作用弱，作用于肾小球远曲小管和集合管，抑制 Na$^+$ 重吸收，减少 K$^+$ 分泌，临床上主要应用螺内酯 20mg 或依普利酮 25 ～ 50mg。保钾利尿剂可能产生高钾血症，故一般与排钾利尿剂联合应用，发生高血钾的可能性较小。

4）血管升压素 V2 受体拮抗剂：选择性与位于肾集合管血管面的血管升压素 V2 受体结合，导致水通道蛋白 2 从集合管顶端膜脱落，阻断水的重吸收，增加水排泄，水排出后，血浆渗透压升高，组织间液向血管内转移,有利于消除器官组织水肿和维持血管内容量稳定。代表药物为托伐普坦，主要通过细胞色素 P450 3A4（cytochrome P450 3A4，CYP3A4）代谢，呈线性药代动力学效应，托伐普坦推荐用于常规利尿剂治疗效果不佳、有低钠血症或有肾功能损害倾向的患者（推荐意见 AHA，Ⅱ a，B）。该药对伴顽固性水肿或低钠血症者疗效显著，对于老年人、低血压、低蛋白血症、肾功能损伤等高危人群，托伐普坦依然有效。在《自然医学》（*Nature Medicine*）发表的 QUEST 研究显示，常规利尿剂治疗后仍有液体潴留的心力衰竭患者，在基础治疗上联用 7d 托伐普坦 15mg/d 后可显著减轻心力衰竭症状，安全性良好。EVEREST 研究分析表明，心力衰竭合并低钠血症患者长期应用托伐普坦能降低病死率。其不良反应主要为高钠血症，应注意血钠升高过快导致继发渗透性脱髓鞘综合征。

利尿剂治疗的不良反应：①电解质丢失。利尿剂可引起低钾、低镁血症而诱发心律失常。合并使用 ACEI，并给予保钾利尿剂特别是醛固酮受体阻断剂螺内酯常能预防钾、镁的丢失，较补充钾盐、镁盐更为有效，且易耐受。心力衰竭出现低钠血症时，应注意辨别缺钠性低钠血症和稀释性低钠血症。部分心力衰竭患者食欲较差，钠摄入减少，长期限盐及使用大剂量利尿剂，易导致缺钠性低钠血症，应给予高渗盐水静脉输注，并根据血钠水平决定补钠的浓度和剂量。稀释性低钠血症又称难治性水肿，属于高容量性低钠血症，见于心力衰竭进行性恶化患者，治疗应严格限制入水量，并按利尿剂抵抗处理，血管升压素 V2 受体拮抗剂常有较好的效果。②神经内分泌激活。使用利尿剂可激活内源性内分泌系统，特别是 RAS 系统。因而，利尿剂应与 ACEI、β 受体阻滞剂联合应用。③低血压和氮质血症、肾功能恶化。大量利尿剂可引起低血压和损害肾功能，但低血压和氮质血症也可能是由心力衰竭恶化进展引起的。HF 患者如无液体潴留，应减少利尿剂的用量。如果发生持续性液体潴留、低血压和氮质血症，则应继续维持所用的利尿剂，并短期使用正性肌力药增加组织器官灌注。④其他不良反应。大剂量袢利尿剂可引起耳聋，多数可逆。长期服用噻嗪类利尿剂可并发高脂血症、高尿酸血症和糖耐量降低等内分泌代谢异常综合征表现。须密切监测与复查。

（2）正性肌力药物——洋地黄类：洋地黄制剂可抑制心肌细胞膜 Na^+/K^+-ATP 酶，促使 Ca^{2+} 与 Na^+ 交换，增强心肌收缩力。治疗剂量的洋地黄还可降低交感张力、减慢心率并抑制心脏传导系统（尤其是房室交界区），减慢心房颤动的心室率。洋地黄作为传统的正性肌力药，在心力衰竭治疗应用已有 200 余年历史。其中，地高辛是唯一经过安慰剂对照临床试验（digoxin investigation group trial，DIG）评估，也是唯一被美国 FDA 确认能有效治疗慢性心力衰竭的洋地黄制剂。虽然长期应用不能提高心力衰竭患者的生存率，PROVED、RADIANCE 及 DIG 等研究显示，地高辛可改善心力衰竭患者的症状和增加活动能力。

迄今为止，只有 1 例大规模地高辛随机对照试验。该试验早于目前的 GDMT，主要纳入了 NYHA Ⅱ～Ⅲ类心力衰竭患者，结果显示地高辛治疗 2～5 年对死亡率没有影响，但适度降低了死亡和住院的联合风险。该试验还发现，在一部分试验患者中，对与健康相关的生命质量（quality of life，QoL）没有显著影响。地高辛对住院治疗的影响已经得到了回顾性分析和荟萃分析的支持。此外，观察性研究和回顾性分析显示，轻至中度心力衰竭患者的症状和运动耐受性有所改善；然而，他们大多显示出缺乏与地高辛相关的死亡率益处或死亡率增加。目前 GDMT 患者的益处尚不清楚，因为大多数试验都先于目前的 GDMT。因此，地高辛在心力衰竭患者中要谨慎使用，并保留给那些尽管 GDMT 优化后仍有症状的患者。

1）适应证：在利尿剂、ACEI（或 ARB）和 β 受体阻滞剂等治疗 GDMT 优化后持续有心力衰竭症状的患者，可考虑加用地高辛（推荐意见 AHA，Ⅱb，B）。对于心腔扩大舒张期容积明显增加的慢性充血性心力衰竭，同时伴有心房颤动的这类患者是应用洋地黄的最好指征。

2）禁忌证：禁用于窦房阻滞、二度或高度房室传导阻滞无永久起搏器保护的患者。

3）给药方法：地高辛剂量个体差异大，一般为 0.125 ～ 0.25mg/d；地高辛只有在低水平（血清浓度 0.5 ～ 1.0ng/ml）时对心力衰竭患者有治疗作用，血清浓度 > 1.0ng/ml 时非心力衰竭的病死率随浓度增加而升高（DIG 研究）。维持量的应用及维持时间长短，须结合心功能改善表现、药物血清浓度和有无洋地黄中毒反应来调整。

4）不良反应：洋地黄中毒最重要的反应是各类心律失常，室性期前收缩（室早）最常见，多表现为室早二联律、非阵发性交界区心动过速、房性期前收缩、心房颤动及房室传导阻滞。快速房性心律失常伴有传导阻滞是洋地黄中毒的特征性表现。胃肠道反应如恶心、呕吐，以及中枢神经的症状，如视物模糊、黄视、倦怠等。一般认为，血清地高辛浓度 > 2.5ng/ml 提示地高辛中毒。

5）洋地黄中毒处理：发生洋地黄中毒后应立即停药。单发性室性期前收缩、一度房室传导阻滞等停药后常自行消失；对快速性心律失常者，如血钾浓度低则可用静脉补钾，如血钾不低可用利多卡因或苯妥英钠。电复律一般禁用，因易导致心室颤动。有二度或二度以上窦房或房室传导阻滞及缓慢性心律失常者可用阿托品 0.5 ～ 1.0mg 皮下注射或静脉注射，如心室率慢则宜给予临时心室起搏。

（3）其他正性肌力药：包括多巴胺、多巴酚丁胺、去甲肾上腺素、米力农和左西孟旦，对慢性心力衰竭患者均不宜长期应用。

1）多巴胺：呈剂量依赖方式兴奋多巴胺能受体、β_1 受体、α_1 受体，促进内源性去甲肾上腺素释放。低剂量 [1 ～ 2μg/（kg·min）] 时激动多巴胺受体，使肾、冠状动脉、脑、肠系膜血管扩张，肾血流量及肾小球滤过率增加，尿量及钠排泄量增加。中剂量 [2 ～ 10μg/（kg·min）] 时激动 β_1 受体和 α_1 受体，使心率增加、心肌收缩力升高、心排血量升高。大剂量 [10μg/（kg·min）以上] 时激动 α_1 受体，使全身动、静脉血管收缩。> 20μg/（kg·min）时作用效应类似去甲肾上腺素。

本药适用于血压低、心排血量低的患者，但需排除血容量不足。

2）多巴酚丁胺：为多巴胺同系物，选择性兴奋心脏 β_1 受体。对心肌产生正性肌力作用，主要作用于 β_1 受体。能直接激动心脏 β_1 受体以增强心肌收缩和增加心搏量，使心排血量增加。本品与多巴胺不同，多巴酚丁胺并不间接通过内源性去甲肾上腺素的释放，而是直接作用于心脏。

临床上多用于慢性代偿性心力衰竭和严重心力衰竭、急性心肌梗死并低心排血量、心脏手术后低排高阻型心功能不全、感染性休克、炎症介质等致心肌受损、心功能下降、在血容量补充后血压仍不能维持时。

但 FRIST 研究等提示多巴酚丁胺可能增加 AHF 患者如心力衰竭恶化、心搏骤停、心肌梗死等心脏不良事件的发生率，以及随访 6 个月的病死率增加。

3）去甲肾上腺素：是从肾上腺素中去掉 N- 甲基的物质。强 α 受体兴奋剂，收缩动、静脉血管。本药冠状动脉供血不足者慎用。低血容量休克禁用或慎用。

4）左西孟旦：左西孟旦通过不同分子靶点发挥多方面的作用，主要的作用机制包括：①正性肌力。增加心肌肌钙蛋白 C（cTnC）与 Ca^{2+} 的结合，从而诱导环磷酸腺苷（cAMP）

依赖的正性肌力作用。②血管扩张。促进血管平滑肌细胞中三磷酸腺苷敏感性钾通道（K⁺-ATP 通道）开放，从而诱导血管舒张。③心肌保护。激活心肌线粒体中的 K⁺-ATP 通道，可减轻细胞缺血再灌注损伤。

左西孟旦作用特点：①肝肾双通道代谢；②原药半衰期 1.3h，半衰期可达 75～80h，药效可以维持约 1 周，在严重肾功能不全患者中，半衰期可延长 1.5 倍。

适宜人群：①缺血性心肌病患者，尤其急性冠脉综合征患者；②合并右心力衰竭和（或）肺动脉高压的患者；③心源性休克患者；④合并心肾综合征的患者；⑤脓毒性心肌病患者；⑥长期使用 β 受体阻滞剂的患者；⑦心脏外科术后患者；⑧晚期心力衰竭患者间断使用。

5）米力农：属非苷、非儿茶酚胺类的强心药。也是治疗急性心力衰竭或低心排血量综合征的强心药。兼有正性肌力作用和血管扩张作用。适用于对常规心力衰竭治疗无效或效果欠佳的各种原因引起的急、慢性顽固性充血性心力衰竭。

（4）肾素 - 血管紧张素系统抑制剂：已有多项循证医学证据及荟萃分析研究建议抑制肾素 - 血管紧张素系统以降低 HFrEF 患者的发病率和死亡率，并推荐使用血管紧张素受体脑啡肽酶抑制剂（angiotensin receptor enkephalase inhibitor，ARNI）、ACEI 或 ARB 作为一线治疗。如果有慢性 HFrEF 患者伴有 NYHA Ⅱ级或Ⅲ级，且可耐受 ACEI 或 ARB，由于发病率和死亡率的改善，应改用 ARNI。与 ACEI、ARB 相比，由于健康状况改善、预后生物标志物 NT-proBNP 减少、左心室重构参数改善，推荐将 ARNI 作为急性心力衰竭住院患者出院前的新生治疗。尽管数据有限，但使用 ARNI 可能作为有症状的慢性 HFrEF 患者的新生治疗有效，可简化管理。ARB 可在无法忍受的咳嗽情况下作为 ACEI 的替代品，或在有血管性水肿病史的患者中作为 ACEI 和 ARNI 的替代品。如果患者从 ACEI 转换为 ARNI（反之亦然），ACEI 和 ARNI 剂量之间至少有 36h 间隔。

推荐在 HFrEF 患者中应用 ACEI（推荐意见 AHA，Ⅰ，A）或 ARB（推荐意见 AHA，Ⅰ，A）或 ARNI（推荐意见 AHA，Ⅰ，A）抑制肾素 - 血管紧张素系统、联合应用 β 受体阻滞剂及在特定患者中应用醛固酮拮抗剂的治疗策略，以降低心力衰竭的发病率和死亡率。AHA 指南对于用 ACEI 或 ARB 或 ARNI 抑制肾素 - 血管紧张素系统 HFrEF 患者中应用推荐意见汇总见表 2-7。常用的肾素 - 血管紧张素系统抑制剂种类及口服剂量见表 2-8。

表 2-7　AHA 指南关于 HFrEF 患者肾素 - 血管紧张素系统抑制剂推荐意见汇总

推荐意见	推荐级别	证据水平
对于有 HFrEF 和 NYHA Ⅱ～Ⅲ 类症状的患者，建议使用 ARNI 以降低发病率和死亡率	Ⅰ	A
对于既往或目前有慢性 HFrEF 症状的患者，当使用 ARNI 不可行时，使用 ACEI 有利于降低发病率和死亡率	Ⅰ	A
对于既往或目前有慢性 HFrEF 症状的患者，他们因咳嗽或血管性水肿而对 ACEI 不耐受，当使用 ARNI 不可行时，建议使用 ARB 以降低发病率和死亡率	Ⅰ	A
对于能够耐受 ACEI 或 ARB 的慢性 HFrEF 症状，NYHA Ⅱ 或Ⅲ类的患者，建议使用 ARNI 替代以进一步降低发病率和死亡率	Ⅰ	B

注：AHA. 美国心脏协会；HFrEF. 射血分数降低的心力衰竭；NYHA. 纽约心脏病协会；ARNI. 血管紧张素受体脑啡肽酶抑制剂；ACEI. 血管紧张素转化酶抑制剂；ARB. 血管紧张素Ⅱ受体阻滞剂

表 2-8　常用的肾素 - 血管紧张素系统抑制剂种类及剂量

药物	起始剂量	目标剂量
ACEI		
卡托普利	6.25mg，tid	50mg，tid
依那普利	2.5mg，bid	10mg，bid
赖诺普利	5mg，qd	20 ～ 30mg，qd
雷米普利	1.25mg，qd	10mg，qd
福辛普利	5mg，qd	20 ～ 30mg，qd
贝那普利	10 ～ 20mg，qd	200mg
培哚普利	2mg，qd	4 ～ 8mg，qd
群多普利	1mg，qd	4mg，qd
ARB		
坎地沙坦	4mg，qd	32mg，qd
缬沙坦	40mg，qd	160mg，bid
氯沙坦	20 ～ 50mg，qd	150mg，qd
ARNI		
沙库巴曲缬沙坦	20 ～ 100mg[a]，bid	200mg，bid

注：ARNI. 血管紧张素受体脑啡肽酶抑制剂；ACEI. 血管紧张素转化酶抑制剂；ARB. 血管紧张素 Ⅱ 受体阻滞剂；a. 能耐受中、高剂量 ACEI/ARB（相当于依那普利 ≥ 10mg bid，或缬沙坦 ≥ 80mg bid）的患者，沙库巴曲缬沙坦钠片规格：50mg（沙库巴曲 24mg，缬沙坦 26mg），100mg（沙库巴曲 49mg/ 缬沙坦 51mg）

1）血管紧张素转化酶抑制剂（ACEI）：ACEI 属神经内分泌抑制剂，通过竞争性地抑制血管紧张素转化酶（angiotensin converting enzyme，ACE）的活性，减少血管紧张素 Ⅰ（Ang Ⅰ）的生成，减少缓激肽、Ang1 ～ 9 的降解。ACEI 能降低 HFrEF 患者的发病率和死亡率已有大量循证医学证据，是公认的心力衰竭首选治疗药物。随机对照试验清楚地确定了 ACEI 对轻、中或重度心力衰竭症状患者及有或非冠心病患者的益处。

①适应证：除非有禁忌证或不能耐受，推荐所有 HFrEF 患者均应使用 ACEI 治疗（推荐意见 AHA，Ⅰ，A）。

②禁忌证：低血压、双侧肾动脉狭窄、血肌酐水平明显升高（＞ 225μmol/L）、高血钾（＞ 5.5mmol/L）者不宜应用 ACEI。临床上妊娠期和哺乳期妇女、ACEI 药物过敏者、无尿性肾衰竭禁用 ACEI。

③应用方法：治疗前应注意利尿剂已维持在最合适剂量。ACEI 应以低剂量开始，并向上滴定到临床试验中显示可降低心血管事件风险的剂量，并长期维持应用。治疗后 1 ～ 2 周应监测肾功能和血钾水平，并长期定期复查。

④不良反应：包括低血压、肾功能恶化、钾潴留；咳嗽和血管神经水肿等。

A. 低血压：较常见，通常于用药数天或加量时出现，常无症状或仅出现头晕。一旦出现低血压，首先停用其他扩血管剂。如无明显液体潴留，可减少利尿剂或增加食盐摄入。

B. 肾功能恶化：轻、中度心力衰竭患者的发生率为 5% ～ 15%；而重度心力衰竭患者使用 ACEI 后 15% ～ 30% 出现肌酐显著升高（＞ 44.2μmol/L）。需动态监测肾功能，根据全身情况调整药物及治疗剂量。

C. 钾潴留：高钾血症一般见于肾功能恶化的患者或同时口服钾盐或保钾利尿剂者。应停用补钾或保钾利尿剂，必要时降钾治疗。

D. 咳嗽：为干咳无痰，通常见于治疗的第 1 个月，停药后 1 ～ 2 周消失，再次用药则数日内复发。咳嗽持续且患者不能耐受应换用 ARB。

E. 血管神经性水肿：发生率＜ 1%，但由于是致命性的，一旦临床上疑为血管神经性水肿，患者应终身禁用 ACEI。

2）血管紧张素 Ⅱ 受体阻滞剂（ARB）：在大型随机对照试验中，ARB 已被证明可以降低 HFrEF 患者的死亡率和心力衰竭住院率。长期使用 ARB 治疗可产生的血流动力学、神经激素和临床效果，与干扰肾素 - 血管紧张素系统后的预期效应一致。与 ACEI 不同，ARB 可阻断 ATI 和 AT 受体结合，发挥有利的效应。ARB 对缓激肽的代谢无影响，因此不会有咳嗽不良反应。

①适应证：不能耐受 ACEI 的 HFrEF 患者，推荐使用 ARB 治疗（推荐意见 AHA，Ⅰ，A）；对因其他适应证已服用 ARB 的患者，如随后发生 HFrEF，可继续服用 ARB（推荐意见 AHA，Ⅱa，A）。

因为 ACEI 改善心力衰竭患者预后证据充分，既往未使用 ACEI 的患者，不宜首选应用 ARB 治疗，耐受 ACEI 的患者不宜换用 ARB 代替。但因其他原因已使用 ARB 且心力衰竭控制良好者不必改用 ACEI。不推荐联合应用 ARB 和 ACEI 治疗心力衰竭。

②不良反应：与 ACEI 类似，无血管性水肿。

（5）血管紧张素受体脑啡肽酶抑制剂（ARNI）：ARNI 的代表药物是沙库巴曲缬沙坦钠，由沙库巴曲和缬沙坦两种药物成分构成，具有脑啡肽酶抑制和 AT 受体阻断作用。脑啡肽酶负责利钠肽类、脑啡肽和缓激肽等物质的降解。沙库巴曲、缬沙坦应用后，BNP 降解减少，血浆中 BNP 水平升高，从而发挥一系列扩张血管、利尿和抗纤维化等作用。在 PARADIGM-HF 试验中显示，与依那普利相比，沙库巴曲、缬沙坦使心脏性猝死发生率、心血管死亡风险和心力衰竭住院风险均降低 20%。

1）适应证：NYHA Ⅱ ～ Ⅲ 级的症状性 HFrEF 患者首选 ARNI（推荐意见 AHA，Ⅰ，A）；既往或目前有慢性 HFrEF 症状的患者，ARNI 不可行时建议选择 ACEI，若 ARNI 不可行 ACEI 不耐受时建议选择 ARB（推荐意见 AHA，Ⅰ，A）。对于可耐受 ACEI 或 ARB 的 NYHA Ⅱ ～ Ⅲ 级症状性 HFrEF 患者，建议换用 ARNI 以进一步降低发病率和死亡率（推荐意见 AHA，Ⅰ，B）。

2）禁忌证或须慎用 ARNI 的情况：同 ACEI 类药物。

3）应用方法：在 ACEI、ARB 转为 ARNI 前，患者的血压应平稳过渡。同时因脑啡肽酶抑制剂和 ACEI 联合应用会增加血管神经性水肿风险，故需停服 ACEI 类药物 36h。小剂量开始，每 2 ～ 4 周调整剂量加倍，逐渐滴定至目标剂量。

4）不良反应：主要不良反应及相关处理措施同 ACEI。

（6）β 受体阻滞剂：β 受体阻滞剂对心力衰竭治疗有效，包括选择性 β 受体阻滞剂（如美托洛尔、比索洛尔等）和全面肾上腺素能 α_1、β_1 和 β_2 受体阻滞剂（卡维地洛）。MERIT-HF、US Carvedilol HF Study、CIBIS Ⅱ、COPERNICUS 等大型临床研究已证实，HFrEF 患者在利尿剂和 ACEI 治疗基础上，应用比索洛尔或琥珀酸美托洛尔缓释片或卡维地洛这三种有循证医学证据的 β 受体阻滞剂，可以显著降低全因死亡（34% ～ 65%）、心力衰竭住院（27% ～ 38%）及心脏性猝死风险（41% ～ 44%）。

1）适应证：除非有禁忌证或不能耐受，所有慢性 HFrEF 症状且病情稳定者均可使用，建议使用三种被证明可降低死亡率的受体阻滞剂中的一种（如比索洛尔、卡维地洛、琥珀酸缓释美托洛尔）（推荐意见 AHA，Ⅰ，A）。

2）禁忌证：支气管哮喘急性发作期、血压过低、病态窦房结综合征、二度及以上房室传导阻滞（具有起搏器除外）、心率 < 60 次 / 分的症状性心动过缓。

3）应用方法：β 受体阻滞剂应用须从小剂量开始，逐步滴定达到最大耐受量或逐渐达到指南推荐的目标剂量，并长期使用。静息心率降至 60 次 / 分时的剂量为 β 受体阻滞剂应用的目标剂量或最大耐受剂量。滴定剂量及过程需个体化，密切监测心率、血压、体重、呼吸困难、淤血症状及体征。

4）不良反应：①体液潴留和心力衰竭恶化。心力衰竭患者在开始使用前应确保没有体液超负荷。②心动过缓和传导阻滞。如心率 < 55 次 / 分或出现二度及以上房室传导阻滞应减量或停用；低剂量时不易发生，但应注意其他可引起心动过缓的药物，防止药物相互作用的可能性。③低血压。常出现在首次使用或增加剂量的 24 ～ 48h。④乏力。患者症状较严重时需药物减量，但多数可于数周内自动缓解。但当出现明显乏力时，需排查过度利尿、睡眠呼吸暂停或抑郁等其他病因造成。

（7）醛固酮拮抗剂：醛固酮拮抗剂或抗盐皮质激素 MRA 或抗盐皮质激素广泛应用于 HFrEF 患者，全因死亡率、心力衰竭住院率和心脏性猝死均可持续改善。心力衰竭时，心室醛固酮生成及活化增加，且与心力衰竭的严重程度成正比。醛固酮除引起低镁、低钾外，还导致自主神经功能失调，交感神经激活，副交感神经活性降低，促进心肌纤维化，心室重构，从而促进心力衰竭的发展。醛固酮拮抗剂可阻断醛固酮的上述效应。HF 患者短期应用 ACEI，可降低血醛固酮水平，长期应用时，血醛固酮水平持续降低，但不能保持稳定，即"醛固酮逃逸"现象，因此在应用 ACEI 的基础上加用醛固酮拮抗剂，可有效避免醛固酮逃逸，能进一步抑制醛固酮的有害作用，将获更大益处。

已有多项 MRA 联合临床试验证实，MRA 在 HFrEF 患者治疗中包括广泛的病因和疾病严重程度范围内都有益处。RALES 研究证实，在标准心力衰竭治疗基础上加用螺内酯治疗 NYHA Ⅲ ～ Ⅳ级、LVEF < 35% 的重症慢性心力衰竭患者，可使其降低 30% 死亡风险，降低 35% 心力衰竭 2 年住院风险。在 EPHESUS 研究中选取后 AMI 3 ～ 14d 患者、NYHA Ⅲ ～ Ⅳ级患者、LVEF < 40% 的患者作为研究对象，此研究提示：依普利酮可使全因死亡率相对危险度降低 15%，心脏性猝死降低 21%，心血管病死率和因心力衰竭再住院率降低 13%。依普利酮的临床获益分析结果提示在 AMI 后 3 ～ 7d 的亚组使用，其获益更大。EMPHASIS-HF 研究将年龄 ≥ 55 岁的 NYHA Ⅱ级慢性收缩性心力衰竭患者作为研究对象，

研究结果提示：依普利酮显著降低 27% 心血管死亡率或因心力衰竭住院率、24% 全因死亡率及 23% 再住院率。

1) 适应证：对于 HFrEF 和 NYHA Ⅱ～Ⅳ 级患者，如果 eGFR > 30ml/（min·1.73m²），建议使用 MRA（推荐意见 AHA，Ⅰ，A）。

2) 禁忌证：血钾 > 5.0mmol/L；肌酐 > 221μmol/L 或 eGFR < 30ml/（min·1.73m²）；妊娠妇女。

3) 应用方法：通常醛固酮拮抗剂与袢利尿剂合用。初始剂量为 10～20mg 1 次/天，常规剂量为 20mg 1 次/天，目标剂量为 20～40mg 1 次/天。依普利酮初始剂量为 25mg 1 次/天，目标剂量为 50mg 1 次/天。

4) 不良反应：主要是肾功能恶化和高钾血症，并在治疗期间密切监测这两项指标，减少或停止使用补钾药物。出现严重高钾血症或疼痛性乳腺增生症，应停药。

（8）钠 - 葡萄糖共转运蛋白 2 抑制剂（SGLT2i）：达格列净是首个 SCLT2i，通过抑制 SGLT2，减少葡萄糖重吸收，从尿中直接排糖来降低血糖，SGLT2i 作用机制独特，不依赖于胰岛 B 细胞的功能，也与胰岛素抵抗的程度无关。具有利尿、排钠，改善心室重构和心功能，抑制钠氢交换体，抗动脉粥样硬化，改善心肌能量代谢，抗炎、抗氧化和抗纤维化作用等多重作用机制，从而能持续为心力衰竭患者带来心血管获益。

达格列净预防心力衰竭不良结局试验（DAPA-HF）和恩格列净在慢性 HFrEF 患者的试验（EMPEROR-Reduced）显示，与安慰剂相比，SGLT2i 将 HFrEF 患者心血管死亡或心力衰竭住院的复合终点降低了约 25%，并且减少心力衰竭住院（30%）的益处更大。该益处与基线糖尿病状态无关，接受 SGLT2i 治疗的患者严重肾损害结局的发生率较低，eGFR 下降速度也较慢。对心血管死亡和全因死亡无显著影响。在索格列净对 2 型糖尿病伴恶化性心力衰竭患者心血管事件的影响（SOLOIST-WHF）试验中，索格列净可将心血管死亡、心力衰竭住院或紧急心力衰竭就诊的复合终点降低 33%。DELIEVER 是达格列净治疗 LVEF > 40% 心力衰竭患者 RCT 研究，证实 SGLT2i 使 HFmrEF 和 HFpEF 患者心血管死亡或心力衰竭住院的复合终点事件降低 18%。

1) 适应证：对于有症状的慢性 HFrEF 患者，建议给予 SGLT2i 以减少心力衰竭住院率和心血管死亡率，无论是否存在 2 型糖尿病（推荐意见 AHA，Ⅰ，A）。推荐应用有循证医学证据的 SGLT2i（达格列净或恩格列净）。SGLT2i 有助于降低 HFpEF 患者心力衰竭住院率和 CVD 死亡率（推荐意见 AHA，Ⅱa，B）。合并高危心血管风险或同时合并心血管疾病及 2 型糖尿病的患者推荐使用 SGLT2 抑制剂预防心力衰竭（推荐意见 AHA，Ⅰ，A）。

2) 禁忌证：已知对此药过敏；妊娠期和哺乳期患者；eGFR < 20ml/（min·1.73m²）；症状性低血压。

3) 应用方法：目标剂量为达格列净 10mg/d、卡格列净 100mg/d、恩格列净 10mg/d、索格列净 200mg/d、艾托格列净 5mg/d。对于尚未接受规范心力衰竭治疗的患者，第一步：同时开始使用 β 受体阻滞剂和 SGLT2i。第二步：评估患者对血压和肾功能的耐受性，在第一步后 1～2 周加用血管紧张素受体脑啡肽酶抑制剂（ARNI）。第三步：评估患者血钾和肾功能的耐受性后，在第二步后 1～2 周加醛固醇受体拮抗剂（MRA）。不建议处于终末期恶病质状态的心力衰竭患者使用 SGLT2i。

4）不良反应

①肾功能损伤：治疗后至少在 4 周内需要监测 eGFR。评估肾功能后决定是否继续使用 SGLT2i。

②生殖器和泌尿系统感染：使用第一个月需密切关注是否出现泌尿系统感染症状，若发生，及时暂停 SGLT2i。

③血糖正常的糖尿病酮症酸中毒（EDKA）：一旦诊断出 EDKA，停止使用 SGLT2i。

④下肢截肢：CANVAS 研究提示卡格列净治疗会增加下肢截肢的风险。有截肢风险患者，谨慎使用 SGLT2i。

⑤低血糖：既往有低血糖病史的 HF 患者，在启动 SGLT2i 治疗心力衰竭时，建议避免使用磺脲类药物，减少胰岛素剂量。注意定期监测血糖并调整剂量。

⑥低血压：使用前，应评估和治疗患者的容量状态、肾功能，动态持续监测血压，调整影响血压药物剂量。

（9）窦房结 I_f 通道抑制剂：选择性窦房结 I_f 通道抑制剂，可以减慢窦性节律，SHIFT 研究显示，伊伐布雷定使心血管死亡和心力衰竭恶化住院的相对风险降低 18%，患者左心室功能和生活质量均显著改善。SHIFT 研究中国亚组分析显示，联合伊伐布雷定平均治疗 15 个月，心血管死亡或心力衰竭住院复合终点的风险降低 44%。

1）适应证：对于窦性心律、心率 ≥ 70 次 / 分，已达目标剂量或最大耐受剂量的 β 受体阻滞剂等接受 GDMT 后 NYHA 心功能 Ⅱ～Ⅳ 级、LVEF ≤ 35% 的 HF 患者，应考虑应用伊伐布雷定，以降低心力衰竭住院和心血管死亡风险（推荐意见 AHA，Ⅱa，B）。对于窦性心律、心率 ≥ 70 次 / 分，不能耐受或禁忌使用 β 受体阻滞剂，接受 GDMT 后 NYHA 功能 Ⅱ～Ⅳ 级、LVEF ≤ 35% 的 HF 患者，应考虑应用伊伐布雷定，以降低心力衰竭住院和心血管死亡风险（推荐意见 AHA，Ⅱa，C）。

2）禁忌证：急性失代偿性心力衰竭；休克状态或显著低血压；窦房传导阻滞、病态窦房结综合征、二度及以上房室传导阻滞；治疗前静息心率 < 60 次 / 分；重度肝功能不全。

3）应用方法：起始剂量为 2.5mg 2 次 / 天，根据心率调整剂量，静息心率控制在 55～60 次 / 分，最大剂量为 7.5mg 2 次 / 天。

4）不良反应：光幻症和心动过缓是最常见的不良反应。心率 < 50 次 / 分或出现相关症状时应减量或停用。

（10）可溶性鸟苷酸环化酶（sGC）激动剂：维利西呱能够在一氧化氮（NO）相对或绝对不足时，以不依赖NO的方式，直接刺激sGC，增加细胞内 cGMP 的水平，减轻左心室重构、血管以及心室僵硬、纤维化和肥大，进而改善心肌和血管功能。其独特的作用机制或是突破心力衰竭治疗瓶颈的关键，将进一步改善心力衰竭患者的预后。VICTORIA 研究显示，对于有症状（NYHA Ⅱ～Ⅳ级）、近期发生过心力衰竭加重事件、LVEF < 45% 的心力衰竭患者，推荐在标准治疗基础上尽早加用维利西呱，以降低心血管死亡和心力衰竭住院风险。

适应证：对于有症状（NYHA Ⅱ～Ⅳ级）、近期发生过心力衰竭加重事件、LVEF < 45% 的心力衰竭患者，推荐在标准治疗基础上尽早加用维利西呱，以降低心血管死亡和心力衰

竭住院风险（推荐意见 AHA，Ⅱ b，B）。

（11）中药：在西药常规治疗基础上，在慢性心力衰竭的不同阶段出现不同的证候类型时，选用不同中药辨证施治，合理加用中药有助于改善 HF 心力衰竭患者的临床症状，增强活动耐量，提高生活质量，甚至可改善长期预后，为慢性 HF 患者的治疗提供新选择。一项由 23 个中心参加的随机、安慰剂对照试验，在标准治疗的基础上联合应用中药芪苈强心胶囊，随机选取 512 例患者，研究共 12 周，以评价 NT-pro BNP 水平下降及心功能改善、心血管复合终点事件为监测指标，结果表明：较对照组可显著降低慢性心力衰竭患者的 NT-pro BNP 水平，改善 NYHA 心功能分级及心血管复合终点事件。

（12）改善能量代谢药物：心肌细胞能量代谢障碍在心力衰竭发生、发展中发挥一定的作用，尚缺少大样本的前瞻性研究。但改善能量代谢的药物在心力衰竭治疗方面进行了有益的探索，常用药物有曲美他嗪、辅酶 Q10 等。

（13）血管扩张剂：常用的血管扩张剂包括硝酸甘油、硝酸异山梨酯、硝普钠和重组人利钠肽。硝酸酯类药物常被用于缓解心绞痛或呼吸困难症状，但治疗慢性心力衰竭尚缺乏证据。A-HeFT 试验提示在常规心力衰竭治疗基础上合用硝酸酯类药物与肼屈嗪对重度心力衰竭的非洲裔美国人有益。但目前尚无研究报道对于中国心力衰竭患者的预后改善证据。对于有症状的 HFrEF 患者，无法使用 ACEI、ARB 或 ARNI 时，可考虑合用硝酸酯类药物与肼屈嗪。

（14）抗血栓药物：慢性 HF 患者有 1% ～ 3% 血栓栓塞事件发生率，不建议常规使用抗血栓药物，在不伴有冠心病的心力衰竭患者中获益不明确，且尤其是有可能增加老年人消化道出血风险。如心力衰竭患者伴发心房颤动或血栓栓塞等高危因素时，根据病情使用抗血栓药物。

（二）HFpEF 患者的循证治疗

HFpEF（LVEF ≥ 50%）占所有心力衰竭患者的 50%，与其显著的高发病率和高死亡率相关。HFpEF 是一种由高血压、糖尿病、肥胖、CAD、CKD 和特定原因如心脏淀粉样变性等共病引起的异质性疾病。临床试验使用了 HFpEF 的不同定义（例如，LVEF ≥ 40%、45% 或 50%，以及对结构性心脏病或利钠尿肽水平升高伴随证据的不同需求。直到最近，临床试验普遍令人失望，对死亡率没有好处，对心力衰竭住院治疗没有边际效益。目前，推荐的治疗方法是在心力衰竭时使用利尿剂来减少充血和改善症状，识别和治疗特定原因，如淀粉样变性，以及对高血压、冠心病和心房颤动等相关共病的管理。

HFpEF 患者的治疗主要针对心血管疾病的危险因素、症状、基础疾病和合并症采取综合性治疗手段。治疗的主要目的是减轻症状和改善患者生活状态。汇总 HFpEF 患者的治疗推荐意见汇总见表 2-9。

表 2-9　HFpEF 患者的治疗 AHA 指南推荐意见汇总

推荐意见	推荐级别	证据水平
HFpEF 和高血压患者应根据已发表的临床实践指南进行药物滴定，以达到血压控制目标，预防发病	I	C
在 HFpEF 患者中，SGLT2i 有利于降低心力衰竭住院率和心血管疾病死亡率	Ⅱ a	B

续表

推荐意见	推荐级别	证据水平
对于 HFpEF 患者，心房颤动治疗有助于改善症状	Ⅱa	C
在选定的 HFpEF 患者中，MRA 被认为可以降低住院率，特别是在低心功能范围的 LVEF 患者中	Ⅱb	B
在选定的 HFpEF 患者中，可以考虑使用 ARB 来降低住院率，特别是在低心功能范围的 LVEF 患者中	Ⅱb	B
在选定的 HFpEF 患者中，ARNI 被认为可以降低住院率，特别是在低心功能范围的 LVEF 患者中	Ⅱb	B

注：HFpEF. 射血分数保留的心力衰竭；SGLT2i. 钠 - 葡萄糖协同转运蛋白 2 抑制剂；MRA. 醛固酮受体拮抗剂；LVEF. 左心室射血分数；ARB. 血管紧张素 Ⅱ 受体阻滞剂；ARNI. 血管紧张素受体脑啡肽酶抑制剂

（三）HFmrEF 患者的循证治疗

目前，关于 HFmrEF 患者药物治疗数据主要来自既往临床研究的事后分析、亚组分析或荟萃分析结果，多与 HFrEF 患者类似。MPERORPreserved 研究和 DELIVER 研究结果显示，在 GDMT 基础上应用恩格列净（10mg/d）或达格列净（10mg/d）治疗，可以显著降低患者心血管死亡或心力衰竭住院的主要终点事件风险。关于慢性 HFmrEF 患者的药物治疗 AHA 指南推荐意见汇总见表 2-10。

表 2-10　慢性 HFmrEF 患者的药物治疗 AHA 指南推荐意见汇总

推荐药物	推荐意见	推荐级别	证据水平
SGLT2i	对于有症状（NYHA Ⅱ～Ⅳ级）的 HFmrEF 患者，无论是否存在糖尿病，推荐应用 SGLT2i（达格列净或恩格列净），降低心力衰竭住院或心血管死亡风险	Ⅰ	A
利尿剂	存在液体潴留证据的症状性（NYHA Ⅱ～Ⅳ级）HFmrEF 患者，推荐应用利尿剂治疗，消除液体潴留，改善心力衰竭症状，防止心力衰竭恶化	Ⅰ	C
ACEI 或 ARB 或 ARNI	对于有症状（NYHA Ⅱ～Ⅳ级）的 HFmrEF 患者，可以考虑应用 ACEI 或 ARB 或 ARNI，降低心血管死亡和心力衰竭住院风险	Ⅱb	C
β 受体阻滞剂	对于有症状（NYHA Ⅱ～Ⅳ级）的 HFmrEF 患者，尤其是窦性心律患者，可以考虑应用有循证医学证据的 β 受体阻滞剂，降低心血管死亡和心力衰竭住院风险	Ⅱb	C
醛固酮拮抗剂	对于有症状（NYHA Ⅱ～Ⅳ级）的 HFmrEF 患者，可以考虑应用醛固酮拮抗剂，降低心血管死亡和心力衰竭住院风险	Ⅱb	C

注：HFmrEF. 射血分数轻度降低的心力衰竭；SGLT2i. 钠 - 葡萄糖协同转运蛋白 2 抑制剂；NYHA. 纽约心脏病协会；ARB. 血管紧张素 Ⅱ 受体阻滞剂；ARNI. 血管紧张素受体脑啡肽酶抑制剂

（四）HF 患者的器械治疗

1. 心脏再同步治疗　心脏再同步化治疗（cardiac resyn-chronization therapy，CRT）又称为双心室起搏，目前已有充分的循证医学证据证实 CRT 可以有效缓解心力衰竭症状，增加患者的活动耐量，提高生活质量，改善慢性 HF 患者的预后，包括降低死亡率和猝死发生率，逆转左心室重构，延缓心力衰竭进展，是治疗心力衰竭的重要措施。CRT 适应证如下。

（1）接受 GDMT 3～6 个月后仍有症状（NYHA Ⅱ～Ⅳ级），窦性心律，QRS 波形态为左束支传导阻滞（LBBB），QRS 间期 ≥ 150ms，LVEF ≤ 35%，推荐植入 CRT，改善症状和生活质量，降低全因死亡风险和心力衰竭住院风险（推荐意见 AHA，Ⅰ，A）。

（2）接受 GDMT 3～6 个月后仍有症状（NYHA Ⅱ～Ⅳ级），窦性心律，QRS 波形态为 LBBB，QRS 间期 130～149ms，LVEF ≤ 35%，应该考虑植入 CRT，改善症状和生活质量，降低全因死亡风险和心力衰竭住院风险（推荐意见 AHA，Ⅱa，B）。

（3）接受 GDMT 3～6 个月后仍有症状（NYHA Ⅱ～Ⅳ级），窦性心律，QRS 波形态为非 LBBB（尤其是 IVCD），QRS 间期 ≥ 150ms，LVEF ≤ 35%，应该考虑植入 CRT，改善症状和生活质量，降低全因死亡风险和心力衰竭住院风险（推荐意见 AHA，Ⅱa，B）。

（4）存在高度房室传导阻滞，具有传统心室起搏适应证患者，如果 LVEF ≤ 50%，应该考虑植入 CRT，改善症状和生活质量，降低全因死亡风险和心力衰竭住院风险（推荐意见 AHA，Ⅱa，B）。

（5）既往接受传统起搏器或 ICD 植入的 HFrEF 患者，发生心力衰竭恶化，GDMT 不能改善，预计高比例右心室起搏（> 40%），应该考虑将起搏器升级为 CRT，或 ICD 升级为 CRT-D（推荐意见 AHA，Ⅱa，B）。

2. 植入型心律转复除颤器　植入型心律转复除颤器（implantable cardioverter defibrillator，ICD）是一种能识别并及时终止恶性室性心律失常的电子装置，它可以在 10s 内自动识别心室颤动等恶性心律失常并发放电击除颤，以纠正快速性室性心律失常，当出现缓慢性心律失常，可起搏心脏，减少猝死的发生率，挽救患者的生命，延长患者寿命。

ICD 首先在心搏骤停后复苏的患者中进行评估。在抗心律失常与植入式除颤剂试验（AVID）、心搏骤停研究汉堡（CASH）和加拿大植入式除颤剂研究（CIDS）中，在随机分配到 ICD 的患者中观察到获益。然后，在其他被感知到存在 SCD 风险的患者群体中显示了获益的扩展。在第一个多中心自动除颤器植入试验（MADIT）中，既往有心肌梗死、LVEF ≤ 35% 伴有非持续性室速的患者对 ICD 有死亡率获益。在多中心未持续心动过速试验（MUSTT）中出现的类似人群也显示出了益处。在多中心自动除颤器植入试验Ⅱ（MA-DIT-Ⅱ）中，没有心律失常，但既往有心肌梗死和 LVEF 降低的患者从 ICD 中获益 30%。这项明确的研究（非缺血性心肌病治疗评估中的除颤剂）仅包括 LVEF ≤ 35% 和频繁室性期前收缩或非持续性室性心动过速的非缺血性患者。死亡率有受益的趋势，但最终没有达到显著意义。在心力衰竭中的心源性猝死试验（SCD-HEFT）中，缺血性和非缺血性心肌病患者、LVEF ≤ 35% 和 HF Ⅱ～Ⅲ类显示 ICD 与胺碘酮或安慰剂相比获益。最近，丹麦的非缺血性收缩性心力衰竭患者的除颤器植入试验招募了非缺血性心肌病和 LVEF ≤ 35% 的患者接受 ICD 或标准治疗。总死亡率的主要终点没有降低，但 SCD 风险有降低。ICD

适应证如下。

（1）对于室性心律失常所致血流动力学不稳定状态已纠正恢复，预期生存期＞1年的患者，为降低猝死和全因死亡风险，建议ICD植入（除非心肌梗死后48h内发生心律失常）（推荐意见AHA，Ⅰ，A）。

（2）对于符合下列条件的患者：症状性心力衰竭（NYHA Ⅱ～Ⅲ级），尽管接受≥3个月最佳药物治疗（GDMT）后，监测LVEF≤35%，预期良好功能状态生存期＞1年，且有缺血性心肌病（IHD）（除非40d内有心肌梗死病史），建议ICD以降低猝死和全因死亡风险（推荐意见AHA，Ⅰ，A）。

（3）非缺血性扩张型心脏病（DCM）或缺血性心脏病后至少40d，仍有LVEF≤35%，NYHA Ⅱ～Ⅲ级，预期生存期＞1年，接受长期GMIT的患者，推荐ICD用于SCD的一级预防（推荐意见AHA，Ⅰ，A）。

（4）心肌梗死后至少40d，尽管接受GMIT治疗，仍有LVEF＜30%和NYHA Ⅰ级，预期生存期明显长于1年，推荐ICD用于SCD的一级预防（推荐意见AHA，Ⅰ，B）。

3. 心脏再同步化除颤器　心脏再同步化除颤器（cardiac resynchronization of the defibrillator，CRT-D）全称是心脏再同步化治疗及埋藏式心脏自动除颤器，俗称三腔起搏除颤器。同时具备了心脏再同步化治疗起搏器（CRT）和ICD的双重功能。CRT可以保证心脏的左、右心腔重新恢复同步收缩，同时减少由于心脏扩大导致的瓣膜反流，达到改善心力衰竭症状、逆转心脏扩大的作用。ICD则可以自动识别各种室性心动过速、心室颤动等恶性快速性心律失常，及时给予体内电除颤终止心动过速、抢救生命的治疗。CRT-D正是将以上两种功能合二为一，最大的优势是同步化治疗心力衰竭，可让扩大的心脏可逆性回缩的同时，针对恶性心律失常可电除颤，纠正快速性室性心律失常，防止患者猝死，挽救患者生命。CRT-D适应证如下。

（1）对于同时合并CRT及ICD植入指征的患者，推荐CRT-D治疗（推荐意见AHA，Ⅰ，A）。

（2）对于具有CRT植入指征患者，需要基于个体化的风险评估及共同的决策分析以判断是否行CRT-D治疗（推荐意见AHA，Ⅱa，B）。

4. 植入式心脏收缩力调节器　植入式心脏收缩力调节器（cardiac contractility modulatior，CCM）是一种先进的心力衰竭治疗装置，通过微创手术将刺激电极植入到患者心室，在心脏搏动的绝对不应期释放电刺激，这种电刺激不会改变患者心律，但是可以通过一系列信号通路改善心肌的生理状态，能够增强心室肌收缩力，改善心力衰竭患者心脏功能和临床症状。此外，近来小规模临床研究表明CCM有望降低心力衰竭患者死亡率这一硬终点事件。CCM的适应证如下。

（1）心功能Ⅲ级（NYHA分级）的心力衰竭患者。

（2）经过指南建议的规范药物治疗后仍存在症状。

（3）窦性心律。

（4）非CRT适应证。

（5）LVEF为25%～45%。

5. 射频消融术 心力衰竭（HF）和心房颤动（AF）有很多危险因素是共有的，HF和 AF 常同时存在。常理认为，HF 患者恢复窦性心律（窦律）总比 AF 持续存在有更好的临床结果。适应证：根据《2021 ESC 急 / 慢性心力衰竭诊断与治疗指南》，如果在持续进行药物治疗的情况下，阵发性心房颤动或持续性心房颤动与心力衰竭症状恶化之间仍存在明显相关性，则应考虑导管消融以预防心房颤动（推荐意见 AHA，Ⅱa，C）。

6. 主动脉瓣置换术 主动脉瓣置换术是通过切除病变或异常的主动脉瓣膜，将人工瓣膜植入到主动脉瓣位置，从而恢复正常主动脉瓣功能。对于有症状的主动脉瓣狭窄患者，经导管和手术主动脉瓣修复可改善生存、症状和左心室功能。然而，经导管主动脉瓣植入术与手术主动脉瓣置换术的选择是基于共同的决策、适应证和风险 - 效益评估。GDMT 对非严重主动脉瓣狭窄和经导管主动脉瓣的益处正在晚期心力衰竭患者的经导管左心室主动脉瓣置换术（TAVR UNLOAD）试验中评估。对于非严重主动脉瓣狭窄和 EF 降低的患者，GDMT 通常与临床监测和影像学检查同时进行。主动脉瓣置换术的适应证如下。

（1）重度主动脉瓣狭窄：超声提示主动脉瓣口面积 $< 1.0cm^2$ 或有效主动脉瓣口面积指数 $< 0.5cm^2/m^2$；跨主动脉瓣血流速度大于或等于 4.0m/s，或跨主动脉瓣压力差大于或等于 40mmHg。低流速、低压差者经多巴酚丁胺负荷试验、多普勒超声评价或者其他影像学手段评估判断为重度 AS 者。

（2）患者有症状：NYHA Ⅱ级以上，伴有如气促、胸痛、晕厥等症状，且该症状明确系 AS 所致。

7. 经导管二尖瓣缘对缘修复术 经导管二尖瓣缘对缘修复术（transcatheter edge-to-edge repair，TEER）是一种近年来逐渐发展起来的心脏瓣膜手术，它使用经皮穿刺的方式在不开胸的情况下完成瓣膜修复，相比传统的开胸手术具有手术创伤小、住院时间短、术后恢复快等优点。对于慢性严重继发性 MR 和 HFrEF 患者，在对与左心室功能障碍相关的继发性 MR 进行任何干预之前，建议对 GDMT 进行优化（推荐意见 AHA，Ⅰ，C）。

对 HFrEF 和严重继发性 MR 患者进行了两项经导管二尖瓣边缘修复术（TEER）的随机对照试验，COAPT 联合试验显示，与单独 GDMT 相比，TEER 和 GDMT 治疗患者的心力衰竭和全因死亡率显著降低，而经皮二尖瓣修复严重二尖瓣反流患者的多中心研究（MITRA-FR 研究）显示 TEER 在减少死亡或住院方面没有益处。具体来说，经导管边缘到边缘 MV 修复已被证明对 GDMT 持续症状的患者有益，经食管超声心动图解剖合适，LVEF 在 20% ～ 50%，LVESD ≤ 70mm，肺动脉收缩压 ≤ 70mmHg。继发性 MR 的最佳管理可能取决于 MR 相对于左心室重构的程度。不成比例的 MR（MR 与左心室重构不成比例）可能对减少 MR 的程序性干预反应更好，如 CRT、TEER 和 MV 手术。成比例的 MR 可能会对逆转左心室重构和减少左心室容积的措施做出反应，如 GDMT 和 CRT。

原发性二尖瓣反流患者经导管二尖瓣缘对缘修复术（TEER）的适应证如下：①反流量中重度及以上；②有临床症状，或无临床症状但 LVEF ≤ 60% 或左心室收缩末内径（LVESD）≥ 40mm；③外科手术高危或无法行外科手术，且术前需要经心脏团队充分评估；④预期生存期 > 1 年；⑤解剖结构适合行 TEER。

继发性二尖瓣反流患者经 TEER 的适应证：①中重度及以上反流；②经优化药物治

疗或心脏再同步化治疗（CRT）等器械辅助治疗仍有心力衰竭症状（NYHA Ⅲ/Ⅳ级）；③超声心动图测得 LVEF 为 20%～50%，LVESD ≤ 70mm；④肺动脉收缩压≤ 70mmHg（1mmHg=0.133kPa）；⑤预期生存期＞1年；⑥解剖结构适合行 TEER。

四、终末期 HF 患者的循证治疗

终末期心力衰竭、晚期心力衰竭或难治性心力衰竭：尽管慢性心力衰竭患者 GDMT 最大化，但仍将持续发展并持续出现严重症状。具体标准参考 2018 年欧洲心脏病学会更新了对晚期心力衰竭的定义，包括 4 个不同的标准：①严重和持续的心力衰竭症状（NYHA Ⅲ/Ⅳ级）；②由标准①定义的严重心功能障碍如下，LVEF ≤ 30%、孤立的 RV 故障、无法操作的严重瓣膜异常、无法进行手术的严重先天性心脏病、EF ≥ 40%、利钠尿肽水平升高、明显舒张功能障碍；③在过去 12 个月内住院或计划外就诊；④运动能力严重损害，不能运动或低 6min 步行测试距离（＜300m）或 VO$_2$ 峰值 [＜12～14ml/（kg·min）]。标准①和标准④适用于心功能障碍（如标准②所述）的患者，但由于其他疾病（如严重肺部疾病、非心源性肝硬化、肾脏疾病），也有实质性的局限性。对这些患者的治疗选择可能更加有限。

修订后的定义侧重于难治性症状而不是心功能，晚期心力衰竭可以发生在没有 EF 严重降低，包括那些孤立性的右心室功能障碍，无法纠正的瓣膜病或先天性心脏病，以及射血分数保留和轻度射血分数改善的心力衰竭患者。晚期心力衰竭临床指标包括：在过去 12 个月内因心力衰竭反复住院或急诊就诊；需要静脉注射性正性肌力药物治疗；尽管治疗，持续 NYHA Ⅲ～Ⅳ级症状；运动能力严重降低 [峰值 VO$_2$，＜14ml/（kg·min）或＜50% 预测，6min 步行测试距离＜300m，或因呼吸困难或疲劳而不能在水平地面上行走]；由于低血压或肾功能恶化而对肾素-血管紧张素-醛固酮系统抑制剂（renin-angiotensin-aldosterone system inhibitor，RAASi）不耐受；由于心力衰竭恶化或低血压而对受体阻滞剂不耐受；最近需要逐步增加利尿剂以维持容量状态，通常达到每日呋塞米当量剂量＞160mg/d 或使用补充美托拉酮治疗；难治性临床充血；肾功能或肝功能进行性恶化；右心力衰竭恶化或继发性肺动脉高压；频繁的 SBP ≤ 90mmHg；恶病质；持续性低钠血症（血清钠＜134mmol/L）；难治性或复发性室性心律失常；频繁的 ICD 休克。

对于晚期心力衰竭患者，当与患者的护理目标一致时，建议及时转诊心力衰竭专科护理，回顾心力衰竭管理并评估晚期心力衰竭治疗的适用性 [如左心室辅助装置（LV assist device，LVAD）、心脏移植、姑息治疗和姑息性肌力药物]（推荐意见 AHA，Ⅰ，C）。对于晚期心力衰竭患者，限制液体对减少充血性症状的益处尚不确定（推荐意见 AHA，Ⅰ，C）。对于 GDMT 和器械治疗难治的晚期（D 期）心力衰竭患者，符合 MCS 或心脏移植，持续静脉注射正性肌力药物支持作为"桥梁治疗"是合理的（推荐意见 AHA，Ⅱa，B）。在选定的 D 期心力衰竭患者中，尽管最佳的 GDMT 和设备治疗不适合 MCS 或心脏移植，持续静脉注射正性肌力药物可被认为是控制症状和改善功能状态的姑息治疗（推荐意见 AHA，Ⅱb，B）。

（一）左心室辅助装置

左心室辅助装置（LVAD）是一种在左心室不能满足系统灌注需要时提供循环支持的一种机械性辅助装置。LVAD 可能最终成为心脏移植最常用的替代治疗方式，生存期可达 2 ～ 3 年。但存在出血、血栓栓塞、感染、装置故障、费用高、植入技术要求高等缺点。

类别不同的 LVAD 具有不同的植入适应征、内部结构及泵血方式，对于非住院患者的长期机械循环辅助，有以下两个指征：①作为药物治疗不能控制的终末期心力衰竭患者进行心脏移植前的过渡治疗，直至获得供体器官；②作为因并发症或年龄过大而不能进行心脏移植的终末期收缩性心力衰竭患者的终身治疗。

（二）心脏移植

对于部分 GDMT 的晚期心力衰竭患者，心脏移植可以改善生存率和生命质量（quality of life，QoL）（推荐意见 AHA，Ⅰ，C）。心脏移植对选定的 D 期心力衰竭（难治性、晚期）患者提供死亡率和发病率益处的证据来自观察队列。数据集来自国际心肺移植学会及器官共享的联合网络记录成人移植受者的中位生存期现在 > 12 年；未经先进治疗的 D 期心力衰竭患者的中位生存期 < 2 年。相比之下，无论植入策略（如移植到移植、移植到决定、目的地治疗）如何，LVAD 患者的死亡风险都大于 3 ～ 4 年的生存率。移植前和移植后管理的改善也增加了更多患者符合移植的条件，移植后第一年的治疗排斥率现在是 < 15%。在心脏移植中，尽量减少等待名单死亡率，同时最大化移植后结果仍然是心脏移植的优先事项，2018 年最近制订的供者分配政策的变化也解决了这个问题。几个分析已证实候补名单死亡率降低，临时循环支持设备的使用、移植物缺血时间以及供体和受体医院之间的距离增加。对移植后存活率的影响仍不确定。多器官移植仍然不常见，并保留为高度选择的候选者。

机械循环支持（mechanical circulatory support，MCS）是晚期 HFrEF 患者的一种治疗选择，以延长生命和提高心功能。在过去 10 年里，临时和持久的选择的演变和改进仍在继续。MCS 是根据种植体的位置、入路、血流特性、泵的机制，并支持心室。它对短期支持（小时至天）和长期管理（月至年）有效。由于解剖和生理上的标准，使持久的 MCS 不适合一些患者，它最适合于 HFrEF 和心室扩张的患者。在任何形式的 MCS 支持情况下，患者如已成功心脏移植或康复，患者不再希望继续 MCS 支持（无治疗意愿），或者舍弃灾难性的神经事件，或转移性肿瘤等情况下，MCS 设备将停止使用。在讨论 MCS 之前，应该先与患者讨论这个主题。特别是对于临时设备，应该在植入时解决停止或升级支持的潜在需要。MCS 的适应证和禁忌证见表 2-11，AHA 指南对于 MCS 的建议如下。

1. 在晚期 HFrEF 患者中，经选择，持久的 LVAD 植入可有效改善功能状态、QoL 和生存（推荐意见 AHA，Ⅰ，A）。

2. 在一些尽管有 GDMT 但仍有 NYHA Ⅳ级症状的晚期 HFrEF 患者中，持久的 MCS 有利于改善症状、改善功能等级和降低死亡率（推荐意见 AHA，Ⅱa，B）。

3. 对于晚期 HFrEF 血流动力学不稳定合并休克的患者，暂时性 MCS 包括经皮和体外心室辅助装置，作为恢复的"桥梁"或"决定的桥梁"是合理的（推荐意见 AHA，Ⅱa，B）。

表 2-11　机械循环支持的适应证和禁忌证

适应证：

频繁住院治疗心力衰竭

NYHA Ⅲ b ～Ⅳ级功能限制

神经激素拮抗剂的不耐受性

增加利尿剂的需求

尽管 CRT 有症状

正性肌力药物依赖

低峰 $VO_2[< 14 \sim 16ml/ (kg \cdot min)]$

由低心排血量引起的终末器官功能障碍

绝对禁忌证：

不可逆性肝病

不可逆性肾脏疾病

不可逆性神经系统疾病

医疗不坚持

严重的社会心理限制

相对禁忌证：

年龄大于 80 岁的姑息性治疗

肥胖或营养不良

损害康复能力的肌肉骨骼疾病

活动性全身感染或插管时间延长

未经治疗的恶性肿瘤

严重 PVD

活性物质滥用

认知功能受损

非管理性精神障碍

缺乏社会支持

注：NYHA. 纽约心脏协会；CRT. 心脏再同步化治疗；VO_2. 耗氧量；PVD. 周围血管疾病

第三节　急性心力衰竭

急性心力衰竭（acute heart failure，AHF）简称急性心衰，是指短时间内发生或加重的心脏结构或功能异常，导致心室充盈或射血能力受损的一组综合征，包括心排血量骤降、组织器官低灌注、肺淤血或体循环淤血。AHF 既可急性起病，也可表现为慢性心力衰竭急性失代偿（占急性心力衰竭病例的 70% ～ 80%）。临床多见于急性左心力衰竭，急性右心力衰竭少见。

一、AHF 患者的初始评估与紧急处理

对疑似 AHF 的患者，在首次医学接触的紧急阶段（< 1h），首要措施是紧急评估循环、呼吸和意识状态，早期识别心源性休克（cardiac shock，CS）和急性呼吸衰竭，及时给予

循环、呼吸支持，同时尽快采取综合评估措施，迅速识别需要紧急处理的病因和（或）诱因，即 CHAMPRICT，包括急性冠脉综合征（C：acute coronary syndrome，ACS）、高血压危象（H：hypertensive crisis）、严重心律失常（A：arrhythmia）、急性机械性病因（M：mechanic causes）、急性肺栓塞（P：acute pulmonary embolism）、急性肾衰竭（R：acute renal failure）、急性感染（I：acute infection）、急性心肌炎（C：acute myocarditis）及急性心脏压塞（T：acute cardial tamponade），并启动紧急救治处理措施（图 2-2）。

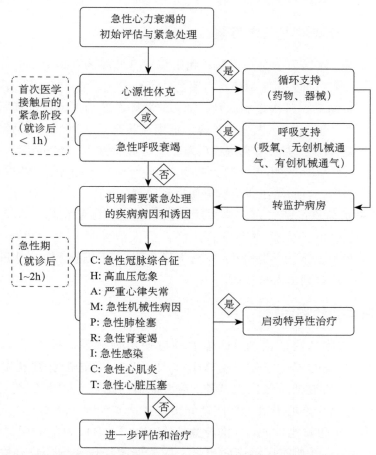

图 2-2　急性心力衰竭的初始评估与紧急处理 [引自:《国家心力衰竭指南 2023（精简版）》]

二、AHF 患者的一般治疗

包括无创心电监测、有效建立静脉通道、调整体位、氧疗及呼吸支持，容量出入量管理等。

1. **调整体位**　呼吸困难明显者，取半卧位或端坐位，双下肢床旁下垂，保持此体位 20min 后，可使肺血容量降低约 25%。

2. **氧疗及呼吸支持**　主要有鼻导管吸氧、面罩给氧、无创正压通气、有创机械通气等方式。氧疗主要适用于明显呼吸困难伴外周血氧饱和度（SpO_2）< 90% 或动脉血氧分压

（PaO$_2$）＜ 60mmHg 的患者（推荐意见 AHA，Ⅰ，C）当效果不满意或伴有呼吸窘迫（呼吸频率＞ 25 次 / 分、SpO$_2$ ＜ 90%），应尽早考虑无创正压通气（NPPV）以改善患者呼吸窘迫（推荐意见 AHA，Ⅱa，B）。经上述积极治疗后病情仍进展加重，应及时气管插管进行有创机械通气（推荐意见 AHA，Ⅰ，C）。

3. 镇痛镇静处理　近期分析结果提示，应用吗啡的 AHF 患者机械通气比例增多，在 ICU 时间及住院时间延长，死亡风险可能更高。因此，AHF 患者除非发作时伴有严重的或难治性的疼痛或焦虑、烦躁不安，不推荐常规使用吗啡（推荐意见 AHA，Ⅲ，C）。

三、根据临床分型确定治疗方案

根据是否存在肺 / 体循环淤血（干湿）和组织器官低灌注（暖冷）的临床表现，快速将 AHF 分为 4 型。①"干暖"型 AHF：口服药物调整即可。②"湿暖"型 AHF：合并高血压者，首选血管扩张剂，其次是利尿剂；体 / 肺循环淤血为主，首选利尿剂，其次是血管扩张剂。③"干冷"型 AHF：先适当扩容，低灌注状态无法纠正时可适度给予正性肌力药物。④"湿冷"型 AHF：为心力衰竭最危重状态，如收缩压≥ 90mmHg，给予血管扩张剂、利尿剂，治疗效果欠佳可使用正性肌力药物；如收缩压＜ 90mmHg，首选正性肌力药物，无效可使用血管收缩剂，当低灌注纠正后再使用利尿剂。急性心力衰竭治疗流程见图 2-3。

经评估，容量负荷重，肺淤血、体循环淤血明显者，限制钠摄入＜ 2g/d，每日尿量目标可为 3000 ～ 5000ml。无低血容量者，每日摄入液体量宜在 1500ml 以内，不超过 2000ml。保持出入量负平衡约 500ml/d，体重下降 0.5kg，根据肺淤血、水肿消退情况逐步减少液体负平衡量，过渡到出入量平衡。

四、AHF 患者的药物治疗

1. 利尿剂　有液体潴留证据的 AH 患者均应使用利尿剂，推荐尽早使用，可以尽快改善症状，缩短住院时间（推荐意见 AHA，Ⅰ，B）。首选静脉袢利尿剂（推荐意见 AHA，Ⅰ，C）。对于存在严重低血压患者，应考虑适当减少 RAS 抑制剂的剂量（推荐意见 AHA，Ⅱa，C）。对于在心力衰竭住院期间出现肾功能轻度下降或血压无症状下降的患者，不应常规停用利尿和其他 GDMT（推荐意见 AHA，Ⅰ，B）。常规利尿剂治疗效果欠佳，同时合并低钠血症或有肾功能损害倾向患者，应该考虑托伐普坦治疗（推荐意见 AHA，Ⅱa，B）。AHF 患者伴有严重的容量超负荷表现且常规利尿治疗效果不佳或存在利尿剂抵抗且不伴有严重肾功能不全时，可以考虑超滤治疗（推荐意见 AHA，Ⅱb，B）。

2. 血管扩张剂　适用于 AHF 早期阶段，尤其是伴有血压升高的患者。收缩压＞ 110mmHg 的 AHF 患者可以考虑使用血管扩张剂，减轻充血，改善症状（推荐意见 AHA，Ⅱb，B）；收缩压在 90 ～ 110mmHg 的患者，动态监测血压下酌情谨慎使用。有二尖瓣或主动脉瓣狭窄的患者禁用。动态监测血压，根据血压调整剂量。

常用药物：①硝酸酯类药物。适用于急性心力衰竭合并冠心病心肌缺血、高血压、二尖瓣反流的患者（推荐意见 AHA，Ⅱa，B）。②硝普钠。适用于高血压危象、急性主动脉瓣反流、急性二尖瓣反流和急性室间隔穿孔合并急性心力衰竭等需快速减轻后负荷的疾病

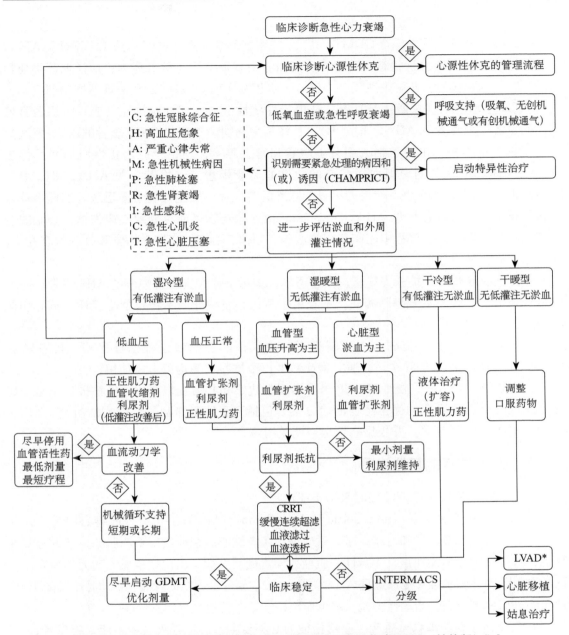

图 2-3 急性心力衰竭治疗流程 [引自:《国家心力衰竭指南 2023（精简版）》]

CRRT. 连续肾脏替代治疗；GDMT. 指南指导的药物治疗；INTERMACS. 机械辅助循环支持的机构间登记；LVAD. 左心室辅助装置。*. 在评估禁忌证和相对禁忌证后，INTERMACS 分级 2 ~ 4 级为植入 LVAD 的最佳时机，INTERMACS 分级 5 ~ 6 级合并高危因素的患者，可以根据具体情况评估 LVAD 治疗

（推荐意见 AHA，Ⅱb，B）。硝普钠一般使用不应超过 72h，停药应逐渐减量，并加用口服血管扩张剂，以避免反跳现象。③重组人脑利钠肽。扩张静脉和动脉，具有促进钠排泄、利尿等多重药理作用（推荐意见 AHA，Ⅱa，B）。④乌拉地尔。具有外周和中枢双重扩血管作用，有效降低血管阻力及后负荷，增加心排血量，对心率无影响。常用于 AHF 合

并血压、主动脉夹层的患者。

3.正性肌力药　首先优化 GDMT；其次，应考虑间断应用正性肌力药（推荐意见 AHA，Ⅱa，B）改善血流动力学状态，改善心功能和心力衰竭症状。常用药物包括洋地黄类药物（毛花苷 C、地高辛）、儿茶酚胺类（多巴胺、多巴酚丁胺）、磷酸二酯酶Ⅲ型抑制剂（米力农）、钙离子增敏剂（左西孟旦）等。适用于症状性低血压伴低心排和（或）组织器官低灌注的患者（推荐意见 AHA，Ⅱb，B）。具体常用药物参考症状性 HF 患者的药物治疗。

4.血管收缩药　主要包括去甲肾上腺素和肾上腺素，适用于应用正性肌力药后仍出现心源性休克或合并明显低血压状态的急性心力衰竭患者（推荐意见 AHA，Ⅱb，B）。SOAP Ⅱ研究显示，CS 患者使用去甲肾上腺素的有效性和安全性优于多巴胺，因此推荐首选去甲肾上腺素（推荐意见 AHA，Ⅱa，B）。因这些药物可能也导致心律失常、心肌缺血和其他器官损害，用药过程中应密切监测血压、心律、心率、血流动力学和临床状态变化，病情好转后应尽快停用。

5.支气管解痉剂　扩张支气管，改善通气，适用于伴有支气管痉挛的 AHF 患者。一般应用氨茶碱、二羟丙茶碱静脉滴注。不宜用于急性心肌梗死、不稳定型心绞痛、冠心病伴心动过速的患者。

6.抗凝剂　对于住院的心力衰竭患者，建议预防静脉血栓栓塞性疾病（推荐意见 AHA，Ⅰ，B）。低分子肝素、普通肝素或新型口服抗凝剂等均可考虑使用。

7.改善预后的药物　慢性 HFrEF 患者出现失代偿和心力衰竭恶化，经积极纠正后，如无禁忌证，可继续原有的优化药物治疗方案，包括 β 受体阻滞剂、醛固酮拮抗剂、ACEI/ARB/ARNI、SGLT2i 等，并根据病情适当调整用量。

五、AHF 患者的其他治疗

药物治疗后病情仍不能控制时采用下述治疗。

1.主动脉内球囊反搏（intra-aortic balloon pump，IABP）　可有效改善心肌灌注，同时又降低心肌耗氧量，增加心排血量。适应证：①急性心肌梗死或严重心肌缺血并发心源性休克，且药物治疗不能纠正。②急性心肌梗死伴机械并发症，出现严重血流动力学障碍；心肌缺血伴顽固性肺水肿（推荐意见 AHA，Ⅱa，C）。禁忌证：主动脉瘤、主动脉瓣关闭不全、严重的外周血管疾病、活动性出血、严重血小板缺乏、其他抗凝禁忌证等。

2.气管插管和人工机械通气　应用指征为心肺复苏、严重呼吸衰竭不能改善患者。

3.血液净化治疗　包括血液超滤、血液透析、连续血液净化和血液灌流等多种方式。出现下列情况可考虑：①利尿剂抵抗，同处于高容量负荷如肺水肿或严重的外周组织水肿使用利尿剂无效状态；②肾功能进行性减退，血肌酐 > 500μmol/L 或符合急性血液透析指征的其他情况；③严重低钠血症，且有相应临床症状如神志障碍、肌张力减退、腱反射减弱或消失、呕吐及肺水肿等。

4.心室机械辅助装置　积极纠治基础心脏病的前提下，短期应用辅助心脏功能，可作为心脏移植或心肺移植的过渡治疗。此类装置有体外膜氧合器（ECMO）、心室辅助泵（如可植入式电动左心辅助泵、全人工心脏）。对于难治性 CS 合并呼吸衰竭，常规治疗效果不佳或血流动力学恶化时可以考虑在有经验的中心使用 VA-ECMO(推荐意见 AHA，Ⅱb，C)。

5. 外科手术 出现下列情况可考虑：①急性心肌梗死并发心源性休克，经冠状动脉造影证实为严重左主干或多支血管病变，并在确认冠状动脉支架术和溶栓治疗无效的情况下，积极抗急性心力衰竭药物治疗，在机械通气、IABP 等辅助下，甚至在体外循环支持下给予急诊手术。②心肌梗死后大的室间隔穿孔合并心源性休克。③急性主动脉夹层患者（尤其Ⅰ型主动脉夹层）因高血压危象和主动脉瓣反流可出现急性心力衰竭，超声心动图一旦明确严重主动脉瓣反流者。④其他疾病如主动脉窦瘤破裂、心脏内肿瘤（如左心房黏液瘤）及心脏内巨大血栓形成等均会造成瓣膜反流或流出道梗阻，引起急性心力衰竭者。

六、AHF 并发症的处理

1. 肾衰竭 检测肾功能损伤标志物可早期识别急性心力衰竭患者合并的肾衰竭。血清肌酐（Scr）最常用，肾小球滤过率（eGFR）较 Scr 更敏感，适合中国人群的改良计算公式为：
eGFR[ml/（min·1.73m^2）]=175×Scr（μmol/L）－1.154×年龄－0.203×（0.79 女性）。
严重的肾衰竭应行血液透析，尤其对合并高钾血症、难纠正的代谢性酸中毒、顽固性低钠血症和难治性水肿的 AHF 患者。

2. 肺部疾病 合并肺部感染者应早期加用抗感染药物。急性心源性肺水肿、COPD 伴呼吸功能不全，在急性加重期首选无创机械通气，安全有效。

3. 心律失常 常见快速性心律失常可加重血流动力学障碍，一旦出现低血压、肺水肿、心肌缺血，应立即电复律；伴缓慢性心律失常患者，如血流动力学状态不受影响则不需要特殊处理；造成血流动力学障碍加重或恶化时，如三度房室传导阻滞、慢心室率的症状性心动过缓，且药物治疗无效时，建议积极置入临时心脏起搏器。

（汪心安）

参 考 文 献

国家心血管病中心，国家心血管病专家委员会心力衰竭专业委员会，中国医师协会心力衰竭专业委员会，《中华心力衰竭和心肌病杂志》编辑委员会，《中国循环杂志》编辑委员会.国家心力衰竭指南 2023（精简版）[J].中国循环杂志，2023, 38(12):1207-1238.

中国心力衰竭中心联盟专家委员会.心力衰竭 SGLT2 抑制剂临床应用的中国专家共识.临床心血管病杂志，2022, 38(8): 599-605.

中国心室辅助装置专家共识委员会.中国左心室辅助装置候选者术前评估与管理专家共识(2023 年)[J].中国循环杂志，2023,38(8): 799-814.

中国医师协会心力衰竭专业委员会，国家心血管病专家委员会心力衰竭专业委员会，中华心力衰竭和心肌病杂志编辑委员会.经皮机械循环辅助临床应用及管理中国专家共识 [J].中华心力衰竭和心肌病杂志，2020, 4(3): 145-158.

中国医师协会心血管内科医师分会，中国心衰中心联盟，《慢性心力衰竭 "新四联" 药物治疗临床决策路径专家共识》工作组.慢性心力衰竭"新四联" 药物治疗临床决策路径专家共识 [J].中国循环杂志，2022, 37(8): 769-781.

中华医学会老年医学分会心血管疾病学组，《老年慢性心力衰竭诊治中国专家共识》编写组.老年人慢性心力衰竭诊治中国专家共识 (2021).中华老年医学杂志,2021,40(5):550-561.

Agarwal MA, Fonarow GC, Ziaeian B. National trends in heart failure hospitalizations and readmissions from 2010 to 2017[J]. JAMA Cardiol, 2021, 6: 952-956.

Borlaug BA, Sharma K, Shah SJ, et al. Heart failure with preserved ejection fraction: JACC Scientific Statement[J]. J Am Coll Cardiol,2023, 81(18): 1810-1834.

Borlaug BA. Evaluation and management of heart failure with preserved ejection fraction[J]. Nat Rev Cardiol, 2020, 17(9): 559-573.

Bozkurt B, Coats AJS, Tsutsui H, et al. Universal definition and classification of heart failure: a report of the Heart Failure Society of America, Heart Failure Association of the European Society of Cardiology, Japanese Heart Failure Society and Writing Committee of the Universal Definition of Heart Failure: endorsed by the Canadian Heart Failure Society, Heart Failure Association of India, Cardiac Society of Australia and New Zealand, and Chinese Heart Failure Association[J]. Eur J Heart Fail, 2021, 23(3): 352-380.

Bozkurt B, Coats AJS, Tsutsui H, et al. Universal definition and classification of heart failure: a report of the Heart Failure Society of America, Heart Failure Association of the European Society of Cardiology, Japanese Heart Failure Society and Writing Committee of the Universal Definition of Heart Failure[J]. J Card Fail, 2021, 27:387-413.

Cox ZL, Hung R, Lenihan DJ, et al. Diuretic strategies for loop diuretic resistance in acute heart failure: the 3T trial. J Am Coll Cardiol HF, 2020, 8:157-168.

Felker GM, Ellison DH, Mullens W, et al. Diuretic therapy for patients with heart failure: JACC state-of-the-art review[J]. J Am Coll Cardiol, 2020, 75(10): 1178-1195.

Guglin M, Zucker MJ, Borlaug BA, et al. Evaluation for heart transplantation and LVAD implantation: JACC council perspectives[J]. J Am Coll Cardiol, 2020, 75: 1471-1487

Gustafsson F, Damman K, Nalbantgil S, et al. Inotropic therapy in patients with advanced heart failure. A clinical consensus statement from the Heart Failure Association of the European Society of Cardiology[J]. Eur J Heart Fail, 2023, 25(4): 457-468.

Heidenreich PA, Bozkurt B, Aguilar D, et al. 2022 AHA/ACC/HFSA guideline for the management of heart failure: a report of the American College of Cardiology/American Heart Association Joint Committee on Clinical Practice Guidelines[J]. J Am Coll Cardiol, 2022, 79(17): 1757-1780.

Hernandez-Montfort J, Sinha SS, Thayer KL, et al. Clinical outcomes associated with acute mechanical circulatory support utilization in heart failure related cardiogenic shock[J]. Circ Heart Fail, 2021, 14: e007924.

Javaloyes P, Miró , Gil V, et al. Clinical phenotypes of acute heart failure based on signs and symptoms of perfusion and congestion at emergency department presentation and their relationship with patient management and outcomes[J]. Eur J Heart Fail, 2019, 21(11):1353-1365.

Jering KS, Claggett B, Pfeffer MA, et al. Prospective ARNI vs. ACE inhibitor trial to DetermIne Superiority in reducing heart failure Events after Myocardial Infarction (PARADISE-MI): design and baseline characteristics[J]. Eur J Heart Fail, 2021, 23:1040-1048.

Kalogirou F, Forsyth F, Kyriakou M, et al. Heart failure disease management:a systematic review of effectiveness in heart failure with preserved ejection fraction. ESC Heart Fail, 2020, 7:194-212.

Khera R, Kondamudi N, Zhong L, et al. Temporal trends in heart failure incidence among Medicare beneficiaries across risk factor strata, 2011 to 2016[J]. JAMA Netw Open, 2020, 3:e2022190.

Kittleson MM, Panjrath GS, Amancherla K, et al. 2023 ACC expert consensus decision pathway on management of heart failure with preserved ejection fraction: a report of the American College of Cardiology Solution Set Oversight Committee[J]. J Am Coll Cardiol, 2023, 81(18): 1835-1878.

Lam CSP, Solomon SD. Classification of heart failure according to ejection fraction: JACC review topic of the week[J]. J Am Coll Cardiol, 2021, 77 (25): 3217-3225.

Lawton JS, Tamis-Holland JE, Bangalore S, et al. 2021 ACC/AHA/SCAI guideline for coronary artery revascularization: a report of the American College of Cardiology/American Heart Association Joint Committee on Clinical Practice Guidelines[J]. Circulation, 2022, 145:e18-e114.

Levy B, Clere-Jehl R, Legras A, et al. Epinephrine versus norepinephrine for cardiogenic shock after acute myocardial infarction[J]. J Am Coll Cardiol, 2018, 72(2): 173-182.

Lindenfeld J, Zile MR, Desai AS, et al. Haemodynamic-guided management of heart failure (GUIDE-HF): a randomised controlled trial[J]. Lancet, 2021, 398:991-1001.

Mathew R, Di Santo P, Jung RG, et al. Milrinone as compared with dobutamine in the treatment of cardiogenic shock. N Engl J Med, 2021, 385:516-525.

McDonagh TA, Metra M, Adamo M, et al. 2021 ESC guidelines for the diagnosis and treatment of acute and chronic heart failure[J]. Eur Heart J, 2021, 42(36): 3599-3726.

McDonagh TA, Metra M, Adamo M, et al. 2023 Focused Update of the 2021 ESC Guidelines for the diagnosis and treatment of acute and chronic heart failure.Eur Heart J, 2023, 44(37):3627-3639.

McGuire DK, Shih WJ, Cosentino F, et al. Association of SGLT2 inhibitors with cardiovascular and kidney outcomes in patients with type 2 diabetes: a meta-analysis[J]. JAMA Cardiol, 2021, 6:148-158.

Molina EJ, Shah P, Kiernan MS, et al. The Society of Thoracic Surgeons Intermacs 2020 annual report[J]. Ann Thorac Surg, 2021, 111:778-792.

Morris AA, Khazanie P, Drazner MH, et al. Guidance for timely and appropriate referral of patients with advanced heart failure: a scientific statement from the American Heart Association[J].Circulation, 2021, 144(15): e238-e250.

Ommen SR, Mital S, Burke MA, et al. 2020 AHA/ACC guideline for the diagnosis and treatment of patients with hypertrophic cardiomyopathy: a report of the American College of Cardiology/American Heart Association Joint Committee on Clinical Practice Guidelines[J]. Circulation, 2020, 142:e558-e631.

Otto CM, Nishimura RA, Bonow RO, et al. 2020 ACC/AHA guideline for the management of patients with valvular heart disease: a report of the American College of Cardiology/American Heart Association Joint Committee on Clinical Practice Guidelines[J]. Circulation, 2021, 143:e72-e227.

Packer DL, Piccini JP, Monahan KH, et al. Ablation versus drug therapy for atrial fibrillation in heart failure: results from the CABANA trial[J]. Circulation, 2021, 143:1377-1390.

Thiele H, Zeymer U, Thelemann N, et al. Intraaortic balloon pump in cardiogenic shock complicating acute myocardial infarction:long-term 6-year outcome of the randomized IABP-SHOCK Ⅱ Trial[J]. Circulation, 2019, 139(3): 395-403.

Tschope C, Ammirati E, Bozkurt B, et al. Myocarditis and inflammatory cardiomyopathy: current evidence and future directions[J]. Nat Rev Cardiol, 2021, 18:169-193.

Vaduganathan M, Docherty KF, Claggett BL, et al. SGLT-2 inhibitors in patients with heart failure: a comprehensive meta-analysis of five randomised controlled trials[J]. Lancet, 2022, 400(10354): 757-767.

Virani S S, Alonso A, Aparicio HJ, et al. Heart disease and stroke statistics-2021 update: a report from the American Heart Association[J]. Circulation, 2021, 143: e254-e743.

Zelniker TA, Braunwald E. Mechanisms of cardiorenal effects of sodiumglucose cotransporter 2 inhibitors: JACC state-of-the-art review[J]. J Am Coll Cardiol, 2020,75: 422-434.

第 3 章

心 律 失 常

第一节　定义及流行病学

在正常情况下，心脏以一定范围的频率，发生有规律的搏动。心搏的冲动起源于窦房结（sinoatrial node，SAN），它以一定的顺序和速率传播至心脏各处，协调心脏各部位的收缩，形成一次心搏，周而复始，为正常窦性节律。心律失常（cardiac arrhythmia）是由于心脏内冲动发生与传播的不正常而使整个心脏或部分活动变得过快、过慢或不规则，或者各部分活动顺序发生紊乱，导致血液泵送不足，影响全身器官的供血。

根据流行病学研究，心律失常是一种相对常见的心血管疾病，特别是随着人口老龄化趋势，其患病率逐渐增加。一些心律失常在男性和女性中的患病率存在差异。例如，心房颤动在老年女性中更为常见。一些影响因素如高血压、糖尿病、心脏病和其他慢性病，都可能增加心律失常的风险。吸烟、酗酒、肥胖、药物及暴露于环境中的某些有害物质等生活方式和环境因素与心律失常的发生有关。部分心律失常可能具有遗传倾向，家族中有相关病史的个体更容易患上这种疾病。随着医学技术的不断进步，心律失常的诊断和治疗方法不断改进，药物治疗、手术干预等手段的应用不断丰富。

第二节　窦性心律失常

源自窦房结的心律被称为窦性心律，它是正常的生理节律，频率为 60 ～ 100 次 / 分。窦性心律失常可能由于窦房结冲动发放频率异常或者向心房的传导受阻而引起，包括窦性心动过速、窦性心动过缓、窦性停搏、窦房传导阻滞及病态窦房结综合征等多种情况，详细的心电图分析和临床评估是识别和有效管理窦性心律失常的重要步骤。

一、窦性心动过速

（一）定义及流行病学

窦性心动过速（sinus tachycardia）是一种正常的生理反应，通常在适当的生理刺激（例如运动）或过度刺激（例如甲状腺功能亢进）时发生（图 3-1）。这种心率的加快是机体对外界刺激的正常而适度的生理响应。然而，当人体对窦性心律的控制机制失衡时，可能出现不适当窦性心动过速（inappropriate sinus tachycardia，IST），即在没有明显刺激的情况下，无法解释的窦性心搏过速，静息心率 > 100 次 / 分，24h 内平均心率 > 90 次 / 分。这种病理性的心动过速可能导致患者出现心悸、乏力等不适症状，对患者的生活质量造成不良影响。许多基于人群的研究表明，基线心率升高与心脏病、脑血管疾病和死亡的风险增加相关。

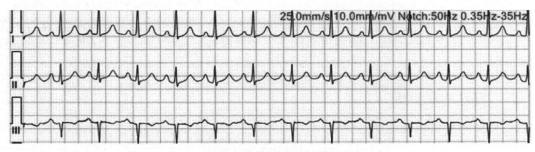

图 3-1　窦性心动过速

（二）循证治疗

对窦性心动过速的治疗应基于循证医学的原则，其治疗原则如下。

1. 病因治疗　窦性心动过速潜在病因的识别是治疗的基石，治疗的首要原则是针对基本病因。除非存在明显的可逆病因，如贫血、感染或其他潜在原因，通常无须特殊治疗。如果窦性心动过速是由有临床恶化风险的疾病（即脓毒症、休克、缺氧、代谢性酸中毒、急性心肌缺血）引起的，应将患者收入院进行紧急评估。AHA 指南建议：对疑似 IST 患者进行可逆性病因的评估和治疗（推荐意见 AHA，Ⅰ，C）。

2. 患者教育　对患者进行心血管健康教育，包括生活方式的管理，如戒烟、限制咖啡因摄入、维持健康的饮食和适度的运动。

3. 药物治疗　对于症状较为严重的患者，β 受体阻滞剂是首选的药物治疗。药物如美托洛尔、比索洛尔等能够通过减缓心率，改善心室舒张期，从而减轻症状。对于不能耐受β 受体阻滞剂的患者，可以考虑使用钙通道阻滞剂，如地尔硫䓬，但应慎用于心功能不全患者。如不能耐受上述药物，可选用窦房结内向电流 I 抑制剂伊伐布雷定（Ivabradine），Ivabradine 对于有症状的 IST 患者的持续治疗是合理的（推荐意见 AHA，Ⅱa，B）。β 受体阻滞剂可考虑用于有症状的 IST 患者的持续治疗（推荐意见 AHA，Ⅱb，C）；β 受体阻滞剂和伊伐布雷定的联合用药可用于 IST 患者的持续治疗（推荐意见 AHA，Ⅱb，C）。

4. 非药物治疗　对药物治疗无效或症状明显的顽固性不适当窦性心动过速患者，可采用改良窦房结的射频消融治疗，其急性成功率为 76%，长期随访成功率为 25% ～ 65%。

5. 手术治疗　对于那些难以通过药物治疗或药物治疗效果不佳的患者，射频消融术可以考虑。该手术通过摧毁窦房结周围的组织，阻断异常的电路，从而恢复正常心律。

定期监测患者的心电图和症状，以及评估患者对治疗的反应，必要时调整治疗方案。对药物治疗无效或症状明显的顽固性不适当窦性心动过速患者，可采用改良窦房结的射频消融治疗，其急性成功率为 76%，长期随访成功率为 25% ～ 65%，并发症包括心包炎、膈神经损伤、上腔静脉综合征或需要植入永久起搏器。新的消融技术，如脉冲场消融，可以避免损伤相邻结构，并大大降低基于导管的消融术的总体并发症发生率。利用外科手术切除窦房结或闭塞窦房结动脉的方法治疗不适当窦性心动过速亦有成功的个案报道。起搏器在 IST 管理中的作用有限，除非存在与使用必要药物减慢心率相关的显著窦房结功能障碍或窦房结消融导致的并发症。

总体而言，窦性心动过速的治疗应该是个体化的，根据患者的具体情况进行调整。在治疗过程中，患者的症状和心电图的监测至关重要，以确保治疗的有效性和患者的安全。患者应密切配合医师的建议，定期进行随访，及时报告任何症状变化，以便进行及时干预和调整治疗方案。

二、窦性心动过缓

（一）定义及流行病学

窦性心动过缓（sinus bradycardia）是指窦房结的自律性低于每分钟 60 次（图 3-2），这在健康人群中较为常见，特别是在运动员、年轻人或睡眠状态下。窦性心动过缓通常被认为是一种生理性现象，以适应于体育锻炼和休息状态。在这些情况下，心率减缓有助于提高心脏的效能和适应力。在老年人或心脏疾病患者中，窦性心动过缓的发生率增加。

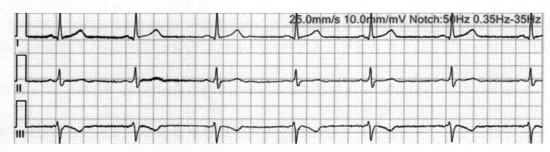

图 3-2　窦性心动过缓

（二）循证治疗

1. 药物治疗　窦性心动过缓的治疗重点在于病因治疗，尤其是老年患者，必须仔细区分是否为病理性。对于无症状者，通常无须特殊治疗。对于有症状的窦性停搏患者，建议对可逆原因进行评估和治疗。例如，因钙通道阻滞剂过量而出现症状或血流动力学受损的窦性心动过缓患者，静脉注射钙是合理的，可以提高心率并改善症状（推荐意见 AHA，Ⅱa，C）。因 β 受体阻滞剂或钙通道阻滞剂过量而出现症状或血流动力学受损的窦性心动过缓患者，胰高血糖素有助于提高心率和改善症状（推荐意见 AHA，Ⅱa，C）。由于 β 受体阻滞剂或钙通道阻滞剂过量而导致窦性心动过缓伴症状或血流动力学损害的患者，高剂量胰岛素治疗是合理的（推荐意见 AHA，Ⅱa，C）。在地高辛过量导致窦性心动过缓伴症状或血流动力学损害的患者，可以使用地高辛 Fab 抗体片段提高心率并改善症状，不建议透析去除地高辛（推荐意见 AHA，Ⅲ，C）。

对于有症状或血流动力学损害患者，使用阿托品增加窦率是合理的（推荐意见 AHA，Ⅱa，C）；在没有自主神经再支配证据的情况下接受心脏移植的患者，阿托品不应用于治疗窦性心动过缓（推荐意见 AHA，Ⅲ，C）。对于冠状动脉缺血可能性较低的、有症状或有血流动力学障碍的窦性心动过缓患者，可以考虑使用异丙肾上腺素、多巴胺、多巴酚丁胺或肾上腺素来提高心率并改善症状（推荐意见 AHA，Ⅱb，C）。在心脏移植后患者中，氨茶碱或茶碱可以合理提高心率（推荐意见 AHA，Ⅱa，C）。在急性脊髓损伤的情况下，与症状或血流动力学损害相关的窦性心动过缓患者，氨茶碱或茶碱对提高心率和改善症状是合理的（推荐意见 AHA，Ⅱa，C）。值得注意的是，在老年患者中，治疗效果往往是暂时的，而且这些药物可能带来多种副作用，如阿托品可能引起尿潴留、诱发冠状动脉痉挛、拟交感药物可能导致快速性心律失常等。

2. **起搏治疗**　当明确为病理性、有症状且药物疗效不佳时，持续性血流动力学不稳定的患者，应考虑临时经静脉起搏治疗，以维持正常心率和心排血量、改善症状，直到放置永久性起搏器或心动过缓改善。这一治疗决策应该基于全面评估患者的病史、症状和整体健康状况。

（1）起搏治疗适应证

1）对于药物难治的持续性血流动力学不稳定窦性心动过缓患者，临时经静脉起搏是合理的，可以提高心率并改善症状，直到植入永久起搏器或心动过缓缓解（推荐意见 AHA，Ⅱa，C）。

2）在症状严重或血流动力学受损的窦性心动过缓患者中，可考虑临时经皮起搏以提高心率并改善症状，直到放置临时经静脉或植入永久起搏器或心动过缓缓解（推荐意见 AHA，Ⅱb，C）。

3）对于继发于副交感神经张力升高的窦性心动过缓或窦性停搏的无症状患者，不应进行永久性起搏（推荐意见 AHA，Ⅲc，C）。

4）对于睡眠相关窦性心动过缓或睡眠期间出现短暂窦性停搏的患者，除非存在其他起搏指征，否则不应进行永久性起搏（推荐意见 AHA，Ⅲc，C）。

5）在无症状窦性心动过缓患者中，或在没有心动过缓或变时功能不全的情况下出现症状的患者中，不应进行永久性起搏（推荐意见 AHA，Ⅲc，C）。

6）对于有直接可归因于窦性心动过缓症状的患者，建议进行永久性起搏以提高心率并改善症状（推荐意见 AHA，Ⅰ，C）。

7）对于因指南指导的管理和治疗而出现症状性窦性心动过缓的患者，没有替代治疗方法，临床上需要继续治疗，建议进行永久性起搏以提高心率并改善症状（推荐意见 AHA，Ⅰ，C）。

8）对于心动过缓综合征和可归因于心动过缓症状的患者，永久起搏是合理的，可以提高心率并减少可归因于低灌注的症状（推荐意见 AHA，Ⅱa，C）。

9）对于症状性变时功能不全的患者，采用频率应答式起搏是合理的，可以增加劳力心率并改善症状（推荐意见 AHA，Ⅱa，C）。

10）对于症状可能归因于窦性心动过缓的患者，可以考虑口服茶碱，以提高心率，改善症状，并有助于确定永久起搏的潜在影响（推荐意见 AHA，Ⅱb，C）。

（2）窦性心动过缓的永久起搏技术和方法

1）对于有症状的窦性心动过缓患者，建议采用心房起搏而非单室心室起搏（推荐意见 AHA，Ⅰ，B）。

2）对于有症状的窦性心动过缓和完整的房室传导且没有传导异常证据的患者，建议双室或单室心房起搏（推荐意见 AHA，Ⅰ，B）。

3）对于具有双腔起搏器和完整房室传导的有症状的窦性心动过缓患者，对双腔起搏器进行编程以最大限度地减少心室起搏是合理的（推荐意见 AHA，Ⅱa，B）。

4）在有症状的窦性心动过缓患者中，预计不会频繁进行心室起搏，或者患者有可能决定生存率和临床结果的重大合并症，单室心室起搏是合理的（推荐意见 AHA，Ⅱa，C）。

三、窦性停搏

（一）定义及流行病学

窦性停搏（sinus pause/sinus arrest）是指窦房结产生的心电冲动在传导至心房时发生阻滞，导致心房停止搏动。这种情况下，心房脱离了窦房结的控制，心电图上呈现为一段时间内心房静止（图 3-3）。

窦性停搏多见于年龄较大的人群，老年人由于窦房结逐渐失去自律性、电传导系统的老化等因素，更容易出现窦性停搏。此外，心脏疾病、冠状动脉疾病、心肌梗死、心肌病等也是窦性停搏的常见病因。窦性停搏在一些病理情况下可能导致心脏供血不足，增加了心脏事件的风险。窦性停搏在高危人群中的发生率较高，需要根据具体病情采取相应的治疗和管理措施。

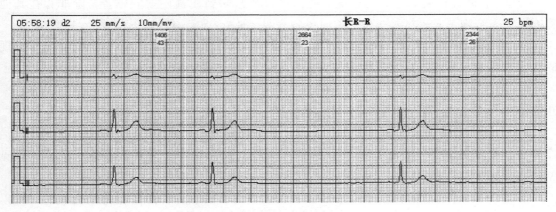

图 3-3　窦性停搏

（二）循证治疗

参考窦性心动过缓。对于睡眠呼吸暂停相关窦性心动过缓或睡眠期间出现短暂窦性暂停的患者，除非存在其他起搏指征，否则不应进行永久性起搏，应积极改善睡眠。

四、窦房传导阻滞

（一）定义及流行病学

窦房结由两类主要细胞组成，一类是具有起搏功能的起搏细胞（P 细胞），另一类是移行细胞。P 细胞负责产生心脏搏动的初始信号。移行细胞兴奋性较低，虽不具备起搏功能，但其出色的传导性能使其位于心房肌和 P 细胞之间，负责将 P 细胞产生的兴奋信号传递至心房。窦房传导阻滞（sinoatrial block），又称窦房结传导阻滞，指窦房结激动无法顺利传递至心房，或者传递的时间延长，从而导致心房和心室在一次或连续两次以上的心脏周期中出现停搏（图 3-4）。

研究显示，窦房传导阻滞的发病率随年龄增长而逐渐上升，尤其在老年人中更为常见。这可能与随着年龄的增长，心脏传导系统的结构和功能发生变化有关。

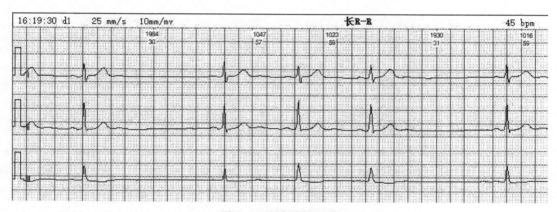

图 3-4　窦房传导阻滞

（二）循证治疗

治疗同窦性心动过缓。

五、病态窦房结综合征

（一）定义及流行病学

病态窦房结综合征（简称病窦综合征，sick sinus syndrome）是指由窦房结功能异常而引起多种心律失常及相关症状的一组症候群。当窦房结的功能受损，导致心脏传导系统的混乱和不协调时，就出现了病态窦房结综合征，其包括一系列的心律失常，如窦性心动过速、窦性心动过缓、窦房传导阻滞等。患者可能会经历心律不齐、头晕、乏力、晕厥等症状，严重时危及生命。

流行病学研究表明，病态窦房结综合征多见于中老年人，发病率随着年龄增长而逐渐上升，在 70～80 岁患者中风险最大。尽管临床上仅少数病窦综合征患者年龄较轻，但这却是 20～40 岁人群安装永久心脏起搏器最常见的原因。偶尔也有儿童发生病窦综合征的报道。女性相较于男性，尤其在老年阶段，患病的风险略高。有同一家族的多个成员发生病窦综合征的报道，提示本病发生有一定的基因遗传倾向。

（二）循证治疗

主要包括药物治疗和心脏起搏治疗两部分。

1. **药物治疗**　对病窦综合征，目前尚无满意的治疗药物，治疗策略主要侧重于提高心室率和抗栓治疗。

用于提高心室率的药物主要包括阿托品、茶碱和沙丁胺醇。这些药物主要应用于缓解急性、严重的心动过缓症状，以改善患者的临床状况。

（1）阿托品：阿托品是一种胆碱能受体拮抗剂，通过抑制迷走神经活动，增加心率，改善心脏传导。然而，静脉给予阿托品可以提高大部分病窦综合征患者的心率，但是很少可以将心率提高到 90 次 / 分，同时，因为其可能引起不良的副作用，如口干、视物模糊、尿潴留等，导致其应用受限。阿托品对病窦综合征患者窦房传导时间的作用尚存在争议。

（2）茶碱：茶碱是一种甲基黄嘌呤衍生物，能够兴奋中枢神经系统和心脏，提高心率。可改善病窦综合征患者的窦性停搏、窦性心动过缓及其相应的症状。对心脏移植排斥造成的心动过缓有相同的作用。而氨茶碱是一种腺苷拮抗剂，不能改善窦房结功能。

（3）沙丁胺醇：沙丁胺醇是一种 β_2 肾上腺素受体激动剂，具有扩张支气管和增加心率的作用，它在病窦综合征中的使用相对较少，通常在窦性心动过缓伴有支气管痉挛的情况下考虑，但有加重心肌缺血和诱发室性心律失常的危险，现少用。

当慢 - 快综合征发生阵发性房性心动过速、心房扑动、心房颤动时，治疗往往因担心抗心律失常药物会加重心动过缓而较棘手。洋地黄可用于控制心室率，但需注意其可能引起心动过缓的副作用。在心律失常终止后，洋地黄的使用可能导致更严重的窦性心动过缓、窦房传导阻滞或窦性停搏。胺碘酮是一种可控制心动过速的药物，但在转复窦性心律后可能导致心率减慢约 10%。因此，在使用胺碘酮时应慎重考虑其影响。

抗栓治疗：由于慢 - 快综合征患者血栓栓塞的风险较高，建议所有这类患者接受抗栓治疗，以预防血栓相关并发症。

2. **起搏治疗**　安装永久起搏器是治疗病窦综合征患者心动过缓最有效的方法。在无慢性心房颤动患者中可考虑房室顺序起搏（DDD），若亦无房室传导阻滞者，也可考虑单纯心房起搏（AAI）。双腔起搏同时起搏右心房和右心室，可以更好地模拟正常心脏的起搏传导过程，提高心排血量。通常比单纯心室起搏（VVI）更好地改善患者的生活质量。安装永久起搏器的指征包括发生了导致黑矇、晕厥等可能致残或危险的症状。窦房停搏＞2s，尽管没有临床症状，但应引起医师的警惕，密切随访。

心脏起搏治疗在病窦综合征患者中取得了显著效果，提高了患者的生活质量，并减少了相关症状的发生率。然而，起搏治疗也可能出现一些并发症，需要医师根据患者的具体情况进行仔细评估和选择。

总体而言，药物治疗和心脏起搏治疗是病态窦房结综合征综合治疗方案的重要组成部分，其目标是减轻症状、改善患者的生活质量。治疗方案的选择应基于患者的病情、症状和整体健康状况，并由专业医师进行详细评估和制订。

第三节　房性心律失常

一、房性期前收缩

（一）定义和流行病学

房性期前收缩（atrial premature beat，PAB）又称房性早搏，简称房早，是指比窦性心律提前出现的起源于窦房结以外心房任何部位的过早搏动，其主要临床表现为心悸、头晕、胸闷、乏力等。正常健康人 24h 动态心电图检查可发现约 60% 的人有房早，各年龄段的正常健康人群均可发生，以老年人多见，儿童少见，所以房早在临床中很容易被忽视，也缺乏完整的诊疗流程和规范指南。然而，房早具有明显的潜在风险，有研究显示房早的发生在一定程度上可以预测心房的器质性病理改变，同时房早也是心房颤动的一个危险因素。

（二）循证治疗

1. *一般防治措施*　通常情况下房早不需要特殊治疗；仅需加强健康教育，详细告知患者早搏的良性特征，消除精神紧张、情绪激动、过度疲劳、焦虑等诱因，同时戒烟戒酒、避免饮用浓茶、咖啡等。

2. *循证治疗*　欧洲心脏病学会（European Society of Cardiology，ESC）指南建议见表 3-1。

表 3-1　ESC 指南关于房性期前收缩的推荐意见

推荐意见	推荐级别	证据水平
无器质性心脏病		
症状性频发的房早或短阵房速，推荐 β 受体阻滞剂、普罗帕酮或索他洛尔	Ⅱa	B
合并器质性心脏病		
症状性高负荷房早和或短阵性房性心动过速，推荐 β 受体阻滞剂	Ⅱa	B
症状明显或严重者，推荐胺碘酮	Ⅱa	B
积极治疗原发病	Ⅰ	A
定期随访，复查心电图和超声心动图	Ⅰ	A

注：ESC. 欧洲心脏病学会

二、房性心动过速

（一）定义和流行病学

房性心动过速（atrial tachycardia，AT）简称房速。根据心电图表现与发生机制不同，分为自律性房速、折返性房速和混乱性房速 3 种。在正常健康人群中，房速通常见于小儿，也可见于正常健康成年人。24h 动态心电图检查，在正常健康青年人中，非持续性房速的发生率约为 2%，在 75 ～ 85 岁老年人中，房速的发生率约为 13%。

（二）循证治疗

1. 自律性房速

（1）一般防治措施：去除诱因，治疗基础疾病。

（2）ESC 指南建议见表 3-2。

表 3-2　ESC 指南关于房性心动过速的推荐意见

推荐意见	推荐级别	证据水平
急诊治疗：		
血流动力学不稳定：		
同步直流电复律	I	A
血流动力学稳定：		
若药物不能转律或控制心室率应电复律	I	B
无失代偿性心力衰竭，选用 β 受体阻滞剂（艾司洛尔或美托洛尔）静脉注射	IIa	B
终止房速，首选腺苷	IIa	B
无低血压或射血分数正常的心力衰竭，推荐维拉帕米或地尔硫䓬静脉注射或静脉滴注	IIa	B
上述治疗无效，推荐普罗帕酮、伊布利特或胺碘酮静脉注射或静脉滴注	IIa	B
长期治疗：		
反复发作局灶性或大折返房速、无休止发作或合并心动过速性心肌病，应导管消融	I	B
不愿或不能消融，选用 β 受体阻滞剂、非二氢吡啶钙通道阻滞剂或 β 受体阻滞剂联合伊伐布雷定控制心室率	IIb	B
上述措施无效：		
无器质性心脏病，普罗帕酮转复	IIb	B
有器质性心脏病，胺碘酮转复	IIb	B

2. 折返性房速　ESC 指南见表 3-3。

表 3-3　ESC 指南关于折返性房性心动过速的推荐意见

推荐意见	推荐级别	证据水平
终止心动过速或控制心室率选用食管心房调搏或药物治疗	I	B
血流动力学不稳定，采用直流电复律，刺激迷走神经通常无效	I	B
反复发作，长期口服药物治疗可减少发作或降低发作时心室率，减轻症状	IIa	B
当合并病态窦房结综合征或房室传导功能障碍者，若必须长期用药，则需要安装心脏起搏器	IIa	B
导管消融是根治折返性房速最安全有效的方法	IIa	B

3.多源性房速

（1）一般防治措施：在积极治疗原发病的基础上，用药物控制症状、减慢心率或抑制发作。

（2）ESC 指南建议见表 3-4。

表 3-4　ESC 指南关于多源性房性心动过速的推荐意见

推荐意见	推荐级别	证据水平
急诊治疗：		
治疗基础疾病	I	A
静脉推注 β 受体阻滞剂、维拉帕米或地尔硫䓬	IIa	B
长期治疗：		
症状性多源性房速，推荐 β 受体阻滞剂	IIa	B
无射血分数降低的心力衰竭，推荐维拉帕米或地尔硫䓬	IIa	B
症状性多源性房速、药物无效、伴左心功能不全，推荐房室结消融及起搏	IIa	B

三、心房扑动

（一）定义和流行病学

心房扑动（atrial flutter，AF）简称房扑，是房速与心房颤动的中间型。当心房异位起搏点频率在 250 ~ 350 次 / 分且呈规则时，引起心房快而协调的收缩称为心房扑动。患者可出现低血压、头晕、心悸、心绞痛，甚至心源性休克。心房扑动比心房颤动更为少见，两者发病率之比为 1 ：15 ~ 1 ：20，心房扑动的发病率约为 1%，80 岁以上老年人群发病率增加，约为 5%。

（二）AHA 指南建议见表 3-5。

表 3-5　AHA 指南关于心房扑动的推荐意见

推荐意见	推荐级别	证据水平
急诊治疗：		
血流动力学不稳定：		
同步直流电复律	I	C
血流动力学稳定：		
电复律，低能量（双向波 ≤ 100J）	I	B
静脉注射伊布利特	I	C
已植入起搏器或 ICD，心房快速起搏	I	C
静脉注射尼非卡兰	IIa	B
静脉注射 β 受体阻滞剂、维拉帕米或地尔硫䓬控制心室率	IIa	B
心房快速起搏终止	IIb	B

续表

推荐意见	推荐级别	证据水平
上述方法不能使用或无效，静脉注射胺碘酮	IIa	B
不推荐普罗帕酮	III	A
长期治疗：		
反复发作症状性心房扑动、持续心房扑动或心动过速性心肌病，特别是合并左心室功能不全，推荐导管消融	I	B
初次发作症状性典型心房扑动，推荐导管消融	IIa	B
不愿或不能消融，推荐 β 受体阻滞剂	IIa	B
无射血分数降低的心力衰竭，推荐维拉帕米或地尔硫䓬	IIa	B
心室率快、症状明显，上述治疗疗效不佳，推荐 AVN 消融联合起搏器治疗	IIa	B
上述方法无效：		
胺碘酮	IIb	B

注：ICD. 植入型心律转复除颤器；AVN. 房室结

四、心房颤动

（一）定义和流行病学

心房颤动（atrial fibrillation， AF）简称房颤，是临床最常见的心律失常之一。最常见表现为心悸、胸闷及运动耐量下降，部分心室率较慢的慢性心房颤动患者可无明显症状。我国年龄校正后心房颤动患者的患病率约为 0.74%，60 岁以下的男性和女性患病率分别为 0.43% 和 0.44%，≥ 60 岁的男性和女性的患病率分别为 1.83% 和 1.92%。心房颤动可导致女性全因死亡率增加 2 倍，男性增加 1.5 倍，其主要原因为心力衰竭、心搏骤停及卒中。

心房颤动根据临床表现、持续时间和终止方式可分为 5 类（表 3-6）。

表 3-6　心房颤动的分类

分类	分类标准
首次诊断的心房颤动	首次诊断的心房颤动，不考虑持续时间、相关症状及其严重程度
阵发性心房颤动	能自行终止，大多数在 48h 内，部分可持续至 7d
持续性心房颤动	持续 7d 或更长时间后通过药物或直流电复律终止的心房颤动
长程持续性心房颤动	当决定采用节律控制策略时，持续 ≥ 1 年的持续性心房颤动
永久性心房颤动	放弃恢复或维持窦性心律，永久性心房颤动患者，不考虑节律控制治疗

（二）循证治疗

1. *治疗原则*　治疗危险因素及合并疾病；预防血栓栓塞；心室率和节律控制，心室率控制指不尝试恢复或维持窦性心律，通过药物治疗使心室率控制在一定范围，节律控制为恢复或维持窦性心律。

2. 抗凝治疗

（1）血栓栓塞和出血风险评估：瓣膜性心房颤动为栓塞的重要危险因素，为明确抗凝适应证，无须进行栓塞风险评估，可直接进行抗凝治疗；非瓣膜性心房颤动，应使用 $CHA_2DS_2-VAS_C$ 评分系统评估栓塞风险（表 3-7），男性积分 ≥ 2 分，女性积分 ≥ 3 分者需口服抗凝血药物；男性积分 1 分，女性积分 2 分者，在评估出血风险后建议口服抗凝血药物治疗；积分 0 分，无危险因素者无须抗凝治疗。评估时需注意，影像学检查提示腔隙性脑梗死不作为危险因素。

表 3-7　非瓣膜性心房颤动卒中风险 $CHA_2DS_2-VAS_C$ 评分

危险因素	$CHA_2DS_2-VAS_C$ 评分（分）
充血性心力衰竭 / 左心室功能障碍 [a]（C）	1
高血压（H）	1
年龄 > 75 岁（A）	2
糖尿病（D）	1
卒中 /TIA/ 血栓栓塞史（S）	2
血管疾病 [b]（V）	1
65 ～ 75 岁（A）	1
性别 [c]（女性，S_C）	1

注：TIA. 短暂性脑缺血发作；a. 左心室功能障碍指射血分数 ≤ 40%；b. 血管疾病包括既往心肌梗死、外周动脉疾病和主动脉斑块；c. 如无其他因素积分，单纯女性性别不得分

（2）出血风险评估：抗凝治疗前需评估出血风险，若可逆因素纠正后应重新评定出血风险，目前常用的是 HAS-BLED 评分（表 3-8）。出血评分的结果并非用来决定是否抗凝，一般仅作为选择抗凝治疗策略的参考。

表 3-8　出血风险评估 HAS-BLED 评分

临床特征	HAS-BLED 评分
高血压 [a]（H）	1
肝、肾功能异常 [b]（各 1 分，A）	1 或 2
卒中（S）	1
出血 [c]（B）	1
INR 值易波动 [d]（L）	1
老年（年龄 > 65 岁）（E）	1
药物 [e] 或嗜酒（各 1 分，D）	1 或 2

注：a. 高血压定义为收缩压 > 160mmHg；b. 肝功能异常定义为慢性肝病（如肝硬化）或胆红素 > 2 倍正常值上限，丙氨酸转氨酶 > 3 倍正常值上限；肾功能异常定义为慢性透析或肾移植或血清肌酐 > 200μmol/L；c. 出血指既往出血史和（或）出血倾向；d. INR 值易波动指 INR 不稳定，在治疗窗内的时间 < 60%；e. 药物指合并应用抗血小板药物或非甾体抗炎药的风险

（3）抗凝血药物

1）华法林：华法林是维生素 K 拮抗剂，可抑制维生素 K 依赖的凝血因子 Ⅱa、Ⅸa、Ⅹa、Ⅺa、Ⅻa 的合成，抑制凝血因子活性，通过多个作用位点拮抗凝血过程。

华法林的抗凝效果肯定，但治疗窗狭窄，不同个体的有效剂量差异较大，并易受多种食物和药物的影响，需常规监测抗凝，力求 INR 达到 2.0 ～ 3.0，有临床研究证实 INR 为 2.0 ～ 3.0 时，华法林可有效预防卒中事件的发生。

完成临床评估后，应尽快启动华法林治疗。不推荐给起始负荷量，建议初始剂量为 1 ～ 3mg/d，1 次 / 天。稳定前应数天至每周监测 1 次 INR，个体化调整剂量，可在 2 ～ 4 周达到抗凝目标范围。此后，根据 INR 结果的稳定性可延长监测时间，每 4 周监测 1 次。1 次轻度升高或降低可不急于改变剂量，但应短期复查。INR 如确实不在目标范围，可升高或降低原剂量的 10%～ 15%。

2）非维生素 K 拮抗口服抗凝血药（non-vitamin K antagonist oral anticoagulant，NOAC）：包括直接凝血酶抑制剂达比加群酯，直接 Xa 因子抑制剂利伐沙班、阿哌沙班和艾多沙班。NOAC 受食物及药物影响较少，应用过程中无须常规监测凝血功能。

NOAC 禁用于合并机械人工瓣膜或中、重度二尖瓣狭窄的心房颤动患者。尽管 NOAC 与华法林相比药物相互作用少，但仍需监测重要的药物相互作用，避免同时使用决奈达隆、利福平、HIV 蛋白酶抑制剂、伊曲康唑、酮康唑、伏立康唑、连翘和地塞米松等。

高剂量达比加群酯（150mg，2 次 / 天）与华法林相比可进一步降低卒中和体循环栓塞事件，大出血的发生率与华法林相近。低剂量达比加群酯（110mg，2 次 / 天）预防心房颤动患者血栓栓塞事件的有效性与华法林相似，并可降低大出血的发生率，两种剂量均明显降低颅内出血发生率。根据患者的情况选择 150mg 或 110mg。如漏服，时间 < 6h，可补服漏服剂量，时间 > 6h，则跳过该次服药。

利伐沙班在预防非瓣膜性心房颤动患者血栓栓塞事件的疗效不劣于甚至优于华法林，大出血发生率与华法林相当，但明显减少颅内出血。推荐使用利伐沙班 20mg/ 次，1 次 / 天，与餐食同用。若肌酐清除率在 15 ～ 49ml/min，或高龄、低体重，可用 15mg/ 次，1 次 / 天。如漏服，时间 < 12h，可补服漏服的剂量，时间 > 12h，则跳过该次服药。

艾多沙班与华法林预防脑卒中和体循环栓塞的疗效相当，可明显减少大出血。剂量为 60mg、1 次 / 天，若肌酐清除率在 30 ～ 50ml/min，或体重≤ 60kg，或同时使用维拉帕米或奎尼丁，减为 30mg，1 次 / 天。

（4）抗凝导致出血的治疗：抗凝治疗引起的出血，按严重程度分为轻微出血、中度出血和严重出血。轻微出血指抗凝治疗相关的鼻出血、皮肤小瘀斑、轻微外伤后出血，可给予适度处理，无须停药，也可延迟用药；中度出血指肉眼血尿、自发大片瘀斑、其他未危及生命的大出血；严重出血具有生命危险，如颅内出血、严重消化道出血、腹膜后出血等导致血流动力学不稳定的出血。中度及以上出血应停用抗凝血药。

（5）特殊情况的抗凝治疗

1）老年患者：老年患者卒中与出血风险均增高，应积极控制可纠正的出血危险因素。在抗凝策略方面，NOAC 优先于华法林。如使用 NOAC，应根据年龄按说明书的要求调整剂量。如使用华法林，应加强 INR 的监测。

2）合并冠心病：应权衡心房颤动的卒中风险和冠心病缺血事件的风险。ACS 及置入支架的患者，可能需要抗凝加双联抗血小板治疗，但其时间不宜过长。部分出血风险高的患者可直接使用 1 种 NOAC 加氯吡格雷。需要抗凝治疗的患者，不宜同时使用替格瑞洛。稳定的冠心病心房颤动患者，只需用抗凝药物治疗，不需要加用抗血小板药物。

3）发生卒中：除 TIA 发作外，发生卒中的患者均需暂停抗凝药。缺血性脑卒中的心房颤动患者，正在规律使用抗凝药物，不应进行溶栓治疗。应根据梗死的范围大小及是否有梗死周围出血的情况，确定何时开始重启抗凝治疗。

4）NOAC 用药监测：不需要常规进行凝血指标的监测，常规凝血指标不能准确反映 NOAC 的抗凝作用，NOAC 的服药剂量和血药浓度有很好的线性关系，有较宽的治疗窗。但在发生出血、栓塞、需要紧急手术或发生 ACS 等情况时，可以测定某些指标来判定体内抗凝血药的情况，以评估出血的风险，确定治疗方案。

3. 心室率控制

指南建议见表 3-9。

表 3-9 AHA 指南关于心房颤动患者心室率控制的推荐意见

推荐意见	推荐级别	证据水平
血流动力学不稳定：		
电复律，纠正血流动力学异常	I	B
血流动力学稳定：		
静脉注射 β 受体阻滞剂、维拉帕米或地尔硫䓬	I	B
左心室射血分数＜ 40%，推荐口服 β 受体阻滞剂或洋地黄	I	B
心室率控制，初始目标为静息心率＜ 110 次 / 分	I	A
一种药物未达目标心率，联合 2 种或 2 种以上药物	Ⅱa	B

4. 节律控制 转复窦性节律：新近发生的心房颤动且血流动力学稳定，优先药物复律，推荐在发作 48h 内抗凝后进行；48h 以上者排除心房血栓或抗凝 3 周后进行复律，AHA 指南关于心房颤动患者节律控制的推荐意见见表 3-10。

表 3-10 AHA 指南关于心房颤动患者节律控制的推荐意见

推荐意见	推荐级别	证据水平
血流动力学不稳定或预激综合征伴心房颤动：		
电复律	I	B
血流动力学稳定：		
无心肌缺血或器质性心脏病，推荐普罗帕酮或伊布利特	I	B
合并心肌缺血或器质性心脏病或心功能不全，推荐胺碘酮	I	B
药物复律无效，症状明显，推荐电复律	I	B

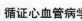

续表

推荐意见	推荐级别	证据水平
近期发作无器质性或缺血性心脏病，经安全评估，推荐口服普罗帕酮	IIa	B
为增加电复律成功率或预防复发，转复前后应用普罗帕酮、胺碘酮或伊布利特	IIa	B
心率快、症状重、药物疗效不佳，但不适合节律控制，推荐 AVN 消融联合起搏治疗	IIa	B
左心室射血分数显著降低（＜40%），静脉注射胺碘酮	IIb	B
慢性心房颤动，不推荐使用节律控制药物	III	A

注：AVN. 房室结

5. 窦性心律的维持　目的是降低心房颤动负荷、改善症状；一种药物疗效不佳，需换用另一种药物或导管消融。

指南建议见表 3-11。

表 3-11　AHA 指南关于心房颤动患者窦性心律维持的推荐意见

推荐意见	推荐级别	证据水平
根据心房颤动类型、基础疾病、个人意愿选择药物或消融	I	A
评估基础疾病、危险因素、药物致心律失常作用和不良反应、患者意愿及症状负担选择治疗方法	I	A
定期评估安全性和有效性	I	A
监测心率、QRS 和 QTc 间期、心动过缓或传导阻滞	I	B
左心室收缩功能正常且左心室肥厚＜14 mm 的症状性心房颤动，推荐普罗帕酮、决奈达隆或索他洛尔	I	B
稳定性冠心病，无心力衰竭，预防复发，推荐决奈达隆	I	B
严重器质性心脏病或心力衰竭，预防复发，推荐胺碘酮	I	B
胺碘酮在其他药物无效时再选用	IIa	B
拒绝消融或非适应证，药物诱发或加重 SND，考虑起搏治疗	IIa	B
QTc 间期延长（＞500ms）或明显窦房结或房室结功能异常，无起搏保护，不建议药物治疗	III	B

注：SND. 窦房结功能不全

第四节　房室交界性心律失常

一、房室交界性期前收缩

（一）定义和流行病学

房室交界性期前收缩（premature atrioventricular junctional beats，PAJB）又称房室交界区过早搏动，简称交界性早搏，指窦房结激动发出前，房室交界区提前发生激动，该激动起源于房室交界区，分别产生提前发生的前向 QRS 波与逆向的 P 波，临床上较为少见，远少于房性期前收缩和室性期前收缩。

（二）循证治疗

指南建议见表 3-12。

表 3-12　中国专家共识关于房室交界性期前收缩的推荐意见

推荐意见	推荐级别	证据水平
积极治疗原发病，去除交界性早搏诱因，如纠正电解质紊乱，改善心脏功能，改善心肌缺血，控制感染等	I	A
戒烟戒酒、保持生活规律、清淡饮食、积极进行体育锻炼、保持精神乐观	I	A

二、房室交界性逸搏与心律

（一）定义和流行病学

正常生理情况下，窦房结激动频率较交界性逸搏冲动频率快，交界性逸搏起搏点在窦房结控制下，不表现出自律性，称为"潜在起搏点"。当交界性逸搏冲动频率比窦房结激动频率快或窦房结激动不能下传时，"潜在起搏点"成为主导起搏点，产生交界性逸搏与心律。房室交界性逸搏（atrioventricular junctional escape beat，AJEB）是由于窦房结激动频率减慢低于房室交界"潜在起搏点"的频率或传导障碍导致窦房结激动不能抵达房室交界区，"潜在起搏点"除极产生。房室交界性心律（atrioventricular junctional rhythm，AJR）是指 AJEB 连续发生 3 次及 3 次以上形成节律，频率 40 ～ 60 次 / 分。

（二）循证治疗

指南建议见表 3-13。

表 3-13　中国专家共识关于房室交界性逸搏和心律的推荐意见

推荐意见	推荐级别	证据水平
交界区性逸搏与心律本身无特殊治疗	I	B
积极寻找原发疾病，查明病因，积极治疗	I	A
严重过缓的交界性心律可导致血流动力学障碍，导致阿 - 斯综合征、晕厥等，并使心力衰竭难以控制。当逸搏心率过慢时，可用阿托品、异丙肾上腺素促使心室率增快	IIa	B
药物中毒者应立即停药	I	A
三度房室传导阻滞治疗无效可安置心脏起搏器	IIa	B

三、非阵发性房室交界性心动过速

（一）定义和流行病学

非阵发性房室交界性心动过速（non-paroxysmal atrioventricular junctional tachycardia，NAJT）又称加速性交界性心动过速，与"潜在起搏点"自律性增高或触发活动有关。最常见的病因为急性心肌梗死、心肌炎和洋地黄中毒，也见于急性风湿热或心脏瓣膜术后和正常健康人，发作起始与终止时心率逐渐变化。

（二）循证治疗

指南建议见表 3-14。

表 3-14　中国专家共识关于非阵发性房室交界性心动过速的推荐意见

推荐意见	推荐级别	证据水平
非阵发性房室交界性心动过速的频率与窦性心律很近似，且多为暂时性的，属于良性心律失常，通常不需要特殊处理，常随着原发病的好转而消失	I	B
治疗主要针对基本病因	I	A
已用洋地黄者应立即停用，亦不应施行电复律。洋地黄中毒引起者，可给予钾盐、利多卡因、苯妥英钠或普萘洛尔治疗	IIa	B
其他患者可选用 Ia、Ic 与 III 类（胺碘酮）药物	IIa	B

四、房室交界区相关的折返性心动过速

（一）定义和流行病学

房室交界区相关的折返性心动过速主要包括房室结折返性心动过速（atrioventricular nodal reentrant tachycardia，AVNRT）和房室折返性心动过速（atrioventricular reentrant tachycardia，AVRT）两大类，其机制均为折返，前者的折返环路位于房室结内，后者的折返环路由房室交界区、旁道与心房、心室共同组成。心电图均表现为室上性 QRS 波和规则 RR 间期，少部分患者为宽 QRS 波。AVNRT 可分为慢 - 快型、快 - 慢型两种。慢 - 快型 AVNRT 又称典型 AVNRT，系慢径路前传、快径路逆传，约占 AVNRT 的 90%，好发于 40 岁以下中青年。快 - 慢型 AVNRT 又称非典型 AVNRT 或罕见型 AVNRT，特点是经快径路前传、慢径路逆传，即慢径路不应期反而比快径路更长，心房逆传激动顺序与典型的 AVNRT 不同，心房最早激动处常在冠状静脉窦口，很少见，发作持续时间较长，多见于 5 ~ 6 岁儿童。AVRT 发生率仅次于 AVNRT，约占全部室上性心动过速的 30%。

（二）循证治疗

指南建议见表 3-15 和表 3-16。

表 3-15　AHA 指南关于房室结折返性心动过速的推荐意见

推荐意见	推荐级别	证据水平
急诊治疗：		
血流动力学不稳定：		
推荐电复律	I	B
血流动力学稳定：		
刺激迷走神经，仰卧位、双下肢抬高可增高成功率	I	B
刺激迷走神经无效，静脉注射腺苷或三磷酸腺苷	I	B

续表

推荐意见	推荐级别	证据水平
药物治疗为无效，电复律或食管心房调搏	I	B
刺激迷走神经和腺苷无效，静脉注射普罗帕酮、维拉帕米、地尔硫䓬、艾司洛尔或美托洛尔	IIa	B
慢性期及预防复发：		
首选导管消融	IIa,	B

表 3-16　AHA 指南关于房室折返性心动过速的推荐意见

推荐意见	推荐级别	证据水平
急诊治疗：		
血流动力学不稳定：		
推荐电复律	I	B
血流动力学稳定：		
刺激迷走神经，与房室结折返性心动过速相同	I	B
顺向型房室折返性心动过速刺激迷走神经无效，静脉注射腺苷或三磷酸腺苷	I	B
药物疗效不佳，电复律或食管心房调搏	I	B
顺向型房室折返性心动过速，刺激迷走神经、静脉注射腺苷或三磷酸腺苷无效，无心功能不全，推荐静脉注射普罗帕酮、维拉帕米或地尔硫䓬	IIa	B
顺向型房室折返性心动过速，刺激迷走神经无效，无失代偿性心力衰竭，推荐静脉注射艾司洛尔和美托洛尔	IIa	B
逆向型房室折返性心动过速，刺激迷走神经、静脉推注腺苷或三磷酸腺苷无效，推荐静脉注射普罗帕酮或伊布利特或电复律	IIa	B
逆向型房室折返性心动过速难治型，推荐静脉注射胺碘酮	IIa	B
慢性期及预防复发：		
首选导管消融	IIa	B

第五节　室性心律失常

一、室性期前收缩

（一）定义和流行病学

室性期前收缩（ventricular premature contraction，VPC）又称室性早搏，简称室早，指希氏束及其分支以下心室肌的异位兴奋灶提前除极而产生的心室期前收缩。在普通人群中，其发病率为 1% ～ 4%。普通心电图筛查发现室早患病率约为 1%，而通过 24h 或 48h 动态心电图检测则高达 40% ～ 75%。室性早搏的发病率随年龄增长而增加，在 11 岁以下儿童中，其发病率＜ 1％；而在 75 岁以上人群中，其发病率可高达 69％。室早常有昼夜节律变化，日间交感神经兴奋性高时更多，亦有部分人在夜间更多。

（二）循证治疗

1. 一般防治措施

（1）疑似室性早搏诱导性心肌病患者，应积极治疗。

（2）无结构性心脏病的室性早搏患者，治疗不宜过于积极，积极与患者沟通室性早搏的良性特征，若患者临床症状仍不缓解可给予适当治疗。

（3）合并结构性心脏病的室性早搏患者，尽管症状也可成为治疗室性早搏的依据，但更应侧重于结构性心脏病的治疗。

2. 药物治疗

（1）无结构性心脏病且症状轻微的患者，首先进行健康宣讲教育，充分告知室性早搏的良性特性。目前尚无大规模随机对照研究验证药物对无结构性心脏病室性早搏的疗效，健康宣讲教育后症状仍然不能有效控制，可使用β受体阻滞剂或非二氢吡啶类钙通道阻滞剂，但疗效有限。钙通道阻滞剂的应用证据少于β受体阻滞剂，且药物本身可能会引起明显的症状。Ⅰ、Ⅲ类抗心律失常药可能更有效，但在无结构性心脏病室性早搏患者中应用此类药物的风险 - 获益比并不清楚，因此治疗前应谨慎评估。

（2）荟萃分析显示，常规抗心律失常药物联合参松养心胶囊可更有效地减少室性早搏发作。随机、双盲的多中心临床研究结果表明，与美心律或安慰剂相比，参松养心胶囊与稳心颗粒可以减少室性早搏，缓解临床症状。对于心力衰竭合并室性早搏的患者，参松养心胶囊在减少室性早搏发生的同时，可以改善患者的心功能；在窦性心动过缓合并室性早搏的患者，参松养心胶囊不仅可以减少室性早搏数量，且不增加窦性心动过缓的风险，甚至还能有限地提高窦性心动过缓的心率。

3. 导管消融治疗

（1）对于室性早搏诱导性心肌病患者，应积极推荐导管消融，以期根治室性早搏，改善心脏功能。

（2）对于症状明显的频发室性早搏患者，可以推荐导管消融治疗，但具体室性早搏负荷多少为导管消融的最强适应证尚无定论，实践中大多以室性早搏 24h ＞ 10 000 次为筛选标准。

（3）室性早搏消融的成功率与其起源部位高度相关，流出道室性早搏的导管消融成功率较高，而部分区域的室性早搏如冠状静脉、心外膜、左心室顶部及乳头肌等部位起源的室性早搏消融难度相对较大。

（4）理想的消融目标是彻底消除室性早搏，但即使部分消除室性早搏也可能显著改善临床症状和左心室功能。

（5）多形性室性早搏或术中不能诱发的临床室性早搏，会降低导管消融的成功率。

（6）室性早搏导管消融相对较安全，目前报道的室性早搏消融的并发症发生率大多＜ 1％。

（7）循证治疗。

指南建议见表 3-17。

表 3-17 AHA 指南关于室性期前收缩的推荐意见

推荐意见	推荐级别	证据水平
室性早搏患者应在静息状态下行 12 导联心电图检查	I	A
动态心电图检查评估室性早搏的类型与负荷，评估 QT 间期和 ST 段改变	I	A
超声心动图评估左心室功能及心脏结构	I	B
超声心动图不能准确评估左、右心室功能和（或）心肌结构改变时，应行 CMR 或 CT 检查	IIa	B
无症状、心功能正常的频发室性早搏患者，定期监测室性早搏负荷和左心功能	IIa	B
合并结构性心脏病的频发室性早搏患者，消融术中行心内电生理检查，有助于 SCD 的危险分层	IIa	C
不合并结构性心脏病或遗传性心律失常综合征，无或仅有轻微症状的室性早搏患者，仅需安慰，无须治疗	I	C
症状性室性早搏患者，可考虑参松养心胶囊治疗	IIa	
症状明显或不明原因的左心室功能障碍的频发室性早搏（24h > 10 000 次）患者，消融有助于改善症状和左心室功能；症状明显、药物疗效不佳的高负荷流出道室性早搏推荐导管消融		
右心室流出道起源	I	B
左心室流出道 / 主动脉窦起源	IIa	B
对室性早搏触发的心室颤动反复发作导致 ICD 放电，应由有经验的术者实施导管消融	I	B
症状明显、药物治疗无效的频发非流出道室性早搏，可行导管消融治疗	IIa	B
CRT 治疗无反应的频发室性早搏患者，如室性早搏影响其疗效且药物不能控制室性早搏，可行导管消融	IIa	C

注：CMR. 心脏磁共振；SCD. 心脏性猝死；ICD. 植入型心律转复除颤器；CRT. 心脏再同步治疗

4. 预后 合并以下疾病常提示预后不良：结构性心脏病、心脏离子通道病、短联律间期室性早搏（R-on-T）、非流出道起源室性早搏、室性早搏 QRS 波时限过宽、室性早搏 24h > 2000 次、复杂室性早搏 / 非持续性室速、插入性室性早搏、多种室性早搏形态、运动时室性早搏增多。

5. 室性早搏诱导性心肌病 因频发室性早搏导致心脏扩大、心功能下降，且室性早搏根除后心功能改善、心脏扩大逆转，排除其他原因与其他类型的心肌病后，可诊断为室性早搏诱导性心肌病。对于此类患者应积极推荐导管消融根除。然而，室性早搏有可能是隐匿性心肌病的早期表现，很难判定室性早搏与心肌病孰为因果。

治疗室性早搏的常用抗心律失常药物见表 3-18。

表 3-18 治疗室性早搏的常用抗心律失常药物

药物分类	药物名称	药理作用	常用剂量与用法
I b 类	美西律	抑制钠电流及动作电位的产生	100 ~ 200mg/ 次，每日 3 次
I c 类	普罗帕酮	抑制钠电流及动作电位的产生，减慢动作电位的传导	150mg/ 次，每日 3 次

续表

药物分类	药物名称	药理作用	常用剂量与用法
Ⅱ类	β受体阻滞剂	选择β$_1$受体阻滞剂	美托洛尔：25～50mg/次，每日2次；美托洛尔缓释片：23.75～47.5mg/次，每日1次
Ⅲ类	胺碘酮	非选择性钾通道阻滞剂，阻滞多种钾通道，延长动作电位恢复时间，延长不应期与QT间期，减少复极储备	200mg/次，每日3次，第1周；200mg/次，每日2次，第2周；200mg/次，每日1次，第3周
Ⅳ类	索他洛尔	快速整流钾通道阻滞剂	80mg/次，每日2次
	维拉帕米	L型钙通道阻滞剂	80～120mg/次，每日2～3次
中成药	参松养心胶囊	降低心律失常发生率，兼益气养阴、活血通络、清心安神	2～4粒/次，每日3次

二、室性心动过速

（一）非持续性室性心动过速

1. 定义和流行病学　非持续性室性心动过速（non-sustained ventricular tachycardia, NSVT）指连续3个及3个以上的室性心律，频率＞100次/分，持续时间＜30s，能够自行终止，且不会引起明显的血流动力学改变。与室性早搏相似，NSVT既可见于结构性心脏病患者，也可见于表面上正常健康的人群，在伴有心悸症状的患者中做24h心电图检查，可发现约6%的患者患有NSVT。通常患者发生短暂的、无症状的NSVT不会增加猝死风险。在结构性心脏病患者中，NSVT是持续性室性心动过速或SCD危险性增加的指标。24h心电图检查可发现0～3%的无症状健康者患有NSVT，同时，无性别差异。

2. 循证治疗

（1）一般防治措施

1）无结构性心脏病：只有在出现症状、频繁发作或引发心功能不全时才需要治疗。药物治疗包括β受体阻滞剂、非二氢吡啶类钙通道阻滞剂、Ⅰc类抗心律失常药物如普罗帕酮。药物无效或不能耐受者，可行导管消融治疗，部分流出道室速消融成功率超过90%。起源于乳头肌的局灶性NSVT可应用β受体阻滞剂或行导管消融治疗。左心室分支型室速可给予维拉帕米治疗，但是复发率高，建议行导管消融。

2）结构性心脏病：治疗基础心脏病较治疗心律失常本身更为重要。

（2）循证治疗

指南建议见表3-19。

表3-19　AHA指南关于非持续性室性心动过速的推荐意见

推荐意见	推荐级别	证据水平
结构性心脏病合并非持续性室速，伴有无法解释的症状如晕厥、近似晕厥、持续心悸，应考虑电生理检查	Ⅱa	C

续表

推荐意见	推荐级别	证据水平
心肌梗死或左心室功能降低合并非持续性室速，推荐 β 受体阻滞剂治疗	Ⅰ	A
症状性非持续性室速患者可考虑 β 受体阻滞剂试验性治疗	Ⅱb	C
心脏结构正常，可考虑非二氢吡啶类钙通道阻滞剂作为 β 受体阻滞剂的替代药物	Ⅱb	C
经 β 受体阻滞剂或非二氢吡啶类钙通道阻滞剂治疗后仍有症状，可考虑给予一种抗心律失常药物（美西律、普罗帕酮、胺碘酮或索他洛尔）以改善临床症状	Ⅱb	C
胺碘酮治疗心力衰竭患者的非持续性室速，其致心律失常风险较其他抗心律失常药物低	Ⅱb	C
基线时 QT 间期延长，或治疗开始时 QT 间期过度延长（≥ 0.50s）的患者，禁用索他洛尔	Ⅲ	C
症状明显或左心功能降低且未检测到其他原因，导管消融可能对非持续性室速频繁发作所致的症状或左心室功能降低有改善作用	Ⅱa	B
心力衰竭患者，除心力衰竭的最佳药物治疗外，胺碘酮和（或）β 受体阻滞剂可作为植入 ICD 患者的辅助治疗，也可以抑制不适合 ICD 治疗患者的非持续性室速症状	Ⅱb	B

ICD. 植入型心律转复除颤器

（二）持续性单形性室性心动过速

1. 定义和流行病学 单形性室速持续时间≥ 30s，或持续时间< 30s 但发作时伴血流动力学障碍称为持续性单形性室性心动过速（sustained monomorphic ventricular tachycardia, SMVT）。SMVT 见于结构性心脏病患者，也可见于目前的诊断技术尚不能发现的心脏病患者，后者被称为特发性室速。约 90% 的 SMVT 发生于有结构性心脏病的患者，如缺血性心脏病、先天性心脏病、限制型心肌病、肥厚型心肌病和瓣膜病等，最常见的为缺血性心脏病。SMVT 多发生在心肌梗死后的慢性期，中位时间为 3 年，也可发生在心肌梗死后的 10 年以后。左心室收缩功能下降的患者发生 SMVT 后，其死亡风险明显增加。60% ～ 80% 的特发性室速起源于右心室，大多数为右心室流出道起源，以女性多见，发病年龄多为 30 ～ 50 岁；分支型室速以男性多见（60% ～ 80%），发病年龄多为 15 ～ 40 岁，占临床特发性室速的 10% ～ 15%。

2. 循证治疗

（1）一般防治措施

1）特发性 SMVT

①药物治疗：特发性 SMVT 治疗的适应证主要取决于患者的症状负荷。首选 β 受体阻滞剂和非二氢吡啶类钙通道阻滞剂，疗效中等且风险小，尤其适用于对维拉帕米敏感的特发性 SMVT。索他洛尔、美西律、普罗帕酮、胺碘酮等抗心律失常药疗效虽更好，但不良反应及致心律失常风险相对较高。

②非药物治疗：导管消融治疗。

2）结构性心脏病合并 SMVT

①药物治疗：结构性心脏病患者应用抗心律失常药物后发生致心律失常作用的风险增加，因此常将其作为植入 ICD 后的辅助治疗，单用抗心律失常药物并不能提高 SMVT 患者的生存率。索他洛尔可以降低结构性心脏病患者合并 SMVT 的复发率，只要基线 QT 间期或肾功能正常，索他洛尔就可作为抑制 SMVT 复发的首选药物。与单用美托洛尔相比，胺碘酮作为二级预防药物 1 年内的治疗效果较好，但长期应用效果尚不明确。

②非药物治疗：结构性心脏病合并 SMVT 是植入 ICD 的适应证，其可明确提高生存率、降低死亡率。导管消融是一种重要的非药物治疗措施，为 ICD 或其他抗心律失常治疗方法的重要辅助手段。对于缺血性心肌病患者，导管消融在降低 SMVT 的复发率方面优于抗心律失常药物，同时还可以降低远期死亡率。缺血性心肌病合并下列情况之一者，可考虑将导管消融作为减少室速复发的一线治疗手段：SMVT 引起 ICD 频繁电击、有症状且反复发作的 SMVT。

（2）循证治疗

指南建议见表 3-20。

表 3-20　AHA 指南关于持续性单形性室性心动过速的推荐意见

推荐意见	推荐级别	证据水平
持续性单形性室速发作期间，只要条件允许，均应记录标准 12 导联心电图	I	B
新近诊断的持续性单形性室速患者，如静息心电图或超声心动图未发现有结构性心脏病证据，以下检查可提供辅助诊断信息		
CMR	IIa	B
信号平均心电图	IIb	C
运动试验	IIb	B
不能明确诊断的宽 QRS 心动过速的患者，可考虑行侵入性电生理检查，明确心动过速的发生机制	IIa	C
合并结构性心脏病的持续性单形性室速患者，无禁忌证的情况下应行 ICD 治疗	I	A
合并结构性心脏病且反复发作持续性单形性室速的患者，除 ICD 治疗外，应用抗心律失常药物（胺碘酮、美西律或索他洛尔）、导管消融和（或）ICD 的抗心动过速程序治疗	IIa	B
ICD 用于一级预防的患者，应该延长 ICD 室速的诊断时间并提高心室颤动区的诊断频率，以减少不必要的 ICD 治疗	IIa	A

注：CMR. 心脏磁共振；ICD. 植入型心律转复除颤器

（三）持续性多形性室性心动过速

1. 定义和流行病学　持续性多形性室性心动过速（persistent multiform ventricular tachycardia，PMVT）指 QRS 波形态可清楚识别但连续发生变化、频率＞100 次 / 分，持续时间≥30s 或＜30s 但血流动力学不稳定需立即终止的室性心律失常，PMVT 极易蜕变为心室扑动或心室颤动。长 QT 间期综合征、短 QT 间期综合征、儿茶酚胺敏感性多形性室性心动过速、Brugada 综合征和早期复极综合征等遗传性心律失常综合征患者，心脏并无结构性变化，但常发生 PMVT，多与基因异常有关。合并结构性心脏病的 PMVT 多见于冠心病，其次为限制型心肌病、肥厚型心肌病、复杂先天性心脏病、心脏瓣膜病和心肌炎等。

2. 循证治疗

（1）一般防治措施

1）积极治疗基础心脏病，纠正诱因。

2）对不可逆性原因所致 PMVT 患者尽早行 ICD 治疗。短时间内可能再发 PMVT 且不宜植入 ICD 的患者，可考虑穿戴式心律转复除颤器治疗。

3）抗心律失常药物治疗。

4）导管消融治疗：室性早搏触发的 PMVT 患者。

（2）有或无结构性心脏病患者可能发生 PMVT 的原因与治疗措施见表 3-21。

表 3-21　有或无结构性心脏病患者可能发生 PMVT 的原因与治疗措施

组别	发生原因	诊断线索	检测方法	治疗措施
无结构性心脏病	LQTS、心动过缓、Brugada 综合征、ERS、SQTS、CPVT、地高辛中毒、冠状动脉痉挛等	特异性或非特异性心电图改变、特殊诱因、肾衰竭、应用相关药物或药物滥用、ST 段抬高和胸痛	心电图或心电监测、药物激发试验、基因检测、运动试验、血药浓度	β 受体阻滞剂或星状神经节切除术；避免应用延长 QT 间期的药物；起搏治疗；抗心律失常药物；ICD
结构性心脏病	冠心病、心肌梗死、非缺血性心肌病、肥厚型心肌病、致心律失常性心肌病、结节病、心肌炎、二尖瓣脱垂	心肌缺血、损伤或梗死的心电图证据、心力衰竭、冠状动脉血运重建史、酒精中毒、晕厥、猝死家族史、左心室肥厚、收缩期杂音、肺部症状、皮炎、近期流感样疾病、马方综合征体征等	冠状动脉造影、负荷试验、超声心动图或 CMR、基因检测、胸部 CT、组织活检、血清学检查	抗心律失常药物；导管消融；ICD；冠状动脉血运重建；β 受体阻滞剂；主动脉内球囊反搏术；避免心脏毒性药物；相应免疫抑制剂

注：LQTS. 先天性长 QT 间期综合征；ERS. 早复极综合征；SQTS. 先天性短 QT 间期综合征；CPVT. 儿茶酚胺敏感性多形性室性心动过速；CMR. 心脏磁共振；ICD. 植入型心律转复除颤器

（3）循证治疗

指南建议见表 3-22。

表 3-22　AHA 指南关于持续性多形性室性心动过速的推荐意见

推荐意见	推荐级别	证据水平
持续性多形性室速、心室扑动和心室颤动的患者应通过以下检查进行全面评估，以明确是否存在结构性心脏病、遗传性心律失常综合征、冠状动脉痉挛及药物所致心律失常		
心律失常发作时和窦性心律时记录的 12 导联心电图	I	C
超声心动图	I	B
冠状动脉 CTA 或造影	I	C
不明原因猝死患者，通过以下检查识别患者死亡的遗传因素并为其家庭成员提供预警		
尸检和基因检测	I	C
心脏组织学检查	I	C
血液和体液的毒理学和分子病理学分析	I	C
持续性多形性室速、心室扑动和心室颤动的患者，应立即电复律或除颤	I	C
持续性多形性室速、心室扑动和心室颤动电风暴的患者，应纠正可逆性因素，如电解质紊乱、致心律失常药物、心肌缺血和慢性心力衰竭失代偿等	I	C
特发性持续性多形性室速、心室扑动和心室颤动导致心搏骤停复苏成功的患者，如预期寿命超过 1 年，推荐植入 ICD	I	B
由相同形态室性早搏反复触发特发性心室颤动的患者，可行导管消融	I	B
所有持续性多形性室速、心室扑动和心室颤动电风暴患者均考虑应用 β 受体阻滞剂、胺碘酮和（或）利多卡因治疗	IIa	C
持续性多形性室速、心室扑动和心室颤动电风暴患者，对室速或心室颤动的触发灶进行导管消融治疗	IIa	B
特殊的抗心律失常治疗，如特发性心室颤动患者应用奎尼丁、LQT3 患者应用美西律、CPVT 患者应用 β 受体阻滞剂（必要时联合普罗帕酮）或 Brugada 综合征患者应用奎尼丁等	IIa	B
有严重结构性心脏病的持续性多形性室速、心室扑动和心室颤动电风暴患者，事件发生后的早期应考虑植入 LVAD 或进行心脏移植评估	IIa	C
稳定的、药物难以控制的持续性多形性室速、心室扑动和心室颤动电风暴患者，可考虑进行自主神经调节、机械通气、导管消融和（或）麻醉治疗	IIIb	C

注：ICD. 植入型心律转复除颤器；CPVT. 儿茶酚胺敏感性多形性室速；LVAD. 左心辅助装置

三、心室扑动与心室颤动

（一）定义和流行病学

　　心室扑动简称室扑，是一种严重的室性异位心律，心电图表现为 QRS 波和 T 波难以辨认，代之以较为规则、振幅高大的正弦波群，频率 150 ～ 300 次 / 分。心室颤动简称室颤，指心室发生无序的激动，心室规律有序的激动和舒缩功能消失，是致死性心律失常。心电图表现为正弦波形低小不整齐，每分钟 200 ～ 500 次 / 分。心室扑动与心率较快的室性心动过速难以区别，心室扑动通常为心室颤动的前奏，因其频率极快，极易蜕化为心室颤动，故持续时间较短。心室扑动或心室颤动均为恶性心律失常，易导致 SCD。心脏病导致的死亡 50% 以上死于院外，其中 80% 以上的院外猝死是由心室颤动引起的，45 岁以上患者猝死率明显增加，男性多于女性，心室扑动与心室颤动多发于器质性心脏病患者，少部分无器质性心脏病患者也可发生心室颤动，后者称为特发性心室颤动。

（二）循证治疗

1. 一般防治措施

（1）心室扑动和心室颤动一旦发生，致死风险极高，应在严密心电监护下，紧急行包括电除颤在内的心肺复苏治疗。

（2）无结构性心脏病心室扑动和心室颤动：先天性 LQTS 患者需避免应用延长 QT 间期的药物，在 β 受体阻滞剂和（或）美西律（LQT3）的基础上，采用起搏、ICD、星状神经节切除术等治疗；获得性 LQTS 患者需停用相关药物，辅以补镁和补钾治疗，必要时通过临时起搏提高心率；对于 Brugada 综合征、ERS 及特发性心室扑动或心室颤动患者，可在 ICD 治疗基础上联合药物或导管消融治疗。

（3）结构性心脏病心室扑动和心室颤动：待病情稳定后应积极治疗原发病。冠心病患者应给予药物和非药物手段的冠状动脉血运重建治疗；扩张型心肌病患者应行逆转心室重构的抗心力衰竭治疗等。规范应用 β 受体阻滞剂、胺碘酮等抗心律失常药物；植入 ICD 或导管消融治疗，减少或预防心室扑动、心室颤动再次发生，降低患者猝死风险。

（4）室性心律失常急诊处理

1）识别和纠正血流动力学障碍：血流动力学不稳定包括低血压、休克、急性心力衰竭、胸痛、晕厥、意识障碍等。对于血流动力学不稳定者需立即电复律。

2）基础疾病和诱因的纠正与处理：病因明确者，在处理心律失常时应兼顾基础疾病的治疗。基础疾病相对稳定，优先处理快速性室性心律失常；急性心肌缺血或心肌损伤所致的心律失常，应在治疗心律失常的同时处理基础疾病。

3）衡量获益与风险：应立即采用药物或非药物治疗措施终止其发作；对于非致命性室性心律失常，需更多考虑治疗措施的安全性。

4）治疗与预防兼顾：室性心律失常易复发，应结合患者的病情制订预防措施。

5）抗心律失常药物的急诊应用：根据基础心脏疾病、心功能状态选择抗心律失常药物。若静脉应用的抗心律失常药物疗效不满意，应评估选用的药物是否恰当、剂量是否达标。不建议短期内换用或合用另外一种抗心律失常药物。联合应用的原则为单用一种抗心律失常药物无效时，考虑加用另外一种作用机制不同的药物。

（5）室性心律失常急诊药物治疗

1）NSVT 治疗基础心脏病比治疗 NSVT 本身更重要。无症状的 NSVT 患者不应进行过度治疗。

2）血流动力学不稳定的 SMVT 患者需立即电复律，血流动力学稳定者应根据有或无结构性心脏病制订治疗策略。要终止血流动力学稳定的 SMVT 可首选抗心律失常药，也可电复律和导管消融。

3）加速性室性自主心律的心室率多为 60 ～ 80 次 / 分，很少 > 100 次 / 分，常见于急性心肌梗死再灌注治疗时，也可见于洋地黄过量、心肌炎、高钾血症及经外科手术的患者。加速性室性自主心律发作短暂，极少发展成心室颤动，血流动力学稳定者一般不需要特殊治疗。如心室率 > 100 次 / 分，且伴有血流动力学障碍时可按室速处理，抗心律失常药物首选 β 受体阻滞剂，同时治疗基础心脏疾病。

（6）PMVT

1）急诊处理原则：血流动力学不稳定的 PMVT，应立即电复律或电除颤；血流动力学稳定者，根据 QT 间期的不同，其处理策略也相应改变。

2）尖端扭转性重建（TdP）：伴 QT 间期延长的 PMVT 多为 TdP，常表现为反复发作的阿 - 斯综合征，严重者可发生 SCD。心电图显示 QT 间期延长（获得性和先天性）。获得性 QT 间期延长伴 TdP：首先停用引起 QT 间期延长的药物或纠正相关因素；发作频繁且不易自行转复者缓慢静脉注射硫酸镁直至 TdP 发作明显减少和 QT 间期缩短至 500ms 以内；积极补钾，维持在 4.5 ～ 5.0mmol/L；心动过缓相关的 TdP，予以临时起搏治疗。部分获得性 LQTS 合并 TdP 的患者可能存在潜在遗传基因异常，上述治疗措施无效时，可在临时起搏基础上考虑 β 受体阻滞剂或利多卡因治疗。不推荐使用其他抗心律失常药物。先天性 QT 间期延长伴 TdP：纠正电解质紊乱；β 受体阻滞剂可作为首选治疗药物，急性期即可开始应用；美西律对 LQT3 可能有效。

3）QT 间期正常的 PMVT：积极纠正病因和诱因；偶尔出现的无严重血流动力学障碍的非持续性发作者，可观察或给予 β 受体阻滞剂治疗，一般不需要静脉给予抗心律失常药物；持续发作或反复发作者，可静脉应用 β 受体阻滞剂、胺碘酮、尼非卡兰或利多卡因。

（7）心室颤动或无脉性室速：心室颤动或无脉性室速是心搏骤停的常见形式，应立即行心肺复苏（CPR）。

（8）室速或心室颤动风暴：室速或心室颤动风暴是指 24h 内发作 ≥ 3 次的危重状态，需紧急电复律、药物或非药物治疗等综合措施处理。

2. 循证治疗

指南建议见表 3-23、表 3-24。

表 3-23　AHA 指南关于心室颤动或无脉性室速的推荐意见

推荐意见	推荐级别	证据水平
尽早进行规范的 CPR	I	A
尽早予以最大能量（双相波 200J，单相波 360J）非同步直流电复律。电复律后立即重新恢复 CPR，直至 5 个周期的按压与通气后再判断循环是否恢复，确定是否需再次电复律	I	A
心室颤动或室速终止后，应进行复苏后处理，并治疗 SCA 的病因及诱因	I	A
血流动力学不稳定的室性心律失常若直流电转复无效，或在最大能量电击后复发，可静脉应用胺碘酮后再次电复律	I	A
实行至少 1 次电复律和 2min CPR 后心室颤动或无脉性室速仍持续时，可静脉应用肾上腺素 1mg/（3 ～ 5min），之后再次电复律	IIb	A
心肌缺血导致的多形性室速，推荐静脉应用 β 受体阻滞剂	IIa	B

续表

推荐意见	推荐级别	证据水平
近期心肌梗死患者，若经电转复和抗心律失常药物治疗室速或心室颤动仍反复发作者，推荐静脉应用 β 受体阻滞剂	IIa	B
心室颤动或无脉性室速时，对 CPR、电复律和肾上腺素治疗无效时，可静脉应用利多卡因，之后再次电复律	IIb	B
难治性心室颤动、与 TdP 无关者，静脉用镁剂无益	III	A
SCA 行 CPR 时，大剂量（＞ 1mg/ 次）的肾上腺素并非比标准剂量有益	III	A

注：CPR. 心肺复苏；SCA. 心搏骤停；TdP. 尖端扭转性室速

表 3-24　AHA 指南关于室速或心室颤动风暴的推荐意见

推荐意见	推荐级别	证据水平
血流动力学不稳定者尽快电复律：	I	A
纠正可逆性因素，如电解质紊乱、致心律失常药物、心肌缺血或失代偿性慢性心力衰竭	I	C
若患者已植入 ICD，应调整 ICD 的参数，以便更好地识别和终止心律失常发作	I	B
必要时评估紧急射频消融的可能性	IIa	C
对持续性单形性室速、频率＜ 180 次 / 分且血流动力学相对稳定者，可经心室电极导管行程控刺激以终止室性心动过速	I	C
抗心律失常药物：		
合并结构性心脏病且非 QT 间期延长的患者可首选胺碘酮	IIa	A
抗心律失常药的基础上联合使用 β 受体阻滞剂（美托洛尔、艾司洛尔）	IIa	B
胺碘酮无效或不适宜时可考虑利多卡因	IIa	B
非 QT 间期延长所致的室性心律失常可考虑应用尼非卡兰	IIa	B
抗心律失常药物联合治疗，如胺碘酮联合利多卡因	IIa	B
器械支持治疗（主动脉内球囊反搏、心室辅助装置）	IIa	C
给予镇静、气管插管，必要时行冬眠疗法	IIb	C
神经调控（胸椎硬膜外麻醉、心脏交感神经去神经支配手术）	IIb	C

ICD. 植入型心律转复除颤器

第六节　遗传性心律失常综合征

（一）先天性长 QT 间期综合征

1. 定义和流行病学　先天性长 QT 间期综合征（long QT syndrome，LQTS）是一类编码心脏离子通道的基因突变，以癫痫、TdD、晕厥和猝死为主要表现的一组常染色体遗传病。其心电图表现以 QT 间期延长和 T 波异常为主，易发生 TdP 和心室颤动。LQTS 的发病率约为 1 : 2000，多于青少年发病，是青少年猝死的主要原因。

根据遗传方式不同，LQTS 可分为常染色体显性遗传的综合征和常染色体隐性遗传的综合征，后者常伴有先天性耳聋。因为 LQTS 的基因型与临床表型的一致性较好，临床中常根据致病基因不同进行分型，目前发现至少有 17 个亚型，以 LQT1 ～ 3 型最常见，占 LQTS 的 75% ～ 80%，其中 LQT1 占 35% ～ 40%，LQT2 占 25% ～ 30%，LQT3 占 10% ～ 15%。在我国，以 LQTS2 最常见，其比例可高达 52%。基因型不同临床表型也不同，LQT1 的心电图特征为 T 波宽大和单峰状，上升支及下降支较光滑，心律失常多发生在运动或情绪激动时。LQT2 的典型心电图为 T 波切迹，心律失常主要发生在睡眠中突然受声音刺激时。LQT3 的心电图表现为晚发 T 波、ST 段平直或斜形延长、T 波尖锐，心律失常主要发生在休息或睡眠中。动态心电图、仰卧 - 立位试验、运动踏车试验恢复期或肾上腺素输注期间的 QT 间期测量，有助于发现静息状态下校正的 QT 间期（QTc）正常的隐匿性 LQTS 患者。

LQTS 致病突变的基因检测能够提供重要的诊断、预后和治疗信息。排除获得性 QT 间期延长因素后，具备以下至少一个条件者可诊断为 LQTS：①多次 12 导联心电图的 QTc ≥ 480ms；②明确的致病性基因突变；③患者出现无法解释的晕厥，重复 12 导联心电图的 QTc ≥ 470ms（男）或 QTc ≥ 480ms（女）。LQTS 高危因素包括有 SCA 或反复晕厥史（最强预测因素）、QTc > 500ms、基因型明确的 LQT2 和 LQT3、LQT2 女性患者、年龄 < 40 岁、首次症状发作时 < 10 岁等。

2. 循证治疗

指南建议见表 3-25。

表 3-25　AHA 及 ESC 指南关于先天性长 QT 间期综合征的推荐意见

推荐意见	推荐级别	证据水平
长 QT 间期综合征患者应避免使用可延长 QT 间期的药物	I	B
积极纠正低钾血症、低镁血症等电解质紊乱	I	B
QTc ≥ 500ms，或是有明确致病性基因突变的 QTc ≥ 470ms（男）或 QTc ≥ 480ms（女）的长 QT 间期综合征患者避免高强度运动或竞技运动	I	B
无论有无症状，只要无禁忌证，所有长 QT 间期综合征患者均建议接受 β 受体阻滞剂治疗，并优先使用纳多洛尔或普萘洛尔；LQT1 治疗效果最佳，其次是 LQT2，而 LQT3 男性患者的疗效证据有限	IIa	B
应用 β 受体阻滞剂后，需动态监测 QTc 的变化，并尽可能达到药物靶剂量。美西律可缩短 LQT3 的 QTc，减少恶性心律失常事件，适用于 ICD 植入后反复电击的患者	IIa	B

注：ICD. 植入型心律转复除颤器

（二）Brugada 综合征

1. 定义和流行病学　Brugada 综合征是较为常见的遗传性心律失常综合征。目前至少发现 24 种与 Brugada 综合征相关的致病基因，仅有 SCN5A 被推荐用于基因筛查。

符合下列心电图特征者即可诊断为 Brugada 综合征：位于第 2、3 或 4 肋间的右胸前 V_1 和（或）V_2 导联，至少有 1 个导联记录到自发或由钠通道阻滞剂（如阿吗啉、氟卡尼或普罗帕酮）诱发的 I 型 Brugada 综合征样心电图改变，ST 段抬高 ≥ 0.2mV，伴有心室颤动、PMVT 或有 SCD 家族史。对于疑诊患者，依据上述钠通道阻滞剂诱发的 I 型 Brugada 综合征样心电图改变并伴有室性心律失常者也可诊断。SCN5A 基因检测用于有临床症状或有家族史，伴有自发或由钠通道阻滞剂诱发的 I 型 Brugada 综合征样心电图患者。对于疑似或确诊的 Brugada 综合征患者，遗传咨询和基因检测可能有助于亲属的级联筛查。

对于有持续性室性心律失常病史、近期因室性心律失常致 SCA 接受过 CPR，且伴随自发性 I 型 Brugada 综合征样心电图改变的患者，SCD 风险高，若其预期寿命超过 1 年，推荐植入 ICD。对于无症状的自发性 I 型 Brugada 综合征样心电图改变患者，应用程序刺激等进行 SCD 危险分层来指导 ICD 植入是有价值的。

对于仅有诱发的 I 型 Brugada 综合征样心电图改变的无症状者，SCD 风险低，建议随访观察。对于因反复室性心律失常致 ICD 频繁电击的 Brugada 综合征患者，推荐奎尼丁或导管消融治疗。有症状性室性心律失常的自发性 I 型 Brugada 综合征样心电图改变、不适合或拒绝植入 ICD 的患者，也建议奎尼丁或导管消融治疗。

2. 循证治疗　Brugada 综合征患者发生心室颤动和 SCA 的触发因素为 I c 类抗心律失常药物、某些精神疾病用药、麻醉剂、可卡因、乙醇和发热等，应避免使用这些药物和过量饮酒，患者发热时需及早采取降温措施。指南建议见表 3-26。

表 3-26　AHA 指南关于 Brugada 综合征的推荐意见

推荐意见	推荐级别	证据水平
仅有诱发后 I 型 Brugada 综合征样心电图改变的无症状患者，可随访观察	I	B
有 SCA 病史、持续性室性心律失常或近期因室性心律失常所致晕厥、自发性 I 型心电图改变的 Brugada 综合征患者，如预期寿命超过 1 年，推荐植入 ICD	I	B
多形性室性心动过速、ICD 反复电击的 Brugada 综合征患者，推荐奎尼丁或导管消融治疗	I	B
伴有症状性室性心律失常的自发性 I 型 Brugada 综合征样心电图改变、不适合或拒绝植入 ICD 的患者，推荐奎尼丁或导管消融治疗	I	B
无自发性 I 型 Brugada 综合征样心电图改变的疑似患者，使用钠通道阻滞剂进行药物激发试验可能有助于诊断	IIa	B
有自发性 I 型 Brugada 综合征样心电图改变的无症状患者，可以考虑通过电生理检查进行危险分层	IIb	B
疑似或确诊的 Brugada 综合征患者，遗传咨询和 SCN5A 基因检测可能有助于亲属的级联筛查	IIb	B

注：SCA. 心搏骤停；ICD. 植入型心律转复除颤器

（三）儿茶酚胺敏感性多形性室性心动过速

1. 定义和流行病学　儿茶酚胺敏感性多形性室性心动过速（catecholamine sensitive polymorphic ventricular tachycardia，CPVT）好发于儿童及青少年，患病率为 1/10 000 ～ 1/5000，典型特征为运动或情绪激动时诱发双向性或多形性室速，常伴有晕厥，可导致 SCA 和 SCD。

目前已发现 7 个 CPVT 相关致病基因，其中以常染色体显性遗传的 *RYR2* 基因（CPVT1，60% ～ 70%）及隐性遗传的 *CASQ2* 基因（CPVT2，约 5%）最为常见。符合以下任意一项条件者即可诊断为 CPVT：①年龄 < 40 岁，心脏结构和静息心电图无异常，不能用其他原因解释的由运动、情绪激动或儿茶酚胺所诱发的双向性或多形性室速；②携带 *RYR2* 或 *CASQ2* 基因的致病性突变。

既往有 SCA 病史是 CPVT 患者发生心律失常事件最重要的危险因素。首次晕厥出现的年龄越小，预后越差。相对于 *RYR2* 基因携带者，*CASQ2* 基因携带者疾病更严重，应尽量避免竞技运动及剧烈运动。

2. 循证治疗

指南建议见表 3-27。

表 3-27　AHA 指南关于儿茶酚胺敏感性多形性室性心动过速的推荐意见

推荐意见	推荐级别	证据水平
儿茶酚胺敏感性多形性室速患者，推荐使用 β 受体阻滞剂治疗	I	B
β 受体阻滞剂已达到靶剂量或最大耐受剂量后仍有持续性室性心动过速或晕厥反复发作，推荐药物联合（如 β 受体阻滞剂联合普罗帕酮等）或左侧心脏交感神经切除和（或）ICD 植入	I	B
存在临床室性心动过速或运动诱发晕厥的儿茶酚胺敏感性多形性室速患者，遗传咨询和基因检测是合理的	IIa	B

注：ICD. 植入型心律转复除颤器

（四）遗传性短 QT 间期综合征

1. 定义和流行病学　遗传性短 QT 间期综合征（short QT syndrome，SQTS）是一种以心电图 QT 间期异常缩短、伴有恶性心律失常为特征的遗传性心律失常综合征。目前已发现 7 种与 SQTS 相关的致病基因。SQTS 的临床表现多变，其中以 SCD 最严重且最常见，约占 40%，其次是心悸，约占 31%，24% 的 SQTS 患者存在心房颤动。

SQTS 诊断标准如下：QTc ≤ 340ms，或 QTc ≤ 360ms 且符合以下至少一个条件：存在致病性基因突变；有 SQTS 家族史；有年龄在 40 岁以下的家族猝死史；无结构性心脏病的室速或心室颤动幸存者。诊断时应明确排除导致 QT 间期缩短的继发性因素。

2. 循证治疗

指南建议见表 3-28。

表 3-28　AHA 指南关于遗传性短 QT 间期综合征的推荐意见

推荐意见	推荐级别	证据水平
QTc ≤ 320ms 的无症状患者，推荐随访观察而不需要治疗	I	B
有 SCA 或持续性室性心律失常的短 QT 间期综合征患者，预期寿命超过 1 年，推荐植入 ICD	I	B
反复发作持续性室性心律失常的短 QT 间期综合征患者，奎尼丁治疗可能是有效的	IIa	C
发生室性心动过速或心室颤动电风暴的短 QT 间期综合征患者，异丙肾上腺素可能有效	IIa	C
短 QT 间期综合征患者一级亲属，可行基因检测协助诊断筛查	IIb	C

注：SCA. 心搏骤停；ICD. 植入型心律转复除颤器

（五）早期复极综合征

1. 定义和流行病学　早期复极综合征（early repolarization syndrome，ERS）是指在 ≥ 2 个相邻下壁和（或）侧壁心电图导联上出现 J 点抬高 ≥ 0.1mV，同时排除心肌缺血等可逆原因。ERS 在青年男性、运动员中很常见，早期认为 ERS 是一种良性变异，晚近发现其与特发性心室颤动相关。对于有恶性心律失常的 ERS 患者，在除外心脏结构病变及其他相关因素后，可考虑诊断 ERS。目前已发现 7 个与 ERS 相关的基因突变。

ERS 的诊断标准如下：典型的 ERS 心电图改变伴有①不明原因的心室颤动和（或）多形性室速；②发生猝死，尸检结果阴性；③排除 LQTS、SQTS、Brugada 综合征及服用相关药物史。

2. 循证治疗

指南建议见表 3-29。

表 3-29　AHA 指南关于早期复极综合征的推荐意见

推荐意见	推荐级别	证据水平
早期复极综合征患者发生心室颤动的风险极低，无症状患者，推荐随访观察，无须治疗	I	B
有 SCA 或持续性室性心律失常的早期复极综合征患者，推荐植入 ICD	I	B
心电图显示早期复极综合征的患者，不推荐基因检测	III	B

注：SCA. 心搏骤停；ICD. 植入型心律转复除颤器

第七节　心脏传导阻滞

一、房室传导阻滞

（一）定义和流行病学

心房和心室之间激动传导异常，导致心律失常，致使心脏正常舒缩功能受损，称为房室传导阻滞（atrioventricular block，AVB）。AVB 可发生在房室结、希氏束及束支等不同部位。根据阻滞的程度分为一度、二度和三度 AVB，其临床表现、预后和治疗有所不同。一度 AVB 的发生通常无明显的地域差别，患者通常无明显临床症状，故检出率较低，既可见于部分正常健康人群也可见于部分儿童及运动员。成年人发病率为 0.65% ～ 1.1%，50 岁以上正常健康人群中其发病率达 1.3% 左右。

心肌炎症最常见，如风湿性、病毒性和其他感染；迷走神经兴奋，可表现为短暂性 AVB；药物不良反应，如地高辛、胺碘酮、心律平等，且多数 AVB 在停药后消失；器质性心脏病，如冠心病、风湿性心脏病及心肌病；高钾血症、尿毒症等；特发性传导系统纤维化、退行性变（即老化）等；外伤、心脏外科手术或介入手术及导管消融时误伤或波及房室传导组织时可引起 AVB。

AVB 分类：一度，心房到心室的激动传导速度减慢，心电图表现为 PR 间期延长＞ 0.20s，但每个激动都能传导至心室。二度，又分为 I 型（文氏或称莫氏 I 型）和 II 型（莫氏 II 型），其中二度 I 型最常见，指心房激动传导至心室的时间逐渐延长，直到有一个心房激动不能传递到心室。二度 II 型 AVB 是指心房的激动突然阻滞不能下传至心室，心电图表现为 QRS 波群有间期性脱漏。三度：指心房激动全部不能传导至心室，又称完全性 AVB，其特征为心房与心室的活动各自独立、互不相干，且心房率快于心室率。

（二）循证治疗

指南建议见表 3-30。

表 3-30　AHA 指南关于房室传导阻滞的推荐意见

推荐意见	推荐级别	证据水平
可能导致心肌病和（或）心律失常，应积极治疗	I	B
严重的二度 II 型和三度房室传导阻滞可使心室率显著减慢，伴有明显症状如晕厥、意识丧失、阿 - 斯综合征发作时，需要植入起搏器治疗，以免发生长时间心脏停搏，导致生命危险	IIa	B

二、室内传导阻滞

（一）定义和流行病学

室内传导阻滞是指希氏束分支以下部位的传导阻滞，一般分为左、右束支传导阻滞及左前分支、左后分支阻滞，临床上除心音分裂外无其他特殊表现，诊断主要依靠心电图。最常见的病因包括冠心病、高血压、风湿性心脏病和心肌炎等。室内传导阻滞既可长期恒定不变，也可为暂时性的或呈频率依赖性。

1. 右束支传导阻滞最常见，最常见的病因为冠心病，也见于高血压、风湿性心脏病、肺源性心脏病、心肌炎、心肌病及传导系统退行性改变等疾病及法洛四联症或室间隔缺损纠正手术后，很多右束支传导阻滞者无心脏病的证据，这种孤立的右束支传导阻滞也较常见，其发生率随年龄增长而增加。

2. 左束支传导阻滞常表示有弥漫性的心肌病变。最常见的病因为冠心病、高血压或二者并存。也见于风湿性心脏病、主动脉瓣钙化狭窄，心肌病及梅毒性心脏病，极少见于健康人。

3. 左束支又分为左前分支及左后分支，左前分支较细，仅接受左前降支的血供，故易受损；而左后分支较粗，接受左冠前降支及右冠后降支的双重血液供应，不易发生传导阻滞，如出现多表示病变严重。主要病因为冠心病，亦可见于高血压、心肌病、主动脉瓣狭窄等。

4. 双束支传导阻滞：指左、右束支主干部位传导发生障碍引起的室内传导阻滞。每一侧束支传导阻滞有一、二度之分。若两侧阻滞程度不一致，必然造成许多形式的组合，出现间歇性，规则或不规则的左、右束支传导阻滞，同时伴有房室传导阻滞，下传心动的 PR 间期、QRS 波规律大致如下：①仅一侧束支传导延迟，出现该侧束支传导阻滞的图形，PR 间期正常；②如两侧为程度一样的一度阻滞，则 QRS 波正常，PR 间期稍延长；③如两侧传导延迟（一度）而程度不一，QRS 波呈慢的一侧束支传导阻滞图形，并有 PR 间期延长，QRS 波增宽的程度取决于二束支传导速度之差，PR 间期延长程度取决于下传的束支传导性；④两侧均有二度或一侧为一度，另一侧为二度、三度阻滞，将出现不等的房室传导和束支传导阻滞图形；⑤两侧都阻断，则 P 波之后无 QRS 波。双侧或三支传导阻滞是严重心脏病变引起的，包括急性心肌梗死、心肌炎及原因不明的束支纤维化，容易发展成完全性房室传导阻滞。

（二）循证治疗

指南建议见表 3-31。

表 3-31　AHA 指南关于室内传导阻滞的推荐意见

推荐意见	推荐级别	证据水平
主要针对病因	I	B
若左、右束支同时发生阻滞，则将引起完全性房室传导阻滞，这时因为心室起搏点的位置低，其频率较慢，易致阿 - 斯综合征发作，应考虑及早安装人工心脏起搏器	IIa	B

（吕志阳　杨　英）

参 考 文 献

Adler A, Novelli V, Amin AS, et al. An International, Multicentered, Evidence-Based Reappraisal of Genes Reported to Cause Congenital Long QT Syndrome[J]. Circulation, 2020, 141(6):418-428.

Ahmed A, Pothineni N V K, Charate R, et al.Inappropriate sinus tachycardia: etiology, pathophysiology, and management: JACC review topic of the week[J].Journal of the American College of Cardiology,2022, 79 (24): 2450-2462.

Blandino A, Bianchi F, Frankel DS, et al. Safety and efficacy of catheter ablation for ventricular tachycardia in elderly patients with structural heart disease: a systematic review and meta-analysis[J]. J Interv Card Electrophysiol, 2023, 66(1):179-192.

Cheng Y, Wang Z, Li Y, et al. Left bundle branch pacing in heart failure patients with left bundle branch block: A systematic review and meta-analysis[J]. Pacing Clin Electrophysiol, 2022, 45(2):212-218.

Cronin EM, Bogun FM, Maury P, et al. 2019 HRS/EHRA/APHRS/LAHRS expert consensus statement on catheter ablation of ventricular arrhythmias[J]. J Interv Card Electrophysiol, 2020, 59(1):145-298.

Fong KY, Chan YH, Wang Y, et al. Catheter Ablation of Ventricular Arrhythmia in Patients with an Implantable Cardioverter-Defibrillator: A Systematic Review and Meta-analysis[J]. Can J Cardiol, 2023, 39(3):250-262.

Fong KY, Chan YH, Wang Y, et al. Catheter ablation of ventricular arrhythmia in patients with an implantable cardioverter-defibrillator: a systematic review and meta-analysis[J]. Can J Cardiol, 2023, 39(3):250-262.

Gottlieb M, Dyer S, Peksa GD. Beta-blockade for the treatment of cardiac arrest due to ventricular fibrillation or pulseless ventricular tachycardia: A systematic review and meta-analysis[J]. Resuscitation, 2020, 146:118-125.

Gottlieb M, Dyer S, Peksa GD. Beta-blockade for the treatment of cardiac arrest due to ventricular fibrillation or pulseless ventricular tachycardia: A systematic review and meta-analysis[J]. Resuscitation, 2020, 146:118-125.

Kusumoto F M, Schoenfeld M H, Barrett C, et al.2018 ACC/AHA/HRS Guideline on the Evaluation and Management of Patients With Bradycardia and Cardiac Conduction Delay: A Report of the American College of Cardiology/American Heart Association Task Force on Clinical Practice Guidelines and the Heart Rhythm Society[J].Circulation,2019, 140 (8): e382-e482.

Könemann H, Ellermann C, Zeppenfeld K, et al. Management of Ventricular Arrhythmias Worldwide: Comparison of the Latest ESC, AHA/ACC/HRS, and CCS/CHRS Guidelines[J]. JACC Clin Electrophysiol, 2023, 9(5):715-728.

Lan Q, Wu F, Han B, et al. Intravenous diltiazem versus metoprolol for atrial fibrillation with rapid ventricular rate: A meta-analysis[J]. Am J Emerg Med, 2022, 51:248-256.

Liao J, Ebrahimi R, Ling Z, et al.Effect of SGLT-2 inhibitors on arrhythmia events: insight from an updated secondary analysis of > 80,000 patients (the SGLT2i—Arrhythmias and Sudden Cardiac Death)[J]. Cardiovascular Diabetology,2024, 23 (1): 78.

Lindberg T, Wimo A, Elmståhl S, et al. Prevalence and incidence of atrial fibrillation and other arrhythmias in the general older population: findings from the swedish national study on aging and care[J].Gerontol Geriatr Med,2019, 5: 2333721419859687.

Lip G Y H, Coca A, Kahan T, et al.Hypertension and cardiac arrhythmias: a consensus document from the European Heart Rhythm Association (EHRA) and ESC Council on Hypertension, endorsed by the Heart Rhythm Society (HRS), Asia-Pacific Heart Rhythm Society (APHRS) and Sociedad Latinoamericana de Estimulación Cardíaca y Electrofisiología (SOLEACE)[J].EP Europace,2017, 19 (6): 891-911.

Lu Z, Aribas E, Geurts S, et al. Association between sex-specific risk factors and risk of new-onset atrial fibrillation among women[J].JAMA Netw Open,2022, 5 (9): e2229716.

Manoj P, Kim J A, Kim S, et al.Sinus node dysfunction: current understanding and future directions[J].Am J Physiol Heart Circ Physiol,2023, 324 (3): H259-H278.

Mayuga K A, Fedorowski A, Ricci F, et al.Sinus tachycardia: a multidisciplinary expert focused review[J].Circ Arrhythm Electrophysiol,2022, 15 (9): e007960.

Medeiros P, Santos M, Arantes C, et al. Implantable cardioverter-defibrillator in patients with inherited arrhythmia syndromes: A systematic review[J]. Heart Lung, 2023, 60:1-7.

Offerhaus J A, Bezzina C R, Wilde A a M.Epidemiology of inherited arrhythmias[J].Nature Reviews. Cardiology,2020, 17 (4): 205-215.

Page R L, Joglar J A, Caldwell M A, et al.2015 ACC/AHA/HRS guideline for the management of adult patients with supraventricular tachycardia: executive summary: A report of the American College of Cardiology/American Heart Association Task Force on Clinical Practice Guidelines and the Heart Rhythm Society[J].J Am Coll Cardiol,2016, 67 (13): 1575-1623.

Patsiou V, Haidich AB, Baroutidou A, et al. Epicardial versus endocardial pacing in paediatric patients with atrioventricular block or sinus node dysfunction: a systematic review and meta-analysis[J]. Pediatr Cardiol, 2023, 44(8):1641-1648.

Raschwitz LS, El-Battrawy I, Schlentrich K, et al. Differences in short QT syndrome subtypes: a systematic literature review and pooled analysis[J]. Front Genet, 2020, 10:1312.

Reissmann B, Fink T, Schlüter M, et al.Catheter ablation for inappropriate sinus tachycardia: Clinical outcomes of sinus node ablation[J].HeartRhythm Case Reports,2020, 6 (2): 81-85.

Sharda SC, Bhatia MS. Comparison of diltiazem and metoprolol for atrial fibrillation with rapid ventricular rate: Systematic review and meta-analysis[J]. Indian Heart J, 2022, 74(6):494-499.

Sheldon RS, Lei LY, Solbiati M, et al. Electrophysiology studies for predicting atrioventricular block in patients with syncope: A systematic review and meta-analysis[J]. Heart Rhythm, 2021, 18(8):1310-1317.

Thorolfsdottir R B, Sveinbjornsson G, Aegisdottir H M, et al.Genetic insight into sick sinus syndrome[J].Eur Heart J,2021, 42 (20): 1959-1971.

Tian C, An N, Yuan M, et al. A pooled analysis of the prognostic significance of brugada syndrome with atrial fibrillation[J]. Curr Pharm Des, 2020, 26(1):129-137.

Tisdale J E, Chung M K, Campbell K B, et al.Drug-induced arrhythmias: a scientific statement from the American Heart Association[J].Circulation,2020, 142 (15): e214-e233.

Virk SA, Kumar S. Catheter ablation of ventricular tachycardia in patients with structural heart disease: a meta-analysis[J]. JACC Clin Electrophysiol, 2023, 9(2):255-257.

Went TR, Sultan W, Sapkota A, et al. A Systematic Review on the Role of Beta-Blockers in Reducing Cardiac Arrhythmias in Long QT Syndrome Subtypes 1-3[J]. Cureus, 2021, 13(9):e17632.

Writing Committee Members, Joglar JA, Chung MK, et al. 2023 ACC/AHA/ACCP/HRS Guideline for the Diagnosis and Management of Atrial Fibrillation: A Report of the American College of Cardiology/American Heart Association Joint Committee on Clinical Practice Guidelines[J]. J Am Coll Cardiol. Published online November 23, 2023.

Yang Y, Lv TT, Li SY, Zhang P. Sodium channel blockers in the management of long QT syndrome types 3 and 2: A system review and meta-analysis[J]. J Cardiovasc Electrophysiol, 2021, 32(11):3057-3067.

Zhang Y, Jia Y, Liu J, et al. A systematic review and Bayesian network meta-analysis comparing left bundle branch pacing, his bundle branch pacing, and right ventricular pacing for atrioventricular block[J]. Front Cardiovasc Med, 2022, 9:939850.

第 4 章

动脉粥样硬化和冠状动脉粥样硬化性心脏病

第一节　动脉粥样硬化

一、定义及流行病学

动脉粥样硬化（atherosclerosis，AS）是冠心病、脑梗死、外周血管病的主要原因。脂质代谢障碍为动脉粥样硬化的病变基础，其特点是受累动脉病变从内膜开始，一般先有脂质和复合糖类积聚、出血及血栓形成，进而纤维组织增生及钙质沉着，并有动脉中层的逐渐蜕变和钙化，导致动脉壁增厚变硬、血管腔狭窄。病变常累及大中肌性动脉，一旦发展到足以阻塞动脉腔，则该动脉所供应的组织或器官将缺血或坏死。由于在动脉内膜积聚的脂质外观呈黄色粥样，因此称为动脉粥样硬化。

本病临床上多见于 40 岁以上中老年人，49 岁以后进展较快，但在一些青壮年人甚至儿童的尸检中，也曾发现有早期的粥样硬化病变。近年来，临床发病年龄有年轻化趋势。与男性相比，女性发病率较低，因为雌激素有抗动脉粥样硬化作用，故女性在绝经期后发病率迅速增加。年龄和性别属于不可改变的危险因素。其病因大致有脂质代谢异常、高血压、吸烟、糖尿病和糖耐量异常、肥胖、家族史等。

二、循证治疗

慢性冠状动脉疾病（chronic coronary disease，CCD）管理的最新指南为 2023 年美国心脏协会（AHA）/美国心脏病学会（ACC）相关指南，因此本章第一节及第二节主要参考该指南。首先应积极预防动脉粥样硬化的发生，如已发生应积极治疗，防止病变发展并争取逆转。已发生并发症者应及时治疗，防止其恶化，延长患者寿命。

（一）一般防治措施

1. 合理膳食　与体重正常的个体相比，肥胖患者发生慢性冠状动脉疾病事件的年龄更早，患 CCD 的时间占其一生的比例更大，平均寿命更短。过度肥胖通过对心肌和血管的有害影响及肥胖相关的合并症，包括高血压、血脂异常和 2 型糖尿病，加速动脉粥样硬化，促进心功能的不良变化。虽然体重指数（body mass index，BMI）可以作为个体风险的异质性标记，但 BMI 的增加与人群中发病率和死亡风险的增加有关。BMI 阈值继续指导超重和肥胖管理的一般目标是：①防止体重进一步增加；②减轻体重；③长期保持较低的体重.体重减轻与生活方式改变及选择药物干预有关,并对符合条件的 CCD 患者进行手术干预,可改善代谢和血流动力学风险，有可能改善心血管预后。

控制膳食总热量，以维持正常体重为度，一般以 BMI 20 ～ 24kg/m² 为正常体重；或以腰围为标准，一般以女性≥ 80cm、男性≥ 85cm 为超标。超重或肥胖者应减少每日进食的总热量，减少胆固醇摄入，并限制酒及含糖食物的摄入。合并有高血压或心力衰竭者应同时限制食盐。不少学者认为，本病的预防措施应从儿童期开始，即儿童也不宜进食高胆固醇、高动物性脂肪的饮食，亦要避免摄食过量，防止肥胖。

在 CCD 患者中，推荐在常规临床随访中评估 BMI（测量腰围）（推荐意见 AHA，Ⅰ，C）。有 CCD 和超重或肥胖的患者应接受饮食、生活方式和减肥目标方面的咨询（推荐意见 AHA，Ⅰ，B），对于需要通过药物治疗进一步减轻体重的此类患者，可以选择 GLP-1 受体激动剂。此外，饮食和身体活动方面是需要干预的，可以选择西马鲁肽而不是利拉鲁肽（推荐意见 AHA，Ⅱa，B）。对于没有通过生活方式和药物干预达到减肥目标的 CCD 和严重肥胖患者，以及有可接受的手术风险的患者，可以考虑减肥手术，以减轻体重，减少心血管危险因素（推荐意见 AHA，Ⅱa，B）。在 CCD 患者中，使用拟交感神经减肥药是有潜在危险的（推荐意见 AHA，Ⅲ，B）。

2. 提倡戒烟限酒　烟草烟雾暴露，特别是吸烟，是导致心血管疾病和心血管事件的主要原因。吸烟不利内皮细胞的正常生理功能，会促进动脉粥样硬化，动脉粥样硬化是血栓形成的前期表现。戒烟的短期效果包括降低心率和血压，改善内皮功能。CCD 患者的前瞻性队列研究表明，戒烟可使死亡率降低 36%，心肌梗死发生率降低 32%。药物治疗和行为治疗相结合可提高戒烟的成功率。对无烟烟草（包括鼻烟和嚼烟）和心血管风险的观察性研究发现了不同的结果，尽管各种事件发生率低于吸烟者，但仍可以观察到冠心病事件的风险增加。

此外，包括可卡因、安非他明、阿片类药物、乙醇和大麻在内的各种物质都可能对心血管系统产生不良影响。这些物质也可能被滥用，并与心血管治疗产生药物之间相互作用。由于其中一些物质是非法的（如可卡因、海洛因），因此对这些物质与 CCD 患者之间关系的研究是有限的、观察性的，而且对暴露风险的测量也不精确。尽管观察数据显示饮酒与心血管风险之间呈 J 型关系，但没有随机对照试验支持适度饮酒可降低心血管风险。事实上，最近的研究表明，安全的饮酒水平是可以接受的，以前观察到的轻度至中度饮酒的心脏保护作用可能与其他因素相混淆。

对于 CCD 患者，应在每次就诊时评估其烟草使用情况，以方便确定哪些人可能受益于行为或药物干预措施（推荐意见 AHA，Ⅰ，A）。经常吸烟的 CCD 患者应在每次就诊时建议戒烟（推荐意见 AHA，Ⅰ，A）。对于经常吸烟的 CCD 患者，建议行为干预与药物治疗相结合，包括安非他酮、伐尼克兰或长效和短效尼古丁替代疗法（nicotine replacement therapy，NRT），以最大限度地提高戒烟率（推荐意见 AHA，Ⅰ，A）。对于经常吸烟的 CCD 患者，可以考虑使用伐尼克兰而不是安非他酮或 NRT 来增加戒烟率（推荐意见 AHA，Ⅱb，B）。对于经常吸烟的 CCD 患者，短期使用含尼古丁的电子烟可能有助于戒烟，尽管持续使用的风险和未知的长期安全性可能超过其益处（推荐意见 AHA，Ⅱb，B）。CCD 患者应避免接触二手烟，以降低心血管事件的风险（推荐意见 AHA，Ⅲ，B）。

应定期询问并建议 CCD 患者使用药物以减少动脉粥样硬化性心血管疾病（atherosclerotic cardiovascular disease，ASCVD）事件（推荐意见 AHA，Ⅰ，C）。对于饮酒的 CCD 患者，合理限制酒精摄入量（女性 ≤ 1 杯 / 天，男性 ≤ 2 杯 / 天），以减少心血管事件和全因死亡（推荐意见 AHA，Ⅱa，B）。为了保护心血管，不建议 CCD 患者饮酒（推荐意见 AHA，Ⅲ，B）。

3.体育活动　适当的体力劳动和体育活动，对预防肥胖、锻炼循环系统的功能和调整血脂代谢均有益，是预防本病的一项积极措施。体力活动量应根据患者的身体情况、体力活动习惯和心脏功能状态而定，以不过多增加心脏负担和不引起不适感觉为原则。体育活动要循序渐进，不宜勉强做剧烈活动。习惯性的体育活动——包括非运动的生活方式活动、有氧（心血管）运动训练和阻力（力量）训练——与改善 CVD 患者的预后有关，包括功能能力、生活质量、死亡率和发病率。将从久坐的生活习惯转变为至少低强度的体育活动，可以改善新陈代谢和心血管健康。即使在较低的体力活动量（如频率、持续时间和强度）下也会收获适当的健康益处，并随着体力活动量的增加而增加。获益的机制包括抗动脉粥样硬化、抗心律失常、抗血栓形成、抗缺血和抗抑郁作用。危及生命和病情不稳定的患者禁止运动。禁忌证包括不稳定型心绞痛、其他高危心血管疾病（如高度心律失常、失代偿性心力衰竭、活动性血栓栓塞性疾病）或其他不稳定或危及生命的非心血管疾病，如活动性感染、未控制的糖尿病、终末期癌症或不稳定的心理问题。

对于无禁忌证的 CCD 患者，建议采用运动方案，包括 ≥ 150 分钟 / 周的中等强度有氧运动，或 ≥ 75 分钟 / 周的高强度有氧运动，以改善功能能力和生活质量，降低住院率和死亡率（推荐意见 AHA，Ⅰ，A）。对于无禁忌证的 CCD 患者，建议进行阻力（力量）训练 ≥ 2 天 / 周，以提高肌力、功能能力和心血管危险因素控制（推荐意见 AHA，Ⅰ，B）。对于没有禁忌证的 CCD 患者，通过低强度的生活方式（如工作时的步行休息）来减少久坐行为对于改善功能能力和降低心血管风险是合理的，特别是对于休闲时间体力活动水平低的个体（推荐意见 AHA，Ⅱa，B）。

4.合理安排生活和饮食　工作和生活要有规律，保持乐观、愉快的情绪。避免过度劳累和情绪激动。注意劳逸结合，保证足够的营养和充分的睡眠。对于 CCD 患者，建议饮食中增加蔬菜、水果、豆类、坚果、全谷物和瘦蛋白的摄入，以降低 CVD 事件的风险（推荐意见 AHA，Ⅰ，B）。在 CCD 患者中，降低饱和脂肪的热量百分比（< 6% 的总热量），并用膳食中的单不饱和及多不饱和脂肪、复合碳水化合物和膳食纤维替代，有利于降低 CVD 事件的发生率（推荐意见 AHA，Ⅱa，B）。在 CCD 患者中，尽量减少钠盐（< 2300mg/d；最佳为 1500mg/d）及加工肉类（如腌制培根、热狗）摄入有利于降低 CVD 事件的发生率（推荐意见 AHA，Ⅱa，B）。在 CCD 患者中，限制精制碳水化合物（如全谷物含量 < 25%，包括精制即食早餐麦片、白面包、白米饭）和加糖饮料（如软饮料、能量饮料、添加糖的水果饮料）有利于降低 CVD 事件的发生率（推荐意见 AHA，Ⅱa，B）。CCD 患者应避免摄入反式脂肪，因为反式脂肪会增加发病率和死亡率（推荐意见 AHA，Ⅲ，B）。对于 CCD 患者，使用非处方或膳食补充剂，包括 ω-3 脂肪酸、维生素 C、维生素 D、维生素 E、β胡萝卜素和钙，对降低急性 CVD 事件的风险无益（推荐意见 AHA，Ⅲ，B）。

（二）药物治疗

积极控制与本病有关的一些危险因素包括高血压、血脂异常、糖尿病等。

1.调控血压：高血压是 CVD 的一个公认的危险因素，约 60% 的 CCD 患者合并有高血压，伴有高血压的 CCD 患者死亡和发病的风险更高，通过改善生活方式和药物治疗有助于控制高血压并降低主要心血管事件（major adverse cardiovascular event，MACE）的后续风险。这些建议适用于有 CCD 的高血压患者。

在成年 CCD 患者中，建议将非药物策略作为一线治疗，以降低血压升高者的血压（收缩压 120 ～ 129mmHg，舒张压 80mmHg）（推荐意见 AHA，Ⅰ，A）。对于有高血压的 CCD 成年患者，建议将血压目标设定为收缩压 < 130mmHg，舒张压 < 80mmHg，以减少 CVD 事件和全因死亡（推荐意见 AHA，Ⅰ，B）。在患有 CCD 和高血压 [收缩压 ≥ 130mmHg 和（或）舒张压 ≥ 80mmHg] 的成人中，除了非药物策略外，建议在 ACEI、ARB 或 β 受体阻滞剂（如近期 MI 或心绞痛）治疗基础上，根据需要添加额外的抗高血压药物 [如二氢吡啶钙通道阻滞剂、长效噻嗪类利尿剂和（或）盐皮质激素受体拮抗剂]，以优化血压控制（推荐意见 AHA，Ⅰ，B）。

2.调控血脂：血脂异常的患者应首选降低 TC 和 LDL-C 为主的他汀类调脂药，其他还包括贝特类、依折麦布和 PCSK9 抑制剂等。LDL-C 是动脉粥样硬化疾病的主要原因，随机对照试验证实了高强度他汀类药物治疗的有效性和安全性，降低 LDL-C 水平 ≥ 50%，是降低心血管发病率和死亡率的首选办法。尽管他汀类药物治疗具有最大耐受性，但残留的心血管风险仍然存在，特别是在有 CCD 和其他高危临床因素的患者中。几种非他汀类药物在加入他汀类药物背景治疗时没有效果；然而，依折麦布、PCSK9 单克隆抗体和二十碳五烯酸在他汀类药物治疗的基础上仍可以进一步降低心血管风险。苯戊酸和英克司兰最近才开始使用，尽管它们能有效降低 LDL-C 水平，但仍有多项随机对照试验正在进行，以确定它们对 MACE 的影响。临床医师应优先使用依折麦布和 PCSK9 单克隆抗体。无论哪种降脂方案，脂质监测对于评估个体对降脂治疗的反应及监测治疗的依从性和持久性都是必不可少的。

指南建议见表 4-1。

表 4-1　AHA 指南关于调控血脂的推荐意见

推荐意见	推荐级别	证据水平
对于 CCD 患者，推荐高强度他汀类药物治疗，目的是使 LDL-C 水平降低 ≥ 50%，以降低 MACE 的风险	Ⅰ	A
对于高强度他汀类药物治疗禁忌证或不能耐受的患者，推荐中等强度他汀类药物治疗，目的是使 LDL-C 水平降低 30% ～ 49%，以降低 MACE 的风险	Ⅰ	A
对于 CCD 患者，应在他汀类药物开始或剂量调整后 4 ～ 12 周通过空腹血脂测量来评估生活方式改变的依从性和降脂药物的效果，然后每 3 ～ 12 个月根据需要评估治疗的反应或依从性	Ⅰ	A

续表

推荐意见	推荐级别	证据水平
在 CCD 患者中，使用通用配方最大耐受性的他汀类药物，预计将节省成本	成本效益 比：高	B
对于被判定为高危的 CCD 患者，在 LDL-C 水平 ≥ 1.8mmol/L 且接受最大可耐量剂量他汀类药物治疗的患者，依折麦布可有利于进一步降低 MACE 的风险	Ⅱa	B
对于接受他汀类药物治疗、LDL-C 水平 < 2.6mmol/L、持续空腹三酰甘油水平为 1.7 ～ 5.6mmol/L 的 CCD 患者，在解决继发性原因后，可考虑使用二十碳五烯酸乙酯进一步降低 MACE 和心血管死亡的风险	Ⅱb	B
对于接受他汀类药物治疗且 LDL-C ≥ 1.8mmol/L 的非高危 CCD 患者，可添加依折麦布以进一步降低 MACE 的风险	Ⅱb	B
在接受最大可耐受剂量的他汀类药物治疗的 CCD 患者中，LDL-C 水平 ≥ 1.8mmol/L，依折麦布和 PCSK9 单克隆抗体被认为不足或不能耐受，可添加倍戊酸或英克司兰（代替 PCSK9 单克隆抗体）以进一步降低 LDL-C 水平	Ⅱb	B
在接受他汀类药物治疗的 CCD 患者中，添加烟酸、或非诺贝特或含有 OMEGA-3 脂肪酸的膳食补充剂对降低心血管风险无益	Ⅲ	B

注：CCD. 慢性冠状动脉疾病；LDL-C. 低密度脂蛋白胆固醇；MACE. 主要心脏血管不良事件

临床实践中使用的主要他汀类药物（阿托伐他汀、瑞舒伐他汀、辛伐他汀）降低 LDL-C 的百分比是使用 VOYAGER 数据库中 LDL-C 降低的中位数来估计的，其他他汀类药物（氟伐他汀、洛伐他汀、匹伐他汀、普伐他汀）在成人高脂血症、原发性高胆固醇血症和混合性血脂异常患者中降低 LDL-C 的百行比是根据美国 FDA 批准的产品标签确定。

（1）高强度降脂（≥ 50%）：阿托伐他汀 40mg（80mg）或瑞舒伐他汀 10mg（20mg）。

（2）中等强度降脂（30% ～ 49%）：阿托伐他汀 20mg（40mg）或瑞舒伐他汀 5mg（10mg）或辛伐他汀 20 ～ 40mg。

（3）低强度降脂（< 30%）：辛伐他汀 10mg 或普伐他汀 10 ～ 20mg 或洛伐他汀 20mg 或氟伐他汀 20 ～ 40mg。

3. 抗血小板和抗凝血药物：抗血小板药物是抗血小板黏附和聚集的药物，可防止血栓形成，有助于防止血管阻塞性病变发展，用于预防动脉血栓形成和栓塞。最常用的口服药为阿司匹林、氯吡格雷、普拉格雷、替格瑞洛、吲哚布芬和西洛他唑；静脉药物包括阿昔单抗、替罗非班等，阿司匹林用于二级预防仍有显著益处。对于血栓形成风险高而出血风险低的患者，可考虑使用双联抗血小板治疗（dual antiplatelet therapy，DAPT）。使用经过验证的风险评分来解决出血风险，在抗血小板治疗的选择和持续时间方面是有用的。更常用的风险计算器是 PRECISIDAPT（预测接受支架置入和随后的双重抗血小板治疗的患者的出血并发症）、DAPT 和 PARIS 风险评分。一些临床试验已经评估了动脉粥样硬化性疾病患者同时使用抗血小板药物和直接口服抗凝剂（direct oral anticoagulant，DOAC），在伴有或不伴有心房颤动的 CCD 患者中，评估 DOAC 联合或不联合抗血小板治疗的有效性和安全性。联合抗血小板和标准剂量 DOACs（达比加群 150mg 每日 2 次，阿哌沙班 5mg 每日 2 次，利伐沙班 20mg 每日 1 次，依多沙班 60mg 每日 1 次）用于降低心房颤动患者卒中风险的治疗并没有增加出血风险。在这些试验中，治疗时间的可变性，以及各种血小板二磷酸腺苷受体（P2Y12）药物和 DOAC 方案的测试，突出了个体化方法的必要性，以实现缺血和出血风险之间的最佳平衡。

指南建议见表 4-2。

表 4-2　AHA 指南关于 CCD 患者使用抗血小板和抗凝血药物的推荐意见

推荐意见	推荐级别	证据水平
对于没有口服抗凝治疗指征的 CCD 患者，建议使用低剂量阿司匹林 80mg（75 ～ 100mg）来减少动脉粥样硬化事件	I	A
在接受 PCI 治疗的 CCD 患者中，PCI 后 6 个月的 DAPT 包括阿司匹林和氯吡格雷，然后 SAPT，可以减少 MACE 和出血事件	I	A
在接受 PCI 和药物洗脱支架治疗且已完成 1 ～ 3 个月 DAPT 疗程的 CCD 患者中，P2Y12 抑制剂单药治疗至少 12 个月可低出血风险	IIa	A
对于既往有心肌梗死且出血风险低的 CCD 患者，延长 DAPT 超过 12 个月至 3 年可能是降低 MACE 的合理方法	IIb	A
对于有 CCD 和心肌梗死病史但无卒中、短暂性脑缺血发作或脑出血病史的患者，可以在阿司匹林治疗中加入沃拉帕沙以降低 MACE	IIb	B
对于有 CCD 的患者，冠状动脉旁路移植术（coronary artery bypass grafting，CABG）后使用 DAPT 可能有助于降低移植隐静脉阻塞的发生率	IIb	B
在没有近期 ACS 或 PCI 相关 DAPT 指征的 CCD 患者中，在阿司匹林治疗基础上添加氯吡格雷对降低 MACE 无效	III	A
对于患有 CCD 和既往卒中、TIA 或脑出血的患者，由于大出血和脑出血的风险增加，不应将沃拉帕沙加入 DAPT	III	A
对于患有 CCD 和既往卒中、TIA 或 ICH 的患者，由于存在严重或致命出血的风险，不应使用普拉格雷	III	B
对于 CCD 患者，不应使用慢性非甾体抗炎药，因为会增加心血管和出血并发症	III	B
对于接受择期 PCI 且需要口服抗凝治疗的 CCD 患者，除 DOAC 外，还应给予 DAPT 1 ～ 4 周，然后加氯吡格雷单药治疗 6 个月	I	B
对于接受 PCI 治疗并需要口服抗凝治疗的 CCD 患者，如果患者有高血栓形成风险和低出血风险，则在氯吡格雷的基础上继续服用阿司匹林长达 1 个月是合理的	IIa	B
对于需要口服抗凝且动脉粥样硬化血栓形成风险较低的 CCD 患者，PCI 术后 1 年可考虑停用阿司匹林，并继续单独使用 DOAC 以降低出血风险	IIb	B
对于需要口服抗凝的 CCD 患者，如果没有急性适应证，可以考虑 DOAC 单药治疗	IIb	C

推荐意见	推荐级别	证据水平
对于无治疗性 DOAC 或 DAPT 指征的 CCD 患者，且有复发性缺血性事件高风险但有中低出血风险的患者，在阿司匹林 81mg/d 的基础上加用低剂量利伐沙班 2.5mg/d，2 次，可长期降低 MACE 风险	Ⅱa	B
在 DAPT 治疗的 CCD 患者中，使用质子泵抑制剂可有效降低胃肠道出血风险	Ⅱa	B

注：CCD. 慢性冠状动脉疾病；PCI. 经皮冠状动脉介入术；DAPT. 双抗血小板治疗；SAPT. 单抗血小板治疗；MACE. 主要心脏血管不良事件；TIA. 短暂性脑缺血发作；ICH. 颅内出血；DOAC. 口服抗凝剂

4. 对于 CCD 患者，长期应用 ACEI 能降低心血管事件发生率，如果不存在低血压或者其他禁忌证（如肾衰竭、双侧肾动脉狭窄和已知的过敏），应该尽早加用。

5. 针对缺血症状的相应治疗，如心绞痛时应用血管扩张剂（硝酸酯类等）及 β 受体阻滞剂等。

（三）介入和外科手术治疗

包括对狭窄或闭塞的血管，特别是冠状动脉、肾动脉和四肢动脉施行血运重建或旁路移植手术，以恢复动脉的供血。包括经皮球囊扩张术、支架置入术、腔内旋磨术等多种介入治疗，对新鲜的血栓也可采用导管进行抽吸。目前应用最多的是经皮腔内球囊扩张术和支架置入术，即对病变位置进行球囊扩张，若效果很显著可以考虑不行支架置入术，反之则必须行支架置入术或药物球囊扩张术。并且需要定期对血管病变进行复查，必要时还需要采取再治疗措施。

CABG 用于治疗有严重冠心病的患者。CABG 通过取患者自身的大隐静脉作为旁路移植材料，一端吻合在主动脉，另一端吻合在病变冠状动脉段的远端；或游离胸廓内动脉与病变冠状动脉远端吻合，改善病变冠状动脉分布心肌的血流供应。术后心绞痛症状改善者可达 80%～90%，且 65%～85% 的患者生活质量有所提高。这种手术创伤较大，有一定的风险，虽然随手术技能及器械等方面的改进，手术成功率已大大提高。围术期死亡率为1%～4%，与患者术前冠状动脉病变、心功能状态及有无其他并发症有关。此外，移植的血管术后还可能闭塞。因此应个体化权衡利弊，慎重选择手术适应证。

PCI 或 CABG 术的选择需要根据冠状动脉病变的情况和患者对开胸手术的耐受程度及患者的意愿等综合考虑。对全身情况能耐受开胸手术者，左主干合并 2 支以上冠状动脉病变，或多支血管病变合并糖尿病者，CABG 应为首选。冠状动脉病变严重合并瓣膜病患者也可以考虑 CABG。

第二节　慢性心肌缺血综合征

一、定义及流行病学

慢性冠状动脉疾病（chronic coronary disease，CCD）包括既往有或无心肌梗死（MI）或血运重建的阻塞性和非阻塞性 CAD、仅通过非侵入性检测诊断的缺血性心脏病，以及各种潜在原因的慢性心绞痛综合征。

稳定型心绞痛特点为阵发性前胸压榨性疼痛或憋闷感觉，主要位于胸骨后部，可放射至心前区和左上肢尺侧，常发生于劳力负荷增加时，持续数分钟，休息或用硝酸酯制剂后疼痛缓解。疼痛发作的程度、频度、持续时间、性质及诱发因素等在数个月内无明显变化。当冠状动脉狭窄或部分闭塞时，其血流量减少，对心肌的供血量相对比较固定，在休息时尚能维持供需平衡可无症状，在劳力、情绪激动、饱食、受寒等情况下，心脏负荷增加，使心率增快、心肌收缩力增加等导致心肌氧耗量增加，而存在狭窄的冠状动脉供血却不能相应地增加，不能满足心肌血供需求时，即可引起心绞痛。根据典型心绞痛的发作特点，结合年龄和存在冠心病的危险因素，除外其他原因所致的心绞痛，一般即可建立诊断。心绞痛发作时心电图可见 ST-T 改变，症状消失后心电图改变亦逐渐恢复，支持心绞痛诊断。

隐匿型冠心病无临床症状，但有心肌缺血客观证据（心电活动、心肌血流灌注及心肌代谢等异常），亦称无症状性冠心病。其心肌缺血心电图表现可见于静息时，或在增加心肌负荷时才出现，常为动态心电图记录所发现，又被称为无症状性心肌缺血（silent myocardial ischemia，SMI）。这些患者经冠状动脉造影或尸检，几乎均证实冠状动脉有明显狭窄病变。诊断主要根据静息、动态或负荷试验的心电图检查，放射性核素心肌显影和（或）超声心动图发现患者有心肌缺血改变，而无其他原因解释，又伴有动脉粥样硬化的易患因素，进行选择性冠状动脉造影检查可确立诊断。临床表现可分为 3 种类型：①有心肌缺血的客观证据，但无心绞痛症状；②曾有过 MI 病史，现有心肌缺血客观证据，但无症状；③有心肌缺血发作，有时有症状，有时无症状，此类患者居多。

缺血性心肌病（ischemic cardiomyopathy，ICM）属于冠心病的一种特殊类型或晚期阶段，是由于冠状动脉粥样硬化引起长期心肌缺血，导致心肌弥漫性纤维化，产生与原发性扩张型心肌病类似的临床表现。其病理生理基础是冠状动脉粥样硬化病变导致冠状动脉狭窄，心肌缺血、缺氧，以致心肌细胞坏死、纤维化、瘢痕形成。

冠心病的患病率随年龄增长而增加，在 40 ～ 79 岁成年人中为 4% ～ 7%，而在 80 岁以上人群中超过 10%。在美国，约有 2000 万人患有 CCD，其中 50% 以上患有稳定型心绞痛。注册研究及临床试验中普遍发现，在接受药物治疗的稳定型冠心病患者中死亡或心肌梗死的年均风险为 3% ～ 4%。在稳定型缺血性心脏病患者中，心绞痛或缺血的存在预示着心血管事件的较高风险。稳定型心绞痛患者大多数能生存很多年，但有发生急性心肌梗死或猝死的危险。有室性心律失常或传导阻滞者预后较差。合并有糖尿病患者预后明显差于无糖尿病患者。决定预后的主要因素为冠状动脉病变累及心肌供血的范围和心功能。隐匿型冠心病常见于糖尿病患者，其患病率为 20% ～ 35%。缺血性心肌病的预后不佳，5 年病死率为 50% ～ 84%。

二、循证治疗

主要治疗原则是通过降低心肌氧耗、改善冠状动脉血供，以减轻患者症状，提高生活质量，延缓或逆转动脉粥样硬化的进展，预防急性心肌梗死及猝死的发生。

（一）改善生活方式

合理膳食，戒烟限酒，适度运动。

1. 合理膳食 具体意见同前。

2. 戒烟 吸烟是导致心血管事件的主要原因，对内皮功能有不利影响，促进动脉粥样硬化发生发展。戒烟的短期效果包括降低心率和血压，改善内皮功能。前瞻性队列研究表明，戒烟可使 CCD 患者死亡率降低 36%，MI 降低 32%。尼古丁替代疗法（NRT）和伐尼克兰（varenicline）已被证实可以提高戒烟成功率。2016 年的一项荟萃分析发现，服用伐尼克兰的患者心血管风险没有增加。二手烟与主动吸烟具有相似危害，即使是低剂量的二手烟暴露也与缺血性心脏病事件的风险显著增加有关，包括既往 MI 患者的复发事件。

指南建议见表 4-3。

表 4-3　AHA 指南关于慢性冠状动脉疾病患者戒烟的推荐意见

推荐意见	推荐级别	证据水平
应在每次就诊时评估其烟草使用情况，以确定哪些人可能受益于行为或药物干预措施	I	A
经常吸烟的 CCD 患者应在每次就诊时建议戒烟	I	A
对于常吸烟的 CCD 患者，建议行为干预与药物治疗相结合，包括安非他酮、伐尼克兰或长效和短效尼古丁替代疗法（NRT），以最大限度地提高戒烟率	I	A
对于经常吸烟的 CCD 患者，短期使用含尼古丁的电子烟可能有助于戒烟，尽管持续使用的风险和未知的长期安全性可能超过其益处	IIb	B

注：CCD. 慢性冠状动脉疾病

3. 限酒 观察性研究发现轻至中度饮酒与心血管风险呈负相关，而大量、间歇性饮酒与包括 MI 在内的心血管风险较高相关。最近一项研究发现，轻至中等剂量酒精摄入与较低心血管疾病风险之间的关系可能是由混杂的生活方式因素介导的。在 CCD 患者中，过量饮酒与高血压、死亡率增加和心血管事件复发有关。PRIME 研究发现，与常规饮酒相比，暴饮（每周至少 1 次超过 50g）与较高的冠状动脉事件风险相关 [危险比为 2.03（95% CI：1.41 ~ 2.94）]。2016 年全球疾病负担分析证实了酒精和结果之间的 J 型关系，但这种益处似乎被增加的癌症风险所抵消，因此，不饮酒的患者不应以保护心血管为目的而鼓励饮酒。对于饮酒的 CCD 患者，合理限制酒精摄入量，以减少心血管事件和全因死亡（推荐意见 AHA，Ⅱa，B）。

4. 适度运动 习惯性的体育运动，包括日常生活活动、有氧（心血管）运动训练和阻力（力量）训练，可以改善 CVD 患者的预后。在心脏康复（CR）项目中对 CCD 患者进行中至高强度运动训练，可改善功能能力、健康相关生活质量及心血管危险因素控制，并降低死亡率。对于无禁忌证的 CCD 患者，指南建议见表 4-4。

表 4-4　AHA 指南关于慢性冠状动脉疾病患者运动方案的推荐意见

推荐意见	推荐级别	证据水平
建议采用运动方案，包括 ≥ 150 分钟 / 周的中等强度有氧运动或 ≥ 75 分钟 / 周的高强度有氧运动，以改善功能能力和生活质量，降低住院率和死亡率	I	A
建议进行阻力（力量）训练 ≥ 2 天 / 周，以提高肌力、功能能力，控制心血管危险因素	I	B
低强度的日常生活活动来减少久坐行为对于改善功能能力和降低心血管风险是合理的，特别是对于休闲时间体力活动少的个体	IIa	B

（二）药物治疗

1. **缓解心绞痛的药物**　抗心绞痛药物主要通过降低心肌氧耗或增加心肌血液供应而发挥作用。β 受体阻滞剂、非二氢吡啶类钙通道阻滞剂（CCB）和伊伐布雷定降低心肌氧耗（通过降低收缩力、心率或两者兼有），而硝酸盐和二氢吡啶类 CCB 通过血管舒张作用增加冠状动脉血供。β 受体阻滞剂是治疗症状性 CCD 患者的首选抗心绞痛药物，可减少心绞痛发作及硝酸甘油的消耗。荟萃分析发现，与钙通道阻滞剂相比，β 受体阻滞剂治疗每周心绞痛发作次数更少，停药率更低，两种药物的死亡率和心肌梗死发生率无差异。长效硝酸盐可减少心绞痛，延长运动时间。非二氢吡啶类 CCB 可进一步抑制左心室功能，不应用于有明显左心室功能障碍的 CCD 患者。

在对一种药物不能控制心绞痛的患者中，联合使用另一种抗心绞痛药物可改善症状。非二氢吡啶类 CCB 在使用 β 受体阻滞剂的患者中应谨慎使用，因为可能协同诱导或加重心动过缓及左心室功能障碍。在 β 受体阻滞剂或 CCB 基础上加用长效硝酸盐可以改善运动耐受性，减少心绞痛频率和短效硝酸盐的使用。短效硝酸盐有助于缓解急性心绞痛发作。

指南建议见表 4-5。

表 4-5　AHA 指南关于慢性冠状动脉疾病患者缓解心绞痛的推荐意见

推荐意见	推荐级别	证据水平
稳定型心绞痛患者，推荐使用 β 受体阻滞剂、钙通道阻滞剂或长效硝酸酯类药物进行抗心绞痛治疗，以缓解心绞痛或等同症状	I	B
初始治疗后仍有症状的稳定型心绞痛患者，建议选择另一种不同类别（β 受体阻滞剂、钙通道阻滞剂、长效硝酸酯类药物）的抗心绞痛药物，以缓解心绞痛或等同症状	I	B
在接受了 β 受体阻滞剂、钙通道阻滞剂或长效硝酸酯类药物治疗后仍有症状的 CCD 患者，推荐使用雷诺嗪	I	B
建议舌下含服硝酸甘油或使用硝酸甘油喷雾剂即时短期缓解 CCD 患者心绞痛或等同症状	I	B
左心室功能正常的 CCD 患者，在标准抗心绞痛治疗基础上加用伊伐布雷定有潜在的危害	III	B

2．改善预后的药物

（1）抗血小板药物

1）环氧化酶（cycloxygenase，COX）抑制剂：通过抑制 COX 活性而阻断血栓素 A（thromboxane A，TXA）的合成，达到抗血小板聚集的作用，包括不可逆 COX 抑制剂阿司匹林和可逆 COX 抑制剂吲哚布芬。阿司匹林是抗血小板治疗的基石，所有患者只要无禁忌证都应该使用，最佳剂量范围为 75～150mg/d，其主要不良反应为消化道出血或过敏。吲哚布芬可逆性抑制 COX-1，同时减少血小板因子Ⅲ和Ⅸ，减少血小板聚集，且对前列腺素抑制率低，胃肠反应小，出血风险低，可考虑用于有消化道出血或溃疡病史等阿司匹林不耐受患者的替代治疗，维持剂量为 100mg，每日 2 次。

2）P2Y12 受体抑制剂：通过阻断血小板 P2Y12 受体而抑制 ADP 诱导的血小板活化。目前，我国临床上常用的 P2Y12 受体抑制剂有氯吡格雷和替格瑞洛。稳定型冠心病患者主要应用氯吡格雷。氯吡格雷是第二代 P2Y12 受体抑制剂，为前体药物，需要在肝脏中通过细胞色素 P450（CYP450）酶代谢成为活性代谢产物后，不可逆地抑制 P2Y12 受体，从而抑制血小板的聚集反应。主要用于支架置入以后及阿司匹林有禁忌证的患者，常用维持剂量为每日 75mg。

阿司匹林用于继发性 ASCVD 的预防，已被证实可降低 MACE 事件。一项临床试验将已确诊 ASCVD 的患者随机分配到 81mg 或 325mg 阿司匹林组，结果发现，不同剂量阿司匹林在全因死亡、因心肌梗死或卒中住院的主要复合终点及大出血方面均没有显著性差异。氯吡格雷可作为不能耐受阿司匹林患者的替代，近期许多临床试验在短期 DAPT 治疗后使用氯吡格雷单药治疗。HOST-Exam 试验招募了 5530 例东亚患者，DAPT 治疗 6～18 个月后，如果没有任何缺血或大出血并发症，则将他们随机分为氯吡格雷（每天 75mg）或阿司匹林（每天 100mg）组，研究发现维持治疗 24 个月后氯吡格雷在血栓和出血并发症方面优于阿司匹林。

3）其他途径抗血小板药物：血小板可通过多种途径激活。PAR-1 是凝血酶激活的关键受体，沃拉帕沙（Vorapaxar）可选择性抑制血小板上的 PAR-1，从而有效抑制凝血酶诱导的血小板聚集。TRAP 2P TIMI 50 试验随机选取 26 449 例有心肌梗死、缺血性脑卒中或外周动脉疾病病史的患者，在阿司匹林基础上，每天加用 2.5mg 沃拉帕沙或安慰剂；在平均 3 年的随访中，接受沃拉帕沙治疗的患者发生缺血事件或心血管原因死亡的比率较低。沃拉帕沙被美国 FDA 批准用于既往心肌梗死患者，以减少心血管死亡、心肌梗死、卒中或导致血运重建的复发性缺血，然而，它会增加 55% 的中或重度出血。

4）抗血小板治疗的最佳维持时间：为了评估抗血小板治疗的最佳维持时间，一项纳入多项 RCTs 的荟萃分析结果发现，DAPT 时间越短，全因死亡率越低，DAPT 治疗≤6 个月的患者死亡率、心肌梗死和支架血栓形成发生率相似，但大出血发生率低于 DAPT 治疗 1 年的患者。一项荟萃分析显示，在 DAPT 治疗 1～3 个月后停用阿司匹林并继续使用 P2Y12 受体抑制剂（主要是普拉格雷或替格瑞洛）可降低 40% 的大出血风险，且不会增加 MACE 风险。然而这些试验未评估缺血性事件，特别是支架血栓形成。因此，对于血栓形成风险较高的患者（如弥漫性狭窄病变、分叉病变、左主干病变、慢性闭塞病变、多支架、长支架或冠状动脉旁路移植等），可能需要更长时间的 DAPT。

5）冠状动脉旁路移植术后的抗血小板治疗：一项比较冠状动脉旁路移植术后 DAPT 与 SAPT 作用的荟萃分析，对以稳定型缺血性心脏病为主（占 50%）的研究进行了汇总分析，发现冠状动脉旁路移植术后应用 SAPT 和 DAPT 在总死亡率、心血管死亡率、MI、卒中等方面没有差异，而 DAPT 治疗的患者隐静脉移植物闭塞率较低。

6）抗血小板治疗的胃肠道损伤及保护：与双抗血小板治疗相比，单抗血小板治疗导致较轻的胃或小肠黏膜损伤。阿司匹林会增加胃十二指肠溃疡形成的风险。当与阿司匹林联合治疗时，P2Y12 受体抑制剂可增加胃溃疡出血风险。多项研究评估了 PPI 在 DAPT 中的安全性和有效性。6 项随机对照试验（6930 例患者）的荟萃分析显示，在 PCI 术后接受 DAPT 治疗的患者中，PPIs 的使用可降低胃肠道出血风险。在 DAPT 和 PPIs 治疗的冠心病患者中，MACE、心肌梗死和全因死亡的发生率无显著性差异。

指南建议见表 4-6。

表 4-6　AHA 指南关于慢性冠状动脉疾病患者抗血小板治疗的推荐意见

推荐意见	推荐级别	证据水平
对于 CCD 患者，建议使用低剂量阿司匹林 81mg（75 ～ 100mg）来减少动脉粥样硬化事件	I	A
PCI 治疗的 CCD 患者，术后 DAPT（阿司匹林 + 氯吡格雷）6 个月，然后 SAPT，可以减少 MACE 和出血事件	I	A
已接受 PCI 及 DES 治疗的患者，为了降低出血风险，在 1 ～ 3 个月的 DAPT 治疗后给予 P2Y12 抑制剂单药治疗不少于 12 个月是合理的	Ⅱb	A
既往有心肌梗死病史的 CCD 患者，如果出血风险低，为了降低 MACE 事件，可延长 DAPT 疗程至 12 个月以上，最长可达 3 年	Ⅱb	A
既往有心肌梗死病史的 CCD 患者，如果没有卒中、短暂性脑缺血发作或脑出血病史，可以在阿司匹林治疗基础上加用沃拉帕沙（一种 PAR1 抑制剂）以降低 MACE 事件	Ⅱb	B
冠状动脉旁路移植（CABG）术后的 CCD 患者，采用 DAPT 可能有助于减少大隐静脉桥血管阻塞的发生率	Ⅱb	B
DAPT 治疗的 CCD 患者，使用 PPI 可有效降低胃肠道出血风险	Ⅱa	B

注：CCD. 慢性冠状动脉疾病；PCI. 经皮冠状动脉介入治疗；SAPT. 单药抗血小板治疗；MACE. 主要心血管不良事件；DES. 药物洗脱支架；DAPT. 双联抗血小板治疗

（2）抗血小板药物与直接口服抗凝剂联合应用：多项临床试验已经在合并心房颤动的 CCD 患者中评估了同时使用抗血小板药物和直接口服抗凝剂（DOAC）的有效性和安全性，结果发现联合抗血小板药物和标准剂量 DOAC（达比加群 150mg 每日 2 次，阿哌沙班 5mg 每日 2 次，利伐沙班 20mg 每日 1 次，依多沙班 60mg 每日 1 次）并非没有增加出血风险。系统评价和网络荟萃分析显示，与维生素 K 拮抗剂联合 DAPT 相比，DOAC 联合 P2Y12 抑制剂可减少出血；与 DAPT 相比，不应用阿司匹林可减少出血，包括颅内出血，而 MACE

事件没有差异；对于出血风险高的患者，使用 DOAC（阿哌沙班 2.5mg 每日 2 次，利伐沙班每日 15mg，依多沙班每日 30mg，达比加群 110mg 每日 2 次）加 P2Y12 抑制剂（不含阿司匹林）可能是最佳选择，也是大多数 CCD 合并心房颤动患者 PCI 术后的首选抗栓治疗方案。

冠心病合并心房颤动患者 PCI 术后的三联抗栓治疗增加出血风险，而缺血风险并未显著降低。REDUAL PCI 试验亚组分析发现，与含华法林的三联抗栓治疗方案相比，PCI 术后双联抗栓治疗（达比加群加替格瑞洛或氯吡格雷）可降低出血风险。AFIRE 试验将冠心病（1 年前有过 PCI 或 CABG，或有过 CCD 病史）合并心房颤动患者随机分为利伐沙班单药治疗组与利伐沙班联合单一抗血小板药物（70.2% 接受阿司匹林，29.8% 接受 P2Y12 抑制剂）组，结果发现，在稳定型 CAD 合并心房颤动患者，利伐沙班单药治疗的有效性及安全性均优于联合治疗。COMPASS 试验评估了小剂量利伐沙班（2.5mg 每日 2 次）联合阿司匹林治疗有高缺血风险、中低出血风险的 CCD 患者中，降低心血管事件的有效性和安全性，结果发现阿司匹林联合小剂量利伐沙班组心血管死亡、卒中或心肌梗死的主要结局发生率显著低于阿司匹林单药组。

指南建议见表 4-7。

表 4-7 AHA 指南关于抗血小板药物与直接口服抗凝剂联合应用的推荐意见

推荐意见	推荐级别	证据水平
已接受择期 PCI 且需要口服抗凝血药物治疗的 CCD 患者，建议 DAPT 治疗 1～4 周后改为氯吡格雷单药治疗 6 个月	I	B
已接受 PCI 并需要口服抗凝血药物治疗的 CCD 患者，如果存在高血栓风险和低出血风险，则阿司匹林联合氯吡格雷应用 1 个月是合理的	IIa	B
需要口服抗凝血药物且动脉粥样硬化性血栓形成风险较低的 CCD 患者，为降低出血风险，可考虑在 PCI 术后 1 年停用阿司匹林，单独使用 DOAC	IIb	B
需要口服抗凝血药物治疗的 CCD 患者，如果没有需要联合抗血小板治疗的急性适应证，可以考虑 DOAC 单药治疗	IIb	C
无 DAPT 用药指征，且缺血事件风险高、有中低出血风险的 CCD 患者，在阿司匹林 81mg/d 的基础上加用小剂量利伐沙班 2.5mg，2 次 / 日，可降低远期 MACE 事件风险	IIa	B

注：PCI. 经皮冠状动脉介入治疗；CCD. 慢性冠状动脉疾病；DAPT. 双联抗血小板治疗；DOAC. 口服抗凝剂；MACE. 主要心血管不良事件

3. 降低 LDL-C 的药物 他汀类药物为首选降脂药物，能有效降低 TC 和 LDL-C，稳定斑块，延缓斑块进展。所有明确诊断冠心病的患者，无论其血脂水平如何，均应给予他汀类药物，并将 LDL-C 降至 1.8mmol/L 以下水平。临床常用的药物包括辛伐他汀（20～40mg 每晚 1 次）、阿托伐他汀（10～80mg 每晚 1 次）、普伐他汀（20～40mg 每晚 1 次）、氟伐他汀（40～80mg 每晚 1 次）、瑞舒伐他汀（5～20mg 每晚 1 次）等。他汀类药物总体安全性较高，但在应用时仍应注意监测转氨酶及肌酸激酶等生化指标，及时发现药物可能引起的肝脏损害和肌肉损伤，尤其是用大剂量他汀类药物强化调脂治疗时，更应注意监测药物的安全性。

其他降脂药物包括胆固醇吸收抑制剂依折麦布和前蛋白转化酶枯草溶菌素 9（PCSK9）抑制剂。依折麦布通过选择性抑制小肠胆固醇转运蛋白，有效减少肠道内胆固醇吸收，降低血浆胆固醇水平及肝脏胆固醇储量。对于单独应用他汀类药物胆固醇水平不能达标或不能耐受较大剂量他汀药物治疗的患者，可以联合应用依折麦布。PCSK9 抑制剂增加 LDL 受体的再循环，增加 LDL 清除，从而降低 LDL-C 水平。PCSK9 抑制剂的适应证包括杂合子家族性高胆固醇血症或临床动脉粥样硬化性心血管疾病患者，在控制饮食和最大耐受剂量他汀类药物治疗下仍需进一步降低 LDL-C 的患者。

荟萃分析显示，与中等强度他汀类药物相比，高强度他汀类药物降低 LDL-C 可使 MACE 事件减少 15%，LDL-C 绝对值降低越多，MACE 事件减少比例越大。此外，LDL-C 降低的百分比似乎也提供了额外的获益。尽管高强度他汀类药物治疗是首选，但某些患者可能无法耐受，或者由于显著的药物之间相互作用而禁用他汀类药物，可通过调整剂量或停用来解决。多项随机对照试验显示，中等强度的他汀类药物治疗也可减少已确诊 ASCVD 患者的心血管事件和死亡；因此，对于不能耐受高强度他汀类药物的患者，可使用中等强度他汀类药物治疗。PROVE-IT 研究发现，ACS 患者在中等强度他汀类药物治疗的基础上加依折麦布可显著降低 ASCVD 风险。依折麦布长期应用的安全性和耐受性已得到证实，因此通常应作为首选，必要时再添加 PCSK9 单克隆抗体，以达到所需的 LDL-C 水平。FOURIER 试验评估了依洛尤单抗在 LDL-C 水平（1.8mmol/L）或非 HDL-C 水平（2.6mmol/L）的 ASCVD 患者中的疗效，发现依洛尤单抗可降低 15% 的心血管事件，在有其他高危临床因素的患者中获益更大；即使在 LDL-C 水平非常低的人群中，也没有观察到神经认知不良反应的风险增加。

REDUCE-IT 试验纳入已确诊的 ASCVD 或糖尿病患者，在他汀类药物治疗下 LDL-C 水平 < 2.6mmol/L，但三酰甘油水平为 1.7 ～ 5.6mmol/L，结果发现使用二十碳五烯酸乙酯可显著降低 25% 的 MACE 事件风险及 20% 的心血管死亡风险。相反，STRENGTH 试验发现，与玉米油安慰剂相比，每天 4g 羧酸制剂的 ω-3 脂肪酸（EPA 和 DHA）没有任何益处。

英克司兰是一种小干扰 RNA，可分解 PCSK9 mRNA，使 PCSK9 的合成减少，可将 LDL-C 水平降低约 50%。该药通常耐受性良好，其对 MACE 事件的影响目前正在研究中。

指南建议见表 4-8。

表 4-8 AHA 指南关于 CCD 患者降低 LDL-C 的推荐意见

推荐意见	推荐级别	证据水平
对于 CCD 患者，推荐应用高强度他汀类药物使 LDL-C 水平降低 ≥ 50%，以降低 MACE 事件风险	I	A
对于存在高强度药物治疗禁忌证或不能耐受的患者，推荐中等强度他汀类药物治疗，目的是使 LDL-C 水平降低 30% ～ 49%，以降低 MACE 事件风险	I	A
对于 CCD 患者，应在启动他汀类药物治疗或剂量调整后 4 ～ 12 周检测空腹血脂，来评估生活方式改变的依从性和降脂药物的效果，以后每 3 ～ 12 个月根据需要评估治疗的反应或依从性	I	A

续表

推荐意见	推荐级别	证据水平
极高危 CCD 患者，如果在接受最大可耐受剂量他汀类药物治疗后，LDL-C 水平仍≥ 1.8mmol/L，加用依折麦布可进一步降低 MACE 事件风险	Ⅱa	B
极高危 CCD 患者，如果在接受最大可耐受剂量的他汀类药物和依折麦布治疗后，LDL-C 水平仍≥ 1.8mmol/L，或非高密度脂蛋白胆固醇水平≥ 2.6mmol/L，加用 PCSK9 单克隆抗体可进一步降低 MACE 事件风险	Ⅱa	A
CCD 患者在接受最大可耐受剂量的他汀类药物治疗后，如果 LDL-C 水平< 2.6mmol/L 且空腹三酰甘油水平为 1.7 ～ 5.6mmol/L，在去除继发性原因后，可考虑使用二十碳五烯酸乙酯（鱼油）进一步降低 MACE 事件及心血管死亡风险	Ⅱb	B
对于非极高危的 CCD 患者，在接受最大可耐受剂量的他汀类药物治疗后，如果 LDL-C ≥ 1.8mmol/L，加用依折麦布以进一步降低 MACE 事件风险可能是合理的	Ⅱb	B
已接受最大可耐受剂量的他汀类药物治疗的 CCD 患者中，如果 LDL-C 水平≥ 1.8mmol/L，且依折麦布和 PCSK9 单克隆抗体治疗仍不能达标或不能耐受，可加用贝派地酸或英克司兰（替代 PCSK9 单克隆抗体）以进一步降低 LDL-C 水平	Ⅱb	B

注：CCD. 慢性冠状动脉疾病；MACE. 主要心血管不良事件；LDL-C. 低密度脂蛋白胆固醇

4. ACEI 或 ARB 类药物 除了降低血压外，肾素 - 血管紧张素 - 醛固酮系统抑制剂（RAASi）还能减少高危 CCD 患者的 MACE 事件，改善患者症状，缩短住院时间，延长生存期。在高血压和糖尿病患者中，RAASi 可降低中度蛋白尿和终末期肾脏疾病的发生率。CCD 患者若合并高血压、糖尿病、心力衰竭或左心室收缩功能不全等高危因素，建议使用 ACEI。不能耐受 ACEI 类药物者可使用 ARB 类药物。RAASi 相关临床试验（PEACE、QUIET、CAMELOT 及 IMAGINE 等）在低风险 CCD 人群中没有发现一致的 CVD 事件减少。接受 RAASi 治疗的患者在用药开始和滴定过程中需要密切随访，包括依从性评估、血压情况、潜在不良反应评估（如直立性低血压）、不耐受（如咳嗽、血管性水肿）等。

指南建议见表 4-9。

表 4-9　AHA 指南关于 CCD 患者 ACEI 或 ARB 类药物使用的推荐意见

推荐意见	推荐级别	证据水平
伴有高血压、糖尿病或 CKD 且 LVEF ≤ 40% 的 CCD 患者，建议使用 ACEI 以减少心血管事件，如果 ACEI 不耐受，建议使用 ARB	Ⅰ	A
没有高血压、糖尿病或 CKD 且 LVEF > 40% 的 CCD 患者，可以考虑使用 ACEI 或 ARB 来减少心血管事件	Ⅱb	B

注：CCD. 慢性冠状动脉疾病；CKD. 慢性肾脏病；LVEF. 左心室射血分数；ACEI. 血管紧张素转化酶抑制剂；ARB. 血管紧张素Ⅱ受体阻滞剂

5. β 受体阻滞剂　CCD 包括既往有或无心肌梗死、左心室收缩功能障碍或两者兼而有之。对于有左心室收缩功能障碍的 CCD 患者，β 受体阻滞剂治疗的益处是肯定的，其他适应证包括心绞痛、未控制的高血压或心律失常。β 受体阻滞剂能抑制心脏 β 肾上腺素能受体，减慢心率、减弱心肌收缩力、降低血压，从而降低心肌耗氧量以减少心绞痛发作和增加运动耐量。推荐使用无内在拟交感活性的选择性 β 受体阻滞剂。剂量应个体化，从较小剂量开始，逐步增加剂量，以能缓解症状、心率不低于 50 次 / 分为宜。有严重心动过缓和高度房室传导阻滞、窦房结功能紊乱、明显的支气管痉挛或支气管哮喘的患者禁用 β 受体阻滞剂；外周血管疾病及严重抑郁是相对禁忌证；慢性阻塞性肺疾病患者可谨慎使用高选择性 β 受体阻滞剂。

多项随机对照临床试验证实 β 受体阻滞剂可减少左心室收缩功能障碍患者的心血管死亡和 MACE 事件，在既往有或无心肌梗死病史的患者中均能获益。来自韩国急性心肌梗死登记处（KAMIRNIH）的数据表明，β 受体阻滞剂治疗的临床益处可能不仅限于 LVEF 降低（≤ 40%）的患者，甚至可以扩展到 LVEF 中等水平（40% ～ 49%）的患者。鉴于 β 受体阻滞剂治疗的明确益处，推荐积极用于这类患者。

在没有左心室收缩功能障碍的情况下长期使用 β 受体阻滞剂尚有争议。没有心肌梗死或左心室收缩功能障碍病史的 CCD 患者，β 受体阻滞剂不能减少心血管死亡。REACH 登记研究发现，在没有心肌梗死病史的冠心病患者中，β 受体阻滞剂不能显著降低主要终点事件的发生率。来自国家心血管数据登记中心的一项分析（CathPCI）评估了 β 受体阻滞剂在无心肌梗死、左心室收缩功能障碍或收缩期心力衰竭的 PCI 术后患者中的临床益处，结果表明在 30d 或 3 年的随访中，β 受体阻滞剂的使用与心血管疾病发病率或死亡率的改善无关。CHARISMA 试验的事后分析中也看到了类似结果，在没有心肌梗死或心力衰竭的患者中，使用 β 受体阻滞剂没有观察到心血管事件的减少。长期使用 β 受体阻滞剂治疗也可能带来潜在的临床风险，包括疲劳、抑郁和药物 - 药物相互作用，因此未来需要高质量数据来确定该人群使用 β 受体阻滞剂的必要性和持续时间。

指南建议见表 4-10。

表 4-10　AHA 指南关于 CCD 患者 β 受体阻滞剂应用的推荐意见

推荐意见	推荐级别	证据水平
LVEF ≤ 40% 的 CCD 患者，无论既往是否有心肌梗死病史，都建议使用 β 受体阻滞剂来降低未来 MACE 事件的风险，包括心血管死亡	I	A
LVEF < 50% 的 CCD 患者，推荐使用琥珀酸美托洛尔缓释片、卡维地洛或比索洛尔，并滴定至目标剂量，优于其他 β 受体阻滞剂	I	A
既往因心肌梗死而启动 β 受体阻滞剂治疗的 CCD 患者，如果目前 LVEF > 50%，无心绞痛、心律失常及未控制的高血压，就需要重新评估长期（> 1 年）使用 β 受体阻滞剂降低 MACE 事件的指征	IIb	B

注：CCD. 慢性冠状动脉疾病；LVEF. 左心室射血分数；MACE. 主要心血管不良事件

6. 秋水仙碱　炎症是动脉粥样硬化发生的关键因素，因此使用特定的抗炎药物可能对改善心血管预后有用。秋水仙碱通过改变炎症细胞的趋化性和吞噬作用，从而表现出抗炎特性，还能降低黏附分子的表达，并影响细胞因子的产生。LoDoCo2 试验结果显示，与安慰剂相比，临床稳定的 ASCVD 患者每天服用 0.5mg 秋水仙碱可降低心血管事件复发的风险，但秋水仙碱组的非心血管原因死亡风险有增加的趋势。COLCOT 试验是第一个评估秋水仙碱对 ACS 患者二级预防疗效的试验，发现秋水仙碱可减少因心肌梗死、心搏骤停、卒中或因心绞痛导致冠状动脉血运重建而紧急住院死亡的主要终点。秋水仙碱半衰期长、治疗窗口窄，且通过细胞色素 P4503A4 和 P 糖蛋白代谢，容易发生药物相互作用。因此，将其使用限制在那些尽管有最佳药物治疗但仍处于非常高风险的患者，并严密监测不良反应。

AHA 指南推荐：对于 CCD 患者，加入秋水仙碱进行二级预防可以减少 ASCVD 事件的复发（推荐意见 AHA，Ⅱb，B）。

（三）血运重建治疗

临床上常用的血运重建治疗措施包括冠状动脉旁路移植术（CABG）和经皮冠状动脉介入治疗（PCI）。CABG 通过桥血管将血液输送到冠状动脉病变段以远的部位，可以通过不受上游冠状动脉病变影响的血液供应替代途径，为未来可能的缺血性损伤提供保护。PCI 只处理置入支架部位的冠状动脉段。与 PCI 相比，某些亚组患者可从 CABG 中获得生存获益，包括复杂或弥漫性冠状动脉病变及糖尿病患者。血管重建方案的选择应基于现有证据、患者特定风险情况和预期寿命，由心脏团队共同决策。

SYNTAX 试验显示，接受 PCI 治疗的合并左主干病变的高度复杂病变（定义为 SYNTAX 评分 > 33 分）患者 5 年 MACE 事件发生率和心血管死亡率明显高于 CABG 组。SYNTAX 试验 10 年随访发现，在三支病变患者中，PCI 组的死亡率比 CABG 组高 40%。Head 等对 11 项随机对照试验 11 518 例患者的数据进行了汇总分析，结果显示，在多支病变患者中，CABG 组比 PCI 组的死亡率更低，SYNTAX 评分越高（≥ 33 分），CABG 疗效越好。FREEDOM 试验比较了 CABG 与 PCI 在糖尿病合并冠状动脉多支病变患者中的疗效，纳入的患者中 82% 的 PCI 组和 85% 的 CABG 组有三支病变，91% 的患者有左前降支受累；在 5 年随访中，PCI 组全因死亡率高于 CABG 组；后续随访发现，PCI 组患者 8 年的全因死亡率继续显著增高 [风险比 1.36（95% CI：1.07 ～ 1.74）]。Head 等的荟萃分析显示了一致的结果，糖尿病患者接受 PCI 治疗 5 年死亡风险比接受 CABG 治疗的患者增加了近 50%。

指南建议见表 4-11。

表 4-11 AHA 指南关于 CCD 患者血运重建治疗的推荐意见

推荐意见	推荐级别	证据水平
合并有严重左主干病变的高度复杂性冠脉病变的 CCD 患者，血运重建选择 CABG 优于 PCI，可以提高生存率	I	B
对于复杂冠状动脉多支病变、弥漫性病变的 CCD 患者，需要血运重建时（如 SYNTAX 评分 > 33 分），选择 CABG 优于 PCI，可提高生存率	Ⅱa	B
对于需要进行血运重建但不适合外科手术的 CCD 患者，选择 PCI 以改善症状和降低 MACE 是合理的	Ⅱa	B

续表

推荐意见	推荐级别	证据水平
对于有 CCD、糖尿病和冠状动脉多支病变累及左前降支的患者，推荐 CABG（从左胸廓内动脉到左前降支）优先于 PCI，以减少死亡率和重复血运重建	I	A
对于合并有左主干狭窄及低到中等复杂冠状动脉病变（SYNTAX 评分 ≤ 33 分）的 CCD 并糖尿病患者，可以考虑采用 PCI 替代 CABG 来降低 MACE 事件	Ⅱb	B

注：CCD. 慢性冠状动脉疾病；PCI. 经皮冠脉介入治疗；CABG. 冠状动脉旁路移植术

（四）难治性心绞痛的处理

难治性心绞痛有 3 个主要特征：①心绞痛或等同症状经强化药物治疗仍无法控制；②客观证据表明心绞痛症状有缺血性原因；③不适合行进一步冠状动脉血管重建术。通常症状会导致严重的生活受限、功能状态受限甚至残疾。一项随机临床试验结果对增强体外反搏的支持力度很弱。早期的非盲法试验报告了心肌激光血运重建术缓解心绞痛的益处，但手术死亡率在 3% ～ 9%，而最大与假手术对照的随机临床试验没有显示出任何益处。指南推荐对于患有慢性冠心病、难治性心绞痛且没有其他治疗选择的患者，可以考虑增强体外反搏以缓解症状（推荐意见 AHA，Ⅱb，B）。

第三节　急性冠脉综合征

一、定义和流行病学

急性冠脉综合征（acute coronary syndrome，ACS）是一组由急性心肌缺血引起患者临床症状或体征改变的系列疾病。其主要病理基础是动脉粥样硬化斑块破裂或糜烂，导致冠状动脉内急性血栓形成，血小板激活是其发病的重要环节。根据是否有心肌肌钙蛋白(cTn)急性升高分为不稳定型心绞痛（unstable angina，UA）和急性心肌梗死（acute myocardial infarction，AMI）；AMI 根据心电图改变分又为非 ST 段抬高型心肌梗死（non-ST-segment elevation myocardial infarction，NSTEMI）和 ST 段抬高型心肌梗死（ST-segment elevation myocardial infarction，STEMI）；非 ST 段抬高急性冠脉综合征（NSTE-ACS）包括 UA 和 NSTEMI。ACS 临床表现多样，可从无症状，到持续胸部不适或心搏骤停、心电 / 血流动力学不稳定或心源性休克（cardiogenic shock，CS）。

UA 定义为在静息或最小运动量时出现心肌缺血相关症状，而没有急性心肌细胞损伤或坏死，以特殊的临床表现为特征：静息心绞痛时间延长（> 20min）；新发的严重心绞痛；心绞痛发作频次增加、持续时间延长或诱发阈值降低；近期心肌梗死后心绞痛。分为初发劳力型心绞痛、恶化劳力型心绞痛、静息心绞痛、梗死后心绞痛及变异型心绞痛。

AMI 定义为急性心肌缺血导致的心肌细胞坏死，包括由动脉粥样硬化血栓事件引起的心肌梗死（1 型心肌梗死）和其他潜在原因引起的心肌缺血和心肌细胞坏死（2 ～ 5 型心肌梗死）。需要与引起心肌损伤的其他原因包括心肌炎、败血症、应激性心肌病（Takotsubo 综合征）、心瓣膜病、心律失常和心力衰竭（HF）等相鉴别。

ACS 常为心血管疾病（CVD）的首发临床表现。ESC 的 57 个成员国中估计每年有 580 万例缺血性心脏病新发病例，每 10 万人中年龄标化发病率中位数为 293.3。UA 是一种常见多发病，男性多于女性；我国发病率低于欧美国家，但是由于生活水平的提高及人口老龄化的影响，近 30 年我国 UA 的发病率逐渐升高。在过去 30 年里，欧洲 STEMI 和 NSTEMI 的相对发病率分别呈下降和上升趋势。瑞典是欧洲 STEMI 登记最全的国家，2015 年 STEMI 的发病率为 58/10 万；在其他欧洲国家，年发病率为（43～144）/10 万。同样，美国报道的调整后的发病率从 1999 年的 133/10 万下降到 2008 年的 50/10 万，而 NSTEMI 的发病率保持不变或略有增加。2022 年 6 月发布的《中国心血管健康与疾病报告 2021》显示，我国冠心病患者约 1139 万例，2019 年中国城市居民冠心病死亡率为 121.59/10 万，农村为 130.14/10 万，仍呈上升趋势。从 2005 年开始，AMI 死亡率呈快速上升趋势，农村地区 AMI 死亡率自 2013 年起持续高于城市水平。ESC 登记的未选择 STEMI 患者的住院死亡率在 4%～12%，而血管造影明确诊断的 STEMI 患者的 1 年死亡率约为 10%。

疑似 ACS 的患者通常根据心电图是否有 ST 段抬高进行初步分类，在获得心肌肌钙蛋白结果后，可以根据是否存在心肌肌钙蛋白升高进一步分类。心电图改变和心肌肌钙蛋白是否升高在 ACS 患者的初步诊断中很重要，有助于对患者进行危险分层并指导初始治疗策略。然而，在急性期处理和稳定阶段之后，所有 ACS 患者的后续管理策略都是相同的。目前最新的急性冠脉综合征管理指南是 2023 年由欧洲心脏病学会（European Society of Cardiology，ESC）急性冠脉综合征管理工作组制定并发布的，因此，本节内容主要参考该指南。

二、循证治疗

急性期处理

1. 心脏重症监护　建议将高危 ACS 患者（包括所有 STEMI 患者）送入心脏重症监护室（CICU）。高危 ACS 包括持续的心肌缺血（再灌注延迟或失败）、急性心力衰竭和（或）心源性休克（CS）、心搏骤停、恶性心律失常、高度房室传导阻滞和急性肾衰竭（少尿或无尿）。CICU 医务人员应熟悉 ACS 各个方面的管理，包括心电血压呼吸监测、有创和无创血流动力学监测、心律失常、心力衰竭、机械循环支持、机械通气等。应注意的是，住院期间大多数的不良事件发生在入院和开始治疗后早期。建议所有 ACS 患者在症状出现后进行心电监测至少 24h，以便发现心律失常和新的 ST 段抬高/压低，并在有指征时及时除颤。具有以下一项以上标准的患者被认为是心律失常中高风险：血流动力学不稳定、出现严重心律失常、LVEF ＜ 40%，再灌注失败，梗死相关血管以外的冠状动脉严重狭窄，或 PCI 相关并发症。建议大多数 ACS 患者尽早下床活动。而大面积心肌梗死或有严重并发症的患者需要延长卧床休息时间，并限制体力活动。对冠状动脉解剖结构的了解及成功的再灌注使 ACS 发病后的住院时间逐渐缩短，同时 30d 死亡率显著降低，且有证据表明 72h 内出院与晚期死亡无关。符合以下标准的患者被认为是"低风险"，且适合早期出院：年龄＜

70 岁，LVEF > 45%，1 支或 2 支血管疾病，成功 PCI，没有持续性心律失常。

指南建议见表 4-12。

表 4-12　ESC 指南关于 ACS 患者心脏重症监护的推荐意见

推荐意见	推荐级别	证据水平
高危患者（包括所有 STEMI 患者和极高危的 NSTE-ACS 患者）进行心电监测至少 24h	I	C
已成功再灌注治疗且无并发症的高危患者应在 CCU/CICU 中至少监测 24h，之后转移到普通监测床上再停留 24 ～ 48h	I	C
如果安排了早期康复和充分的随访，部分高危患者可考虑在 48 ～ 72h 出院	IIa	A
成功 PCI 且无并发症的患者可考虑当天转移	IIa	C

注：STEMI. ST 段抬高型心肌梗死；ACS. 急性冠脉综合征；PCI. 经皮冠脉介入治疗

2. **吸氧**　低氧血症（氧饱和度 < 90%）的 ACS 患者推荐补充氧气（推荐意见 ESC，I，C）。非缺氧（氧饱和度 > 90%）患者补氧无临床获益，不建议常规吸氧（推荐意见 ESC，III，A）。

3. **硝酸甘油**　舌下含服硝酸甘油可能有助于缓解缺血症状。然而，含服硝酸甘油后胸痛症状减轻可能具有误导性，因此不推荐作为诊断手段。ECG 提示 STEMI 的患者，含服硝酸甘油后症状缓解，建议再次进行心电图检查，若含服硝酸甘油后抬高的 ST 段完全正常化，症状缓解，提示冠状动脉痉挛，伴或不伴心肌梗死。以下情况不建议使用硝酸甘油：低血压、显著的心动过缓或心动过速、右心室梗死、已知严重主动脉瓣狭窄或在 24 ～ 48h 使用过磷酸二酯酶 V 型抑制剂的患者。

4. **镇痛**　应考虑静脉注射阿片类药物（如吗啡 5 ～ 10mg）以缓解严重胸痛（推荐意见 ESC，IIa，C），对于非常焦虑的患者，应考虑使用较温和的镇静药（推荐意见 ESC，IIa，C）。然而，吗啡可能会加重恶心和呕吐，延缓口服药物的胃肠道吸收，这可能会延迟口服抗血小板药物的起效时间。小规模临床试验证据表明，静脉注射吗啡也可能减轻急性冠状动脉闭塞患者的心肌和微血管损伤，尽管与甲氧氯普胺合用似乎会抵消这种效果。然而，也有报道称吗啡会降低替格瑞洛的抗血小板活性，这种作用可以通过甲氧氯普胺来抵消。吗啡也可能减少 P2Y12 受体抑制剂的吸收，延迟起效时间，并降低其抗血小板作用，尽管这种作用在不同的 P2Y12 抑制剂之间可能有所不同。这方面的进一步研究正在进行中，但目前可用的临床数据尚未显示吗啡和抗血小板药物在 ACS 患者中的相互作用会增加不良临床结局的风险。

5. **静脉注射 β 受体阻滞剂**　在 STEMI 患者进行侵入性治疗时代，很少有随机对照试验（RCT）检验早期静脉注射 β 受体阻滞剂的作用。并不是所有的 β 受体阻滞剂都能起到相同的作用。静脉注射美托洛尔也是在 PPCI 患者临床试验中应用最广泛的 β 受体阻滞剂，实验研究证实，在持续急性冠状动脉闭塞的情况下，美托洛尔可发挥最大的心脏保护作用。尽管早期静脉注射美托洛尔的长期临床益处尚不清楚，但在无急性心力衰竭症状的患者中使用美托洛尔是安全的，并且可降低室速、心室颤动及微血管阻塞的发生率。

已接受 PPCI 且无急性心力衰竭症状、收缩压 > 120mmHg、无其他禁忌证的 STEMI 患者，应考虑静脉注射 β 受体阻滞剂（最好是美托洛尔）（推荐意见 ESC，Ⅱa，A）。

6. ACS 的再灌注治疗

（1）STEMI 的侵入性治疗策略：诊断 STEMI 的患者，应立即行再灌注治疗，首选 PPCI 策略（即立即进行血管造影，必要时行 PCI）。随机对照临床试验结果显示，如果治疗延迟时间相似，PPCI 在降低死亡率、非致死性再梗死和卒中方面优于静脉溶栓。然而，对发病在 12h 以内的患者，在某些情况下如果 PPCI 不能及时实施，应立即进行静脉溶栓治疗。对于接受溶栓治疗的患者，如果溶栓失败（即溶栓后 60 ~ 90min ST 段回落 < 50%）或存在血流动力学或电性不稳定、缺血恶化或持续胸痛者，则需要行补救 PCI；溶栓成功的患者也应进行早期冠状动脉造影（溶栓后 2 ~ 24h）。在非 PCI 中心就诊的 STEMI 患者应立即转运到具备 PCI 能力的中心，以便及时实施 PPCI；如果在 120min 内不能实施 PPCI，则应立即进行溶栓，然后转移到 PCI 中心。

发病超过 12h 的患者，PPCI 策略优于溶栓。常规 PPCI 策略对发病超过 12h 的 STEMI 患者的价值尚不明确。一项纳入 347 例发病 12 ~ 48h 且无持续性症状的 STEMI 患者的小型 RCT 研究结果显示，与保守治疗相比，常规 PPCI 策略可以改善心肌存活及患者的长期生存率。FAST-MI（法国急性 STEMI 及 NSTEMI 注册项目）研究结果显示，与保守治疗相比，介入治疗策略在 1 个月（2.1% *vs.* 7.2%）和中位随访 58 个月（30.4% *vs.* 78.7%）时的全因死亡率显著降低。然而，大型闭塞动脉试验（OAT）结果显示，在心肌梗死后 3 ~ 28d，梗死相关动脉（IRA）持续闭塞的稳定患者中，常规 PCI 与药物治疗相比没有临床获益。一项荟萃分析结果也显示，对闭塞的 IRA 实施晚期再通没有显著获益。因此，对于发病 > 48h 且无持续性症状的 STEMI 患者，不建议对闭塞的 IRA 常规进行 PCI 治疗。

对 IRA 解剖结构特殊不适合 PCI 的患者应考虑行急诊冠状动脉旁路移植术（coronary artery bypass graft，CABG）。对于需要行冠状动脉血管重建术且合并机械性并发症的急性心肌梗死患者，建议在手术修复的同时行 CABG。STEMI 患者 PCI 治疗失败时，很少进行急诊 CABG，因为再灌注治疗延迟，心肌恢复到足以影响预后程度的可能性很低，在这种情况下外科手术血运重建的益处不太确定，且手术风险可能会升高。

指南建议如下：

1）建议对所有诊断为 STEMI（持续性 ST 段抬高或等同情况）且缺血症状持续时间 ≤ 12h 的患者立即进行再灌注治疗（推荐意见 ESC，Ⅰ，A）。

2）如果从诊断 STEMI 到 PCI 的预期时间 < 120min，则建议首选 PPCI 策略，优于溶栓（推荐意见 ESC，Ⅰ，A）。

3）发病时间 > 12h 的 STEMI 患者，如果存在持续性心肌缺血症状、血流动力学不稳定或危及生命的心律失常时，建议实施 PPCI（推荐意见 ESC，Ⅰ，C）。

4）发病时间超过 48h 且无症状的 STEMI 患者，不建议对闭塞的梗死相关血管（IRA）常规进行 PCI（推荐意见 ESC，Ⅲ，A）。

（2）STEMI 静脉溶栓治疗：静脉溶栓是发病 12h 内的 STEMI 患者不能及时实施 PPCI 时重要的再灌注治疗措施。首选特异性纤溶酶原激活剂（即替奈普酶、阿替普酶等）。缺血相关症状显著改善、心电图 ST 段回落 ≥ 50% 和血流动力学稳定等通常提示溶栓治疗成功。有研究显示，发病 6h 内的 STEMI 患者，每 1000 例患者接受溶栓治疗，可减少 30 例患者早期死亡。如果有训练有素的医务人员在场，建议在院前开始溶栓，目标是在 STEMI 诊断后 10min 内启动溶栓治疗，不应因等待心脏生物标志物检测结果而推迟溶栓。一个纳入 6 项 RCT（*n*=6434）的荟萃分析结果显示，与院内溶栓相比，院前溶栓可降低 17% 的早期死亡率，特别是在症状出现后的最初 2h 内溶栓治疗。心肌梗死后早期再灌注策略（STREAM）研究表明，发病 3h 内的 STEMI 患者，如果在首次医疗接触（FMC）后 1h 内不能进行 PPCI，采取院前溶栓 + 早期 PCI 策略与转运行 PPCI 的获益相似，尽管前者轻微增加颅内出血风险。对于年龄 > 75 岁的患者，替奈普酶剂量减半可以减少颅内出血风险。

建议患者在溶栓治疗后立即转诊至 PCI 中心。如果溶栓失败或有再闭塞或再梗死迹象并伴有 ST 段再次抬高，则应立即进行冠状动脉造影及补救 PCI；在这种情况下，再次使用溶栓药物是没有益处的，因此不建议使用。即使溶栓成功（60 ～ 90min ST 段回落 > 50%，典型再灌注性心律失常，胸痛消失），也建议常规早期（2 ～ 24h）行冠状动脉造影。一些随机试验表明，与"观察等待"策略（仅在出现自发性或诱发性严重心肌缺血或左心室功能障碍等情况的患者进行冠状动脉造影及血运重建）相比，溶栓后常规早期行冠状动脉造影，必要时 PCI，可降低再梗死和缺血复发的风险。一项荟萃分析纳入接受溶栓治疗（*n*=4212）、PPCI（*n*=6139）或溶栓后立即或早期行 PCI（*n*=5006）的 STEMI 患者，探讨 STEMI 患者溶栓后是否应立即或在 1d 内转移到具有 PCI 能力的中心，结果发现，溶栓后立即或早期行 PCI 是仅次于行 PPCI 的策略，与传统的溶栓治疗相比，其死亡的优势比（OR）为 0.79[95% CI：0.59 ～ 1.08]。这证实了将 STEMI 患者在溶栓后 2 ～ 24h 转运到 PCI 中心进行冠状动脉造影及必要时行 PCI 的安全性，并没有增加卒中或大出血等不良事件的风险。

指南建议如下：

1）发病后 12h 内的 STEMI 患者，如果不能及时实施 PPCI（< 120min），建议对无禁忌证者进行溶栓治疗（推荐意见 ESC，Ⅰ，A）。

2）对溶栓失败（即溶栓后 60 ～ 90min ST 段回落 < 50%）或存在血流动力学或心电不稳定、缺血恶化或持续性胸痛的患者进行补救性 PCI（推荐意见 ESC，Ⅰ，A）。

3）所有患者在溶栓后立即转运到具备 PCI 能力的中心（推荐意见 ESC，Ⅰ，A）。

4）在溶栓成功后 2 ～ 24h 行冠状动脉造影，必要时对 IRA 实施 PCI（推荐意见 ESC，Ⅰ，A）。

5）对溶栓后出现新发或持续性心力衰竭 / 休克的患者进行急诊冠状动脉造影，必要时对梗死相关血管（IRA）实施 PCI（推荐意见 ESC，Ⅰ，A）。

（3）NSTE-ACS 的侵入性治疗策略：NSTE-ACS 患者符合以下任何一项高危表现 [根据目前推荐的 ESC hs-cTn 算法确诊为 NSTEMI；ST 段和（或）T 波动态变化；ST 段一过性抬高；GRACE 评分 > 140 分]，应考虑早期侵入性策略，即在发病后 24h 内常规进行冠状动脉造影，必要时行 PCI。迄今为止最大的一项荟萃分析（纳入 17 项随机对照试验，共 10 万例患者）结果显示，在所有 NSTE-ACS 患者中，早期侵入性策略显著降低了缺血复发风险，并缩短住院时间，但是全因死亡率、心肌梗死、心力衰竭再住院或再次血运重建发生率并没有显著降低。而观察性研究数据显示，对于没有高危表现且 NSTE-ACS 可能性低的患者，早期侵入性策略并没有显著获益，建议这部分患者在负荷试验或冠状动脉 CTA 检测到显著的冠状动脉狭窄病变后，再选择侵入性策略。

指南建议如下：

1）有高危因素或高度怀疑不稳定型心绞痛的 NSTE-ACS 患者，建议在住院期间采取早期侵入性策略（推荐意见 ESC，Ⅰ，A）。

2）对于没有极高危或高危特征，且 NSTE-ACS 可能性较低的患者，建议采取择期侵入性策略（推荐意见 ESC，Ⅰ，A）。

3）NSTE-ACS 患者，如果符合以下一项或以上极高危特征，建议采取立即侵入性策略：血流动力学不稳定或心源性休克；药物治疗后仍反复发作的顽固性心绞痛；危及生命的心律失常或心搏骤停；机械并发症；与持续性心肌缺血相关的急性心力衰竭；反复出现的 ST 段或 T 波动态变化，特别是间歇性 ST 段抬高（推荐意见 ESC，Ⅰ，C）。

7. 抗栓治疗　抗栓治疗是 ACS 患者管理的重要组成部分。具体药物选择及组合、治疗开始时间、持续时间取决于患者的个体情况及手术因素。治疗决策必须权衡抗栓治疗的益处及出血风险，包括严重的、危及生命的出血。

（1）急性期抗血小板治疗：抗血小板药物在 ACS 急性期治疗中起关键作用。阿司匹林应尽快给予负荷剂量（LD），随后进行维持治疗。目前的证据支持阿司匹林维持剂量（MD）为 75 ~ 100mg，每日 1 次。基于 PLATO 研究及 TRITON-TIMI 38 研究结果，包含阿司匹林和 P2Y12 受体抑制剂（普拉格雷或替格瑞洛）的双联抗血小板治疗（DAPT）被推荐作为 ACS 患者的默认 DAPT 策略。普拉格雷或替格瑞洛存在禁忌证或不可用，或存在高出血风险（HBR）时应使用氯吡格雷。此外，老年患者（≥ 70 岁）也可考虑使用氯吡格雷。对于接受 PCI 治疗的 ACS 患者，应优先考虑普拉格雷而不是替格瑞洛。ISAR-REACT 5 研究是对接受侵入性策略的 ACS 患者应用 1 年含普拉格雷的 DAPT 与含替格瑞洛的 DAPT 进行的头对头比较，发现与替格瑞洛相比，含普拉格雷的治疗策略显著降低了死亡、心肌梗死或卒中的综合终点（6.9% *vs.* 9.3%，*P*=0.006），而不增加出血并发症（4.8% *vs.* 5.4%，*P*=0.46）。

在口服负荷剂量后，阿司匹林和 P2Y12 受体抑制剂都能更快地实现血小板抑制。预处理是指在冠状动脉造影之前给予抗血小板药物，通常是 P2Y12 受体抑制剂。虽然预处理可能对 ACS 患者具有潜在益处，但尚缺乏支持常规使用 P2Y12 受体抑制剂预处理的大规模随机对照试验。

ATLANTIC 试验是唯一一项比较在 STEMI 患者 PPCI 术前不同时间点启动 P2Y12 受体抑制剂预处理的安全性和有效性的随机临床试验。研究发现，预处理组未能达到改善 ST 段抬高或 TIMI 血流分级的预定主要终点。两组的大出血和小出血发生率相同。

随机对照试验显示，NSTE-ACS 患者在诊断及 PCI 治疗时使用普拉格雷进行预处理，在缺血结局方面缺乏益处，而且出血风险也明显增加；在这项研究中，预处理组从第一次负荷量到开始冠状动脉造影的中位时间为 4.4h。SAR-REACT 5 研究结果显示，在 NSTE-ACS 患者中，以替格瑞洛为基础的常规预处理策略优于以普拉格雷为基础的延迟负荷策略。DUBIUS 试验旨在比较 P2Y12 受体抑制剂下游或上游给药策略的益处，因计划在入院后 72h 内进行冠状动脉造影的 NSTE-ACS 患者（包括 NSTEMI 和 UA）在上游和下游口服 P2Y12 受体抑制剂没有差异，提前终止试验。

对于拟行 PPCI 的 STEMI 患者，可以考虑使用 P2Y12 受体抑制剂进行预处理。诊断为 NSTE-ACS 的患者中，不建议在了解冠状动脉解剖结构之前使用 P2Y12 受体抑制剂进行常规预处理。对于诊断为 NSTE-ACS 的患者，如果侵入性血管造影的预期延迟（即 > 24h），可根据患者的出血风险考虑是否使用 P2Y12 受体抑制剂进行预处理。未行 P2Y12 受体抑制剂预处理的 ACS 患者在接受 PCI 治疗时，建议给予负荷量。

围介入期静脉注射抗血小板药物包括 P2Y12 受体抑制剂（坎格瑞洛）和糖蛋白（GP）Ⅱb/Ⅲa 抑制剂（依替巴肽和替罗非班）。在 PCI 治疗的 ACS 患者中评估 GP Ⅱb/Ⅲa 抑制剂的大多数试验早于常规 DAPT 时代，特别是早期启动包括强效 P2Y12 受体抑制剂的 DAPT 负荷剂量治疗。没有有力证据表明常规使用 GP Ⅱb/Ⅲa 抑制剂对冠状动脉造影的 ACS 患者有任何额外的益处。然而，如果 PCI 期间出现无复流或血栓负荷重，应考虑使用 GP Ⅱb/Ⅲa 抑制剂。坎格瑞洛是一种直接可逆的短效 P2Y12 受体抑制剂。对 CHAMPION PCI、CHAMPION PLATFORM 和 CHAMPION PHOENIX 等研究进行荟萃分析显示，坎格瑞洛在主要缺血终点方面的获益被其导致的轻微出血增加所平衡。由于坎格瑞洛在预防患者术中和术后支架血栓形成方面已被证实有效，因此对于既往未使用 P2Y12 受体抑制剂的患者，包括在急诊 PCI 治疗中可能无法给予口服药物的患者 [例如 CS 患者和（或）机械通气患者]，可以考虑使用坎格瑞洛。

指南建议如下：

1）推荐所有无禁忌证的患者使用阿司匹林，初始口服负荷剂量为 150 ～ 300mg（或 75 ～ 250mg 静脉注射），长期维持治疗剂量为 75 ～ 100mg，每天 1 次（推荐意见 ESC，Ⅰ，A）。

2）所有 ACS 患者，除非有高出血风险（HBR），推荐在阿司匹林基础上加用 P2Y12 受体抑制剂，初始口服负荷剂量，然后维持剂量持续 12 个月（推荐意见 ESC，Ⅰ，A）。

3）既往未使用 P2Y12 受体抑制剂的患者在 PCI 前推荐使用普拉格雷（60mg 负荷，10mg，每天 1 次维持，年龄 ≥ 75 岁或体重 < 60kg 的患者 5mg，每天 1 次维持）（推荐意见 ESC，Ⅰ，B）。

4）无论采用何种治疗策略（侵入性或保守性），均推荐使用替格瑞洛（180mg 负荷，90mg，每天 2 次维持）（推荐意见 ESC，Ⅰ，B）。

5）普拉格雷或替格瑞洛不可用、不能耐受或有禁忌时，推荐使用氯吡格雷（300 ～ 600mg 负荷，75mg，每天 1 次维持）（推荐意见 ESC，Ⅰ，C）。

6）对于拟接受 PCI 治疗的 ACS 患者，普拉格雷优于替格瑞洛（推荐意见 ESC，Ⅱa，B）。

7）如果 PCI 期间有无再流或血栓高负荷表现，应考虑使用 GP Ⅱb/Ⅲa 受体拮抗剂（推荐意见 ESC，Ⅱa，C）。

8）如果 ACS 患者因接受冠状动脉旁路移植术（CABG）而中断 DAPT，建议 CABG 术后继续 DAPT 治疗至少 12 个月（推荐意见 ESC，Ⅰ，C）。

9）既往未使用 P2Y12 受体抑制剂的患者拟行 PCI 时，可考虑使用坎格瑞洛（推荐意见 ESC，Ⅱb，A）。

10）老年 ACS 患者，特别是高出血风险者，P2Y12 受体抑制剂可考虑应用氯吡格雷（推荐意见 ESC，Ⅱb，B）。

11）拟行直接 PCI 的患者，可考虑使用 P2Y12 受体抑制剂进行预处理（推荐意见 ESC，Ⅱb，B）。

12）对于不准备接受早期侵入性治疗（< 24h）的 NSTE-ACS 患者，如果不存在出血高风险，可考虑使用 P2Y12 受体抑制剂进行预处理（推荐意见 ESC，Ⅱb，C）。

13）不推荐常规使用 GP Ⅱb/ Ⅲa 受体拮抗剂进行预处理（推荐意见 ESC，Ⅲ，A）。

14）对于拟行早期侵入性治疗（< 24h）的 NSTE-ACS 患者，如果冠状动脉解剖结构未知，不建议常规使用 P2Y12 受体抑制剂预处理（推荐意见 ESC，Ⅲ，A）。

15）质子泵抑制剂（PPI）联合 DAPT 推荐用于消化道出血高危患者（推荐意见 ESC，Ⅰ，A）。

（2）急性期抗凝治疗：抗凝是 ACS 初始治疗的重要组成部分，也是 ACS 患者有创策略围术期治疗的重要组成部分。一般情况下，应避免交叉使用 [特别是普通肝素（UFH）和低分子量肝素（LMWH）]，但当 NSTE-ACS 患者在磺达肝癸钠治疗一段时间后进行 PCI 治疗时，应在磺达肝癸钠中添加 UFH。在 PCI 术后一般应立即停用抗凝剂，除非有特殊的临床情况，如确定存在左心室壁瘤并血栓形成或心房颤动，则需要抗凝。此外，对于接受 PCI 的 STEMI 患者，推荐 PCI 后全剂量输注比伐卢定。

指南建议如下：

1）建议所有 ACS 患者诊断时给予静脉抗凝治疗（推荐意见 ESC，Ⅰ，A）。

2）建议接受 PCI 的患者在 PCI 时使用静脉推注普通肝素（UFH）（70 ~ 100U/kg 体重）（推荐意见 ESC，Ⅰ，C）。

3）术前皮下注射依诺肝素预处理的患者 PCI 时应考虑静脉注射依诺肝素（推荐意见 ESC，Ⅱa，B）。

4）在侵入性手术后应考虑立即停用静脉抗凝治疗（推荐意见 ESC，Ⅱa，C）。

5）对于不能进行早期（24h 内）有创血管造影的 NSTE-ACS 患者，推荐使用磺达肝癸钠（推荐意见 ESC，Ⅰ，B）。

6）对于预期进行早期（24h 内）有创血管造影的 NSTE-ACS 患者，依诺肝素可替代 UFH（推荐意见 ESC，Ⅱa，B）。

（3）经皮冠状动脉介入治疗 ST 段抬高型心肌梗死（STEMI）患者的抗凝：STEMI 患者接受 PPCI 手术期间应给予 UFH 抗凝治疗，此类患者更早时间点给予抗凝治疗的益处尚缺乏高质量证据。STEMI 患者行 PPCI 时，可考虑使用依诺肝素和比伐卢定（一种直接凝血酶抑制剂）替代 UFH。在 ATOLL 试验中，与在行 PPCI 的 STEMI 患者应用 UFH 相比，应用依诺肝素在 30d 的主要终点（死亡发生率、心肌梗死并发症、手术失败或大出血）有所降低。在首次 PCI 期间延长全剂量输注比伐卢定与肝素试验 4（BR8-4）中，6016 例接受 PPCI 的 STEMI 患者被随机分配到比伐卢定组（PCI 后全剂量输注）或普通肝素组。GP Ⅱb/ Ⅲa 抑制剂仅限于高血栓负荷的患者。比伐卢定组的主要终点（全因死亡率或 BARC 3～5 型 30d 出血）、主要终点的各个组成部分以及明确或可能的支架血栓形成均显著降低。根据现有数据，可考虑在 PCI 术后输注全剂量比伐卢定作为 UFH 的替代方案。对于有肝素诱导的血小板减少史的 ACS 患者，推荐应用比伐卢定。基于 OSIS-6（磺达肝癸钠在 STEMI 患者中的安全性和有效性）试验的结果，不推荐磺达肝癸钠用于行 PPCI 的 STEMI 患者。总之，对于 STEMI 患者行 PPCI 时推荐采用 UFH 抗凝，依诺肝素和比伐卢定可作为 UFH 的替代方案，但不推荐使用磺达肝癸钠。

（4）经皮冠状动脉造影及介入治疗的非 ST 段抬高型急性冠脉综合征（NSTE-ACS）患者的抗凝治疗：NSTE-ACS 患者也建议接受肠外抗凝治疗。对于预期立即或早期（诊断后 24h 内）进行侵入性血管造影和 PCI 的 NSTE-ACS 患者，如果有指征，建议首选 UFH 抗凝治疗。然而，在一项比较 UFH 与依诺肝素的荟萃分析中，两种药物在 NEST-ACS 患者或计划 PCI 的稳定患者中的死亡率和大出血并无差异，在这些患者中，可考虑使用依诺肝素替代 UFH（特别是在监测凝血时间复杂的情况下）。未进行早期侵入性血管造影的 NSTE-ACS 患者，在等待造影时，抗凝治疗选择磺达肝癸钠优于依诺肝素。值得注意的是，导管血栓形成与磺达肝癸钠有关，因此，此类患者如果进行 PCI 治疗，应给予全剂量 UFH。术前使用皮下依诺肝素抗凝治疗的 NSTE-ACS 患者行 PCI 时可采用静脉注射依诺肝素抗凝。

总之，对于接受即时或早期血管造影（必要时 PCI）的 NSTE-ACS 患者，推荐使用 UFH，可考虑使用依诺肝素作为 UFH 的替代方案。对于不考虑早期血管造影的 NSTE-ACS 患者，推荐优先选择磺达肝癸钠（在 PCI 时使用 UFH），在没有磺达肝癸钠的情况下可考虑使用依诺肝素。

（5）血运重建术后维持抗血栓治疗：绝大多数 ACS 患者在 PCI 术后不需要继续抗凝，但必须抗血小板治疗。PCI 术后，常规 DAPT 方案包括 P2Y12 受体抑制剂（普拉格雷或替格瑞洛）和阿司匹林，通常推荐 12 个月，与支架类型无关，除非有禁忌证。在特殊情况下，DAPT 维持时间可以缩短（＜12 个月），延长（＞12 个月）或调整（更换药物、降级）。

（6）缩短双联抗血小板治疗时长：一些随机对照试验和荟萃分析比较了 ACS 患者 12 个月标准 DAPT 与≤6 个月 DAPT 后阿司匹林单药治疗。其中一些试验显示，缩短 DAPT 方案的出血事件减少是以缺血性并发症发生率增加为代价的。一项大规模网络荟萃分析显示，3 个月 DAPT 与 ACS 患者较高的心肌梗死或支架血栓发生率相关，而 6 个月 DAPT 与此无关。

一项随机对照试验比较了替格瑞洛单药治疗与 3 个月 DAPT（替格瑞洛和阿司匹林）后停用阿司匹林对出血的影响。3 个月后不服用阿司匹林可显著减少出血事件（BARC 2、3 或 5 型出血），且不增加缺血性风险。亚组分析表明，在 NSTEMI/UA 患者中的结论是一致的。TICO 研究中，3056 例 ACS 患者（36% STEMI）在 DAPT 治疗 3 个月后，继续替格瑞洛单药治疗或替格瑞洛加阿司匹林治疗 1 年，结果发现替格瑞洛单药组净临床不良事件和主要出血事件显著减少，主要心脑血管不良事件无显著性差异。荟萃分析表明，在植入 DES 的 ACS 和 CCS 患者中，缩短 DAPT 至 1～3 个月可减少大出血事件，对死亡、心肌梗死和卒中没有影响。

STOPDAPT-2-ACS 试验研究了 ACS 患者 DAPT 缩短至 1～2 个月后，随机接受氯吡格雷单药治疗或持续 DAPT 治疗 12 个月，心血管事件或出血事件复合终点的非劣效性尚未得到证实，这表明极短时间（＜3个月）DAPT后氯吡格雷单药治疗不是ACS患者的有效策略。

MASTER DAPT试验在4579例高出血风险（HBR）患者（49% ACS，12% STEMI）接受PCI及生物可吸收支架置入术后的短程（1个月）DAPT与≥3个月DAPT（标准治疗）的对比研究，发现在两组间的净临床不良事件和主要心脏或大脑不良事件没有显著性差异，而短程治疗组的主要或临床相关的非主要出血事件显著减少。

指南建议如下：

1）DAPT治疗3～6个月后无事件发生的非高缺血风险患者，应考虑单药抗血小板治疗（最好是P2Y12受体抑制剂）（推荐意见ESC，Ⅱa，A）。

2）为降低出血风险，P2Y12受体抑制剂降级治疗（如从普拉格雷/替格瑞洛转换为氯吡格雷）可作为替代DAPT策略（推荐意见ESC，Ⅱb，A）。

3）高出血风险（HBR）患者，在DAPT治疗1个月后可考虑阿司匹林或P2Y12受体抑制剂单药治疗（推荐意见ESC，Ⅱb，A）。

4）不建议在ACS事件发生后30d内降级抗血小板治疗（推荐意见ESC，Ⅲ，B）。

（7）从强效P2Y12抑制剂改为氯吡格雷：由于出血并发症（或对出血的担忧）、非出血性副作用（例如替格瑞洛的呼吸困难、过敏反应）和社会经济因素等，有时需要在口服P2Y12受体抑制剂之间切换。

ACS患者P2Y12受体抑制剂降级（即从普拉格雷/替格瑞洛转为氯吡格雷）可被视为降低出血风险的默认替代治疗方案。然而，值得注意的是降级有增加缺血事件的潜在风险，不建议在ACS事件发生后的30d内采用这种策略。

TROPICAL-ACS试验（44% NSTE-ACS，56% STEMI）中，在血小板功能检测指导下，在ACS发病2周后从普拉格雷到氯吡格雷的降级策略，PCI术后1年的净临床获益方面不劣于普拉格雷标准治疗。POPular Genetics试验显示，接受PPCI 48h内的ACS患者，在CYP2C19基因分型指导下，DAPT从替格瑞洛/普拉格雷降为氯吡格雷，12个月时的血栓事件发生率较替格瑞洛或普拉格雷标准治疗无显著增加，并且出血发生率更低。TOPIC试验在645例ACS患者（60% NSTE-ACS，40% STEMI）中使用非引导降级方法，在替格瑞洛/普拉格雷和阿司匹林联合DAPT治疗1个月后，从替格瑞洛/普拉格雷转为氯吡格雷，发现净不良临床事件和出血事件减少，而缺血事件终点发生率不变。TALOS-AMI试验纳入了2697例ACS患者（46% NSTEMI/UA，54% STEMI），替格瑞洛和阿司匹林联合治疗1个月后，从替格瑞洛降级到氯吡格雷，12个月的净不良临床事件和出血事件显著减少。HOST-REDUCE-POLYTECH-ACS试验采用了另一种降级方法——减少普拉格雷剂量而不是改用氯吡格雷，2338例年龄＜75岁的低危ACS患者（14% STEMI，25% NSTEMI，61% UA），在接受标准剂量普拉格雷DAPT治疗1个月后被随机分为低剂量（每日5mg）普拉格雷或标准剂量（每日10mg）普拉格雷，发现普拉格雷剂量递减与较少的净不良临床事件和出血事件相关，主要是减少出血事件且不增加缺血事件。值得注意的是，TALOS-AMI和HOST-REDUCE-POLYTECH-ACS试验仅纳入了东亚人群。

（8）ACS后12个月内降低出血风险的抗血小板策略：基于目前的证据，ACS患者12个月DAPT标准治疗的替代方案包括缩短DAPT时间至1个月或3～6个月（权衡出血和缺血风险），并将 DAPT 从含普拉格雷 / 替格瑞洛的 DAPT 降级为含氯吡格雷的 DAPT。然而，这些策略的大部分证据来自主要针对出血结果的临床试验，其中许多试验采用非劣效性设计，因此无法检测缺血事件的潜在差异。

不建议在 ACS 发病后的前 30d 内减小抗血小板药物剂量，但为了降低出血事件风险，减小 P2Y12 受体抑制剂剂量可作为一种替代策略。对 DAPT 治疗 3 ～ 6 个月无缺血事件发生且缺血风险不高的患者，应考虑缩短 DAPT 疗程策略（在 ACS 后的前 12 个月内最好采用 P2Y12 抑制剂单药治疗），DAPT 治疗的持续时间应权衡患者的缺血和出血风险。对于 HBR 患者，DAPT 治疗 1 个月后可考虑阿司匹林或 P2Y12 受体抑制剂单药治疗。

综上所述，降低 ACS 后 12 个月出血风险的抗血小板策略可分为缩短 DAPT 疗程策略和 DAPT 降级策略。12 个月 DAPT（最好是与普格雷或替格瑞洛联合）仍然是 ACS 患者的标准抗栓治疗方案，其他方案只能作为该策略的替代方案，通常是出于降低出血事件风险的目的。

指南建议如下：

1）在 DAPT 治疗 3 ～ 6 个月后无缺血事件发生且缺血风险不高的患者，应考虑单药抗血小板治疗（最好是 P2Y12 受体抑制剂）（推荐意见 ESC，Ⅱa，A）。

2）降级 P2Y12 受体抑制剂治疗（从普拉格雷 / 替格瑞洛转为氯吡格雷）可被视为降低出血风险的替代 DAPT 策略（推荐意见 ESC，Ⅱb，A）。

3）HBR 患者在 DAPT 治疗 1 个月后可考虑阿司匹林或 P2Y12 受体抑制剂单药治疗（推荐意见 ESC，Ⅱb，A）。

4）不建议在 ACS 事件发生后的前 30d 内降低抗血小板药物剂量（推荐意见 ESC，Ⅲ，B）。

（9）长期治疗：通常建议在 ACS 事件发生后使用阿司匹林加强效 P2Y12 受体抑制剂的 DAPT 治疗至少 12 个月；特殊情况包括需要紧急手术、需要口服抗凝血药物（OAC），以及出血风险过高的患者。ACS 患者行 PCI 后，随着时间推移，缺血和出血事件均显著减少。

指南建议如下：

1）建议接受口服抗凝血药物（OAC）治疗的患者在 12 个月后停用抗血小板治疗（推荐意见 ESC，Ⅰ，B）。

2）对于缺血风险高且无高出血风险的患者，应考虑在阿司匹林基础上加用另一种抗血栓药物作为长期二级预防方案（推荐意见 ESC，Ⅱa，A）。

3）对于中度缺血性风险且无高出血风险的患者，可考虑在阿司匹林基础上加用另一种抗血栓药物作为长期二级预防方案（推荐意见 ESC，Ⅱb，A）。

4）P2Y12 受体抑制剂单药治疗可替代阿司匹林单药治疗用于长期治疗（推荐意见 ESC，Ⅱb，A）。

（10）需要口服抗凝剂患者的抗血小板治疗

1）CHA_2DS_2-VAS_c 评分男性≥ 1 分和≥女性 2 分的心房颤动患者，在 ACS 事件发生后给予 1 周的三联抗栓治疗，后续推荐使用新型口服抗凝血药（NOAC）联合单药抗血小板治疗（最好是氯吡格雷）12 个月（推荐意见 ESC，Ⅰ，A）。

2）在 PCI 期间，若有下列情形之一，建议使用 UFH 弹丸式静脉推注：正在服用新型口服抗凝血药（NOAC）；口服维生素 K 拮抗剂（VKA）且 INR < 2.5（推荐意见 ESC，Ⅰ，C）。

3）有口服维生素 K 拮抗剂（VKA）联合阿司匹林和（或）氯吡格雷适应证的患者，应仔细调节 VKA 的剂量至目标 INR 为 2.0 ～ 2.5，70% 以上治疗时间达标（推荐意见 ESC，Ⅱa，B）。

4）如果存在高出血风险，利伐沙班与单药抗血小板（SAPT）或 DAPT 治疗联用期间，可用 15mg 每日 1 次（推荐意见 ESC，Ⅱa，B）。

5）存在高出血风险的患者，达比加群与单药抗血小板（SAPT）或 DAPT 治疗联用期间，可用 110mg 每日 2 次以减轻出血风险（推荐意见 ESC，Ⅱa，B）。

6）对于需要抗凝并接受药物治疗的患者，除口服抗凝血药（OAC）外，应考虑使用单药抗血小板治疗 1 年（推荐意见 ESC，Ⅱa，B）。

7）在接受口服抗凝血药（OAC）治疗的患者中，如果有高缺血风险或其他解剖特征预计获益大于出血风险，可考虑阿司匹林加氯吡格雷治疗延长至 1 个月（推荐意见 ESC，Ⅱa，B）。

8）对于需要口服抗凝血药（OAC）治疗的患者，可以考虑在 6 个月时停止抗血小板治疗，同时继续 OAC 治疗（推荐意见 ESC，Ⅱa，B）。

9）不推荐使用替格瑞洛或普拉格雷作为三联抗血栓治疗的一部分（推荐意见 ESC，Ⅱa，B）。

（11）需要抗凝治疗的急性冠脉综合征患者，在 6% ～ 8% 接受 PCI 的患者中，需要长期 OAC 治疗，并且在侵入性手术期间也应继续 OAC 治疗。长期 OAC 治疗的中断和静脉注射抗凝剂的桥接可能导致血栓栓塞和出血增加。在接受 PCI 的患者中，目前尚不清楚 VKA 口服抗凝血药与肠外抗凝剂之间的桥接是否更安全，还是继续 NOACs 而不增加肠外抗凝剂更安全。在 VKA 治疗的患者中，如果 INR > 2.5，则不需要肠外抗凝治疗。以下列出了减少 OAC 患者 PCI 相关并发症的策略。

指南建议如下：

1）建议接受溶栓治疗的患者在血运重建或住院期间进行抗凝治疗（最长 8d）（推荐意见 ESC，Ⅰ，A）。

2）建议静脉注射依诺肝素，然后皮下注射维持作为首选抗凝治疗方案（推荐意见 ESC，Ⅰ，A）。

3）当依诺肝素不可用时，建议采用 UFH（根据体重调整剂量），先静脉注射，然后再静脉输注（推荐意见 ESC，Ⅰ，B）。

4）接受链激酶治疗的患者，应考虑在 24h 后静脉注射磺达肝癸钠，然后皮下注射（推荐意见 ESC，Ⅱa，B）。

（12）需使用维生素 K 拮抗剂的患者：对于必须使用 VKA 的患者（如机械瓣置换术后患者），在 1 周的 TAT（VKA+ 阿司匹林 + 氯吡格雷）后，需要使用含有 VKA 和 SAPT（优选氯吡格雷）的双联抗栓治疗（DAT）。一项荟萃分析结果显示，与 TAT（VKA+ 阿司匹林 + 氯吡格雷）相比，DAT（VKA+ 氯吡格雷）可减少 TIMI 大出血，而 MACE 事件没有显著性差异。

（13）作为溶栓辅助手段的抗血栓治疗：ISIS-2 研究证实阿司匹林和链激酶的益处是累加的。首剂阿司匹林（162 ～ 325mg）应嚼服或静脉注射，次日起每天口服低剂量阿司匹林（75 ～ 100mg）。阿司匹林加氯吡格雷可降低溶栓治疗患者的心血管事件风险和总体死亡率。

如果进行了血运重建，建议进行肠外抗凝治疗。尽管大出血的风险增加，但 ASSENT3 试验结果显示，与 UFH 相比，依诺肝素的临床净获益更大。在 ExTRACT-TIMI25 试验中，≥ 75 岁和肾功能受损（肌酐清除率＜ 30ml/min）的患者使用较低剂量依诺肝素，结果显示，与 UFH 相比，依诺肝素可降低 30d 时的死亡和再梗死风险，临床净效益更大。在 OASIS-6 试验中，磺达肝癸钠在预防死亡和再梗死方面优于安慰剂或 UFH，尤其是在接受链激酶治疗的患者。一项链激酶的大型试验结果显示，与 UFH 相比，给予比伐卢定 48h 后再梗死明显减少，代价是出血并发症轻度增加。

（14）未接受再灌注的 ACS 患者的抗血栓治疗：最终诊断为 ACS 且未进行再灌注的患者，除阿司匹林外，还应使用 P2Y12 受体抑制剂，并维持 12 个月以上，除非存在 HBR。已证实在未进行血运重建的 ACS 患者中，与阿司匹林联合氯吡格雷相比，阿司匹林联合替格瑞洛用药 12 个月获益更大。如果已经进行了冠状动脉造影并证实了 CAD，阿司匹林联合普拉格雷优于阿司匹林加氯吡格雷。因此，对于确诊为 ACS 且未进行再灌注的患者，基于 P2Y12 受体抑制剂的强效 DAPT 是一个合理的选择，除非对出血风险的担忧占主导地位。氯吡格雷加阿司匹林的 DAPT 方案可在老年 ACS 患者中提供良好的临床净获益。

8. 表现不稳定的急性冠脉综合征　在某些情况下，ACS 患者可能出现血流动力学不稳定 [院外心搏骤停（OHCA）和（或）心源性休克（CS）]。

（1）急性冠脉综合征患者院外心搏骤停：ACS 是心搏骤停（OHCA）的最常见病因之一。大多数成人心搏骤停与 CAD 有关，ACS 应纳入鉴别诊断。对于心电图没有 ST 段抬高的自主循环恢复（ROSC）患者，应根据血流动力学和神经系统状况进行个体化治疗。基于 COACT 试验和 TOMAHAWK 试验的数据，具有初始可电击节律且没有 ST 段抬高及 CS 的 OHCA 患者，常规即时冠状动脉造影并不优于延迟侵入策略；没有 ST 段抬高或等同表现的 OHCA 复苏后血流动力学稳定患者，延迟冠状动脉造影是合理的。急诊科或心脏重症监护室（CICU）的初步评估应侧重于排除非冠状动脉原因（脑血管意外、呼吸衰竭、非心源性休克、PE 或中毒等）；超声心动图也可用于评估这些患者；是否进行选择性冠状动脉造影（必要时 PCI）还应考虑与神经系统不良结果相关的因素。对于 ROSC 后仍无反应的患者，建议监测核心温度并积极预防发热（＞ 37.7℃），以改善神经系统的预后。

指南建议如下：

1）建议心搏骤停复苏后心电图持续 ST 段抬高（或等同表现）的患者采用 PPCI 策略（推荐意见 ESC，Ⅰ，B）。

2）心搏骤停复苏后没有持续性 ST 段抬高（或等同表现）且血流动力学稳定的患者，不建议立即进行冠状动脉造影（推荐意见 ESC，Ⅲ，A）。

3）院内外心搏骤停自主循环恢复后仍无反应的成年人，建议采取温度控制，即持续监测核心温度和积极预防发热（推荐意见 ESC，Ⅰ，B）。

4）建议医疗保健系统建立专门的快速转运机制，将所有疑似 ACS 的患者直接转运到能够提供全天候 PPCI 的医院（推荐意见 ESC，Ⅰ，C）。

5）应根据流程将 OHCA 患者转运至心搏骤停中心（推荐意见 ESC，Ⅱa，C）。

6）建议对所有心搏骤停后昏迷的幸存者进行神经预后评估（入院后不早于 72h）（推荐意见 ESC，Ⅰ，C）。

（2）并发心源性休克的急性冠脉综合征：SHOCK 试验纳入了 302 例 AMI 并发 CS 患者，其中约 60% 为前壁心肌梗死，在接受紧急血运重建的患者中，64% 行 PCI，36% 行 CABG；主要终点 30d 死亡率没有差异，但在 6 个月时，血运重建组的死亡率低于药物治疗组。基于 SHOCK 试验的结果，建议 AMI 合并 CS 的患者应尽早行血运重建。大多数患者可在诊断性血管造影时实施 PCI，对于 IRA 尝试 PCI 失败或冠状动脉解剖结构不适合 PCI 的患者，CABG 是一种有价值的治疗选择。因 AMI 相关机械性并发症而出现 CS 的情况，手术或经皮冠脉介入治疗也可能适用，具体策略应由心脏团队讨论决定。IABP-SHOCK Ⅱ试验结果显示，使用主动脉内球囊反搏（IABP）与 30d 死亡率的降低无关。因此，在没有机械并发症的情况下，不建议对 AMI 合并 CS 的患者常规使用 IABP。机械循环辅助装置(VA-ECMO、Impella) 在 AMI 中的作用尚不明确，需要进行大规模随机对照临床试验进一步研究。

指南建议如下：

1）对于 ACS 合并 CS 的患者，建议立即进行冠状动脉造影和经皮冠脉介入治疗（推荐意见 ESC，Ⅰ，B）。

2）如果经皮冠状动脉介入治疗不可行 / 不成功，建议对 ACS 相关的 CS 患者进行急诊冠状动脉旁路移植术（推荐意见 ESC，Ⅰ，B）。

3）血流动力学不稳定时，建议由心脏团队讨论，对 ACS 的机械并发症进行紧急手术 / 导管修复（推荐意见 ESC，Ⅰ，C）。

4）如果在 STEMI 诊断后 120min 内不能实施 PPCI，并且排除了机械并发症，则应考虑对发生 CS 的 STEMI 患者进行静脉溶栓治疗（推荐意见 ESC，Ⅱa，C）。

5）对于有严重 / 难治性 CS 的 ACS 患者，可考虑短期机械循环支持（推荐意见 ESC，Ⅱb，C）。

6）对于无机械性并发症的 ACS 合并 CS 患者，不建议常规使用 IABP（推荐意见 ESC，Ⅲ，B)

9. 侵入性策略的技术方面

（1）建议将桡动脉入路作为标准方法，除非存在其他需优先考虑的因素（推荐意见 ESC，Ⅰ，A）。

（2）对于接受 PPCI 的患者，建议在急诊手术期间对 IRA 行 PCI 并置入支架（推荐意见 ESC，Ⅰ，A）。

（3）在任何情况下，建议选择药物洗脱支架优先于金属裸支架（推荐意见 ESC，Ⅰ，A）。

（4）对于自发性冠状动脉夹层患者，建议仅对有持续心肌缺血症状和体征、大面积心肌处于危险状态、顺行血流减少的患者进行 PCI（推荐意见 ESC，Ⅰ，C）。

（5）应考虑血管内成像来指导 PCI（推荐意见 ESC，Ⅱa，A）。

（6）当 PPCI 不可行 / 不成功且有大面积心肌处于危险状态时，应考虑对闭塞的 IRA

实施冠状动脉旁路移植术（推荐意见 ESC，Ⅱa，C）。

（7）冠状动脉病变性质不清楚的患者可考虑实施血管内影像学检查（最好是 OCT）（推荐意见 ESC，Ⅱb，C）。

（8）不建议常规使用血栓抽吸（推荐意见 ESC，Ⅲ，A）。

10. 多支病变的处理　ACS 患者约一半为冠状动脉多支病变（MVD），非 IRA 的处理因不同临床情况而异。

（1）急性冠脉综合征合并心源性休克患者多支病变的处理：ACS 患者有 4%～11% 可能并发心源性休克，缺血性心力衰竭、严重急性二尖瓣反流及机械性并发症是 ACS 患者发生 CS 的主要诱因。近 80% 的 ACS 合并 CS 患者为 MVD。CULPRIT-SHOCK 试验结果显示，与急诊同时处理多支病变比较，仅对梗死相关病变实施 PCI 患者 30d 的全因死亡或肾脏替代治疗的显著减少（RR=0.83，95% CI：0.71～0.96），1 年随访两组死亡率没有显著性差异。

指南建议如下：

1）建议根据患者个体的临床状态及合并症等综合考虑选择合适的血运重建策略（IRA-PCI、多血管 PCI/CABG）（推荐意见 ESC，Ⅰ，B）。

2）ACS 合并 CS 患者多支病变的处理，建议在直接 PCI 时仅进行 IRA-PCI（推荐意见 ESC，Ⅰ，B）。

3）ACS 合并 CS 患者，非 IRA 应考虑择期行 PCI（推荐意见 ESC，Ⅱa，C）。

（2）血流动力学稳定的 STEMI 患者多支病变的处理：接受 PPCI 的 STEMI 患者中约有 50% 是 MVD，与不良预后有关。一系列随机对照试验结果均支持血流动力学稳定的 STEMI 患者在成功实施 IRA-PPCI 的同时对非 IRA 进行血运重建。一项系统综述纳入了 7030 例 STEMI 合并 MVD 患者，与单纯 IRA-PCI 相比，完全血运重建可显著降低心血管死亡及新发 MI。在 COMPLETE 试验中，患者在住院期间或出院后（平均为出院后 23d，但均在 45d 内）接受了非 IRA-PCI。

指南建议如下：

1）血流动力学稳定的 STEMI 患者多支病变，建议在 PPCI 过程中或 45d 内进行完全血运重建（推荐意见 ESC，Ⅰ，A）。

2）血流动力学稳定的 STEMI 患者多支病变，建议非 IRA 的 PCI 要基于血管造影显示的血管病变严重程度（推荐意见 ESC，Ⅰ，B）。

3）血流动力学稳定的 STEMI 患者多支病变，在 PPCI 过程中，不建议对 IRA 的非罪犯段进行有创心外膜功能评估（推荐意见 ESC，Ⅲ，C）。

（3）血流动力学稳定的 NSTE-ACS 患者多支病变的处理：目前还没有随机对照临床试验将 NSTE-ACS 患者多支病变的完全血运重建与仅 IRA-PCI 进行比较。观察性研究和非随机对照研究的荟萃分析结果表明，与仅 IRA-PCI 相比，完全血运重建与随访期间更少的死亡和 MACE 相关。

指南建议如下：

1）血流动力学稳定的 NSTE-ACS 患者多支病变，应考虑完全血运重建，最好是在急诊 PCI 过程中进行（推荐意见 ESC，Ⅱa，C）。

2）血流动力学稳定的 NSTE-ACS 患者多支病变，可以考虑在急诊 PCI 过程中对非 IRA 的严重程度进行侵入性功能评估（推荐意见 ESC，Ⅱb，B）。

11. 冠状动脉非阻塞性心肌梗死（MINOCA） 是指患者出现 ACS 症状、肌钙蛋白升高，而冠状动脉造影提示为非阻塞性冠状动脉病变（定义为任何主要心外膜冠状动脉狭窄 < 50%）。MINOCA 的患病率在不同的研究中差异很大（在接受冠状动脉造影的 ACS 患者中为 1% ~ 14%）。

指南建议如下：

（1）考虑 MINOCA 的患者，如果最终诊断不明确，建议在冠状动脉造影后进行心脏磁共振成像（推荐意见 ESC，Ⅰ，B）。

（2）建议根据最终确定的原发病因诊断对 MINOCA 进行管理，并遵循相关疾病指南（推荐意见 ESC，Ⅰ，B）。

（3）在所有最初诊断为 MINOCA 的患者中，建议遵循诊断流程来确定潜在的原发病因（推荐意见 ESC，Ⅰ，C）。

12. ACS 并发症的处理

（1）机械性并发症：ACS 相关机械性并发症引起的血流动力学不稳定 / 心源性休克患者应考虑 IABP（推荐意见 ESC，Ⅱa，C）。

（2）左心室血栓

1）超声心动图影像不明确或临床高度怀疑左心室血栓的患者应考虑心脏磁共振成像（推荐意见 ESC，Ⅱa，C）。

2）对于确诊为左心室血栓的患者，应考虑口服抗凝治疗（VKA 或 NOAC）3 ~ 6 个月（推荐意见 ESC，Ⅱb，C）。

（3）心房颤动

1）在没有急性心力衰竭或低血压的情况下，需要控制心率时，建议静脉注射 β 受体阻滞剂（推荐意见 ESC，Ⅰ，C）。

2）当有急性心力衰竭而无低血压，需要控制心率时，建议静脉注射胺碘酮（推荐意见 ESC，Ⅰ，C）。

3）血流动力学不稳定的 ACS 患者，以及药物无法及时控制心率时，建议立即进行电复律（推荐意见 ESC，Ⅰ，C）。

4）建议静脉注射胺碘酮，以促进近期发病的不稳定患者的复律，并降低电复律后早期心房颤动复发的风险（推荐意见 ESC，Ⅰ，C）。

5）在 ACS 急性期有记录的新发心房颤动患者中，在考虑 HAS-BLED 评分和联合抗血小板治疗的必要性基础上，应根据 $CHA_2DS_2-VAS_c$ 评分决定是否需要长期口服抗凝治疗，首选 NOAC（推荐意见 ESC，Ⅱa，C）。

（4）室性心律失常

1）MI 后进行了 6 周或 3 个月以上的最佳药物治疗后仍有症状性 HF（NYHA Ⅱ ~ Ⅲ级）、LVEF ≤ 35% 的患者，如果有望在良好的功能状态下存活至少 1 年，建议植入 ICD 减少心源性猝死（推荐意见 ESC，Ⅰ，A）。

2）除非有禁忌证，建议多形性室性心动过速和（或）心室颤动患者接受静脉注射 β 受体阻滞剂和（或）胺碘酮治疗（推荐意见 ESC，Ⅰ，B）。

3）建议立即行完全血运重建来治疗可能因心肌缺血导致的复发性室性心动过速和（或）心室颤动（推荐意见 ESC，Ⅰ，C）。

4）如果室性心动过速经反复电复律不能控制，则应考虑经静脉导管起搏和（或）超速起搏终止（推荐意见 ESC，Ⅱa，C）。

5）对于完全血运重建及最佳药物治疗后，仍反复发作室性心动过速、心室颤动或电风暴的患者，应考虑在专业的心脏电生理中心进行导管消融，然后植入 ICD（推荐意见 ESC，Ⅱa，C）。

6）如果室性心动过速经反复电复律不能控制，且 β 受体阻滞剂、胺碘酮和超速起搏无效 / 不适用，可考虑使用利多卡因（推荐意见 ESC，Ⅱb，C）。

7）对于危及生命的复发性室性心律失常，可考虑镇静或全身麻醉以减少交感神经过度兴奋（推荐意见 ESC，Ⅱb，C）。

8）特定的患者（不完全血运重建、既往存在的 LVEF 功能障碍、STEMI 发作后 > 48h 出现心律失常、多态性室性心动过速或心室颤动）在心肌梗死后 40d 内可考虑植入 ICD 或临时使用可穿戴心律转复除颤器（推荐意见 ESC，Ⅱb，C）。

9）不建议使用抗心律失常药物治疗无症状和血流动力学无关的室性心律失常（推荐意见 ESC，Ⅲ，C）。

（5）缓慢性心律失常（伴血流动力学不稳定或高度房室传导阻滞而无稳定逸搏节律）

1）建议静脉注射正性心率药物 [异丙肾上腺素和（或）阿托品]。

2）在阿托品无效的情况下建议临时起搏（推荐意见 ESC，Ⅰ，C）。

3）如果患者以前没有接受过再灌注治疗，建议进行紧急冠状动脉造影及血运重建（推荐意见 ESC，Ⅰ，C）。

4）MI 后至少 5d 的等待期内如果高度房室传导阻滞没有恢复，建议植入永久性心脏起搏器（推荐意见 ESC，Ⅰ，C）。

5）对于在前壁心肌梗死和急性心力衰竭背景下出现高度房室传导阻滞的患者，可以考虑早期植入 CRT-D/CRT-P（推荐意见 ESC，Ⅱb，C）。

6）如果高度房室传导阻滞在血运重建后自行恢复，则不建议进行心脏起搏治疗（推荐意见 ESC，Ⅲ，B）。

13. 共病情况

（1）有高出血风险和血液疾病（贫血和血小板减少）的患者：贫血在老年 / 虚弱的 ACS 患者及并发多种疾病（即 HF、慢性肾脏疾病、糖尿病、癌症和自身免疫病）的患者中更为常见。ACS 患者持续或恶化的贫血与复发性缺血性事件、死亡和大出血的风险增加有关。根据 ARC-HBR，PCI 时血红蛋白 < 110g/L 是 HBR 的主要标准，而血红蛋白为 110 ～ 130g/L（女性为 120g/L）是次要标准。临床相关的血小板减少症可以定义为 ACS 中血小板计数 < 10 000/μl 或血小板计数比基线相对下降 50%。血小板减少会增加死亡、重大出血事件和危及生命的血栓事件的风险。ARC-HBR 标准将血小板计数 < 10 000/μl 定义为 HBR 的主要标准。

（2）慢性肾脏疾病：超过 30% 的 ACS 患者中存在中至重度（Ⅲ～Ⅴ期）慢性肾脏疾病（CKD）。ACS 合并 CKD 患者接受介入和药物治疗较少，预后比肾功能正常的患者更差，可能因素包括多系统合并症和住院并发症的风险增加。尽管缺乏随机对照试验的证据，但观察性研究和基于登记的研究数据表明，有中重度 CKD 的 ACS 患者通过早期血运重建比单独药物治疗的预后更好。静脉补液水化应被视为治疗肾小球滤过率（eGFR）低的 ACS 患者治疗的一部分，以最大限度地降低造影剂诱导的肾病风险。

指南建议如下：

1）ACS 合并 CKD 患者采用侵入性策略时，建议使用低渗或等渗造影剂（推荐意见 ESC，Ⅰ，A）。

2）建议使用 eGFR 评估所有 ACS 患者的肾功能（推荐意见 ESC，Ⅰ，C）。

3）建议 CKD 患者采用与肾功能正常患者相同的诊断和治疗策略（可能需要调整剂量）（推荐意见 ESC，Ⅰ，C）。

4）有造影剂诱导肾病风险的患者，尤其是 eGFR < 30ml/（min·1.73m^2）的急性肾损伤和（或）CKD 患者，应考虑在冠状动脉造影期间及术后进行静脉补液水化（推荐意见 ESC，Ⅱa，B）。

（3）糖尿病：患有糖尿病（DM）的 ACS 患者更多地表现出非特异性症状，这可能导致诊断和治疗延迟。DM 患者急性期和远期的危险因素管理都较差，且此类患者冠状动脉病变往往更为严重，这些因素可能导致 DM 合并 ACS 患者的远期预后较差，尤其是需要胰岛素治疗的患者。降低血糖对于预防糖尿病患者的微血管并发症非常重要。所有 ACS 患者，无论有无 DM 病史，都应在住院期间对其血糖状况进行评估。鉴于 ACS 本身可能因儿茶酚胺诱导的应激而导致高血糖，因此应在住院期间明确糖尿病的诊断。虽然几项研究表明控制 ACS 患者的高血糖（> 11.0mmol/L）有好处，但在使用强化胰岛素治疗时，不应忽视低血糖相关事件的风险。

指南建议如下：

1）建议根据合并症（包括心力衰竭、CKD 和肥胖等情况）来选择长期降血糖治疗方案（推荐意见 ESC，Ⅰ，A）。

2）建议在初次评估时评估所有 ACS 患者的血糖状况（推荐意见 ESC，Ⅰ，B）。

3）建议经常监测已知糖尿病或高血糖患者（血糖 ≥ 11.1mmol/L）的血糖水平（推荐意见 ESC，Ⅰ，C）。

4）ACS 伴持续性高血糖的患者应考虑采用降血糖治疗，同时应避免低血糖发作（推荐意见 ESC，Ⅱa，C）

（4）体弱多病的老年人：老年人在 ACS 患者中所占比例越来越高。ACS 不良预后的主要预测因素之一是年龄。在 ACS 患者中，年龄较大与虚弱、多发病及发生缺血性和出血事件风险更大有关。Hs-cTn 检测在老年人中具有良好的诊断性能，但特异性低于年轻患者，并且在老年患者中，cTn 水平升高更常见于 ACS 以外的疾病。关于老年人 ACS 的最佳治疗的数据有限，一项小型随机对照试验招募了年龄较大（≥ 80 岁）的 NSTE-ACS 患者，发现与保守性策略相比，侵入性策略在减少心肌梗死、需要紧急血运重建、卒中和死亡的复合终点方面具有优越性，而对全因死亡没有显示出治疗效果，并且与侵入性策略相关的益处随着年龄的增长而减弱。

　　PPCI 显著改善了所有年龄段 STEMI 患者的预后。然而，"高龄"队列的数据有限，缺乏对虚弱或合并症的正式评估。年龄是患者 PCI 后死亡率的独立预测因素。应考虑所有 STEMI 患者进行 PPCI；当 PPCI 不能及时实施时，可考虑溶栓治疗（减少药物剂量）。

　　指南建议如下：

　　1）建议对老年患者采用与年轻患者相同的诊断和治疗策略（推荐意见 ESC，Ⅰ，B）。

　　2）建议根据肾功能、联合用药、合并症、虚弱、认知功能和特定禁忌证调整抗血栓药物以及二级预防药物的选择和剂量（推荐意见 ESC，Ⅰ，B）。

　　3）对于有合并症的体弱老年患者，建议在仔细评估风险和获益后，采用整体方法进行个性化干预和药物治疗（推荐意见 ESC，Ⅰ，B）。

　　(5) 妊娠：孕妇与非孕妇的 ACS 诊断标准相同。患有 STEMI 的孕妇不应与非孕妇区别对待，考虑到妊娠期 STEMI 的高死亡率，PPCI 是首选的再灌注治疗方法。患有 ACS 的孕妇管理计划应由心脏病专家、产科医师、麻醉师和新生儿学家组成的多学科团队确定，这些患者应该在可以提供产妇监护和产科护理的重症监护室接受治疗。理想情况下，分娩应在 ACS 后至少 2 周，因为在此期间产妇死亡率增加。已经证明，SCAD 是妊娠期 AMI 最常见的原因，而且这种情况往往主要发生在妊娠晚期或产后早期。

　　(6) 癌症患者：ACS 患者中最常见的 4 种癌症类型是前列腺癌、乳腺癌、结肠癌和肺癌。有癌症病史的患者应该像其他 ACS 患者一样接受治疗，但活动性癌症合并 ACS 患者的管理有一些特定问题需要考虑。癌症类型各不相同，应在个体基础上考虑缺血和出血风险之间的平衡。

　　目前诊断为癌症的 ACS 患者比例正在上升，在大型观察性研究中约占 3%。有活动性癌症的 ACS 患者往往年龄较大，合并症较多，CAD 范围更广；通常伴有血液学和凝血异常，可能对抗血栓治疗和 PCI 的实施提出挑战。观察研究报告，癌症患者的 ACS 与主要 CV 事件、出血、心脏和非心脏死亡的风险增加相关。根据 ARC-HBR 标准，在过去 12 个月内被诊断为活动性癌症的患者被认为是 HBR。

　　癌症患者 ACS 的诊断应基于与非癌症患者相同的原则。癌症患者的 ACS 管理可能具有挑战性，因为虚弱、出血风险增加、血小板减少和血栓形成风险增加。对于癌症 ACS 患者，只要预期寿命 > 6 个月，或者无论预后如何，如果患者不稳定，建议进行侵入性治疗（如果需要，使用 DES 进行 PCI）。回顾性研究发现在有 STEMI 的癌症患者中，侵入性治疗的应用较低。据报道，与保守治疗方法相比，晚期癌症或预期寿命 < 6 个月的患者的侵入治疗没有显示能降低死亡率，因此应考虑对这些患者采取非手术治疗策略。当冠状动脉解剖不适合 PCI，且癌症预后 > 12 个月时，可在多学科小组讨论后进行 CABG 手术。有活动性癌症的 ACS 患者是 HBR，优选的 P2Y12 受体抑制剂是氯吡格雷。使用替格瑞洛或氯吡格雷时，应检查与癌症治疗的潜在药物 - 药物相互作用。

　　ACS 后，建议对癌症药物进行审查，并应停止任何与血栓形成和 MI 相关的癌症药物。若患者在 ACS 药物治疗中病情稳定且无并发症，则可在血运重建完成后重新开始与 MI 无关的抗癌治疗。

指南建议如下：

1）建议预计生存期≥6个月的癌症患者并发高危 ACS 时采用侵入性治疗策略（推荐意见 ESC，Ⅰ，B）。

2）对于怀疑癌症相关治疗是 ACS 的诱因的患者，建议暂时中断癌症治疗（推荐意见 ESC，Ⅰ，C）。

3）对于癌症预后差（预期寿命＜6个月）和（或）出血风险非常高的 ACS 患者，应考虑采用保守的非侵入性策略（推荐意见 ESC，Ⅱa，C）。

4）对于血小板计数＜10 000/μl 的癌症患者，不建议使用阿司匹林（推荐意见 ESC，Ⅲ，C）。

5）对于血小板计数＜30 000/μl 的癌症患者，不推荐使用氯吡格雷（推荐意见 ESC，Ⅲ，C）。

6）对于患有癌症且血小板计数＜50 000/μl 的 ACS 患者，不建议使用普拉格雷或替格瑞洛（推荐意见 ESC，Ⅲ，C）。

14. 长期治疗　ACS 后的二级预防是提高生活质量、降低发病率和死亡率的核心。

（1）心脏康复：建议所有 ACS 患者参加基于医学监督、结构化、全面、多学科的动态心脏康复计划（推荐意见 ESC，Ⅰ，A）。

（2）生活方式管理

1）建议 ACS 患者采取健康的生活方式，包括戒烟、健康饮食（地中海式）、限制饮酒、定期有氧体育活动和阻力运动、减少久坐时间（推荐意见 ESC，Ⅰ，B）。

2）对于吸烟者，应考虑单独或联合提供后续支持、尼古丁替代疗法、伐尼克兰或安非他酮（推荐意见 ESC，Ⅱa，A）。

（3）药物治疗

1）建议尽早开始或持续给予高剂量他汀类药物治疗，无论 LDL-C 初始值如何（推荐意见 ESC，Ⅰ，A）。

2）建议目标是实现 LDL-C 水平＜1.4mmol/L，并将 LDL-C 从基线降低≥50%（推荐意见 ESC，Ⅰ，A）。

3）如果他汀类药物最大可耐受剂量治疗4～6周后，LDL-C 仍未达标，则建议添加依折麦布（推荐意见 ESC，Ⅰ，B）。

4）如果他汀类药物和依折麦布最大可耐受剂量治疗4～6周后，LDL-C 仍未达标，则建议添加 PCSK9 抑制剂（推荐意见 ESC，Ⅰ，A）。

5）对于入院前接受降脂治疗的患者，建议在 ACS 住院期间强化降脂治疗（推荐意见 ESC，Ⅰ，C）。

6）对于在服用最大可耐受剂量他汀类药物治疗后仍出现复发性动脉粥样硬化血栓事件（首次 ACS 发作后2年内复发）的患者，可以考虑将 LDL-C 降低至＜1.0mmol/L（推荐意见 ESC，Ⅱb，B）。

7）在住院期间，可以考虑使用高剂量他汀类药物加依折麦布的联合治疗（推荐意见

ESC，Ⅱb，B）。

8）无论 HF 症状如何，建议 LVEF ≤ 40% 的 ACS 患者使用 β 受体阻滞剂（推荐意见 ESC，Ⅰ，A）。

9）应考虑所有 ACS 患者的常规使用 β 受体阻滞剂，无论 LVEF 如何（推荐意见 ESC，Ⅱa，B）。

10）ACEI 推荐用于有 HF 症状、LVEF ≤ 40%、合并糖尿病、高血压和（或）CKD 的 ACS 患者（推荐意见 ESC，Ⅰ，A）。

11）建议 LVEF ≤ 40%、HF 或糖尿病的 ACS 患者使用盐皮质激素受体拮抗剂（推荐意见 ESC，Ⅰ，A）。

12）应考虑对所有 ACS 患者使用常规 ACEI，无论 LVEF 如何（推荐意见 ESC，Ⅱa，A）。

（4）影像学评估

1）对于出院前 LVEF ≤ 40% 的患者，建议在 ACS 后 6 ～ 12 周（并完全血运重建和最佳药物治疗后）重复评估 LVEF，以评估心脏性猝死一级预防 ICD 植入的潜在需求（推荐意见 ESC，Ⅰ，C）。

2）心脏磁共振成像应被视为一种辅助成像方式，以评估一级预防 ICD 植入的潜在需求（推荐意见 ESC，Ⅱa，C）。

（5）流感疫苗：建议所有 ACS 患者接种流感疫苗（推荐意见 ESC，Ⅰ，A）。

（6）抗炎药物：可以考虑使用低剂量秋水仙碱（0.5mg 每日 1 次），特别是在其他风险因素控制不良或在最佳治疗下发生复发性心血管疾病事件的情况下（推荐意见 ESC，Ⅱb，A）。

（吴　辉）

参 考 文 献

Bhatt DL, Lopes RD, Harrington RA. Diagnosis and Treatment of Acute Coronary Syndromes: A Review[J]. JAMA, 2022, 327(7):662-675.

Byrne RA, Rossello X, Coughlan JJ, et al. Rigopoulos AG, Rubini Gimenez M, Thiele H, Vranckx P, Wassmann S, Wenger NK, Ibanez B; ESC Scientific Document Group. 2023 ESC Guidelines for the management of acute coronary syndromes[J]. Eur Heart J, 2023, 12; 44(38):3720-3826.

Camaro C, Aarts GWA, Adang EMM, et al. Rule-out of non-ST-segment elevation acute coronary syndrome by a single, pre-hospital troponin measurement: a randomized trial[J]. Eur Heart J, 2023, 44:1705-1714.

Cheng L, Yue HY, Zhang HY, et al. The influence of microenvironment stiffness on endothelial cell fate: implication for occurrence and progression of atherosclerosis[J]. Life Sci,2023, 334:122233.

Collet JP, Thiele H, Barbato E, et al. 2020 ESC Guidelines for the management of acute coronary syndromes in patients presenting without persistent ST-segment elevation[J]. Eur Heart J, 2021, 42:1289-1367.

De Meyer RY, Zurek M, Puylaert P, et al.Programmed death of macrophages in atherosclerosis: mechanisms and therapeutic targets[J]. Nat Rev Cardiol, 2024, 21(5):312-325.

Eggers KM, James SK, Jernberg T, et al. Timing of coronary angiography in patients with non-ST-elevation acute coronary syndrome: long-term clinical outcomes from the nationwide SWEDEHEART registry[J].

EuroIntervention, 2022, 18:582-589.

Ferro F, Spelat R, Pandit A, et al. Glycosylation of blood cells during the onset and progression of atherosclerosis and myocardial infarction[J]. Trends Mol Med, 2024, 30(2):178-196.

Figtree GA, Vernon ST, Harmer JA, et al. Clinical pathway for coronary atherosclerosis in patients without conventional modifiable risk factors: jacc state-of-the-art review[J]. J Am Coll Cardiol, 2023, 82 (13):1343-1359.

Ge Z, Kan J, Gao X, et al. ULTIMATE-DAPT investigators. Ticagrelor alone versus ticagrelor plus aspirin from month 1 to month 12 after percutaneous coronary intervention in patients with acute coronary syndromes (ULTIMATE-DAPT): a randomised, placebo-controlled, double-blind clinical trial[J]. Lancet, 2024, 11, 403(10439):1866-1878.

Gray AJ, Roobottom C, Smith JE, et al. RAPID-CTCA Investigators. Early computed tomography coronary angiography in patients with suspected acute coronary syndrome: randomised controlled trial[J]. BMJ, 2021, 29, 374:n2106.

He J, Gao Y, Yang C, et al. Navigating the landscape: prospects and hurdles in targeting vascular smooth muscle cells for atherosclerosis diagnosis and therapy[J]. J Control Release, 2024, 366:261-281.

Kim BK, Hong SJ, Cho YH, et al. TICO Investigators. Effect of ticagrelor monotherapy vs ticagrelor with aspirin on major bleeding and cardiovascular events in patients with acute coronary syndrome: the TICO randomized clinical trial[J]. JAMA, 2020, 16, 323(23):2407-2416.

Larsen AI, Løland KH, Hovland S, et al. Guideline-recommended time less than 90 minutes from ECG to primary percutaneous coronary intervention for ST-segment-elevation myocardial infarction is associated with major survival benefits, especially in octogenarians: a contemporary report in 11 226 patients from NORIC[J]. J Am Heart Assoc, 2022, 11:e024849.

Meisel SR, Kleiner-Shochat M, Abu-Fanne R, et al. Direct admission of patients with ST-segment-elevation myocardial infarction to the catheterization laboratory shortens pain-to-balloon and door-to-balloon time intervals but only the pain-to-balloon interval impacts short- and long-term mortality[J]. J Am Heart Assoc, 2021, 10:e018343.

Nicholls SJ, Kataoka Y, Nissen SE, et al. Effect of Evolocumab on Coronary Plaque Phenotype and Burden in Statin-Treated Patients Following Myocardial Infarction[J]. JACC Cardiovasc Imaging, 2022, 15(7):1308-1321.

Waksman R, Merdler I, Case BC, et al. Targeting inflammation in atherosclerosis: overview, strategy and directions[J]. Eurointervention, 2024, 20 (1):32-44.

Stone PH, Libby P, Boden WE. Fundamental pathobiology of coronary atherosclerosis and clinical implications for chronic ischemic heart disease management-the plaque hypothesis: a narrative review[J], JAMA Cardiol, 2023, 8(2):192-201.

Teng L, Wang WL, Jia WJ, et al. The effects of glycosylation modifications on monocyte recruitment and foam cell formation in atherosclerosis[J], Biochim Biophys Acta Mol Basis Dis, 2024, 1870(3):167027.

Virani S S, Newby L K, Arnold S V, et al. 2023 AHA/ACC/ACCP/ASPC/NLA/PCNA guideline for the management of patients with chronic coronary disease: a report of the American Heart Association/American College of Cardiology Joint Committee on Clinical Practice Guidelines[J]. Circulation, 2023, 148 (9):e9-e119.

Weber C, Habenicht AJR, von Hundelshausen Pv. Novel mechanisms and therapeutic targets in atherosclerosis: inflammation and beyond[J]. Eur. Heart J, 2023, 44 (29):2672-2681.

第5章

高　血　压

第一节　原发性高血压

一、定义及流行病学

（一）定义

高血压是指以体循环动脉血压[收缩压和（或）舒张压]增高为主要特征，可伴有心、脑、肾等器官的功能或器质性损害的临床综合征。原发性高血压是一种以血压升高为主要临床表现而病因尚未明确的独立疾病，占所有高血压患者的90%以上。

1. AHA 关于高血压的定义　高血压定义的诊断阈值并未完全确定。2017年美国心脏协会（AHA）指南定义＜120/80mmHg为正常血压；＜120～129/80mmHg为正常高值；高血压被定义为≥130/80mmHg；其中130～139/80～89mmHg为1级高血压；≥140/90mmHg为2级高血压。定义的依据主要基于随机对照试验（randomized controlled trial，RCT）研究提供的血压和冠状动脉性心脏病（coronary heart disease，CHD）风险的关系。2级高血压和CHD事件的风险已被确定。众多的荟萃分析也认为，正常高值和1级高血压患者也有着更高的CHD风险，血压升高导致的CHD和卒中风险会增加2倍以上。按此诊断标准，＜45岁女性人群被诊断为高血压者估计会增加1倍，总的高血压人群将从34.3%增加至45.6%，接受药物治疗的患者增加至36.2%。另外根据此指南，未达标的患者也将大幅度增加，从39%增加到53.4%。

2. ESH 关于高血压的定义　2023年欧洲高血压协会（ESH）指南仍将高血压诊断切点为诊室血压≥140/90mmHg。高血压分级未变，仍将血压分为理想血压、正常血压、正常高值和1～3级高血压。诊室血压分类在原有基础上增加了单纯舒张期高血压，定义为收缩压（SBP）＜140mmHg且舒张压（DBP）≥90mmHg。此外，根据诊室外血压水平也可诊断高血压，白天血压≥135/85mmHg、夜间血压≥120/70mmHg、24h平均血压≥130/80mmHg和家庭血压≥135/85mmHg均可定义为高血压。尽管诊室收缩压从115mmHg和舒张压从75mmHg开始，血压与CHD或肾病或致命事件之间存在持续的关系，但ESH指南仍将高血压定义为诊室收缩压＞140mmHg和（或）舒张压＞90mmHg，这一定义主要是为了简化高血压治疗的诊断和决策。在这种情况下，上述诊室诊断阈值对应于干预（生活方式干预或药物治疗）的益处将超过血压阈值的水平，根据现有证据，高血压的定义与以前的指南没有变化。

3. 我国关于高血压的定义　现有的证据表明，诊断高血压的阈值下降会带来更多的人群将要提前接受生活方式和药物干预，但根据现有的证据获益人群并未增加。在报告通过降低初始正常高值血压来降低心血管结果的随机对照试验和荟萃分析中，所有或大部分患者已经接受了降压治疗，因此其初始血压高于试验中测量的血压。HOPE-3 研究显示，降血压治疗并没有降低中低心血管风险和收缩压在正常高值范围患者的心血管事件风险；对中低心血管风险患者和未治疗的正常高值血压的 13 个 RCT 或 RCT 亚组的荟萃分析显示（n=21 128）降压治疗对任何心血管结局没有影响。基于证据和患病人数，中国目前的指南仍然沿用 ESH 的诊断标准。本章节也是沿用 ESH 的指南来编写的。

（二）流行病学

1. 全球流行病学　高血压是世界上最普遍的心血管疾病之一，根据世界卫生组织的数据，它影响着全球 12.8 亿 30 ～ 79 岁的成年人，其中 2/3 生活在低收入和中等收入国家。据报道，2019 年全球标准化年龄高血压患病率女性为 32%，男性为 34%。然而，世界各区域之间的差距很大。在西欧，30 ～ 79 岁人群的高血压患病率女性为 17.5% ～ 30%，男性为 26% ～ 43%；而在东欧，女性为 34% ～ 46%，男性为 43% ～ 56%。男性和女性的主要区别是血压的生命轨迹从 12 岁开始就很明显。男女高血压患病率均随年龄增长而增加，但绝经前女性的高血压患病率往往低于同年龄男性，绝经后女性高血压患病率明显上升。65 岁以后，女性高血压患病率超过男性。

2. 中国流行病学　中国的流行病学资料显示，2012—2015 年我国 18 岁及以上成人高血压粗患病率为 27.9%，估计成人高血压患者人数约为 2.45 亿。与此同时，我国 18 岁以上人群高血压的知晓率、治疗率和控制率分别为 51.6%、45.8% 和 16.8%，较 1991 年和 2002 年明显增高，但仍然较低。

二、循证治疗

（一）药物治疗

1. 药物总体选择　基于随机对照试验及众多荟萃分析，降压药物应具有以下特点：①能有效持久平稳地降低收缩压和舒张压；②与安慰剂相比，降低了与高血压相关的主要特定结局；③作为初始治疗步骤，对主要心血管疾病（cardio vascular，CV）结局和死亡率的综合风险的影响总体上相似或仅略有不同，尽管在某些特定原因的结局上存在一些差异；④心血管事件的减少主要是由于降压"本身"而不是特定的药物特性，这意味着药物选择的数量越多，针对个体患者特征定制有效降压治疗的机会就越大；⑤五大类药物的降压作用能扩展到动态血压监测（ambulatory blood pressure monitoring，ABPM）和家庭血压监测（home blood pressure monitoring，HBPM）；⑥在随机对照试验中药物联合使用，多种药物的降压治疗与 CV 结果的降低有关；⑦药物类别的副作用在很大程度上与所使用的剂量有关，并且在联合治疗中使用较低的剂量可以最大限度地减少药物类别之间的差异。

其他降压药物如 α 受体阻滞剂、中枢作用药物和甾体类盐皮质激素受体拮抗剂（mineralcorticoid recept antagonist，MRA）处于次要地位，因为这些药物在基于结果的随机对照试验中研究较少，或者已知与较高的不良反应风险相关。在某些特殊情况下或当主要药物类别的各种组合不能控制血压时，这些药物可以作为有效的抗压药物的补充。

新的药物类别，如 SGLT2 抑制剂（SGLT2i）和非甾体 MRA，它们已经可用并具有降低血压的作用。这些作用可能不如经典降压药那么明显，但来自随机对照试验的有力证据表明，它们不仅可以降低 2 型糖尿病患者的 CV 和肾脏事件，也可以降低非糖尿病患者的 CV 和肾脏事件。

指南建议如下：

（1）降压治疗最大的获益是血压降低本身而不是某种药物（推荐意见 ESH，Ⅰ，A）。

（2）推荐五大类药物作为治疗高血压的一线药物，包括 ACEI、ARB、ARNI、β 受体阻滞剂、CCB 和噻嗪类 / 噻嗪样利尿剂（推荐意见 ESH，Ⅰ，A）。

2. ACEI/ARB/ARNI　ACEI 大量随机对照试验数据是在心力衰竭（HF）、CHD 和高危 CV 患者中产生的。在这些试验中 ACEI 已被证明与主要益处相关。在一项约 50 万人的研究中，服用 ACEI 患者的停药率明显低于服用 β 受体阻滞剂（BB）、钙离子拮抗剂（CCB）和利尿剂的人，仅略高于服用 ARB 的人。

尽管其抑制 RAS 的机制有所不同，且 RCT 数据库较小。但 ARB 具有与 ACEI 相似的降压功效和保护作用。ACEI 和 ARB 的区别在于它们的耐受性，ARB 的副作用率与安慰剂相似。与所有其他降压疗法相比，ARB 与最低的停药率相关。

目前不推荐肾素抑制剂作为降压治疗。两项关于肾素抑制剂（Aliskiren）对 HMOD 或 CV 结果影响的随机对照试验因不良事件发生率增加而过早中断。

2 项关于缬沙坦 / 脑啡肽酶抑制剂（ARNI）的 RCT 的研究显示与缬沙坦（320mg）相比，使用 ARNI 治疗高血压患者可显著且完全降低收缩压和舒张压。最近一项包含 5931 例高血压患者的 10 项研究的荟萃分析证实，与缬沙坦、奥美沙坦和氨氯地平等其他治疗相比，ARNI 的降压效果显著更高。

ACEI、ARB 或 ARNI 不应联合使用，因为双重 RAS 抑制剂并未显示对 CV 结果的额外益处。尽管双重 RAS 阻断已被证明具有更大的抗蛋白尿作用，并且可能对心力衰竭有利，但这种关联可能导致过多的不良事件，在高危 CV 或 2 型糖尿病患者中，其副作用肾功能损害（40%）、高钾血症（44%）和低血压（42%）的风险增加。

指南建议如下：

（1）HF、CHD 和高危 CV 患者首选 ACEI；经济条件许可也应选择 ARB 或者 ARNI（推荐意见 ESH，Ⅰ，A）。

（2）不推荐肾素抑制剂作为降压治疗（推荐意见 ESH，Ⅲ，A）。

（3）ACEI、ARB 或 ARNI 不应联合使用（推荐意见 ESH，Ⅲ，A）。

3. 钙离子拮抗剂（CCB）　大量随机对照试验显示二氢吡啶类 CCB（DHP-CCB）尤其是氨氯地平的疗效。DHP 和非二氢吡啶类 CCB（非 DHP-CCB）在耐受性和副作用方面有所不同。DHP-CCB 具有中度负性肌力作用，可用于控制射血分数降低的心力衰竭（HFrEF）患者的血压升高，但需要谨慎使用。DHP-CCB 有限的药物相互作用潜力不大。HFrEF 不建议使用非 DPH-CCB，因为它们有明显的负性肌力作用。尽管地尔硫䓬和维拉帕米不是血管选择性 CCB，但它们在降低血压方面也有效。较少数量的随机对照试验将非 DHP-

CCB 与其他药物进行了比较，而评估 DHP 和非 DHP-CCB 与其他药物的荟萃分析并未显示其有效性存在实质性差异。

指南建议如下：

（1）所有患者可选择二氢吡啶类 CCB，尤其是氨氯地平（推荐意见 ESH，Ⅰ，A）。

（2）HFrEF 患者不建议使用非二氢吡啶类 CCB（推荐意见 ESH，Ⅲ，A）。

4. 利尿剂

（1）噻嗪类 / 噻嗪样利尿剂：随机对照试验和荟萃分析中证实了噻嗪类 / 噻嗪样利尿剂在预防心血管发病率和死亡率方面的有效性，其效果与其他主要降压药的效果相似。噻嗪类利尿剂氯噻酮和吲达帕胺更有效，作用时间更长，但氯噻酮的副作用发生率更高。一项基于噻嗪类药物、氯噻酮和吲达帕胺的安慰剂对照研究的荟萃分析发现，三种利尿剂对 CV 结局的影响相似。在另一项荟萃分析中，噻嗪类利尿剂有更高的心血管事件和心力衰竭风险。然而在一项使用 2001—2018 年的数据库进行的大型观察性队列研究中，并未发现氢氯噻嗪和氯噻酮之间存在重大差异。因此，噻嗪类 / 噻嗪样利尿剂仍然是合适的降压药，在心血管预防方面同样有效。噻嗪类药物 / 噻嗪样药物与保钾利尿剂联合使用或与 RAS 阻滞剂联合使用可降低其副作用。最近的一项安慰剂对照研究表明，氯噻酮可有效降低高血压和慢性肾脏疾病 CKD 4 期 [eGFR < 30ml/（min·1.73m^2）] 患者的血压和蛋白尿。

指南建议如下：

1）所有患者可选择噻嗪类 / 噻嗪类利尿剂，但可能对糖脂代谢、尿酸有一定的影响（推荐意见 ESH，Ⅰ，B）。

2）顽固性高血压的降压治疗应包括一种利尿剂（推荐意见 ESH，Ⅰ，A）。

（2）循环利尿剂：对于 GFR 降低 [eGFR < 30ml/（min·1.73m^2）] 的患者，噻嗪类 / 噻嗪样药物的降压效果较差。因此，循环利尿剂（呋塞米、布美他尼、托拉塞米）被推荐用于 CKD 4 期和 5 期 [eGFR < 30ml/（min·1.73m^2）] 和严重液体超载 / 潴留的患者。最近在一项包含 2859 例心力衰竭患者的随机对照试验中，发现呋塞米和托拉塞米对死亡率同样有效，与射血分数无关。如上所述，对于晚期 CKD 4 期和未控制或顽固性高血压患者，循环利尿剂可联合氯噻酮改善血压控制。

指南建议如下：

CKD 4 期和 5 期及严重液体超载 / 潴留的患者只能使用循环利尿剂（推荐意见 ESH，Ⅰ，B）

（3）盐皮质激素受体拮抗剂：醛固酮增多症或顽固性高血压可使用醛固酮拮抗剂（MRA）。在顽固性高血压中，一项包含 12 项随机对照试验（1655 例患者）的荟萃分析评估了与其他疗法或安慰剂相比，螺内酯具有显著的降压作用，从而证实了 PATHWAY-2 的结果。几种新的非甾体类 MRA 正在研究中，用于高血压、2 型糖尿病或 CKD 患者。其中，非甾体 MRA 非奈利酮已被证明与安慰剂相比可降低血压，并可降低大多数（超过 95%）高血压合并糖尿病性 CKD 患者的心脏和肾脏预后。在 Fidelio-DKD 研究中，非奈利酮在 RAS 受体阻滞剂的基础上降低收缩压（2.7mmHg）。一项时变分析显示，非奈利酮治疗效果的 13.8% 和 12.6% 分别归因于办公室收缩压变化对主要肾脏复合结局和关键次要 CV 结局的影响。使用非奈利酮时，1.7% 的患者出现高钾血症导致停药。

指南建议如下：

醛固酮增多症或顽固性高血压可使用醛固酮拮抗剂（推荐意见 ESH，Ⅰ，B）。

5. β 受体阻滞剂（BB）　随机对照试验和荟萃分析表明，与安慰剂相比，第一代和第二代 BB 如普萘洛尔、阿替洛尔和美托洛尔可显著降低高血压患者卒中、心力衰竭和主要心血管事件的风险。与其他降压药物相比，除了对卒中的预防效果较差外，BB 在预防主要心血管事件方面与其他药物几乎相同。BB 与其他降压药在卒中数据上的差异可能源于中枢收缩压的微小差异，脑血管事件可能对其特别敏感。BB 与易感个体（主要是代谢综合征患者）新发糖尿病的风险增加有关。第三代 BB，如奈比洛尔或卡维地洛，表现出直接的血管舒张特性。选择性更高的 BB 奈比洛尔通过增加一氧化氮的释放增加血管舒张，起到了比其他 BB 更有利的作用，包括对性功能的不良影响更小。卡维地洛、比索洛尔、美托洛尔和奈比洛尔的随机对照试验显示 HFrEF 患者的预后得到改善。然而最近在美国进行的一些关于血管扩张剂 BB 的大型实际研究结果是不一致的。在一项研究中，11 8133 例接受奈比洛尔或卡维地洛的患者与 267 891 例接受阿替洛尔的患者的心血管结果无统计学差异。在其他研究中，使用奈比洛尔比使用阿替洛尔或美托洛尔具有更强的心血管保护作用。

最近的一项研究发现，BB 在约 50 种临床条件下表现出良好的效果，包括：① 与高血压关系不大或无关的各种心脏疾病；② 其他血管疾病；③ 非心血管疾病。最近对 BB 治疗期间精神不良事件的系统回顾和荟萃分析表明，BB 的使用与抑郁症和大多数其他精神不良事件没有负相关。静息心率的逐渐升高（> 80 次 / 分）伴随着心房颤动、心力衰竭和死亡风险的逐渐增加，无论是在普通人群还是在高血压患者中。尽管在高血压中，降低心率的优势仅限于随机对照试验的事后分析，但现有证据表明，治疗后心率不增加的高血压患者是一种支持使用 BB 的临床表型。

指南建议如下：

（1）β 受体阻滞剂可作为一线降压药物使用，卒中和代谢综合征患者应严密监测（推荐意见 ESH，Ⅰ，B）。

（2）冠心病和射血分数降低的患者应作为首选（推荐意见 ESH，Ⅰ，A）。

6. α₁ 受体阻滞剂　在 ASCOT 试验中多沙唑嗪作为三线治疗，并未增加 HF 的风险。在 PATHWAY2 研究中，多沙唑嗪在降低顽固性高血压患者的血压方面比安慰剂更有效，但效果不如螺内酯。在特殊情况下（如治疗良性前列腺增生）也可能需要 α₁ 受体阻滞剂。直立性低血压和液体潴留可能与使用 α₁ 受体阻滞剂有关，特别是在老年患者中。在一项针对老年患者的现实研究中，新治疗的老年高血压患者服用 α₁ 受体阻滞剂后，在接下来的 1 个月内因髋部骨折住院的人数显著增加，可能是由于直立性血压降低和伤害性跌倒。

7. 中枢活性药物　因为缺乏随机对照试验的证据，与较新的主要类别药物相比，中枢活性药物的耐受性较差。因此，利血平、α- 甲基多巴、可乐定、莫硝定或利美尼定等较老的化合物不再推荐用于高血压的常规治疗，而主要用于其他治疗方案失败的罕见顽固性高血压病例或妊娠期使用甲基多巴等特殊情况的附加治疗。值得注意的是，最近的一项研究表明，可乐定对顽固性高血压具有与螺内酯相似的显著降血压作用。

指南建议如下：

中枢活性药物如利血平、α- 甲基多巴、可乐定等不再推荐用于高血压的常规降压治疗（推荐意见 ESH，Ⅲ，A）。

8. 性别之间的差异　一项对随机对照试验（103 268 名男性和 87 349 名女性）的荟萃分析发现，基于 BB、ACEI、ARB、CCB 或利尿剂的治疗对男女患者中血压和心血管事件发生率的降低具有可比性。关于女性与男性的血压目标是否应该不同，从随机对照试验中获得的信息有限，部分原因是没有足够的试验来调查两性在不同治疗时血压水平下的结果，这一限制在女性中尤其明显，因为她们的 CV 结果数量较少。在 SPRINT 的事后分析中，分别分析了男性和女性的数据，男性获得了主要的复合 CV 结果，而女性则没有。在同一研究的另一项事后分析中，使用倾向评分匹配来平衡患者的基线特征（在 SPRINT 中，随机化没有根据性别分层），女性在标准治疗和强化治疗中也没有表现出显著的结果差异。女性患者较低的基线 CV 风险可能是这一发现的原因。鉴于现有研究的数量较少和局限性，没有足够的证据推荐女性与男性不同的血压目标。

9. 药物联合治疗

（1）起始药物联合治疗：虽然没有随机对照试验比较初始联合治疗和单药治疗的主要心血管结果，但多种观点支持联合使用两种抗高血压药物作为初始治疗步骤。血压是一个受多种病理生理途径影响的多调控变量。因此，在大多数患者中，单药治疗可能不足以控制血压，而在大多数高血压患者中，需要通过不同机制的药物联合治疗才能达到血压目标。也有证据表明，处方治疗方案的复杂性会对治疗的依从性产生不利影响。事实上，在随机对照试验中，几乎所有患者都需要联合用药来控制血压。

来自接受降压治疗的大型队列研究也表明，与最初的单药治疗和传统的分步治疗方法相比，最初的联合治疗导致心血管事件的风险更低。观察证据表明，实现血压控制所需的时间是临床结果的重要决定因素，特别是在高危患者中，控制时间越短，风险越低。另有证据表明，与单一治疗相比，初始联合治疗绕过了惯性单一治疗的问题，提高了对治疗的长期依从性，并伴有较好的短期和长期血压控制，并且在观察性研究中，降低了结果的发生率。

根据随机对照试验结果、最近的荟萃分析和降压有效性的证据，除 ACEI 和 ARB 外，所有 5 种主要药物类别原则上都可以相互联合使用。然而，笔者建议高血压的治疗应优先基于 ACEI 或 ARB 与 CCB 或噻嗪类 / 噻嗪样利尿剂的联合。在比较不同方案的试验中，笔者的联合用药均用于或多或少比例的患者，在获益方面没有重大差异。唯一的例外是两项试验，其中大部分患者接受了 ARB/ 利尿剂联合治疗或 CCB/ACEI 联合治疗，这两种方案在降低 CV 结果方面优于所有 BB（阿替洛尔）/ 利尿剂联合治疗。三个结果试验直接比较了两种不同的组合，每种组合都涉及 RAS 阻滞剂（ACEI 或 ARB）和 CCB 与其他组合。在 ACCOMPLISH 研究中，ACEI/CCB 联合治疗在预防主要 CV 结局和 CKD 进展方面优于相同 ACEI 联合噻嗪类利尿剂，尽管两组之间的血压差异很小（收缩压 / 舒张压：0.7/1.7mmHg）。当将 RAS 阻滞剂联合 CCB 与 RAS 阻滞剂噻嗪类利尿剂进行比较时，COLMCOPE 试验并未证实 ACCOMPLISH 的发现，它们报告的心血管事件没有显著性差异。

在一项研究中分析了 2200 多例 1 年为因 CV 住院治疗的患者，同时也显示了从最初的联合治疗到单一治疗的预后的转变，反之亦然。这项患者内部比较结果（消除了观察性研究的一个主要局限性，即外部和可能不同患者群体的对抗）表明，与单药治疗相比，患者接受联合治疗的住院风险大大降低。来自接受降压治疗的患者的大型治疗队列研究表明，与最初的单药治疗和传统的分步治疗方法相比，最初的联合治疗导致心血管事件的风险更低。最近回顾的几项研究表明，依从性差与心血管并发症的风险增加有关。将单片复方制剂（SPC）治疗作为一线初始治疗。但体弱多病和年老体弱的患者除外，因为他们的血压反射功能受损，低血压的风险更大，而血压正常高值的高危患者，单药治疗后的血压小幅下降可能使其达到目标血压。出于同样的原因，对于血压仅略高于药物治疗的血压阈值的低风险 1 级高血压患者，也可以考虑初始单药治疗。

指南建议如下：

1）推荐大多数高血压患者使用两药联合治疗方案起始降压治疗，最常用的两药联合方式为 RAAS 抑制剂（ACEI/ARB）联合 CCB 或噻嗪类 / 噻嗪样利尿剂，也可应用五类主要降压药物外的其他药物进行联合治疗（推荐意见 ESH，Ⅰ，A）。

2）如果需要两种药物治疗，推荐使用单片复方制剂（推荐意见 ESH，Ⅰ，B）。

（2）两种以上药物联合治疗

1）三药联合方案：对于不能通过双药联合治疗控制血压的患者，一种选择可能是使用不同的双药联合或者按照国际高血压协会（ISH）指南的建议，使用相同的双药联合，但联合成分的剂量更高。然而，第三种合理的选择是三药联合治疗，通常是 RAS 阻滞剂、CCB 和噻嗪类 / 噻嗪样利尿剂。三种药物联合用药可控制高达 90% 的患者的血压，这比目前欧洲高血压患者的血压控制率要高得多。也有证据表明，三种药物的 SPC 比常规护理能更好地控制血压。目前的指南不建议开始使用三种药物联合治疗，因为有血压降低过快和（或）过度的风险，特别是在老年患者中。

2）四药联合方案：4 种药物的 1/4 剂量，即四药联合使用使降压效果更显著，这些初步数据得到了同一作者进行的一项Ⅲ期研究的支持，在该研究中，591 例患者被随机分配到四药组或 ARB 全剂量单药组。在 12 周和 12 个月时评估血压变化。四药组在两个时间点的血压控制率均较高。需要在更广泛的人群中进行研究，并且需要更多的信息，例如当副作用发生或使用四合一药丸出现低血压时采取的策略。

3）给药时间：大多数关于降压治疗结果获益的现有证据来自于早晨给药的随机对照试验。然而，最近的证据表明，夜间高血压并不罕见，而且不降血压可能会有不良的预后后果，这支持了睡前服用降压药以更有效地降低夜间血压和心血管结局风险的假设。一些关键证据和对 8 项关于早晨与睡前给予降压药影响的研究的系统综述讨论了支持数据的局限性。由于主要方法的局限性和偏见，得出的结论被认为是有问题的。在这方面，最近的 TIME 试验提供了重要数据。来自英国的 2104 名参与者按照 1：1 的比例随机分配，在早上或晚上服用常规降压药物，参与者平均年龄 65 岁，其中 58% 为男性，中位随访时间为 5.2 年，部分患者随访超过 9 年。总的来说，研究中没有发现安全问题。晚上给药比早晨给药的不依从性明显更高（39.0% *vs.* 22.5%，$P < 0.0001$）。然而，晚上给药组和早上给药组的主要结局（因主要心血管事件和血管性死亡而住院）没有显著性差异。因此，数据

不支持在睡前优先使用抗高血压药物，然而这也是无害的。根据时间，患者可以选择何时服药，而对于有记录的夜间血压高的患者，医师可能会考虑睡前给药。一般来说，目前的指南建议在早晨测量血压，因为睡前抗高血压药物的依从性较差。

一些研究发现，相当一部分高血压人群（高达25%）在停药后血压没有升高或只有轻微升高，但对这一发现的解释尚不确定，可能与错误的高血压诊断或在治疗期间体重超重减轻等高血压危险因素有关。不能排除长期有效的降压治疗逆转高血压的结构变化，有利于治疗后血压延长正常的可能性。迄今为止，很少或没有证据表明降压药处方能够逆转高血压。指南建议如下：

如果起始的两药治疗均已达到最大推荐剂量或耐受剂量，但血压仍不达标，应增加至3种药物联合，通常可以选择 RAAS 抑制剂 +CCB+ 噻嗪类 / 噻嗪样利尿剂；若三药治疗均已达到最大推荐剂量或耐受剂量，但血压仍不达标，建议延长治疗时间（推荐意见 ESH，Ⅰ，A）。

10. 降压药与癌症　在最近的33项随机对照试验的个体参与者数据荟萃分析中，涉及260 447名参与者和15 012例癌症病例，没有观察到噻嗪类药物与皮肤癌之间的显著关联。此外，没有发现 ACEI、ARB 和 BB 与任何癌症有显著关联。尽管试验持续时间相对较短（略多于4年）存在局限性，但这支持了以下建议，即不应将癌症风险视为任何抗高血压药物管理的障碍。

11. 高血压患者抗血小板的初级预防　在初级预防方面，一项 Cochrane 系统评价纳入了6项试验中的61 015例患者（4项初级预防试验41 695例患者；2项二级预防试验19 320例患者）调查了抗血小板药物的作用。4项研究比较了低剂量阿司匹林和安慰剂，没有发现全因或心血管死亡率差异的证据。然而，阿司匹林治疗降低了所有非致命性心血管事件的风险，尽管增加了大出血的风险。作者得出结论：目前没有证据表明抗血小板治疗在初级预防中对高血压患者有保护作用。在一组既往没有 CV 事件但由于晚期肾脏疾病导致 CV 风险较高的患者亚组中，低剂量阿司匹林显示出了一定的保护作用。在高血压患者的临床试验中，氯吡格雷、普拉格雷和替格瑞等新药的益处和危害尚未得到充分的研究。

指南建议如下：

不推荐对高血压患者进行低剂量抗血小板治疗的一级预防（推荐意见 ESH，Ⅲ，A）。

12. 顽固性高血压　真性顽固性高血压需要坚持治疗和排除继发原因的证据，否则顽固性高血压只是被认为的假性顽固性高血压。在真正的顽固性高血压患者中，基于PATHWAY-2 试验和荟萃分析（包括 HFrEF 患者）的疗效证据，第四线药物治疗应包括螺内酯（MRA）。eGFR < 45ml/（min·1.73m²）和血浆钾浓度 > 4.5mmol/L 的患者谨慎使用螺内酯（25～50mg/d），因为这些是 PATHWAY-2 试验的排除标准。因此，对于较晚期 CKD 或基线钾水平较高的患者，螺内酯的功效和安全性尚未确定。使用较新的钾结合剂如帕特罗默或环硅酸锆钠可以降低高钾血症的风险，而不会增加钠过载或降低环硅酸锆钠观察到的抗高血压药物吸收。并非所有患者都能耐受螺内酯，因为它的抗雄激素副作用会导致男性乳房柔软、男性乳房发育不良和性无能及女性月经不规律。另一种甾体 MRA 依普利酮对黄体酮或雄激素受体的干扰较小，因此可替代降压，但其效力不及螺内酯。新的更具选择性的非甾体 MRA，如非奈利酮（被批准用于治疗糖尿病肾病）、Esaxerenone（日本被批准用于治疗高血压）和 Ocedurenone（KBP-5074，正在开发用于治疗 CKD 中的顽固性高血压）可能为顽固性高血压患者提供未来的替代方案。选择性醛固酮合成酶抑制剂（如巴司他）的使用在 Ⅱ 期试验中已被证明可以有效降低顽固性高血压患者的血压，因此可能会发展成为一种额外的治疗方法。当螺内酯和其他 MRA 不能耐受或禁忌时 [即 CKD 4 期，eGFR < 30ml/(min·1.73m^2)]，比索洛尔（5 ～ 10mg/d）、多沙唑嗪缓释片（4 ～ 8mg/d）或中枢作用药物，如去甲肾上腺素能受体激动剂（Clonidine，0.1 ～ 0.3mg 每日 2 次）可作为替代。然而，在 PATHWAY-2 试验中，比索洛尔和 Doxazosin 降低血压的效果不如螺内酯，而在顽固性高血压患者的头对头比较开放标签随机对照试验中，可乐定显示出与螺内酯相似的降压效果。

真正的顽固性高血压的治疗包括患者常见的合并症，因此可能需要额外的治疗选择。因此，对于 OSA 患者，持续 CPAP 可能有中等获益，在肥胖患者中，GLP1 受体激动剂可以减轻体重，适度降低血压，改善 2 型糖尿病或已确诊心血管疾病患者的 CV 预后。减肥手术可以降低严重肥胖患者的血压、心血管危险因素和心血管事件的风险，因此，当这些患者患有顽固性高血压时，可能减轻降压药物的负担。在符合 SGLT2is 治疗条件的患者中，使用 SGLT2is 可能会为顽固性高血压患者的背景降压治疗增加中度降血压作用。

最近在美国进行的一项真实世界证据研究共纳入 80 598 例顽固性高血压患者，比较了新开的 MRA 治疗（6626 例患者，其中 98% 为螺内酯使用者）与新开的 BB 治疗（73 972 例患者）作为第四线药物的有效性。在倾向评分匹配分析中，发现在卒中和心肌梗死合并的主要结局中，使用螺内酯减少 23%（95% CI：0.50 ～ 1.19）。螺内酯组出现高钾血症和肾功能恶化的风险显著增加。在英国初级保健数据库中进行的一项早期类似且规模较小的观察性研究涉及 8639 例顽固性高血压患者，他们接受了 MRA（n=350）、BB（n=2869）和 α$_1$ 受体阻滞剂（n=5420）的新处方。主要结局的风险（综合全因死亡率、卒中和心肌梗死）表明，与螺内酯相比，BB 的风险差异不显著，而 α 受体阻滞剂的风险差异显著（－ 32%）。综上所述。这些观察性研究表明，在临床实践中，MRA 的使用显著降低血压，但仍缺乏支持使用螺内酯对 CV 结果或死亡率有益的数据。需要随机对照试验来确定真正难治性高血压中最具保护性的药物治疗。

指南建议如下：

（1）顽固性高血压的降压目标是 140/90mmHg 以下，最好控制在 130/80mmHg 以下（推荐意见 ESH，Ⅰ，A）。

（2）在优化治疗方案的基础上第四线降压药可选择螺内酯、β 受体阻滞剂或 α 受体阻滞剂（推荐意见 ESH，Ⅱ，C）。

（3）eGFR ≥ 30ml/（min·1.73m^2）应选择噻嗪类 / 噻嗪样利尿剂（推荐意见 ESH Ⅰ，B）；eGFR < 30ml/（min·1.73m^2）必须使用循环利尿剂（推荐意见 ESH，Ⅰ，B）；eGFR < 30ml/（min·1.73m^2）选择 12.5 ～ 25mg/d 的螺内酯是合理的（推荐意见 ESH，Ⅱ，B）。

（二）非药物治疗

1. 经皮肾去交感神经射频消融术　对于排除继发性高血压原因后经 ABPM 确诊的未控制的顽固性高血压患者，经皮肾去交感神经射频消融术（RDN）是增加药物治疗的补充或一种治疗选择。

反复不依从或对多种降压药物不耐受的患者，在了解了可能缺乏疗效和益处以及与该手术相关的风险后，可以考虑进行 RDN。这些患者在选择 RDN 时服用的药物可能少于 3 种。迄今为止，尚无针对 RDN 的前瞻性多中心、盲法、随机、前瞻性结局试验。在一项大型随机对照试验荟萃分析中，全球简易注册中心得出结论，RDN 可能使卒中的相对风险降低 43%，而主要不良 CV 事件的绝对风险可能从对照组的 11.7% 下降到 RDN 组的 8.6%。同样，在医疗信息数据库（Registry）的 3077 例患者中，得出的结论是：RDN 后前 6 个月达到血压目标（SBP 120 ~ 140mmHg）的时间增加 10%，在接下来的 6 ~ 36 个月，主要心血管事件的风险降低 15%。最近的随机对照试验显示，血管内 RDN 可能与未控制高血压患者的诊室和动态血压降低相关，尽管不是很明显。在大量肾 RNA 术后患者的登记中，血压降低是持久的，没有明显的安全问题。因此，对于 eGFR > 40ml/（min·1.73m^2）且降压药物无法控制血压或无法避免严重副作用的顽固性高血压患者，RDN 可作为辅助治疗。RDN 只能在经验丰富的专业中心进行，这些中心已经建立了多学科团队，并有结构化的途径来评估高血压患者。在 RDN 之前，了解患者的观点，探索他们的偏好和期望至关重要。

指南建议如下：

对于 eGFR > 40ml/（min·1.73m^2）的难治性高血压患者，RDN 可考虑作为额外的治疗选择（推荐意见 ESH，Ⅱ，B）。

2. 颈动脉压力感受器刺激治疗高血压　在对高血压患者的研究中，颈动脉压力感受器刺激与交感神经活动的减少有关，当对心力衰竭患者施加刺激时也显示出交感神经抑制作用。第一代双侧电刺激装置（Rheos，CVRx）在一项双盲、随机、假对照的关键试验中进行了测试，该试验包括 265 例顽固性高血压患者。6 个月时，治疗组办公室血压下降明显大于假手术组。然而，该研究未能满足 5 个共同主要终点中的两个，安全性尚未确定。因此，Rheos 设备未获得美国食品药品监督管理局（FDA）批准用于顽固性高血压患者。第二代单侧刺激装置（Barostim）已经开发出来，以减少手术的复杂性、并发症和成本。然而，目前还没有在顽固性高血压患者中使用这种新装置的随机对照试验。血管内压力反射放大治疗是通过置入专用支架来实现的，其目的是通过增加血管有效半径来被动增加血管壁拉伸，同时保持脉搏。在一项小型、非对照、开放标签、首次人体 CALM-FIM 研究中，30 例患者接受了 MobiusHD 系统（血管动力学）的植入。在 6 个月时，与基线相比，诊室和动态血压都有显著降低，这似乎维持了 36 个月。一些研究这种方法的随机对照试验正在进行中。

指南建议如下：

基于器械的治疗，颈动脉压力感受器刺激不推荐用于降压治疗（推荐意见 ESH，Ⅲ，B）。

3. 动静脉吻合　用导管式装置（ROX 耦合器）制作固定直径髂动静脉吻合；ROX 研究了周围血管阻力降低对顽固性高血压的影响。在前瞻性、开放标签、随机对照的 ROX CONTROL HTN 试验中，这种分流术的建立显著降低了血压。然而，33% 接受动静脉耦合器植入的患者发生晚期同侧静脉狭窄，需要治疗。由于使用该耦合器治疗后可能存在心力衰竭风险，因此该装置的开发已经停止。

指南建议如下：

基于器械的治疗，动静脉吻合术不推荐用于降压治疗（推荐意见 ESH，Ⅲ，B）。

4. 心脏神经调节治疗（通过专用起搏器） Moderato 系统（BackBeat Cardiac Neuromodulation Therapy，Orchestra BioMed）是一种双腔、非反应性、可植入的脉冲发生器，可缩短或延长房室间期。通过缩短房室耦合间期，可以减少左心室充盈，降低血压。该装置间歇性和不对称地引入 1～3 次较长房室延迟的短序列，目的是防止代偿性调压反射介导的 SNS 激活。最初的概念验证研究（MODERATO Ⅰ）纳入了 35 例高血压患者，尽管服用了两种降压药，但仍未得到控制，随后报道了一项前瞻性、多中心、随机、双盲研究 MODERATO Ⅱ 的结果。在这项试验中，68 例高血压患者接受了至少一种降压药物治疗，并且有置入或更换双室起搏器的适应证，但仍未得到控制，他们接受了 Moderato 装置置入。治疗组 24h 收缩压在装置激活后立即下降，降压效果持续至随访治疗 6 个月。虽然达到了主要疗效终点（组间 24h 收缩压变化的差异），并且在 6 个月内治疗似乎是安全的，但心脏神经调节治疗的长期后果需要在更大规模的试验中进行研究。

指南建议如下：

基于器械的治疗，心脏神经调节治疗（通过专用起搏器）不推荐用于降压治疗（推荐意见 ESH，Ⅲ，B）。

（三）特殊人群的降压治疗

1. 高血压合并冠心病 对于有症状的冠心病合并心绞痛患者，BB、DHP-CCB 和非 DHP-CCB 是治疗高血压的首选药物，必要时可联合 DHP-CCB 和 BB。对于新近发生心肌梗死的患者，BB 也可改善预后，除非有禁忌证，否则应使用 BB。在没有特定副作用的情况下，没有理由停止 BB 治疗。在这种情况下，有必要提到心率增加与 CV 事件呈线性相关，并且包括 BB 在内的几种药物已经证明了将心率降低作为 CHD 患者的治疗目标的益处。因此，对于合并冠心病的高血压患者，将心率降低到 80 次 / 分以下和接近 70 次 / 分是一个额外治疗目标。BB 或非 DHP-CCB 可用于此目的。ACEI 已经证明冠心病患者的获益。在随机对照试验中，ARB 可降低包括冠心病患者在内的高危患者的心血管结局，这支持将 ARB 作为降压联合治疗的一部分用于冠心病，而 ARB 可替代 ACEI 治疗不耐受的高血压和冠心病患者。

指南建议如下：

（1）高血压合并冠心病血压 ≥ 130/80mmHg 开始降压；首选 ACEI 或者 ARB 或者 β 受体阻滞剂；合并心绞痛首选 BB 和钙通道阻滞剂（推荐意见 ESH，Ⅰ，A）。

（2）推荐使用 BBS 或者非 DHP-CCB 控制心室率 60～68 次 / 分（推荐意见 ESH，Ⅰ，B）。

（3）高血压合并 INOCA 或者 MINOCA 的患者可考虑使用 RASi、BB、CCB（推荐意见 ESH，Ⅱ，B）。

2. 高血压合并心房颤动 高血压患者和非高血压患者心房颤动的预防和治疗策略没有实质性差异。尽管几项小型研究表明，BB 可适度降低心房颤动复发率，但这些药物对临床相关结局（卒中、全身性栓塞或心力衰竭）的影响仍有待确定。然而，在没有禁忌证或副作用的情况下，BB 可能优先用于合并心房颤动的高血压患者。所有主要的降压药物类别都有利于左心室肥厚（LVH）的消退，这在心房颤动的治疗中是合适的，因为 LVH 易导致心房颤动的发展和复发。ACEI、ARB 和 CCB 在 LVH 消退方面比 BB 和利尿剂更有效。ACEI 和 ARB 在左心室功能障碍、左心室肥厚或左心室解剖结构改变患者中预防心房颤动的效果令人鼓舞。ARB 在预防高危高血压患者心房颤动方面也比 CCB 更有效，但在非结构性心脏病患者中，使用 ARB 并没有减少心房颤动负担的报道。此外，ARB 并不能避免大多数无高血压患者电转换后心房颤动复发。使用 MRA 可减少新发心房颤动的患者。最近的数据显示，SGLT2is 的使用与有或无糖尿病患者发生心房颤动的风险显著降低相关。然而，目前还没有证据表明 SGLT2is 可以预防这些患者的卒中。与 DPP-4 抑制剂或 GLP-1 RA 相比，SGLT2is 患者发生 AF 的风险显著降低。

指南建议如下：

（1）高血压合并心房颤动的治疗同常规高血压治疗（推荐意见 ESH，Ⅰ，B）。

（2）高血压患者使用 ACEI、RASi 和 BB 可预防心房颤动（推荐意见 ESH，Ⅱ，B）。

3. **高血压合并糖尿病** 所有主要的降压药物均可降低 2 型糖尿病的 CV 结局。治疗药物应包括 RAS 阻滞剂，因为基于结果的随机对照试验表明，RAS 阻滞剂比其他主要降压药物更有效地预防糖尿病肾脏并发症的出现和进展，这可以通过降低新发微量白蛋白尿的发生率、减少蛋白尿患者的蛋白质排泄、减轻糖尿病和非糖尿病肾病的 GFR 下降以及预防 ESKD 来衡量。较新的降血糖药，如 SGLT2is 和 GLP-1 RA 已被证明可以减少 2 型糖尿病的大血管和微血管并发症。除了控制血糖外，SGLT2is 还显示出对 HF 和肾脏结局的显著保护作用，而 GLP-1 RA 已显示出减少 CV 事件和相当大的体重减轻。这些药物已被 ESC/EASD 指南推荐作为既往 CV 事件、HMOD 或多种危险因素的糖尿病患者的第一步治疗。

指南建议如下：

糖尿病患者血压 ≥ 140/90mmHg 开始治疗；目标是控制在 130/80mmHg 以下；RAS 阻滞剂、SGLT2 可以降低 2 型糖尿病患者心脏和肾脏事件（推荐意见 ESH，Ⅰ，A）。

4. **CKD 患者高血压的治疗**

（1）CKD 患者的达标阈值

1）常规降压的目标值：现有证据表明，在 CKD 患者中，使用任何类型的主要降压药物降低血压都可以对主要心血管事件（卒中、心肌梗死或心血管死亡）和全因死亡提供类似的保护。来自中国的最新数据显示，未接受抗高血压治疗的 CKD 患者 5 年的前瞻性随访表明，血压 < 130/90mmHg 与 CV 和肾脏结局的风险显著增加相关。关于 CKD 治疗反应中最具保护作用的目标血压的试验证据缺失。在 MDRD 研究中，在低血压目标组和正常血压目标组之间，预计 3 年内 eGFR 下降、ESKD 和死亡风险无显著性差异。然而，基线蛋白尿分析显示，与常规血压目标组相比，低血压目标组的蛋白尿患者随着时间的推移，蛋白质排泄减少，eGFR 下降较慢。同样，在 AASK 研究中，在总体人群中，不同血压目标组之间的结果没有差异；然而，在一小部分蛋白尿患者中，较低的血压与较好的肾脏预后相关。最近的一项分析综合了这些试验（1907 例患者）和中位随访 14.9 年的研究表明，较低的目标血压与总体人群 ESKD 风险和死亡率的显著降低相关，而这种影响主要是由

UPCR 为 0.44g/g 的患者推动的。因此，血压降低的可持续性和蛋白尿的程度是非糖尿病性 CKD 患者肾保护的主要决定因素。

2）强化降压的目标值：SPRINT 将 9361 例心血管风险增高的高血压患者随机分为强化治疗（收缩压 < 120mmHg）和标准治疗（收缩压 < 140mmHg）。约 28% 的患者 eGFR 为 2 ~ 60ml/（min·1.73m²），但很少有患者有蛋白尿，因为排除了蛋白尿为 > 1g/d 的个体。糖尿病，即 ESKD 的最常见原因，或既往卒中也是排除标准。在整个试验中，强化治疗组的主要综合结局（CV 事件及 CV 和总死亡率）显著降低，但肾脏结局在两个目标组之间没有差异。SPRINT CKD 亚群的亚分析显示各组之间的主要结局或预先指定的肾脏结局没有差异，但强化血压组患者的总死亡率较低。上述所有结果必须谨慎解释，因为 SPRINT 试验不是设计或支持研究肾脏结局的，试验中很少（两组 15 例 vs.16 例）。因此，不能建议 CKD 患者将收缩压降至 120mmHg 以下。RENAAL 研究的事后分析显示，与收缩压 < 130mmHg 的患者相比，基线收缩压在 140 ~ 159mmHg 的患者 ESKD 或死亡风险增加 38%。来自 IDNT 的事后分析显示，与收缩压 < 134mmHg 的患者相比，收缩压 < 149mmHg 的患者 SCr 或 ESKD 加倍的风险增加 2.2 倍。此外，逐渐降低收缩压至 120mmHg 可改善肾脏和患者生存，而低于 120mmHg 者全因死亡率增加。但最近一项对 CKD 3 ~ 5 期患者研究的荟萃分析报告称，收缩压降低 16mmHg 和绝对收缩压 132mmHg 可降低死亡率，收缩压 < 125mmHg 时无显著降低。在最近的四项随机对照试验（AASK，ACCORD，MDRD 和 SPRINT）的汇总分析中，全因死亡率显示出强化治疗（血压 < 130mmHg）降低的趋势，但这一发现没有统计学意义（HR=0.87；95% CI：0.69 ~ 1.08；P=0.21）。然而，在排除 GFR 较高的患者和接受强化血糖控制的患者后，与 < 140mmHg 的标准目标相比，将血压降至 130mmHg 以下降低了全因死亡率（HR=0.79；95% CI：0.63 ~ 1.00；P=0.048）。

将这些主要是间接发现结合起来，考虑到至少在蛋白尿发生后，肾损伤的进展在不同情况下往往遵循相同的过程，可能建议：①蛋白尿非糖尿病 CKD 的血压目标也适用于蛋白尿糖尿病肾病患者；②两类患者的目标收缩压 < 130mmHg 和舒张压 < 80mmHg，如果耐受性良好。在蛋白尿患者中（≥ 30mg/g）可预防 CKD 进展。类似的靶点可能与大多数 CKD 患者死亡率的降低有关。特别是在 4 期和 5 期的晚期 CKD 患者中，建议仔细监测 eGFR，因为 GFR 的进一步功能性但可逆的下降可能发生在血压较低时。

由于缺乏相关证据，不推荐诊室收缩压 < 120mmHg 和舒张压 < 70mmHg。然而，这些指南承认这些建议有一些局限性：①比较不同血压目标的试验中没有一个包括糖尿病和 CKD 患者，因此目前的证据不能很容易地外推到这一亚群；② MDRD 和 AASK 试验将参与者随机分配到不同的平均血压水平，这些水平不能轻易外推到收缩压和舒张压值；③ MDRD 和 AASK 试验招募了相对年轻的患者群体（平均年龄分别为 51.7 岁和 54.6 岁），因此，他们的发现不能轻易地推断到老年 CKD 患者；④即使是长期观察分析，降低血压目标的益处主要在蛋白尿患者中显现。

（2）CKD 患者降压联合治疗

1）CKD 合并高血压患者利尿剂的选择：如果 eGFR 水平为 CKD 3a 期，通常需要联合使用 RAS 阻滞剂和 CCB 或噻嗪类利尿剂，以达到推荐的血压目标。对于 eGFR < 30ml/ (min·1.73m^2) 的患者，一般应将噻嗪类/噻嗪样利尿剂替换为循环利尿剂，对于 eGFR 介于 30～45ml/ (min·1.73m^2) 的患者，应个体化地从噻嗪类/噻嗪样利尿剂过渡到循环利尿剂。

2）CKD 合并糖尿病患者的联合降压方案：糖尿病和非糖尿病 CKD 患者的临床试验已经确定 ACEI 或 ARB 是高血压 CKD 患者的首选治疗选择，特别是在中度或重度蛋白尿患者中，这些药物被发现可以减少蛋白尿、eGFR 下降率和血清肌酐加倍或进展为 ESKD 的风险。ACEI 或 ARB 应以最大耐受剂量给予，以获得最佳的肾保护，而 RAS 阻滞剂的双重联合应避免，因为由于 ACEI/ARB 联合治疗不良事件的风险增加，两项结局试验过早终止。在蛋白尿正常的高血压患者中，与安慰剂相比，ACEI 或 ARB 能够延缓进展为严重的蛋白尿增加，但在蛋白尿正常人群中，与其他主要降压药物相比，这些药物是否能更好地保护肾功能尚无证据。在没有 RAS 阻滞剂的情况下，DHP-CCB 可能会增加 CKD 患者的蛋白尿。然而，在一般高血压人群中，大多数患者没有或仅有轻度蛋白尿，DHP-CCB 对肾脏预后的影响与 RAS 受体阻滞剂或利尿剂相似。ACEI 或 ARB 对传出小动脉的血管扩张作用降低了肾小球内压力。随后经常出现 eGFR 下降，在治疗的头几周平均下降 10%～15%。类似的效果可以看到，任何降压药大幅度降低血压。因此，开始治疗时，在治疗的前 4～8 周（取决于基线肾功能）反复监测 eGFR 是很重要的，但如果 eGFR 下降持续或变得更严重（约 30%），则应停用 RAS 阻滞剂，并检查患者是否存在肾血管疾病。其次，在 CKD 患者中使用 RAS 受体阻滞剂会进一步增加高钾血症的风险。高钾血症与死亡率增加有关，是 CKD 患者减少 ACEI 或 ARB 给药剂量或停止给药的最常见原因。然而，在大型调查中，减少 RAS 受体阻滞剂剂量或停用 RAS 受体阻滞剂会增加 CV 事件的风险，应避免使用。在蛋白尿型 CKD 中，利尿剂与 RAS 阻滞剂联合使用可有效减少蛋白尿。只有 5% 的患者患有重度蛋白尿，与 RAS 阻滞剂联合 DHP-CCB 相比，RAS 阻滞剂联合噻嗪类药物在降低肾脏预后方面优于 RAS 阻滞剂联合 DHP-CCB。当 GFR < 45ml/ (min·1.73m^2) 时，噻嗪类利尿剂的作用减弱，因为它们无法到达作用部位，因为它们与 CKD 中积累的其他物质竞争小管分泌。噻嗪样利尿剂也是如此。AMBER 试验中，在治疗难治性高血压且 eGFR 值在 25～45ml/ (min·1.73m^2) 的患者中，使用螺内酯加安慰剂或帕替莫，两组血压均有效降低，但 12 周时高钾血症（钾 5.5mmol/L）的发生率分别约为 60% 和 35%。因此，通常不建议将螺内酯作为 CKD 3b 期或以上患者的第 4 线降压药，除非在特殊情况下，如低钾水平，或当使用其他药物无法控制血压时。建议使用新型钾结合剂将血清钾维持在 5.5mmol/L 以下。

3）SGLT2 治疗 CKD 合并糖尿病的证据：钠-葡萄糖协同转运蛋白 2 (sodium-dependent glucose transporters 2, SGLT-2) 可使高血压患者的诊室收缩压/舒张压降低 3～5/12mmHg。这在 ABPM 值中也被观察到，并且在 CKD 4 期患者（约 7mmHg 收缩压）中有更大的降低。主要的降压机制可能是轻微的利钠/利尿作用（通过抑制近端钠重吸收）和渗透性利尿，尽管在接受利尿剂治疗患者中也有血压降低的报道。这些药物也显示出减少尿白蛋白排泄 25%～40%，这取决于基线蛋白尿水平，并可降低血浆尿酸，这对 CKD 患者也很重要。

在 2 型糖尿病患者中使用 SGLT2i 的 CV 结局试验包括了很大比例的 CKD 患者，结果显示复合肾脏终点显著且均匀降低（约 40%）。在三个针对糖尿病和非糖尿病 CKD 的大型试验中，SGLT2i 被用于标准治疗的基础上，包括 ACEI 或 ARB 的最大耐受剂量。CREDENCE 试验（44 011 例伴有蛋白尿严重增高的 2 型糖尿病和 CKD 患者）；DAPA-CKD 研究（4304 例糖尿病或非糖尿病 CKD 患者）；EMPA-KIDNEY 试验 [6609 例糖尿病或非糖尿病 CKD 患者，eGFR 在 20 ～ 45ml/（min·1.73m^2），任何水平的蛋白尿或 eGFR 为 45 ～ 90ml/（min·1.73m^2）] 由于与安慰剂相比，复合和个体肾脏预后显著降低，所有三项试验都提前终止。在 EMPA-KIDNEY 试验中，eGFR 的降低在整个范围内都很明显，在蛋白尿严重增加的患者中最为显著。在所有尿白蛋白 / 肌酐比值（UACR）亚组中，恩格列净组 eGFR 损失率均较低。至少在糖尿病患者中，这些益处被归因于直接的肾脏作用，包括降低肾小球内压和抗纤维化作用，而这些作用与血糖降低无关。

4）非奈利酮治疗 CKD 相关高血压的证据：非奈利酮是一种新型非甾体 MRA，其作用时间和组织分布与甾体 MRA 不同，可抑制不同的协同调节分子与矿化皮质激素受体的结合。这可以减少炎症和纤维化过程，对远端小管中矿化皮质激素介导作用的干扰更少，两项基于结果的随机对照试验显示了非奈利酮对蛋白尿的剂量依赖性降低的证据。在 FIDELIO-DKD 试验（5734 例 2 型糖尿病、CKD 和中度或重度蛋白尿患者）中，非奈利酮在 ACEI 或 ARB 治疗的基础上显著降低了肾衰竭、eGFR 下降（> 40%）、肾性死亡和 CV 结局的风险。非奈利酮的收缩压 / 舒张压差异为 2.7/1.0mmHg，在所有不同的基线血压组中都是一致的。高钾血症导致试验方案终止的比例，非奈利酮组为 2.3%，安慰剂组为 0.9%，没有致命性高钾血症相关不良事件的报道。然而，这一发现来自一项随机对照试验，在现实环境中是否会获得类似的数据仍有待证明。FIGARO-DKD 试验（包括 7437 名参与者）的特征与 FIDELIO-DKD 试验相似，非奈利酮与 CV 死亡、非致死性心肌梗死、非致死性卒中或 HF 住院（主要结局）风险显著降低 13% 相关，对肾脏结局具有一致的有益作用，耐受性也相似。在一项结合两项试验的患者群体治疗分析中，其他非甾体 MRA（Esaxerenone 和 Pararenone）在 Ⅱ 期临床试验中也显示可显著减少 CKD 患者的蛋白尿，但尚未在关键肾脏结局研究中进行测试。鉴于上述证据，CKD 患者在生活方式干预和降压药物治疗的基础上，推荐使用 SGLT2is 或非奈利酮。对于糖尿病患者和伴有中度或重度蛋白尿增加的非糖尿病 CKD 患者，应考虑单用 SGLT2is，而对于伴有糖尿病肾病和中度或重度蛋白尿的患者，推荐使用非奈利酮。SGLT2is 或非奈利酮的添加顺序尚未在临床试验中进行测试，可以基于患者的个体特征，包括改善血糖控制、钾含量水平或持续性蛋白尿的需要。

指南建议如下：

①高血压合并 CKD 的患者初始血压目标应控制在 140/90mmHg 以下（推荐意见 ESH，Ⅰ，A）；年轻患者、微量白蛋白尿患者、高 CV 风险患者、肾脏移植患者需控制在 130/80mmHg 以下（推荐意见 ESH，Ⅱ，B）；所有高血压合并 CKD 患者血压不应低于 120/70mmHg（推荐意见 ESH，Ⅲ，B）。②高血压合并 CKD 患者治疗首选能够耐受最大剂量的 ACEI 或 ARB（推荐意见 ESH，Ⅰ，A）。③无论是否合并糖尿病，高血压合并 CKD 患者 eGFR > 20ml/（min·1.73m^2）

推荐使用 SGLT2i（推荐意见 ESH，Ⅰ，A）。④高血压合并 CKD 患者血钾 < 5.5mmol/L，应考虑使用 ARB 或螺内酯（推荐意见 ESH，Ⅱ，B）。

5. VEGF 抑制剂与高血压　所有类型的血管内皮生长因子（vascular endothelial growth factor，VEGF）抑制剂通过多种机制升高血压，这些机制与子痫前期的病理生理基础相似，包括激活 ET-1 途径、降低 NO 生物利用度、减少微血管血流、激活肾上皮离子通道和增加盐敏感性。高血压是 VEGF 抑制剂治疗期间最常见的不良事件，血压呈剂量依赖性升高，通常是可逆的，并可在开始抗肿瘤治疗后数天内显现，没有随机对照试验数据可以帮助预防和（或）治疗由抗癌治疗引起的新增高血压，例如对 VEGF 抑制剂治疗的反应。

然而，钠限制可能是有帮助的，因为最近一项小型（试点）研究（16 例患者）显示，每天最多摄入 4g 钠并结合饮食咨询，可将 VEGF 抑制剂诱导的血压升高降低近 50%。在一项涉及 343 例接受口服 VEGF 抑制剂（索拉非尼、舒尼替尼、帕唑帕尼、瑞非尼、乐伐替尼或卡博替尼）治疗的癌症患者的回顾性队列研究中，约 50% 的纳入患者表现出显著的血压升高（收缩压 20mmHg 或舒张压 10mmHg）。基线血压正常和帕唑帕尼治疗被认为是血压显著升高的重要危险因素。CCB 或 RAS 阻滞剂（ACEI 或 ARB）治疗可有效降低收缩压（分别为 24.1mmHg 和 18.2mmHg）和舒张压（分别为 12.0mmHg 和 11.0mmHg）。在接受 VEGF 抑制剂治疗的患者中，必须仔细监测在治疗期间给予的任何降压治疗措施，例如通过 HBPM，并且由于低血压的过度风险，在非治疗期间根据需要减少甚至停止。

第二节　继发性高血压

一、定义及流行病学

（一）定义

继发性高血压是病因明确的高血压，当查出病因并有效去除或控制病因后，作为继发症状的高血压可被治愈或明显缓解；继发性高血压在高血压人群中占 5% ～ 10%。

（二）流行病学

继发性高血压只占高血压患病率的一小部分，大部分都是原发性高血压。然而，由于文献中报道的研究的选择偏倚、未确诊病例的数量及继发性高血压的不同定义，现有数据可能会混淆，因此其真实患病率尚不清楚。需要筛查的患者包括：< 40 岁的 2 级或 3 级高血压或儿童期任何级别高血压；先前血压正常的患者血压控制出现急性恶化；真正的顽固性高血压；恶性高血压；严重和（或）广泛的 HMOD，特别是如果与血压升高的持续时间和严重程度不成比例；提示高血压内分泌原因的临床或生化特征；提示阻塞性睡眠呼吸暂停的临床特征；妊娠期严重高血压（> 160/110mmHg）或既往高血压孕妇血压控制急性恶化。

二、循证治疗

继发性高血压更常见的原因是原发性醛固酮增多症、肾实质疾病和肾血管疾病，而库欣综合征、纤维肌发育不良、嗜铬细胞瘤和副神经节瘤或主动脉缩窄的发生率较低。

（一）动脉粥样硬化性肾血管疾病

流行率 6% ～ 14%；提示性症状和体征包括高血压抵抗、一过性肺水肿、肾功能急剧恶化、ACEI 或 ARB 的急性肾功能退化、广义的动脉粥样硬化。检查首选肾动脉彩超、进一步检查血管 CTA 或血管 MR、有创导管血管造影。心血管表型包括：24h ABPM 顽固性高血压，常见非杓型高血压；ACEI 或 ARB 被认为是一线选择（双侧肾动脉狭窄或单肾狭窄禁忌）；观察性数据显示在药物治疗基础上，肾动脉支架置入术对具有高危 ARVD 表型患者的肾脏和心血管获益，包括顽固性高血压、复发性肺水肿、心力衰竭、肾功能恶化。

（二）纤维肌发育不良（FMD）

流行率 1% ～ 6%，主要见于青年或中年妇女；提示性症状和体征包括早发 / 严重高血压偏头痛、搏动性耳鸣。检查首选肾动脉彩超、进一步检查血管 CTA 或血管 MR、有创导管血管造影。心血管疾病表型包括：早发或顽固性高血压，常见于 SACD 患者，可能影响所有中动脉，最常见的是肾动脉和颈动脉，常与动脉瘤相关，从无症状到耐高血压、卒中、肾脏、肠系膜或心肌梗死；荟萃分析表明，肾血管成形术后的高血压治愈率为 36%（14% ～ 85%），新近发病的年轻高血压患者可能更高；①在肾脏纤维肌性发育不良（Renal fibromuscular dysplasia，Renal FMD）的情况下，已有支架扭结和断裂的报道。因此，支架置入术通常不推荐用于肾 FMD。②同时，FMD 患者常合并有动脉夹层，动脉瘤或明显的动脉扭曲，由于这些原因，建议所有 FMD 患者一生中至少进行一次头部到骨盆血管 CT 检查，或有禁忌时进行 MR 血管造影检查。

（三）原发性醛固酮增多症

发病率 6% ～ 20%，初级诊所 3.2% ～ 12.7%，转诊中心 1% ～ 30%，最高达 20%；提示性症状体征和发现包括：顽固性高血压、2 ～ 3 级高血压伴低钾血症或正常低值、心房颤动合并肾上腺瘤、家族史 PA 或早期卒中；首选的筛查试验血浆醛固酮与肾素比率（ARR），进一步检查包括肾上腺薄层 CT 扫描、肾上腺静脉采血，家族病例的基因检测；心血管表型为 24h ABPM 顽固性高血压，非杓型高血压左心室肥厚、舒张功能下降，心肌纤维化。治疗方法包括：单侧肾上腺疾病可手术切除，双侧行 MRA 治疗。

（四）嗜铬细胞瘤和副神经节瘤

发病率 < 1%，在高血压患者中占比 0.2% ～ 0.6%，普通人群低于 0.05%；提示性症状和体征包括阵发性症状（如头痛、出汗、心悸、心率增快等），血压剧烈变化，心血管表现（如心肌缺血、心律失常、心碎综合征），而苍白、肢体麻木、恶心、心慌等症状发生率要低得多。首选的筛查试验为血浆或尿游离甲肾上腺素；进一步检查包括对比增强 CT 或 MRIF 功能成像基因检查。心血管疾病表型 24h ABPM 常见非杓型高血压；可引起左心室肥厚，舒张功能下降，收缩功能减退。治疗包括手术切除微创腹腔镜肾上腺切

除术。

(五) 库欣综合征

发病率 < 2% ～ 5%，在特殊人群中发病率较高，其中包括高血压和 2 型糖尿病的患者；提示性症状和体征包括抵抗性高血压、易发生淤伤、面部多毛、满月脸、皮肤菲薄、近端肌病中央型肥胖体重增加、糖尿病。首选的筛查试验为隔夜 1mg 地塞米松抑制试验、24h 尿游离皮质醇、深夜唾液皮质醇；进一步检查包括晨间血浆 ACTH，通过 CRH 或去氨加压素刺激 ACTH。心血管疾病表型 24h ABPM 常见非杓型高血压，短期血压变异性；可引起左心室肥厚，舒张功能下降，收缩功能减退；治疗包括主要使皮质醇水平恢复正常，外科手术——是库欣病、异位库欣综合征和 ACTH 依赖性皮质醇增多的一线临床治疗方法。

（周 飞）

参 考 文 献

中国高血压防治指南修订委员会，高血压联盟（中国），中华医学会心血管病学分会，等 . 中国高血压防治指南 (2018 年修订版)[J]. 中国心血管杂志 , 2019, 24(1): 24-56.

Mancia G, Kreutz R, Brunström M, et al. 2023 ESH Guidelines for the management of arterial hypertension The Task Force for the management of arterial hypertension of the European Society of Hypertension: Endorsed by the International Society of Hypertension (ISH) and the European Renal Association (ERA)[J]. J Hypertens, 2023 , 41(12):1874-2071.

Whelton PK, Carey RM, Aronow WS, et al. 2017 ACC/AHA/AAPA/ABC/ACPM/AGS/APhA/ASH/ASPC/ NMA/PCNA Guideline for the Prevention, Detection, Evaluation, and Management of High Blood Pressure in Adults: A Report of the American College of Cardiology/American Heart Association Task Force on Clinical Practice Guidelines[J]. Hypertension, 2018, 71(6):e13-e115.

第6章

心肌疾病

第一节　扩张型心肌病

一、定义及流行病学

扩张型心肌病（dilated cardiomyopathy，DCM）是指出现左心室扩张和整体或局部性收缩功能障碍，而非高血压、瓣膜病、先天性心脏病或缺血性心脏病所能解释。极少数情况下，在没有运动重塑或其他环境因素的情况下，左心室扩张的同时射血分数正常；这本身并不是心肌病，但可能是 DCM 的早期表现。这种情况的首选术语是孤立性左心室扩张。右心室扩张和功能障碍可能存在，但并非诊断 DCM 的必要条件。当右心室扩张或室壁运动异常局限于右心室或以右心室为主时，应考虑致心律失常性右室心肌病（arrhythmogenic right ventricular cardiomyopathy，ARVC）的可能性。

基于基因组学的新分类方案随着分子遗传学的发展而提出，美国心脏协会（AHA）根据主要器官受累情况将心肌病分为两组。其中原发性心肌病病变主要是发生于心肌，可以分为遗传性、非遗传性和获得性三类，而继发性心肌病则是全身性系统性（多器官）疾病在心脏的特殊表现，这些疾病会导致心肌受累，其中常见的包括淀粉样变、血红蛋白沉着病、结节病、自身免疫性／胶原血管疾病、毒素、癌症治疗和内分泌疾病（如糖尿病）等系统性疾病。欧洲心脏病学会（ESC）在心肌和心包疾病工作组采取了不同的方法基于临床导向分类的心肌疾病被分为特定的形态和功能表型，包括肥厚型心肌病、DCM、致心律失常性右室心肌病、RCM 和未分类的心肌病。

2002 年中国分层整群抽样调查 9 个地区共 8080 例研究对象，发病率为 19/10 万。在明尼苏达州奥姆斯特德县，特发性 DCM 的发病率从 1975—1979 年的 3.9/10 万增长至 1980—1984 年的 7.5/10 万，定义为心肌病。约在同一时间，瑞典的临床和死后确诊病例的发病率仍为每年 5/10 万，尸检率为 90%。不发达和热带国家的心肌病患病率远远高于发达国家。在美国，年龄调整的 DCM 患病率报道约为 36/ 万或 1∶2500。DCM 的患病率在日本较低（17/10 万），而在非洲和拉丁美洲高于美国。随着人口经历流行病学和社会经济转型及医疗保健方面的改变，DCM 的流行趋势可能会继续发生变化。

二、循证治疗

（一）一般生活方式干预

1. **运动和体力活动**　美国心脏协会（AHA）指南建议，DCM患者应避免高强度、竞技性和快速起伏的运动，因为这类活动会增加心脏负荷，可能诱发症状或增加猝死风险（推荐AHA，Ⅰ，B）。

建议患者进行适度强度的有氧运动，如步行、慢跑、游泳或骑自行车，但应在医师指导下执行并避免超负荷（推荐意见AHA，Ⅱa，B）。

在开始任何新的运动计划前，患者需与心脏病专家协商，评估风险并制订合适的运动计划（推荐意见AHA，Ⅱa，B）。

2. **饮食和营养**　采用平衡健康的饮食，包括丰富的水果、蔬菜、精整谷物及低脂低蛋白食物，可以帮助控制体重和血压，减少心脏负担（推荐意见AHA，Ⅰ，B）。

减少饮食中的盐分摄入，有助于避免水分滞留和高血压（推荐意见AHA，Ⅱa，B）。

避免转化糖和高脂食物的摄入，以维护血脂水平和心脏健康（推荐意见AHA，Ⅱa，B）。

3. **生活习惯**

（1）戒烟：吸烟会增加心脏负担，并增加心血管疾病风险，对DCM患者有更大的潜在损害（推荐意见AHA，Ⅲ，B）。

（2）限制饮酒：酒精可以影响心脏功能并可能诱发心律失常，患者应减少或避免饮酒（推荐意见AHA，Ⅲ，B）。

4. **心理健康**

（1）管理压力和焦虑：慢性压力和焦虑可对心脏产生负面影响，心理辅导、放松训练，如冥想、瑜伽、认知行为疗法等，可能有助于改善心理健康（推荐意见AHA，Ⅱa，B）。

（2）社交活动：保持积极的社交联系，参与支持团体或心理咨询有助于患者情绪管理和疾病应对（推荐意见AHA，Ⅱa，B）。

5. **药物遵从性**　患者仍需严格遵医嘱进行药物治疗，以防控制差导致病情恶化。

对于DCM患者而言，生活方式的调整是管理疾病的重要组成部分，深度整合到日常生活中对症状控制和预后有着显著影响。患者应该与医疗团队紧密合作，旨在制订并维持一个全面的、个性化的生活方式管理计划。

（二）药物治疗

在治疗DCM的早期阶段，重点在于寻找和了解疾病形成的根本原因，并及时进行针对性的药物治疗来干预心室肌重构的变化。这对于患者未来的健康状况和生存质量有着极其重要的积极影响。现代医学通常建议使用三大类药物进行治疗，包括β受体阻滞剂、ACEI或ARB及血管紧张素受体-脑啡肽酶抑制剂（ARNI）（推荐意见AHA，Ⅰ，A）。这些药物能显著减轻心肌损伤，减慢疾病的恶化进程，并改善患者的症状和生活质量。

当疾病发展到中期，治疗的焦点应当转移到因神经内分泌系统异常激活而引起的一系列问题上。神经激素系统的异常激活主要涵盖了交感神经系统、肾素-血管紧张素-醛固酮系统和利钠肽系统。β受体阻滞剂、ACEI/ARB/ARNI、MRA作为神经激素拮抗剂，在临床试验中已证实能有效降低心力衰竭患者的住院率和死亡率，因此，在治疗中占据重要地位(推荐意见 AHA，Ⅰ，A)。这类药物的作用机制主要是通过调节神经内分泌系统的活性，从而降低心脏负荷，改善心脏功能，推迟病情恶化，提升患者的生活品质和生存概率。

对于有明显体液滞留的 DCM 患者，建议限制食盐的摄入量，并恰当应用利尿剂。利尿剂的运用应从小剂量着手，视治疗效果适时调整剂量（推荐意见 AHA，Ⅱb，B）。根据病情调整利尿剂的长期间歇使用，这有助于有效控制症状。在低钠血症的心力衰竭患者中，可以通过口服托伐普坦来调节体内的钠平衡，以缓解相关症状。如果利尿剂未能奏效，超滤治疗则是一种很好的选择，它可以迅速减轻心力衰竭症状（推荐意见 AHA，Ⅰ，C）。

除非患者有明确禁忌，ACEI/ARB 或 ARNI 的应用在所有心力衰竭患者中都是推荐的（推荐意见 AHA，Ⅰ，A）。与此同时，需要注意的是，药物剂量应从小剂量开始，根据患者的耐受性逐步增加。对于 β 受体阻滞剂，在没有过敏反应且左心室射血分数 < 45% 的稳定心力衰竭患者中应作为首选（推荐意见 AHA，Ⅰ，A），要逐渐增加剂量，维持在患者可耐受的剂量范围内。MRA 对中重度心力衰竭患者同样有益，但需注意其对于肾功能的潜在影响（推荐意见 AHA，Ⅱa，B）。对伴有快速心房颤动的患者，地高辛可以通过减缓心室率而发挥作用（推荐意见 AHA，Ⅱa，B）。

对于那些在标准心力衰竭药物治疗后症状依然没有得到有效缓解的晚期疾病患者，可以考虑使用正性肌力药物如多巴酚丁胺、米力农和左西孟旦等，以提高心肌收缩力（推荐意见 AHA，Ⅱa，B）。此外，还可以使用血管扩张剂，如微量硝普钠和硝酸甘油，以进一步缓解症状（推荐意见 AHA，Ⅱa，C）。如果药物治疗仍无法缓解患者的症状，可以考虑采用非药物治疗，如超滤治疗或心脏移植等进一步的治疗措施。

（三）心力衰竭的心脏再同步化治疗

DCM 一旦发展至心力衰竭阶段，可能伴随着多种心电图变化，QRS 波的异常延长则是其中的一个重要表现。特别是当 QRS 波时限超过 150ms 时，这通常表明左、右心室的激动和收缩可能出现不协调现象，即左、右心室收缩的同步性受到影响，这种不协调有时也被称为心室的电机械分离。这样的不协调状态不仅影响心脏泵血的效率，而且还有可能加剧心脏的病理改变，增加难治性心力衰竭的风险，进而增加心力衰竭的病死率。

为了解决心室收缩不同步的问题，心脏再同步化治疗（cardiac resynchronization therapy，CRT）应运而生。这种治疗通过在患者的左、右心室置入起搏电极，能够使得患者的左、右心室在时间上重新同步收缩，从而提高心脏的泵血效率和心排血量，改善心脏的收缩功能。对于那些尽管接受了标准的药物治疗，但仍有心力衰竭症状持续、心电图显示 QRS 波延长超过 150ms、具有窦性心律和完全性左束支传导阻滞，且左心室射血分数（LVEF）不足 35% 的 DCM 心力衰竭患者，采用 CRT 通常能够获得显著疗效（推荐意见 AHA，Ⅰ，A）。

在决定对 DCM 患者实施 CRT 治疗前，通常需要通过超声心动图（UCG）来对心室壁运动的同步性进行详细评估，这有助于精确判断患者的电生理和机械性功能的异常情况，并为 CRT 电极的精准置入提供指导。通过对患者全面的评估和精准的治疗，CRT 能够有效提高患者的生存率，改善生活质量，减少心力衰竭相关住院率，为难治性心力衰竭患者带来希望和改善。

（四）心律失常和猝死的防治

1. 药物治疗 室速、心室颤动等恶性室性心律失常及猝死是 DCM 的常见死因之一。为了预防猝死，需要采取一系列主要措施来控制诱发室性心律失常的可逆性因素。这些措施包括：①纠正心力衰竭。通过采取适当的治疗方法纠正心力衰竭，降低室壁张力，减轻心脏负担，从而减少室性心律失常发生的可能性。②纠正低钾低镁血症。低钾血症和低镁血症可能导致心脏电生理异常，增加室性心律失常的风险。因此，确保患者的钾、镁水平正常，对预防猝死至关重要。③改善神经内分泌激素功能紊乱。选择治疗方案时，可以考虑使用具有直接抗心律失常作用的药物，例如 ACEI 和 β 受体阻滞剂，以改善神经激素功能紊乱并减少室性心律失常的发生。④避免药物副作用。临床上常用抗心力衰竭药物，例如洋地黄和胺碘酮，可能具有导致心律失常的不良反应。因此，在治疗中需要谨慎评估药物的选择和剂量，避免药物可能引起的心律失常。通过采取以上措施，有助于降低室性心律失常和猝死的发生风险，并提高 DCM 患者的生存率和生活质量。

2. 心脏内置式复律除颤器治疗 恶性心律失常和由此导致的猝死是 DCM 患者常见的死因之一，药物作用往往有局限性。为了降低猝死的风险，ICD 被广泛使用。ICD 作为一级预防用于心力衰竭患者，可以降低猝死率。它是通过监测心律和提供电击治疗来预防恶性心律失常导致的猝死。此外，对于有心脏停搏或持续性室性心律失常的症状患者，ICD 也可以作为二级预防，降低病死率。

根据 AHA 的推荐，针对 DCM 患者，ICD 治疗在一级预防和二级预防方面具有重要作用。

一级预防是指在经过 3 个月的优化药物治疗后，仍存在心力衰竭症状的 DCM 患者，其 LVEF ≤ 35%，预计生存期超过 1 年且病情相对稳定。针对这类患者，进行 ICD 治疗，以降低猝死的风险。这意味着 ICD 可以监测心律并在需要时提供电击治疗，以防止恶性心律失常导致的猝死（推荐意见 AHA，Ⅰ，B）。

二级预防是指曾经发生过室性心律失常并伴有血流动力学不稳定的 DCM 患者，其预计生存期超过 1 年且病情相对稳定。对于这类患者，推荐意见 AHA 进行 ICD 治疗，以降低猝死和总体死亡的风险（推荐意见 AHA，Ⅰ，A）。

（五）栓塞的防治

DCM 患者通常伴有心房和心室同时扩大，血液在心脏中流速变慢，这可能导致心腔内形成附壁血栓，增加栓塞的风险。因此，对于已形成附壁血栓和出现栓塞并发症的 DCM 患者，抗凝治疗是必不可少的。在 DCM 心力衰竭患者中，体循环肝淤血的情况常见。在使用华法林进行抗凝治疗时，需根据患者的个体情况调整剂量，以保持 INR 在 1.8 ～ 2.5。另外，对于这类患者，如不能耐受华法林，或者依从性较差，也可以考虑替代使用新型抗凝血药物，如达比加群酯和利伐沙班。对于合并心房颤动的患者，应进行规范的 $CHA_2DS_2-VAS_c-60$ 评分，根据评分结果来决定是否进行抗凝治疗（推荐意见 AHA，Ⅰ，A），在这种情况下，可以选择使用华法林或新型抗凝血药物，以预防血栓形成和栓塞的发生。然而，对于没有其他适应证的单纯 DCM 患者，AHA 不推荐常规使用华法林和阿司匹林进行抗凝治疗。然而，在采取任何抗凝治疗前，还应仔细评估患者的具体情况，并遵循医师的建议和治疗方案。

（六）免疫治疗

免疫学机制在 DCM 的病理生理过程中扮演着重要角色。大量实验证据表明心肌损伤后免疫反应激活，特别是通过特异性抗体，如抗心肌自身抗体的产生，可能导致慢性心肌炎和心肌功能障碍。特别是研究将抗 β_1 肾上腺素受体（抗 β_1AR）抗体和抗钙通道（抗 L-CaC）抗体的存在与 DCM 的发病机制联系起来。抗 β_1AR 抗体可增加心肌细胞的 β_1 受体活性，从而增强钙电流，导致细胞内钙稳态失调。与此同时，抗 L-CaC 抗体与心肌细胞 L 型钙通道相互作用，可引起心肌细胞过多的钙流入。这些改变有可能刺激早期后除极的发生，增加室性心动过速和心脏性猝死的风险，最终促进心肌细胞的病理性改变和心脏功能的进一步恶化。

临床观察性研究已证实，抗 β_1 肾上腺素能受体抗体和抗 L 型钙通道抗体的存在，特别对于 DCM 患者而言，是预测心脏事件如心力衰竭加重、心脏性猝死与总体死亡率的独立生物标志物。在这些研究的基础上，对于心肌病的免疫学治疗策略得到了进一步的探讨和发展。

未来的研究需要关注免疫调节治疗的优化，例如，更精确的免疫病因分型，个体化的免疫抑制治疗协议，或抗体特异性的清除策略，以改善 DCM 患者的预后。同时，这些治疗手段需要通过严格的临床试验验证其有效性和安全性，才能作为标准疗法广泛推广应用。

DCM 早期还可以考虑中和致病作用抗体的治疗方式，通常应用于抗 L 型钙通道抗体阳性，同时合并室性心律失常的患者（推荐意见 AHA，Ⅱa，B）。这种治疗的目的是尽早保护心肌，预防猝死的发生。通过阻止抗体致病作用，可以减轻心肌的损害，并减少 DCM 患者发生严重心律失常和猝死的风险。这种针对自身免疫反应的治疗策略在一些特定患者群体中可能会带来积极的效果，有助于延缓病情进展和改善预后。然而，值得注意的是，这种治疗策略仍处于研究和实践探索阶段，目前尚需进一步深入研究和临床验证。此类药物的禁忌为低血压、心动过缓、房室传导阻滞。

对于抗 β_1 肾上腺素能受体抗体阳性的 DCM 患者，可以选择使用 β 受体阻滞剂进行治疗。推荐从小剂量开始逐渐增加药物剂量，以达到最大耐受剂量。常用的药物包括酒石酸美托洛尔，最大剂量 200mg/d，琥珀酸美托洛尔缓释片，最大剂量 190mg/d；卡维地洛，最大剂量 60mg/d。这些药物可用于早期和长期治疗，以改善心脏功能（推荐意见 AHA，Ⅱa，B）。针对抗 β_1 肾上腺素能受体抗体阳性的 DCM 患者，推荐使用地尔硫䓬或地尔硫䓬缓释片进行治疗，前者剂量范围为 30mg，每日 2～3 次，后者剂量为 90mg/d。这些药物常用于早期阶段，以改善心脏功能（推荐意见 AHA，Ⅱa，B），这些治疗措施旨在通过抑制抗体阳性对心脏的不良影响来改善 DCM 患者的心脏功能。

最近，免疫吸附和免疫球蛋白补充（IA/IgG）治疗在 DCM 患者中得到了广泛关注和研究。许多临床试验结果表明，通过清除自身免疫抗体，该治疗可以取得良好的治疗效果。IA/IgG 治疗的原理是通过人工免疫吸附技术，去除体内过多的自身免疫抗体，并通过输注免疫球蛋白来补充正常的免疫功能。这种治疗策略可以有效降低免疫反应，减轻心脏炎症和损伤，从而改善 DCM 患者的心脏功能（推荐意见 AHA，Ⅱa，B）。虽然这项治疗在 DCM 领域显示出了潜力，但具体的治疗方案和疗效仍需进一步的研究和确认。因此，患者在考虑采用 IA/IgG 治疗时，应进行全面的评估和讨论，从而确定最适合自己的治疗计划。

（七）心肌代谢药物治疗

在探究家族性扩张型心肌病（familial dilated cardiomyopathy，FDCM）特别是伴有代谢酶缺陷患者的治疗策略时，能量代谢调节药物的作用引起了广泛关注。FDCM 患者常伴有心肌代谢异常，其能量产生和利用的紊乱与心肌收缩功能障碍和心力衰竭的进展密切相关。

在代谢干预治疗方面，曲美他嗪作为一种调整心肌能量代谢的药物，通过抑制游离脂肪酸的 β 氧化通路、增加葡萄糖的氧化利用，对缓解心肌的能量缺口和有氧代谢负担具有潜在的治疗效果。曲美他嗪提高心肌细胞内葡萄糖的氧化效率，减轻了 β 氧化过程中过多自由脂肪酸累积所带来的心肌毒性，并可能通过优化能量代谢途径，改善心脏的机械效率和功能状态（推荐意见 AHA，Ⅱb，C）。

当前的临床研究数据表明，曲美他嗪对心功能不全患者具有积极的疗效，能够显著改善患者的临床症状，提高他们的生活质量，并减少因心力衰竭而引致的住院率。特别在那些存在代谢危险因素（如糖尿病、肥胖和高三酰甘油血症）的心力衰竭患者中，曲美他嗪治疗显得更为重要。

鉴于上述研究成果，曲美他嗪有望作为心力衰竭标准治疗的有效补充措施，在综合管理心力衰竭的治疗方案中发挥重要作用。然而，对于曲美他嗪的疗效和安全性评价，仍需要更多大规模、随机、双盲、对照临床试验，以进一步确定其在心力衰竭治疗中的确切地位，并为不同亚型的 FDCM 患者提供个性化治疗方案。Q-SYMBIO 临床研究显示，辅酶 Q10 可以显著改善患者的活动耐量，增强心功能，降低死亡率（推荐意见 AHA，Ⅱa，B）。

（八）心脏移植

面对难治性重度心力衰竭患者，尤其是对常规药物和器械疗法反应不佳、生活质量极差且估计 1 年内生存期有限的病例，心脏移植可作为治疗的首选方案（推荐意见 AHA，Ⅰ，B）。心脏移植手术已被科学研究证实为极大改善严重心力衰竭患者生存率和生活质量的有效治疗手段，它不仅能显著延长这些患者的预期寿命，同时可使他们恢复日常生活活动能力，重获更好的生活体验。

然而，心脏移植并不是一个低风险手术，并且受限于供体心脏的短缺和移植后可能发生的多种并发症。因此，在确定心脏移植适应证时须进行严格筛选与评估。患者需接受全面的心脏功能评价、并发症风险预测及心理社会评估，包括移植前的重症监护管理及移植后的长期随访与免疫抑制治疗，以确保接受心脏移植的患者达到最佳治疗效果。

心脏移植手术的适应证包括但不仅限于心功能Ⅳ级，有难以控制的心律失常、合并器官功能受限或其他心脏病病理状态，经评估后认为单凭药物或辅助器官支持等治疗手段无法提供治疗效果的患者（推荐意见 AHA，Ⅱb，C）。早期介入、适时评估和优化患者状况至关重要，以最大限度地利用有限的资源，改善患者的整体预后。

综上所述，选择心脏移植治疗的患者应综合评价临床状态、并发症风险、心脏功能及预期生存质量等多方面因素后，确认其符合手术指征和术后管理能力的病例。

未来的研究需继续关注如何优化心脏移植患者的选择过程、提高术后生存质量及降低并发症的风险，更好地服务于这一特殊群体。

（九）心肺复苏

行心肺复苏操作时，精确了解患者心搏骤停的具体发生时间至关重要，因它直接关联到患者的生存率和神经系统恢复的潜在预后。一旦确定心搏骤停，应迅速开始高质量心肺复苏（CPR）以维持血液循环和重要器官的氧合（推荐意见 AHA，Ⅰ，a）。

除了标准的心肺复苏措施外，自动体外除颤器（automatic external defibrillator，AED）是一种关键的救命设备，可以在心跳停止时为患者提供紧急电击疗法（推荐意见 AHA，Ⅱa，B）。使用 AED 时应根据设备的指示进行操作，正确贴上电极片，让设备分析心律并在确定为可除颤的室速（VT）或心室颤动（VF）时给予适当能量的电击。

在进行现场急救的同时，必须尽快将患者转移到配备了抢救能力的医疗机构，以便进行进一步的高级生命支持，包括但不限于药物管理、经皮介入治疗，或必要时的外科手术干预。继续心肺复苏并在医疗机构内进行进一步抢救，可显著增加重症心肌病患者生还的可能性。

特别是对 DCM 患者而言，他们因心肌的结构和功能改变，更容易发生心律失常和心搏骤停。因此，这类患者的心脏抢救需要特别关注心律监测和及时的电击疗法以恢复正常心律。在转运过程中，维持适当的血流动力学状态是挽救患者生命的关键。

这些重点步骤对于实现心搏骤停后抢救的最优结果至关重要，而全面的抢救行动链条，从早期识别和调用紧急服务到高质量心肺复苏，自动体外除颤，高级生命支持，以及后续的恢复护理，每一个环节都对提高患者存活率和改善预后起着决定性作用。针对 DCM 患者的心肺复苏，还需要针对个体的临床表现和心脏病理状态来制订治疗方案。未来的研究应继续优化心肺复苏的方法与流程，以及提高医护人员对心搏骤停紧急情况的响应能力和处理技术。

（十）个体化治疗策略

DCM 是一种以心室壁薄弱和心腔扩大为特征的心肌疾病，多导致心室舒缩功能不全。DCM 的治疗目标旨在改善心脏泵血功能、缓解临床症状、预防心律失常及其并发症，以及延长生存周期。当前文献显示，治疗方法需根据患者的病症特点和病程阶段个性化制订，强调综合治疗策略的重要性。

在轻中度病例中，常规治疗可能包括药物治疗、生活方式的调整和定期随访。药物治疗主要以 β 受体阻滞剂、ACEI 或 ARB、利尿剂及醛固酮拮抗剂为主，旨在改善症状、优化血流动力学，防止心脏结构进一步恶化。

此外，细胞和基因治疗的前沿研究也在不断展开，旨在寻找新的治疗途径。由于 DCM 的临床表现和疾病进程存在个体差异，因此患者的治疗计划需要定期评估调整，充分考虑其特定的临床症状、疾病进展、并发症风险和生活质量等诸多因素。在治疗决策过程中，心脏影像学检查、血液标志物检测、遗传筛查及心脏活检等手段均可提供关键信息，以指导更为精准和个性化的治疗方案设计。

DCM 的治疗是一个动态和持续的过程，需要多学科团队的紧密合作，包括心脏内科医师、心脏外科医师、遗传咨询师、护理人员等。患者和家属的教育也是治疗成功的重要组成部分，帮助他们理解疾病管理的重要性，以及在长期治疗过程中保持积极的参与态度。未来，随着对 DCM 病理机制理解的深入及治疗手段的不断革新，预期能为患者提供更加个体化、有效的治疗方案。

（十一）扩张型心肌病特殊类型的诊治要点

1. 家族性扩张型心肌病　家族性扩张型心肌病（FDCM）是一类在特定家族中出现频率较高的心脏疾病，主要表征是家中有两个或更多成员被诊断患有 DCM，或者家族中有 35 岁以下亲属不明原因猝死。关于 FDCM 的发生频率，全球范围内的研究表明，在所有 DCM 患者中，25% ～ 50% 的病例与家族遗传有关。FDCM 的遗传特性相当复杂，包括高度的遗传异质性、随着年龄增长逐渐显现出来的不完全外显性，以及多种不同的遗传型态。

FDCM 的研究至今已鉴定出超过 60 种与 DCM 有关的基因变异，这强化了对 FDCM 发展过程中基因因素作用的理解。基于这一点，医疗专家建议为已知有家族遗传风险的人进行定期的心电图检查和心脏超声检测。此外，医师也可能根据个体的愿望推荐进行基因检测，这有助于更早地发现可能的心脏问题，从而及早制订预防措施（推荐意见 AHA，I，A）。

尽管 FDCM 是由多个基因共同作用导致的多基因疾病，现行的基因检测技术和预防策略可能还不尽完善。研究人员正在积极探索可能的生物治疗途径，诸如通过基因疗法将正常的 δ-SG 基因和促进肝脏生长的因子基因引入患者体内，旨在增强心脏功能并延长患者的生命期望。基因疗法作为一项前沿科技，有望为 FDCM 的治疗带来颠覆性的进步。

在目前的 FDCM 治疗实践中，药物疗法仍然倾向于采用传统 DCM 的治疗方案，包括增强心肌的能量代谢。例如，推荐使用辅酶 Q10 等能量代谢调节药物，这些药物通过提高心肌能量转换效率，帮助减轻症状和改善心功能。在采取这些治疗措施的同时，个性化的治疗规划和按需调整治疗方案也是至关重要的。

2. 肥厚型心肌病扩张期　肥厚型心肌病（HCM）是较为常见的遗传性心肌病之一，它以心室壁厚度异常增加、相对减小的心室腔体积及舒张功能障碍为其主要临床表现。在很多情况下，HCM 患者会经历一个相对稳定的病程，病情进展相对缓慢并且病情程度较轻。然而，极个别 HCM 患者可能会发展到肥厚型心肌病扩张期（DPHCM），这一病期标志着疾病向更为严重的状态过渡。DPHCM 的表现形式与 DCM 相似，主要特点为心室内腔体积的增加和心室壁的变薄，伴随着 LVEF 的降低。换言之，患有 DPHCM 的个体心脏的泵血能力下降，维持正常血液循环的能力减弱，这可能导致各种心血管并发症的风险大幅度增加，包括威胁生命的猝死。尽管 DPHCM 的发生概率并不高，在全体 HCM 患者中占比相对较小，但一旦进展到该阶段，患者的预后往往较差，心血管事件和死亡风险显著增加。在某些情况下，这可能包括早期开始思考心脏移植的可能性。心脏移植能够提供新的、功能正常的心脏，从而大幅度提升患者的存活率和生活品质。鉴于 DPHCM 可能带来的严重后果，患者需要接受精准的诊断，并定期进行心脏功能监测。适时的诊断与治疗对于预防严重并发症、减轻症状和提高存活率至关重要。除了药物治疗和潜在的心脏移植外，患者还可能需要接受心脏节律监控和可能的器械置入，如植入型心脏除颤器，以预防心律失常并降低猝死风险（推荐意见 AHA，Ⅱa，C）。

3. 免疫性扩张型心肌病 病毒性心肌炎是一种由病毒感染引起的心肌疾病，表现为心肌炎症和心功能减弱。在某些情况下，如果未能得到有效控制，病毒性心肌炎可能逐渐进展成为 DCM———一种主要表征为心肌收缩功能障碍和心腔扩大的心脏病。在这一进展过程中，免疫系统可能参与了疾病的持续和恶化，此时，疾病被称为免疫性扩张型心肌病（IDCM）。患者如果符合 DCM 的诊断标准，同时通过血液检测呈阳性反应，显示出体内有 AHA 所推荐的特定抗体水平，那么这种情况可能诊断为 IDCM。在定位诊断和制订治疗方案过程中，医师会采取多种检查措施，包括治疗早期病毒感染、检测病毒载量、测定特定抗体水平，以及进行冠状动脉造影，以确认是否有其他心脏问题的存在。治疗 IDCM 通常采用配合多种药物的方法，包括但不限于利尿剂、ACEI、ARB 或 ARNI 及 β 受体阻滞剂和螺内酯等（推荐意见 AHA，Ⅱa，B）。这类药物的组合使用，旨在减轻心脏负荷，改善心脏泵血功能，减缓病情进展，提高患者的生活质量。

针对该类病症进行早期干预非常关键，正确识别和及早治疗病原和相关免疫反应，不仅可以减慢 IDCM 的病程发展，还能降低心血管事件发生风险。考虑到 IDCM 对患者生存率和生活品质的深远影响，一个全面而细致的治疗计划包括药物治疗、生活方式的调整和定期的医学监测，对于稳定病情、改善预后及提升患者生活质量都具有重要意义。

4. 酒精诱导的心肌病 对于 30 ~ 50 岁的高酒精摄入男性群体来说，酒精性心肌病（alcoholic cardiomyopathy，ACM）的发病率较高。主要策略是戒酒。许多 ACM 患者在早期戒酒并接受标准心力衰竭治疗后，心脏的结构和功能可以有显著的改善甚至逆转。此外，补充维生素 B_1（20mg，每日 3 次）也是治疗中的重要措施。如果没有及时戒酒，ACM 患者的 5 年死亡率可能高达 40% ~ 50%。因此，戒酒是治疗 ACM 最重要的一步。如果患者能够在早期戒酒并积极接受治疗，他们的心脏结构和功能会有显著改善，并降低并发症和死亡的风险。此外，维生素 B_1 的补充也是治疗 ACM 的一部分。酒精过量摄入会导致人体维生素 B_1 的缺乏，而维生素 B_1 在心脏的正常功能中起着重要作用。因此，补充维生素 B_1 可以帮助改善心脏的功能（推荐意见 AHA，Ⅱa，B）。

总结来说，对于 ACM 患者，早期的戒酒和维生素 B_1 的补充是治疗的关键。同时，定期的心力衰竭治疗和监测也是必不可少的，以确保心脏的健康并降低并发症的风险。需要强调的是，预防 ACM 最重要的措施是避免过量饮酒和保持健康的生活方式。如果发现自己或他人出现与 ACM 相关的症状，应尽早就医并寻求专业的诊断和治疗。

5. 围生期心肌病 围生期心肌病（peripartum cardiomyopathy，PPCM）是在孕晚期到产后数月这个特殊时间窗内表现出来的一种心肌病，症状和生理特征与 DCM 相似，包括心室腔体积增大和心肌收缩力降低。要确诊 PPCM，医师需要仔细排除其他可能引起类似心脏结构和功能改变的病因。随着 PPCM 的诊断，重要的是尽早开始治疗与管理，这有助于改善心脏的结构与功能，甚至可能完全恢复。全球范围内，PPCM 的患病比例约在每 300 ~ 15 000 名孕产妇中会出现 1 例。

PPCM 的发病机制复杂，可能涉及多种病理生理过程。可能的致病因素包括病毒性感染、免疫炎症反应、自体免疫性反应、心肌细胞凋亡、微血管内皮损伤、氧化压力反应以及与遗传相关的突变。特定的风险因素如种族背景、较高的孕妇年龄、重复妊娠次数的增加、多胎妊娠、高血压或子痫前期等，都可能加剧 PPCM 的风险。在 PPCM 的病理生理过程中，泌乳素可能扮演着重要角色。在某些情况下，泌乳素被分解为可以对血管生成产生负面影响并促进细胞死亡的片段，进一步导致微血管内皮功能的障碍和心力衰竭进程的恶化。

治疗 PPCM 涉及使用一系列心力衰竭治疗策略，包括利尿剂、ACEI、ARB、ARNI、β 受体阻滞剂和螺内酯（推荐意见 AHA，Ⅱa，C）。除了以上药物治疗外，抗凝和抗心律失常疗法以及增进循环系统运动功能的措施也可能包含在整个治疗计划中。针对病因治疗，包括对病毒感染和自体免疫反应的管理，同样是治疗过程中的重要组成部分。

PPCM 的治疗和恢复过程中需要密切监测和长期随访，通过这个过程医师能够评估病情的进展，必要时调整治疗方案。全球的研究表明，通过及时有效的治疗，约有 50% 的 PPCM 患者在半年内能够让心脏功能得到完全或部分恢复。改善的效果通常在那些 LVEF > 30% 或左心室舒张末期内径 < 6.0cm 的患者中特别显著。

然而，针对 PPCM 的药物治疗须谨慎进行，因为妊娠期和产后身体的生理状态变化会对药物使用造成特殊限制。在产前和产后，女性由于处于高凝状态，更容易发生外围血栓和心内血栓。因此，建议除了实施适当的身体活动以预防血栓形成外，根据情况可能还需要进行抗凝治疗。

对于已经经历 PPCM 的患者而言，在恢复之后适当停药的时机尚未有确定的共识。通常情况下，医师会推荐在病情稳定至少 1 年后，才逐步减少药物剂量。在整个治疗和监测过程中，定制化和患者个体化治疗计划至关重要，以确保每位患者都能获得最有利于其恢复的治疗和护理。

6. 药物或毒物诱导的心肌病　药物性中毒性心肌病是一种由药物引起的症状，这些药物可能包括某些处方药、非法毒品或用于治疗其他疾病的药物。此类心肌病的表现通常类似于 DCM，症状可能包括心脏大小增加、泵血功能下降和心律失常等。诊断这种心肌病的关键在于确诊前患者无心脏疾病，而在用药之后出现了上述症状，且不可归咎于其他心脏病因。特别是随着癌症患者数量的增加，化疗药物引起的心肌病引起了医界的广泛关注。治疗癌症所用的各种抗肿瘤药物有着不同程度的心脏毒性，可能导致心肌损伤、纤维化或心功能障碍等问题。这类药物包括某些化疗药物、靶向治疗药物及抗血管新生药物等。

在使用可能引起心脏毒性的药物治疗时，首要措施是一旦发现心肌损伤迹象，立即停用相应药物，并为患者提供支持性治疗来维持心脏功能。这包括利尿剂以减少心脏负荷、ACEI 或 ARB，以及用于稳定心脏节律的 β 受体阻滞剂等。根据患者个体的反应和病情，医师会调整这些治疗措施。

对于接受化疗的肿瘤患者，监测心脏功能至关重要。以下是几项专门应对化疗引起的心脏毒性的预防与治疗措施。①基线心功能评估：开始化疗之前，所有患者都应当进行心脏功能的初始评估（推荐意见 AHA，Ⅱa，B）。这通常涉及测量 LVEF 等重要指标。所得数据作为后续治疗期间对比的基准。②连续监控心脏功能：在化疗的整个过程中，需要定期评估患者的心脏功能（推荐意见 AHA，Ⅱa，B）。如果出现任何迹象表明心脏功能可能正在恶化，医师必须权衡是否继续化疗或调整治疗计划以避免潜在的不可逆损害。③心力衰竭的治疗：当化疗患者出现心力衰竭症状时，应接受恰如其分的心力衰竭治疗，包括所述药物，以及可能的生活方式调整和其他支持性治疗（推荐意见 AHA，Ⅱa，C）。④选择心脏毒性更低的药物：对于具有较高心脏毒性风险的患者，接受地诺铂代替某些更有可能导致心脏损伤的化疗药物可能是一个更安全的选择（推荐意见 AHA，Ⅱa，B）。⑤细胞能量代谢药物辅助：化疗过程中，使用诸如辅酶 Q10 等细胞能量代谢药物可能有助于优化心脏功能（推荐意见 AHA，Ⅱa，C）。通过上述措施，医师的目的在于提供最安全、最有效的治疗，同时尽量减轻对心脏的损伤。对于肿瘤患者来说，保持心脏的健康同样至关重要；监测和保护心功能成为整个治疗过程中不可或缺的一环。而对于有心脏损伤证据的患者，适时停药并采取正确的治疗方案，有助于减少心脏的长期损害，并有助于维持或恢复心脏功能。

7. 心动过速性心肌病　由持续性或间歇性快速心跳引起的心脏疾病，称为突发性心动过速相关心肌病（tachycardia-induced cardiomyopathy，TCM），是一种特殊类型的心肌病。这种情况下，心脏的结构和功能会发生类似 DCM 的改变，尤其以快速心房颤动最为常见。若及时控制这种快速心率，不仅有助于心脏形态的恢复，甚至有可能使心脏功能完全恢复到正常状态。TCM 的发生频率不是很高，并且大多是以个案形式或小规模系列病例的形式报道。该病并不限定年龄层，从胎儿到老年人均有可能遭受其害，不过研究显示男性患者数量稍多于女性。

TCM 的具体产生机制尚不完全明确，但有研究指出它可能与个体的遗传因素有关。例如，某些对 TCM 有易感性的个体可能存在特定的遗传基因多态性，如 ACE 基因的 DD 型多态性。心动过速会使心脏的搏动效率减低，并可触发神经内分泌系统的异常反应，这些变化最终可能导致心肌重构及心力衰竭的出现。

就分类来说，TCM 分为原发性和继发性两大类。继发性 TCM 可能同时伴有其他心脏异常或是一些基础性疾病，这能够对确定心力衰竭的原因造成一定的困扰。心动过速的频率和持续时间对于 TCM 的影响非常关键，心肌病的形成可能需要几个月到数年不等的时间。往往等到 TCM 被确诊时，患者已经同时出现了心动过速、心脏扩大和心力衰竭等一系列复杂症状，这些复杂的表现使得医师在诊断过程中难以将 TCM 与由于 DCM 引发的心动过速区分开来。只有在成功中止心动过速之后，TCM 的确诊才会变得明确。

针对 TCM 的治疗，迅速有效地控制心动过速以维持正常的窦性心律至关重要，这往往需要药物治疗或通过导管消融手术来实现（推荐意见 AHA，Ⅱa，B）。大多数控制了心动过速后的 TCM 患者展现了良好的康复前景。特别是在治疗初始化的第一个月内就能观察到心脏结构和功能的显著恢复，部分患者在 6 个月内心脏功能可望完全回归正常。但值得注意的是，即使在心率、心脏结构和功能上恢复了正常，仍有一小部分患者可能面临猝死的风险。而一旦心动过速再次发作，这部分患者心力衰竭的风险也将大幅上升。对那些患有难以治疗的快速性心律不齐并且合并 TCM 的患者来说，其预后往往不乐观，其面临的风险包括心源性休克甚至猝死。

至于是否需要使用心脏起搏器和心脏再同步治疗（ICD）等干预措施来辅助 TCM 患者的治疗，目前的临床指南并没有明确共识。这类决策需要以个体化评估为基础，医师会根据患者的具体情况来制订最适宜的治疗方案。综上所述，对于 TCM 的管理需要早期识别、及时干预、长期监测与适宜的管理策略，以最大程度地优化患者的治疗结果。

8. 地方性心肌病　克山病是 20 世纪 50 年代首次在中国东北黑龙江省克山县发现的一种地方性心脏病，它是由多种因素导致的心肌损伤和心力衰竭，其临床表现和心肌病理学变化具有多样性。长期以来，克山病的出现一直与特定环境因素有关，尤其是在低硒的自然地带更为常见。除了缺硒外，低钙摄入、不足的蛋白质及微量元素也可能参与到发病过程中。此外，克山病地区也普遍存在着某些微生物环境因素，如特定病毒感染和真菌中毒，这些生物因子与克山病的流行态势亦息息相关。

克山病的患病区域遍布中国大部分的北方地区，跨越多个省份和自治区。这些地区共计超过 300 个县，居住了将近 1.3 亿的人口。从流行病学视角来看，克山病有明显的地区性分布、与农村人群密切相关并且受季节影响。不同性别和年龄段中，克山病的发病率有所区别，总体来看女性和老年人患病率较高。克山病可以按照临床进程分为急性、亚急性、慢性和潜在 4 种类型。急性和亚急性克山病的临床表现趋近于急性心肌炎，而慢性克山病则显现为 DCM 的特点。近年来，随着环境改善和预防措施的加强，北方地区急性和亚急性克山病案例有显著下降趋势。

对克山病的诊断需要综合考虑地理、环境、个体生活背景及病史等信息。确诊标准主要基于患者在克山病流行区居住的时间长短，以及是否显示出典型的心脏扩大、心功能障碍等临床与病理特征，并排除了其他可能导致相似心脏病症的可能性。

治疗克山病时，医师会采取全面的治疗策略，例如积极抢救心源性休克、控制心力衰竭、矫正心律失常、营养支持及适当补充硒、钙等微量元素和营养物质。急性克山病要参照急性重症心肌炎的救治方案，亚急性克山病则遵循急性心肌炎的治疗原则，慢性克山病则建议依照 DCM 的处理方法来持续治疗。

值得强调的是，除了有效治疗外，克山病的预防也不容忽视。在流行区内生活的居民应确保摄入足够的营养成分，特别是硒和其他可能因地理环境而缺乏的关键营养物质。通过改善饮食结构和生活习惯，可以有效降低克山病的发病率和死亡率，从而提高居民的心脏健康水平和整体生活质量。随着预防和控制策略的推广，克山病在某些地区已经得到了有效控制，但仍需持续关注和研究以彻底解决这一地方病问题。

9. 继发性扩张型心肌病　继发性扩张型心肌病（dilated cardiomyopathy，DCM）是一种由于身体其他系统性病症引发的心脏疾病，这意味着心脏问题并非独立发生，而是系统性疾病对心脏功能的副作用或间接影响的结果。这类心肌病病变会引起心脏扩张，心室壁变薄，最终导致泵血功能减退。DCM 的形成与多种原发性疾病有关，这些原发性疾病通过各自的病理机制对心肌功能造成了不利影响。

对于自身免疫性心肌病来说，患者不仅满足心肌病变的诊断标准，还同时患有如系统性红斑狼疮、胶原血管病、白塞病等其他自身免疫病。这些疾病激发的全身性炎症反应可能会直接或间接损伤心肌，从而导致心脏的结构和功能障碍。

代谢内分泌和营养性疾病引起的心肌病是由特定的生理或生化紊乱引起的，如嗜铬细胞瘤、甲状腺功能异常、紊乱的肉毒碱代谢或重要微量元素的缺乏。这类情况下，心肌受到代谢问题的直接影响，或是代谢产物作用于心脏导致其功能受损。

其他器官疾病和继发性心肌病的情况则涵盖了一系列可能影响心肌健康的疾病，如尿毒症、贫血、淋巴增殖性疾病等。这些疾病可能通过多重机制，包括直接侵犯心肌组织或影响心脏代谢和负荷，间接导致 DCM。

针对继发性 DCM 的治疗，首要的目标是缓解心力衰竭症状，同时治疗那些导致心肌病变的原发性系统性疾病。一方面，使用如利尿剂、ACEI、β 受体阻滞剂等药物来改善心脏的泵血功能和减轻症状（推荐意见 AHA，Ⅱa，C）。另一方面，基于条件进行免疫抑制治疗、内分泌疾病的专门治疗、营养不良的矫正等，不仅针对心脏问题，更关注全身健康状态。

治疗这类疾病需要跨学科的协商和合作，包括来自心脏病学、风湿病学、内分泌学等领域的专家团队来共同决定适宜的治疗方案。同时，治疗方案需要根据患者的具体条件和疾病状态来定制，这是确保治疗成功的关键。早期诊断与个体化治疗有助于提高患者的生存率和生活质量，降低由心力衰竭引起的并发症发生率。

第二节　肥厚型心肌病

一、定义及流行病学

（一）定义和分型

肥厚型心肌病（hypertrophic cardiomyopathy，HCM）是一种原发性心肌病，主要由编码心肌肌小节相关蛋白基因中的致病性变异引起。这些基因变异是常染色体显性遗传的，意味着一个受影响的基因副本就足以导致疾病发生。这种基因变异导致心肌肌细胞肥厚，也可能影响其他心血管结构。肥厚型心肌病可以在任何年龄发病，其临床表现和病程变异很大。一些患者可能无症状或只有轻微的症状，而其他患者可能出现严重的心律失常、心力衰竭或猝死。心肌肥厚可能导致心室壁增厚和心腔狭窄，影响心脏的功能。除了遗传因素，环境和生活方式也可能与 HCM 的发病风险有关，但具体机制还不清楚。在诊断 HCM 时，需要排除其他可能引起心室壁增厚的生理因素、心脏疾病、系统性疾病或代谢性疾病。因为心室壁增厚并非仅由 HCM 引起，其他疾病也可能导致类似的临床表现，因此在诊断过程中需要进行全面评估和排除其他潜在因素。遗传因素在 HCM 的发病机制中起着关键作用，患者通常有家族史。在患有 HCM 的家族中，可能存在不同基因的突变，因此家族成员的遗传咨询和基因检测都是非常重要的。

HCM 可根据血流动力学特点分为梗阻性肥厚型心肌病（hypertrophic obstructive car-diomyopathy，HOCM）和非梗阻性肥厚型心肌病（non-obstructive hypertrophic cardiomy-opathy，NOHCM）两种不同类型，而其中 HOCM 又可分为 3 种亚型，包括左心室流出道梗阻、左心室中段梗阻和左心室心尖部梗阻。这些类型是与心肌肥厚在心室壁的不同部位相关联的。左心室流出道梗阻是最常见的类型，它发生在左心室流出道（通常是主动脉瓣下）的狭窄区域。这种狭窄可能阻碍血液从左心室流向主动脉，导致血液在心脏中堆积，引起症状如呼吸困难、胸痛和晕厥。左心室中段梗阻发生在左心室中段区域的肥厚部分，可能导致左心室的充盈减少和收缩功能受限。左心室心尖部梗阻是在左心室尖端部位的肥厚，它可能影响心脏的收缩和充盈功能。梗阻的位置和程度可以影响患者的症状和疾病进展。通常 HOCM 主要指左心室流出道梗阻，即在室壁肥厚部位导致左心室流出道狭窄，使左心室流出道内血流速度加快，产生压差，瞬时峰值压差 ≥ 30mmHg。HOCM 还可分为静息梗阻性（在静息状态下存在左心室流出道梗阻）和隐匿梗阻性（静息状态下无明显左心室流出道梗阻，但在激发试验时出现左心室流出道梗阻）两种类型。NOHCM 指静息时和激发时左心室流出道峰值压差均小于 30mmHg。在血流动力学分类中，静息梗阻性、隐匿梗阻性和非梗阻性 HCM 这三种类型分布大致均匀，约各占 1/3。根据不同的血流动力学分型可以指导治疗措施的选择。

　　HCM 可以根据心室肥厚的部位进行分类，包括室间隔肥厚、心尖部肥厚和左心室中部肥厚。①室间隔肥厚：这是肥厚型心肌病中最常见的表现之一，指的是心室间隔基底部的非对称性肥厚，舒张末期室间隔与左心室后壁厚度之比 ≥ 1.3 ~ 1.5。②心尖部肥厚：也称为心尖肥厚型心肌病，指心室肥厚主要影响左心室乳头肌以下的心尖部，舒张末期左心室心尖部最大室壁厚度 ≥ 15mm，左心室心尖部与后壁最大厚度之比 ≥ 1.5。典型的心电图特征包括在特定导联上可见高电压倒置 T 波。③左心室中部肥厚：又称为左心室中部梗阻性肥厚型心肌病，指的是左心室中部乳头肌水平和心室间隔中部心肌的肥厚，伴随左心室心尖部与基底部之间的收缩末期压差。诊断需要满足以下标准：显著的左心室中部室壁增厚，舒张末期最大左心室室壁厚度 ≥ 15mm。在有明确遗传家族史的情况下，室壁厚度 ≥ 13mm 也可做出诊断。典型表现为左心室中部收缩末期峰值压差 ≥ 30mmHg，常伴有特征性的由心尖至心底部的高速血流。

　　（二）流行病学

　　HCM 是一种全球性心脏疾病，其特征为心肌肥厚，常不伴有明显的心室腔增大。初步流行病学调查揭示成人 HCM 的患病率范围介于 0.16% ~ 0.23%，平均患病率约为 0.20%（相当于每 500 人中就有 1 人）。进一步的研究发现，普通人群中携带具有致病可能性的肌小节蛋白基因的突变频率超过了此前的预估。随着基因检测技术的不断进步，不少携带肌小节蛋白基因突变但在临床上并未表现出左心室肥厚（left ventricular hypertrophy，LVH）的患者被发现，这类人被称为"基因型阳性、表型阴性"个体。

　　此外，心脏磁共振等现代心脏影像学检查技术的发展，极大地促进了对超声心动图难以辨识或易于忽视的 HCM 表型的识别。基于上述情况，当前对于临床表现的 HCM 及无表现的基因携带者的患病率估计值应当上调，最新的数据表明这一比率可能高达 1/200（即 0.5%）。结合以上信息，肥厚型心肌病的真实患病率可能远高于早期的流行病学调查结果，提示在未来的疾病筛查和风险评估中应更加重视遗传因素和先进影像学技术的应用。

二、循证治疗

　　HCM 的治疗旨在综合应对疾病的影响，以实现多个主要目标。首先，治疗的重点是缓解患者的临床症状，包括呼吸困难、心绞痛和晕厥等。通过使用药物和其他治疗手段，可以减轻心脏负荷、控制心率、降低心肌梗死，并改善心脏功能，从而有效缓解症状。其次，提高心脏功能也是治疗的关键目标之一。通过使用药物如 β 受体阻滞剂和钙通道阻滞剂，可以改善心脏收缩功能，降低心肌耗氧量，从而增强心脏的泵血能力。此外，通过心脏康复计划和规律的运动锻炼，还可以进一步增强心脏功能，提高患者的体力和生活质量。除了缓解症状和提高心脏功能外，治疗还旨在减缓疾病的进展。这可以通过密切的医疗监测和定期随访来实现，以便及早发现病情的变化并及时调整治疗方案。此外，对患病的家庭成员进行遗传咨询和心脏检测也是极为重要的，以便早期发现和治疗潜在的 HCM。最后，降低由疾病引发的死亡率是治疗的最终目标。这可以通过有效的治疗方案和综合管理措施来实现，包括定期随访、药物治疗、心脏消融手术等。及早的干预和治疗可以降低疾病进展的风险，并减少心脏并发症的发生，从而降低病情恶化和死亡的风险。

综上所述，针对 HCM 的治疗主要目标是缓和症状、提高心脏功能、减缓疾病进展，并降低由疾病引发的死亡率。个体化的治疗方案应结合患者的具体情况和病情严重程度，以实现最佳的治疗效果和生活质量的提高。密切的医疗监测和定期随访对于有效管理和治疗肥厚型心肌病至关重要。

治疗原则

有症状性 HOCM 的患者，在非药物治疗的基础上，患者无法缓解症状，则应积极通过药物或侵入性治疗方法来改善症状。对于症状性 NOHCM 患者，治疗应主要以应对并发症为主。对于无症状的 HCM 患者，应定期进行临床评估，无论是否已经存在左心室流出道梗阻，也不建议行室间隔减容术。对于全部的 HCM 患者，应对其进行猝死风险评估及相应的风险危险分级，以便进行有效的预防及治疗。

1. 非药物治疗　HCM 患者在药物治疗过程中，还需关注康复及生活方式调整。这包括遵循医师建议的运动方式和程度，避免剧烈运动和竞技运动，控制体重及保持健康的生活习惯。限制高盐摄入及饮酒也是关键。患者还需要定期接受心脏检查，以便持续评估病情进展及治疗效果。

2. 药物治疗　药物治疗的主要目标是减轻 HCM 患者的症状，目前尚未发现药物治疗能改变 HCM 的自然病史。药物治疗的主要靶点是左心室流出道梗阻，然而，左心室流出道梗阻情况是随治疗动态变化的，因此，应根据患者的症状反应来评价药物治疗效果，而非根据测定的左心室流出道压差的变化。

（1）β 受体阻滞剂：最早应用于 HCM 治疗的药物，能抑制心肌收缩力，降低左心室流出道压差（主要减低运动时左心室流出道压差），减轻左心室流出道阻塞；能减慢心率，改善心室舒张期充盈，显著改善患者的心功能和生活质量。现今，β 受体阻滞剂多被应用作为一线治疗药物。对于症状性梗阻性 HCM 患者，推荐使用无血管扩张作用的 β 受体阻滞剂，包括普萘洛尔、美托洛尔和比索洛尔等，从小剂量起始，逐渐滴定至治疗有效（症状缓解）或最大耐受剂量（通常指静息心率达到 55 ～ 60 次 / 分）（推荐意见 AHA，Ⅰ，B）。

（2）心肌肌球蛋白抑制剂：玛伐凯泰（Mavacamten）是一种选择性心肌肌球蛋白构象抑制剂，能够降低心肌肌球蛋白重链的 ATP 酶活性，可逆地抑制肌球蛋白 - 肌动蛋白横桥的过量形成，使整个肌球蛋白群体转向节能的超松弛状态，进而抑制心肌过度收缩、改善舒张顺应性及能量代谢（推荐意见 AHA，Ⅱa，C）。

（3）非二氢吡啶类钙通道阻滞剂：可以减轻左心室流出道阻塞，降低心肌收缩力和心搏速率，从而改善心脏在舒张期充分接收血液的能力，减轻患者的症状。对于 β 受体阻滞剂治疗无效、无法耐受或有禁忌的症状性梗阻性 HCM 患者，推荐使用非二氢吡啶类钙通道阻滞剂（推荐意见 AHA，Ⅱa，B）。

（4）Ⅰa 类抗心律失常药物：丙吡胺和西苯唑啉是属于 Ⅰa 类的抗心律失常药物。它们除了具有抗心律失常的作用外，另一方面也有明显的负性肌力作用，这种作用有助于减轻肥厚型心肌病患者的 SAM（心脏收缩时左心室流出道狭窄）现象和二尖瓣反流的程度，进而降低左心室流出道的压差。这样可以改善心脏的收缩功能，减轻患者的症状。对于使用 β 受体阻滞剂和非二氢吡啶类 CCB 后仍有与左心室流出道梗阻相关的持续严重症状的患者，推荐加用丙吡胺（推荐意见 AHA，Ⅱa，C）。伴有严重激发性左心室流出道梗阻情况表现为急性低血压和肺水肿，是一种急危重症，必须及时识别并及时治疗。若对补充液体治疗无反应，推荐静脉内使用肾上腺素或其他无正性肌力作用的血管收缩剂，或者联合口服或静脉 β 受体阻滞剂、非二氢吡啶类钙通道阻滞剂及其他治疗方法（推荐意见 AHA，Ⅱb，B）。

（5）利尿剂：对于 HCM 患者出现的劳力性呼吸困难及心力衰竭症状，可适当使用利尿剂来帮助减轻症状。一些患者可能需要使用小剂量的口服袢利尿剂或噻嗪类利尿剂。然而，在使用利尿剂时要注意避免过度利尿，因为可能加剧左心室流出道梗阻（推荐意见 AHA，Ⅱa，C）。

3. HCM 并发心力衰竭的治疗　有 HCM 的患者经常出现胸闷、气短等呼吸困难症状，主要由左心室舒张功能异常导致，表现为高泵血功能心力衰竭；少数可发展至终末期高泵血功能心肌病（ES-HCM）（LVEF < 50%），表现为低泵血功能心力衰竭或中等泵血功能心力衰竭。

（1）HCM 并发舒张功能障碍性心力衰竭（如 HFpEF）的治疗：药物治疗目标是降低心率，以降低左心室舒张末压，进一步改善左心室内血液充盈。推荐的首选药物两类药物分别为 β 受体阻滞剂和非二氢吡啶类钙通道阻滞剂（推荐意见 AHA，Ⅰ，C）。在使用上述药物后仍有劳力性呼吸困难或者有液体潴留表现的患者，考虑小剂量利尿剂（袢利尿剂或噻嗪类利尿剂）的谨慎应用（推荐意见 AHA，Ⅱa，C）。

（2）HCM 合并梗阻的心力衰竭的治疗

1）药物治疗：参考最新心肌衰竭指南意见，给予指南指导的药物治疗（推荐意见 AHA，Ⅰ，C），停用负性肌力作用药物，如非二氢吡啶类钙通道阻滞剂、丙吡胺、西苯唑啉等（推荐意见 AHA，Ⅱa，C）。

2）植入型心脏转复除颤器（ICD）：ES-HCM 患者 SCD 风险增高，可考虑植入 ICD（推荐意见 AHA，Ⅱa，C）。

3）心脏再同步化治疗（CRT）：合并 LBBB 且 QRS 间期 > 130ms，处于窦性心律，且在 GDMT 治疗后症状仍存在（NYHA Ⅱ～Ⅳ级）的 ES-HCM 患者，可考虑应用 CRT 改善症状（推荐意见 AHA，Ⅱa，C）。

4）终末期心力衰竭的治疗

①心脏移植：GDMT 后仍有严重症状（NYHA Ⅲ～Ⅳ级）或反复发作致命性室性心律失常的 HCM 患者（无论 LVEF 水平），依据最新的心脏移植等待标准进行心脏移植评估（推荐意见 AHA，Ⅰ，B），并进行心肺运动试验（CPET）评估患者心功能（推荐意见 AHA，Ⅰ，B）。HCM 患者心脏移植后的长期预后与非 HCM 患者相似。

②心室辅助装置（VAD）：部分合并终末期心力衰竭的 HCM 患者，可在进行心脏移植前考虑 VAD 植入作为过渡（推荐意见 AHA，Ⅱa，B），减少等待心脏移植期间的死亡风险。

（3）HCM 并发心律失常的治疗

1）HCM 并发心房颤动（心房扑动）的治疗

①抗凝治疗：心房颤动（心房扑动）显著增加 HCM 患者卒中和周围血栓风险，与 $CHA_2DS_2\text{-}VAS_c$ 评分无关。因此，所有并发心房颤动（心房扑动）且无禁忌证的 HCM 患者，均应接受抗凝治疗，不需要依据 $CHA_2DS_2\text{-}VAS_c$ 评分（推荐意见 AHA，Ⅰ，B）。将直接作用口服抗凝血药作为一线治疗，维生素 K 拮抗剂（如华法林）作为二线治疗（推荐意见 AHA，Ⅰ，B）。

②心率控制策略：对于 HOCM 合并心房颤动患者，心率控制的策略包括药物治疗和房室结消融术。根据患者的倾向和并发症情况，可以选择使用 β 受体阻滞剂或非二氢吡啶类钙通道阻滞剂来控制心率（推荐意见 AHA，Ⅰ，C）。这些药物被推荐作为首选治疗。如果药物治疗难以控制心室率或出现不能耐受的不良反应，可以考虑进行房室结消融术以实现更好的心室率控制和改善症状。房室结消融术是一种介入性手术，通过破坏房室结的传导路径来控制心室率（推荐意见 AHA，Ⅱa，C）。

③节律控制策略：包括抗心律失常药物、直流电复律、导管消融术及外科迷宫手术。HCM 并发心房颤动(心房扑动)，应考虑应用如胺碘酮恢复窦性心律(推荐意见 AHA，Ⅱa，B)，或维持窦性心律用胺碘酮或丙吡胺、索他洛尔（推荐意见 AHA，Ⅱa，C）。伴有血流动力学不稳定或严重心绞痛或心力衰竭症状者，可考虑直流电复律恢复窦性心律（推荐意见 AHA，Ⅱa，C）。药物治疗难以控制或不耐受（禁忌）或不接受的 HCM 患者，可考虑导管消融治疗（推荐意见 AHA，Ⅱa，B）。外科迷宫手术是治疗心房颤动的有效措施，特别是进行外科室间隔心肌切除术的 HCM 患者，可考虑行同期外科迷宫术（推荐意见 AHA，Ⅱa，B）。

2）HCM 合并室性心律失常的治疗

①药物治疗：首选 β 受体阻滞剂治疗（推荐意见 AHA，Ⅰ，C）。应用 β 受体阻滞剂后室性心律失常仍频繁发作或 ICD 反复放电时，推荐联合使用胺碘酮（推荐意见 AHA，Ⅰ，B）或索他洛尔、多非利特、美西律等（推荐意见 AHA，Ⅰ，C）。

②非药物治疗：推荐植入 ICD 治疗，可以预防致命性室性心律失常导致的 SCD。植入 ICD 后需优化药物治疗和起搏器程控，减少合适或不合适的放电风险（推荐意见 AHA，Ⅰ，B）。若反复发作局灶起源的症状性、持续性、单形性 VT，可考虑行导管消融治疗（推荐意见 AHA，Ⅱa，B）。

③心脏移植：反复发作致命性室性心律失常的 HCM 患者（无论 LVEF 水平），推荐依据最新的心脏移植等待标准进行心脏移植评估（推荐意见 AHA，Ⅰ，B）。

4. 侵入式治疗 HOCM 的侵入式治疗措施的类别包括外科室间隔心肌切除术、室间隔心肌消融术及双腔起搏器置入术，这些措施的主要目标是使室间隔变薄，因此统称为室间隔减容术（推荐意见 AHA，Ⅱb，C）。

患者是否适合施行手术切除术的适应证包括以下几个方面。①临床标准：经过充分药物治疗后，患者仍然出现严重的呼吸困难、胸痛（NYHA Ⅲ级或Ⅳ级）或其他与活动有关的症状，如反复晕厥或接近晕厥状态，这些症状与左心室流出道梗阻相关，严重影响患者的日常生活活动和生活质量。②血流动力学标准：在静息或刺激状态下，左心室流出道的峰值压差大于或等于 50mmHg，与室间隔肥厚或二尖瓣前移现象有关。③解剖标准：根据手术者的个人判断，预计需要手术切除的室间隔厚度可以有效、安全地执行手术操作。对于没有症状且活动耐力正常的梗阻性 HCM 患者，或虽有症状但可以通过优化药物治疗控制的患者，一般不建议进行室间隔减容术。这种情况下，手术切除术通常被认为是不必要的（Ⅲ类推荐，C级证据）。综合考虑临床、血流动力学和解剖标准，医师会根据患者的具体情况和病情严重程度来评估是否适合施行室间隔减容术。个体化的治疗方案应当在充分考虑疾病特点和患者整体状况的基础上制订，以达到最佳的治疗效果和提高患者的生活质量。

外科室间隔心肌切除术和室间隔心肌消融术都是治疗 HOCM 有效的方法，它们在减轻左心室流出道梗阻、改善症状和提高生活质量，以及短期和长期病死率方面没有显著性差异。然而，室间隔心肌消融术手术后可能会有较高的残余梗阻发生率，并且可能需要再次干预治疗的可能性也较高。在临床实践中，需要综合考虑患者的年龄、梗阻的位置和程度、伴随的其他疾病，以及患者的个人意愿等多个因素进行评估，并做出个体化的治疗选择。这意味着对于每个患者，应该根据他们的具体情况来决定应该进行哪种手术方法，以达到最佳的治疗效果。

现如今，双腔起搏器治疗 HOCM 患者的应用已较少，其远期疗效不确切，仅对于外科室间隔心肌切除术或室间隔心肌消融术术后出现心脏传导阻滞高风险的患者，可以考虑植入双腔起搏器（推荐意见 AHA，Ⅱb，C）。

第三节　限制型心肌病

一、定义及流行病学

（一）定义

限制型心肌病（restrictive heart diseases，RCM）是一类预后最差的心肌病，其临床和病理生理学特征为舒张功能受损，表现为限制性的心室填充障碍，而保留了正常或非正常的收缩功能。在舒张期，心室充盈的障碍常导致心房的明显扩大，而心室体积和壁厚度通常维持在正常范围内。RCM 是所有心肌病中较为罕见的类型，根据统计，其在所有已确诊的心肌病中的比例约为 5%。RCM 存在着特发性和继发性两种形式，后者与多种疾病相关联，包括淀粉样变性和多种心内膜疾病，可能伴随有或没有嗜酸性粒细胞的增多现象。

RCM 的疾病进程因其病理特性和治疗措施的不同而各异。虽然 RCM 与其他心肌病心力衰竭形式在临床表现上存在较大的重叠，但研究发现，RCM 是导致保留射血分数的心力衰竭的关键病因之一。

按照世界卫生组织（WHO）的指导原则，"心肌病"这一术语更倾向于指代特发性心肌病，即原发性心肌病。但实际上，许多 RCM 案例属于系统性疾病的心脏局部表现，这些情况通常会与多种心肌病并存。RCM 的病因可以根据其源头不同而分为不同的类别。

1. 原发性 / 特发性　包括心内膜纤维化和洛夫勒综合征等嗜酸性粒细胞性心肌病。

2. 继发性　涉及广泛的病因，包括但不限于心肌的浸润性变化，如在美国较为常见的淀粉样变性、结节病、血红蛋白沉着症、进行性全身性硬化症（硬皮病）、类癌性心脏病、心肌糖原贮积病、放射线照射引发的心脏损伤、转移性恶性肿瘤，以及与蒽环类药物相关的心脏毒性等。

（二）流行病学

RCM 在所有类型的心肌病中相对较少见，全球范围内的精确流行病学数据尚不充分。一些研究估计，在成人中，限制型心肌病占所有心肌病病例的约 5%。根据心脏病学文献的报道，RCM 在儿童心肌病中的比例可能更高，特别是在非洲和印度等资源有限的地区，该比例可能达到儿童心肌病的第二常见类型。RCM 通常是由遗传性疾病、代谢障碍或蓄积症引起的，例如家族性淀粉样变性、心内膜弹力纤维增生症和血红蛋白沉着症等。另外，某些感染性疾病（例如疟疾和查加斯病）与 RCM 的发生也有关联。成人与儿童发病率的这一差异反映了各种病因的年龄依赖性模式。例如，儿童 RCM 患者中，遗传因素和先天性心脏病占有较大比例，而成人中获得性疾病（如心脏淀粉样变性和心内膜炎）则更加常见。值得注意的是，病因、地理位置和遗传背景均可影响 RCM 的流行病学特征。遗传形式的 RCM 在一些特定族群中更为常见，这反映了遗传突变在特定群体中的集聚效应。

二、循证治疗

（一）药物治疗

RCM 治疗的主要目标是减轻临床症状，并通过降低增高的心室舒张末期压力来实现，同时避免对心排血量产生显著负面影响。通过延长左心室充盈时间及减少代偿性交感活动，β 受体阻滞剂与心脏选择性钙通道阻滞剂可促进心室舒张功能的改善。此外，应用低至中等剂量的利尿剂可以有效减少前负荷，从而辅助症状的缓解。考虑到 RCM 患者对于左心室容量变化的高敏感性，起始时宜使用最小剂量，以评估对药物的耐受能力并避免低血压的发生。

患者的治疗方案需要综合评估，尤其考虑到其舒张功能障碍对患者预后的影响。在治疗过程中，针对有心房颤动病史的 RCM 患者，遵循抗凝治疗以降低栓塞风险（推荐意见 ESC，Ⅱa，C），同时对心率进行有效控制，以防心率过快进一步损害心肌舒张功能是治疗的基本原则；因心房颤动通过减少心室充盈时间而可能加剧舒张功能不全。因此，使用胺碘酮、β受体阻滞剂等药物恢复及维持窦性心律对于RCM患者的治疗效果至关重要（推荐意见ESC，Ⅱa，C）。心房颤动导管消融术应考虑作为一线节律控制疗法，以改善特定心肌病患者的症状，并将阵发性或持续性心房颤动且无复发主要风险因素的患者作为药物维持窦性心律的替代方案，同时应考虑患者个体获益及风险（推荐意见ESC，Ⅱa，B）。

在淀粉样变性患者中，使用ACEI和ARB应格外谨慎，因为即使小剂量也有可能引起严重的低血压反应，这一现象可能是与自主神经功能障碍相关的临床表现。目前尚无充分证据显示β受体阻滞剂和钙通道阻滞剂可显著改善舒张功能心力衰竭患者的临床症状或对其疾病进程产生积极影响。同时，目前也缺乏关于静脉给予正性肌力药物或血管扩张剂的相关研究资料。在药物选择时如地高辛的使用应格外慎重，尤其是在淀粉样变性RCM患者中，由于地高辛有可能引发或恶化心律失常，其应用需要特别谨慎。在此背景下，美法仑等抗淀粉样变性药物通过阻断淀粉样前体蛋白的生物合成途径，以减缓系统性淀粉样变性的病理进程，是一种新的治疗选择。基于烷化剂的化疗方案对于原发性系统性淀粉样变性来说有一定效益，能够改善症状，但整体预后依旧不佳。

其他特殊类型的RCM，如洛夫勒心内膜炎患者在疾病发展早期，需要通过药物治疗如皮质类固醇、细胞毒剂和干扰素控制心肌的嗜酸性粒细胞浸润，以提高生存概率和控制症状，肉眼可见的心力衰竭症状也可以采取相应药物进行缓解。对于血红蛋白沉着病症的RCM患者，螯合疗法或治疗性放血可用于减轻心脏受累症状并降低过度铁负荷。

（二）心脏介入治疗

心脏介入治疗在RCM综合治疗中占有重要位置。由于特发性RCM患者可能伴有窦房结和房室结的纤维化，引发完全性心脏传导阻滞，临床上可能需要置入永久性起搏器以保持心律。在淀粉样变性患者中，特别是在心脏复律术后，需要恢复正常窦性心律，也可能需要通过起搏器辅助。对于表现出窦房结功能不全和（或）晚期心脏传导系统疾病的患者，置入起搏器治疗同样不可或缺。洛夫勒心内膜炎晚期患者，心内膜切除和瓣膜置换手术可作为姑息性治疗手段，虽然此类干预能改善临床症状，但围术期死亡率相对较高，需慎重考虑手术风险和患者预后。

对于幸存的非致死性心室颤动或心室颤动导致心搏骤停的非扩张型心肌病和RCM患者，或者自发性持续室性心律失常导致晕厥或血流动力学受损的患者，并且没有明显可逆的病因，建议植入ICD（推荐意见ESC，Ⅰ，C）。在这些情况下，ICD被认为是有效的治疗选择。ICD是一种植入式电子设备，用于监测心脏节律，并在检测到严重室性心律失常时提供电击治疗，以终止心律失常并恢复正常心律。

总之，RCM的治疗需要根据患者的具体病理、病史及临床表现来制订个体化治疗计划，结合药物治疗、器械治疗和外科手术等多种治疗手段，以最大限度地改善患者的生命质量和延长生存期。未来的临床研究有望为RCM提供更加精准和有效的治疗方法选择。

（三）心脏移植

当药物治疗方法未能有效缓解此类患者的病情时，对于精选的高风险患者群体，心脏移植（推荐意见ESC，Ⅰ，C）及左心室辅助性装置的应用提供了替代治疗策略。

1. 心脏移植术的术前评估　在选择患者进行心脏移植前，需详尽评估其肺动脉阻力等多种心脏功能指标，以预判其是否为心脏移植的适合人选。对于因可能出现的肺动脉高压而不适直接进行心脏移植的 RCM 患者，左心室辅助装置的植入作为过渡策略（推荐意见 ESC，Ⅱa，B），旨在稳定病情，并作为心脏移植手术的桥梁治疗，已在成人和儿童患者中取得了积极成效。而左心室辅助装置也为那些因淀粉样变性心脏病并发症导致的心力衰竭患者提供了过渡性救助手段，某些患者在心脏移植后结合高剂量化疗，以减少淀粉样蛋白复发的可能性。

然而，由于器官供应的限制，患者往往需要面临长时间的等待，这种时延可能导致患者因不可逆的肺动脉高压和其他心力衰竭相关并发症而生命提前终止。此外，RCM 中可能存在的持续性右心衰竭、左心室壁增厚和左心室腔缩小为植入 LVAD 带来了不少技术上的难度，需依据患者的具体病情做出精准评估。

对于由血红蛋白沉着症引起的心、肝功能同时衰竭的患者，联合心脏、肝脏移植治疗虽然在少数案例中显现可行性，但多器官移植的手术风险显著高于单器官移植，其早期并发症与死亡风险也相对更高。

在心脏结节病患者中进行心脏移植手术时，也需留意结节肉芽肿在移植心脏中的潜在复发风险。此外，心包收缩的外科治疗潜力不容忽视，先进成像技术的应用对于病变定位和手术精确性起到了关键性作用。

针对放射源性心脏病患者是否适宜进行行心脏移植尚存争议，这是由于移植后可能出现的纤维化问题，以及与手术相关的并发症和新的或复发性肿瘤的风险，均可能影响预后和生活质量。

在总体治疗策略中，心脏移植作为晚期 RCM 的治疗方案之一，需综合考量患者的全身状况、病情进展及器官供应状况等诸多因素，以制订最佳临床治疗计划。随着移植医学的不断进步，预计未来心脏移植和机械辅助装置领域将有更多创新技术的涌现，进一步提升 RCM 患者的治疗效果与生存质量。虽然外科手术治疗可能伴有较高的并发症发生率，但它为心包收缩的治疗提供了可能性。利用先进成像技术进行准确诊断变得至关重要，减少了患者需要进行探索性开胸手术以确诊的必要。至于放射源性心脏病患者是否适宜心脏移植依然存在争议，是基于这类患者移植后可能存在因纤维化、手术并发症及新的或复发性恶性肿瘤而导致的较差预后的考虑。

患者的预移植评估不仅要包括常规的心血管功能检查，还应当展开对心脏结构、功能的细致评价及对其他潜在疾病的筛查。此外，术前心理评估也同样重要，以确保患者术后能高效配合康复方案并遵循医嘱。在评估过程中，应当特别关注肺动脉阻力指标，因为它是判断是否需要事先使用左心室辅助装置过渡到心脏移植的重要决策参数。

2. 心脏移植术后的并发症监测与治疗　术后患者管理涉及术后并发症的监测与治疗，包括感染、移植器官排斥反应及长期免疫抑制治疗可能带来的问题。免疫抑制策略的优化是降低感染风险、延长移植器官存活期和提高生活质量的关键。因此，制订个体化的免疫抑制方案，针对患者的具体情况进行调整，将所有可能的给药方案和治疗效果都定以科学依据，是移植后管理中不可或缺的部分。

3.特殊类型 RCM 的心脏移植策略　对于心包收缩这类具有独特外科治疗价值的 RCM 亚型时，精确的病灶定位与诊断将极大地优化手术策略，并可能减少再次手术的需求。随着先进成像技术的运用，非侵入性或微创性手术方法，如经皮心包切除术，正在为特定 RCM 病例带来新的曙光。

值得一提的是，对于放射治疗后引起的心脏病变的 RCM 患者，在考虑是否实施心脏移植前，须对其辐射相关的心脏疾病史进行深究，因其潜在的纤维化进程有可能影响手术成功率和预后。同样，结节病患者在面临心脏移植决策时，应着眼于肉芽肿在新心脏中复发的潜在危险，权衡移植的长期成功率与生存质量之间的平衡。

最终，对于技术上日趋成熟的双器官移植，如心肝联合移植，其临床应用必须严格筛选患者，这不仅取决于患者的心肝功能，也依赖于患者的整体健康状况和移植后的长期维护能力。

总而言之，心脏移植与机械辅助装置应用在 RCM 患者群体中，代表了目前医学中针对此类心脏病变的最高治疗水平。未来，随着计算机辅助治疗策划、新型免疫调节策略的引入，以及在基因治疗领域的突破，可期待实现对 RCM 更为个性化、有效且风险更低的治疗方案。

（四）治疗方法新进展

应考虑对 RCM 患者进行心内膜活检，以排除特定诊断（包括铁过载、储存障碍、线粒体细胞病、淀粉样变性和肉芽肿性心肌病），并且可以诊断由肌间线蛋白变异引起的限制性肌原纤维病（推荐意见 ESC，Ⅱa，C）。在对原发性或轻链（轻型）淀粉样变性心肌病患者实施治疗过程中，经改良的化疗方案及自体干细胞移植技术的应用，已在一定程度上提升了部分患者的存活率。尽管进展显著，但若心脏受损严重，则患者在一年内的整体死亡率仍超过 50%，这标志着进一步的治疗策略需要开发与探索。当前，采用高剂量化疗紧随自体干细胞移植的治疗模式，尽管在初步研究中展示了积极结果，心血管领域的共识认为其仍然被视为实验性策略，这也意味着其在临床实践中的广泛应用尚缺乏充分证据支持。

在淀粉样变性疾病的治疗领域，新型蛋白特异性治疗策略正在逐步浮现。这些策略旨在减少相关基因的表达、抑制淀粉样前体蛋白的合成，以及促进体内淀粉样蛋白的去聚集和降解。其中包括非甾体抗炎药、新型分子靶向药物，以及小 RNA 分子的研发。这些治疗手段背后的机制是通过干预转录后调控或直接作用于淀粉样蛋白，进而减缓或阻止其形成与积累。当前临床研究中，特定的药物候选已显示出了能够抑制肝脏产生的转化维 A 酸，稳定循环中四聚体结构的发生，或是加速已形成淀粉样纤维的溶解与清除。

值得注意的是，这些新颖治疗方法的临床试验正在积极进行中，潜在的疗效和安全性还需要通过这些系统研究进行验证。随着更多数据的累积和分析，可以期待将这些治疗手段转化为淀粉样变性心肌病治疗的新标准。在未来，综合运用基因编辑工具，以及更具靶向性的治疗方案可能会进一步改善患者的预后。此外，发挥精准医学的潜力，针对淀粉样变性疾病的治疗策略将更加个性化，这也预示着在药物治疗的精确性和效力上将取得革命性进展。

第四节 心 肌 炎

一、定义及流行病学

（一）定义

心肌炎可被定义为心肌发生炎症性浸润，其邻近的心肌细胞可出现坏死和（或）变性改变。依据 1996 年世界卫生组织在马尔堡做出的定义标准，心肌炎被定义为每平方毫米至少有 14 个白细胞浸润，优先是 T 细胞（CD45R0 阳性），伴有不超过 4 个巨噬细胞的存在。心肌炎的成因可能涉及多种感染性生物、自身免疫病及外源性因素，其遗传和环境易感性的角色不容忽视。尽管绝大多数病例被推测起因是由宿主介导的自身免疫损伤的共通机制，病原体直接引起的细胞毒性作用和心肌细胞因子的表达改变也可能在心肌炎发病中占有重要地位。

心肌炎常见的病原体种类繁多，主要包括但不限于以下类型。

1. *病毒性* 常见的有肠道病毒、柯萨奇病毒 B、腺病毒、流感病毒、巨细胞病毒、脊髓灰质炎病毒、EB 病毒、HIV-1、肝炎病毒、腮腺炎病毒、风疹病毒、水痘 - 带状疱疹病毒、疱疹病毒等。

2. *化疗药物* 例如多柔比星、环磷酰胺、白介素 2 等，可能会引起心肌炎。

3. *抗生素* 青霉素、氯霉素、磺胺类等也有潜在风险。

4. *物理因素* 如辐射、中暑或体温过低等环境因素。

5. *系统性炎症性疾病* 巨细胞心肌炎、结节病、川崎病、系统性红斑狼疮等均可作为心肌炎病症之一。

此外，感染性生物的多样性是心肌炎病因学中的一个重要方面，如立克次体恙虫病、落基山斑疹热、Q 热、螺旋体疾病（包括梅毒、钩端螺旋体病 /Wilson 病、复发性发热 / 包柔螺旋体、莱姆病）、真菌感染（如白念珠菌病、曲霉病、隐球菌病等）、原生动物感染（如美洲锥虫病 / 查加斯病、弓形虫病等），以及各类蠕虫病（如旋毛虫病、棘球绦虫病等）均可引起心肌炎。

针对非感染性因素，药物过敏反应和周围环境的化学物质也是心肌炎的潜在诱因。例如，某些药物如抗精神病药、抗癫痫药、非法药物（如可卡因、安非他命等）及有毒化学物质（如一氧化碳、砷、铅等）都可能触发心肌炎的发生，造成患者心脏功能不同程度损害。此外，急性风湿热作为一种继发于 A 组 β 溶血性链球菌咽部感染的炎症疾病，心脏也是其潜在的损害目标之一，而围生期心肌病、移植后的细胞排斥现象也可诱发心肌炎。

根据组织学特征，心肌炎可以根据细胞类型（包括淋巴细胞、嗜酸性粒细胞、中性粒细胞、巨细胞、肉芽肿或混合型）、炎症程度（无、轻度、中度或严重）及病变分布（局灶性、融合性、弥漫性或修复性）进行分类。在实施心肌活检时，达拉斯分类系统（1987年）及世界卫生组织马尔堡分类（1996 年）被广泛应用。达拉斯最初的活检分类定义如下。

1. 心肌炎：存在心肌细胞坏死或变性表征，或二者兼而有之，无明显的冠状动脉疾病，伴有或不伴有纤维化的邻近炎症细胞浸润。

2.临界心肌炎：炎症细胞浸润稀疏或心肌细胞损害不显著。

3.无心肌炎。

后续的活检评估根据炎症和纤维化的进展情况，将心肌炎进一步分为以下类别。

1.进行性心肌炎　伴有或不伴有纤维化。

2.治疗中心肌炎　炎症反应得到控制，伴有或不伴有纤维化变化。

3.已治愈心肌炎　炎症反应已不活跃，伴有或不伴有纤维化。

Lieberman 则对心肌炎的分类进行了更详尽的划分，如下所示。

1.暴发性心肌炎　通常伴随病毒性前驱症状，症状严重，包括显著的心血管功能受损和心脏泵血功能障碍，并可能展现为多灶性活动性心肌炎；病情可能自发消散，亦可能导致患者死亡。

2.急性心肌炎　其起始可能并不明显，但随之确诊心室功能障碍，且具有演变为 DCM 的潜在趋势。

3.慢性活动性心肌炎　发病特征模糊，但伴有临床和组织学上的复发性炎症，其心室功能障碍通常与慢性炎症变化（包括巨细胞的形成）相关。

4.慢性持续性心肌炎　病症起始不明显，持续的组织学浸润伴有局灶性心肌坏死，并且缺乏显著的心脏功能受损症状，但患者可能出现胸痛、心悸等不适症状。

基于 Lieberman 分类，可以将心肌炎发展阶段划分为急性、亚急性和慢性，并进一步细分病情的活动性。此种分类体系促使医学界对心肌炎的发展机制有更深刻的认识，这些分类帮助临床医师理解患者病情的严重性和潜在演变趋势。他们可以更有效地制订针对性治疗方案，提供持续监测，并评估治疗效果和判断预后。这些分类系统不仅对于临床实践者在提供患者照护时至关重要，也为心肌炎的病因学研究和治疗发展提供了宝贵的信息和方向。随着对心肌炎病理生物学机制理解的不断深入，存在分类进一步更新和优化的可能性。

（二）流行病学

根据 2013 年全球疾病负担研究（Global Burden of Diseases, Injuries, and Risk Factors Study, GBD2013）数据，急性心肌炎（acute myocarditis）的全球发病率估计为 22/100 万。GBD2019 进一步指出，在 35 ～ 39 岁人群中，男性患病率为 6.1/10 万，女性为 4.4/10 万，并随年龄的增长而逐步上升至 80 ～ 84 岁人群中的 63/10 万。诊断技术的进步使急性心肌炎的识别率有所提升，发病率从 95/100 万增加至 144/100 万。日本年度病理尸检数据统计表明，自 1958 年起 20 年间，在 377 841 例尸检样本中共检出 434 例症状性心肌炎，病例比例约为 115/10 万。同时，研究报告指出，在非心脏死因的尸检样本中，无症状心肌炎的检出率约为 0.6%。在成年突发死亡病例的尸检中，心肌炎的发现率通常介于 6% ～ 10%。而在慢性心肌病变中，扩张型心肌病患者中约有 14% 的活动性心肌炎和 33% 的边缘性心肌炎表现。

新冠病毒（SARS-CoV-2）感染关联心肌炎，既包括 COVID-19 本身引起的心肌炎，也包括后续针对 COVID-19 接种疫苗诱发的心肌炎。根据美国 TriNetX 数据库资料，

COVID-19 相关心肌炎的发病率一般在 0.01%（256/171 481）。而基于对包括 mRNA 疫苗在内的 COVID-19 疫苗接种后迹象的荟萃分析显示，疫苗相关的心肌炎 / 心包炎发生率为每百万接种次 2 ～ 3 例。总结以上研究资料，我们可以见识到心肌炎的发生率具有真实的地域和年龄分布差异，并随着医疗技术的进步而变化。随着新冠病毒疫情的全球流行，心肌炎的流行病学特征也呈现新的动态。全球范围内对于心肌炎发病率和病程发展的了解，对于公共卫生政策的制定和医疗资源的合理分配意义重大。

二、循证治疗

（一）治疗策略基础

心肌炎的结果和预后取决于病原学、临床表现和疾病阶段。据报道，在初次发作的 2 ～ 4 周约有 50% 的病例会得到缓解，但约有 25% 的病例会出现持续的心脏功能障碍，而 12% ～ 25% 的病例可能会急性恶化，导致死亡或发展为晚期扩张型心肌病，需要进行心脏移植。发病时的双心室功能障碍被认为是预测死亡或恶化的主要因素。虽然暴发性心肌炎与（亚）急性淋巴细胞性心肌炎在发病方式、血流动力学损害程度和预后方面存在一些差异，但成人患者的相关数据相对较少。病因不明的暴发性心肌炎在儿童中更为常见，而在新生儿中也常见，但预后较差。大多数研究表明，巨细胞心肌炎的生存率明显较低。

从心内膜活检标本中检测病毒基因组的分子技术提供了相互矛盾的预后信息。一些研究表明，病毒在心肌中持续存在与心脏功能障碍相关，而清除病毒基因组则与心脏功能改善和长期预后有较好的相关性。然而，在最近的一份报告中指出，炎症的免疫组织学证据，而非单独的病毒基因组存在，是一个独立的生存预测因素。这种差异可能与不同研究中病毒外显率的变化和事件的数量少有关。

特定病毒在自发恢复的患者中的频率在很大程度上是未知的，这也可能导致已发表的预后研究存在偏见。关于病毒致病性的理解还存在一些未知，包括潜伏病毒感染的重新激活分子机制、免疫激活在慢性心肌炎中触发病毒复制的影响以及在非炎症心脏病中的免疫无关的病毒发病机制。

治疗心肌炎的首要目标包括缓解心力衰竭症状、改善心脏血流动力学状态，并提供全面的支持性治疗以改善预后。心肌炎所致的临床表象多变，诊断时需基于临床症状、实验室检查结果及必要时的心肌活检等进行综合评估。大多数患者症状轻微至中度，且多与病毒感染相似，可在门诊进行基础支持治疗，并辅以逐渐增加的活动强度与针对性药物治疗。

治疗策略必须着眼于抑制激活状态下的神经内分泌系统，类似于首次发生心力衰竭患者的处理方法。在急性心肌炎治疗过程中，持续评估患者的病情变化至关重要，以指导治疗方向与康复进度。在此期间，应避免进行剧烈运动，并且推荐不使用洋地黄等可能加重心脏负担的药物，考虑到其可能持续的心律失常风险，除非有明确指征，否则在常规治疗常规中一般不推荐使用。

根据标准的心力衰竭管理准则，对所有心肌炎患者都应考虑采用 ACEI、β 受体阻滞剂等药物，这类药物的应用已被证明可以改善心力衰竭患者的长期预后。

若患者状况严重，需要更高级别的治疗干预，包括外科手术治疗的可能性，应及时转诊至具备这方面专业知识的三级治疗中心。这样的中心不仅提供专门针对重度心力衰竭的治疗服务，还能给予更具进阶性的治疗方案，比如运用机械循环辅助装置，开展心脏移植手术等。

在日常生活方面，建议心肌炎患者采取低钠饮食，并在急性期限制体力活动，以减少心脏负荷并预防心律失常的风险。随着症状好转，可适度调整活动强度，但需根据周期性超声心动图评估适时调整。总体而言，心肌炎的治疗需要个体化方案，依赖于患者具体情况、病因、心脏功能状况及潜在并发症。

（二）密集监护要求

针对重症心肌炎患者，标准的治疗方案需包括详细的心脏功能监测和全面的支持性治疗。专用的心脏监护设备对于实时监测潜在的心律失常至关重要，以便及时进行干预。此外，氧疗对维持正常的组织氧合极为关键，而恰当的电解质及液体管理则是防止电解质紊乱和维持血液容量平衡的必要措施。

心肌炎引起的左心功能不全在治疗措施上与充血性心力衰竭的管理有诸多相似之处，然而心肌炎所具有的特殊临床背景使得工作人员必须审慎选择治疗手段。推荐在心肌炎引起的心力衰竭治疗中避免使用拟交感神经药物，因为这些药物可能加剧心肌损伤并增加病死率。在急性失代偿期，推荐暂时中断 β 受体阻滞剂的使用，因为其可能通过降低心排血量而对患者的状况带来不利影响。

对于心肌炎导致严重的心律失常，例如莫氏 II 型或高度至完全性房室传导阻滞，应积极考虑安置临时起搏器以维持心脏的正常节律。在稳定期，根据患者的病情发展，可能需要转为永久性起搏器治疗。在某些情况下，为了预防致命的室性心动过速或心室颤动，还可能需要根据评估来决定是否植入自动复律心脏除颤器。这样可以在发生严重心律失常时提供及时的电击治疗。是否进行自动复律心脏除颤器植入需要考虑患者的具体病情和其他因素，这应由医师根据临床评估来决定。

综上所述，在对重症心肌炎患者进行治疗时，不仅需要严密监测并及时干预心律失常，还需要根据患者的具体病情实施个性化治疗策略，兼顾维持机体电解质平衡并避免不适当的药物治疗，以优化临床结果。

（三）心肌炎的药物治疗

1.药物治疗基本原则　对于血流动力学不稳定的患者，特别是心力衰竭患者，应该根据当前欧洲心脏病学会（ESC）心力衰竭指南尽快进行处理。对于在重症监护室接受呼吸和机械心肺支持设备的患者，需要根据具体情况采取相关治疗措施。对于存在心源性休克和严重心室功能障碍的急性或危重案例，可能需要使用心室辅助装置或体外膜肺氧合（ECMO）来提供过渡到移植或康复的桥梁。体外膜肺氧合疗法因其简单有效，可以拯救这类患者。

对于血流动力学稳定的患者，如果怀疑到无症状或症状轻微的心肌炎，建议入院并进行临床监测，直到确诊。因为情况可能迅速恶化，即使收缩功能一开始保持不变，也有可能发生心肺急症（如严重心脏传导阻滞或严重心律失常），而且这些变化是无法预测的。在急性期，应禁止进行运动测试，因为它可能引发心律失常。对于血流动力学稳定的心力衰竭患者，建议使用利尿剂、ACEI 或 ARB 及 β 受体阻滞剂进行治疗。对于在最佳管理下仍有持续心力衰竭症状的患者，应考虑使用醛固酮拮抗剂进行额外治疗。目前尚未确定在心室功能恢复后应如何逐渐停止心力衰竭治疗的程序。非甾体抗炎药物，特别是对乙酰水杨酸，是治疗急性心包炎的主要药物，但在心肌炎的实验模型中与死亡率增加有关。在心肌炎中使用这些药物的临床数据并不确定，需要进行对照试验。

2. **抗心律失常的药物治疗**　关于心肌炎引起的心律失常的处理，目前的 ESC 指南并没有给出具体建议，处理方法应该符合当前的指南。窦性心动过缓、QRS 波群持续时间延长、左心室收缩功能减退的增加及心肌肌钙蛋白水平的持续或波动可能是发生威胁生命的心律失常的预警信号。对于完全的心房传导阻滞，可能需要进行临时起搏。ICD 的使用在心肌炎患者中是有争议的，因为心肌炎可能会完全愈合。对于心肌炎和重度室性心律失常（如室速或心室颤动）患者，使用除颤器进行过渡性治疗可能是解决短期问题的一种方法。

3. **急性心肌炎的一般治疗策略**

（1）运动策略：在心肌炎急性期，应限制体力活动，直到疾病完全缓解。运动员应暂时排除参加竞技比赛和业余比赛。不论年龄、性别、症状严重程度或治疗方案如何，休闲时间的体育活动也应受到限制。在临床症状缓解后（至少经过 6 个月），需要重新评估运动员是否可以恢复竞技运动。在随访期间，应每 6 个月进行 1 次参赛前筛查。虽然没有具体规定非运动员限制体育活动的时间，但根据专家意见，给出类似的建议是合理的。

（2）抗病毒策略：目前还没有批准用于治疗肠道病毒感染的抗病毒疗法。疫苗可能是未来的选择。对于疱疹病毒感染的患者，可以考虑使用阿昔洛韦、甘西洛韦和瓦拉西洛韦进行治疗，尽管它们对心肌炎的疗效还没有得到证实。初步数据显示，β 干扰素可以清除心肌炎患者体内肠道病毒和腺病毒的基因组，与 NYHA 功能分级的改善有关，并且是在肠道病毒感染情况下，其 10 年的预后更佳。一般来说，在决定使用特定的抗病毒疗法时，建议请传染病专家参与决策。

4. **急性心肌炎治疗的特殊疗法**　大剂量静脉注射免疫球蛋白通过多种机制调节免疫和炎症反应，并已被用于一些系统性自身免疫病的治疗。它的应用与改善各种原因引起的慢性有症状心力衰竭的左心室射血分数有关。然而，这一治疗方法在近期发病的 DCM 的IMAC 对照试验中被证明是无效的，其中只有 15% 的患者被诊断为非特异性心肌炎。尽管如此，大剂量静脉注射免疫球蛋白没有明显的副作用，可以用于治疗对常规心力衰竭治疗无效的心肌炎，包括病毒性和自身免疫性心肌炎，特别是在自身抗体介导的情况下。由于缺乏多中心研究对于病毒性或自身免疫性心肌炎 /DCM 的使用，我们无法对大剂量静脉注射免疫球蛋白的使用提出具体建议。

在心肌炎和急性心肌梗死患者中，检测到了各种抗体，并且有研究指出某些抗体可能具有致病作用。因此，类似用于其他自身免疫病的治疗策略，比如中和或免疫吸附，可能为自身免疫性心肌炎 /DCM 的治疗提供方案。一些小型随机研究显示，在 DCM 患者中进行免疫吸附可诱导改善左心室功能，并减少心肌炎症。目前，在欧洲正在进行更大规模的随机对照临床试验。在这些结果尚未出来之前，我们不对免疫吸附的使用提出具体建议。

关于心肌炎的免疫抑制疗法的安全性和有效性，大部分数据都是关于单独使用类固醇、硫唑嘌呤和类固醇，或环孢素A、硫唑嘌呤和类固醇的疗法获得的。其他药物信息尚不清楚。目前只能获得心肌炎和DCM的少数免疫抑制随机临床试验的数据，治疗反应主要观察慢性病毒阴性心肌炎、巨细胞心肌炎和被定义为自身免疫性活动性心肌炎（病毒阴性和自身抗体阳性）。然而，在心肌炎治疗试验中，免疫抑制的效果是中性的，因为患者的心肌炎原因不明。有必要确定可能引起超敏反应的药物，特别是在嗜血细胞过多的患者中。诱导性药物在恢复后不应再使用。最近的单中心对照试验显示，联合使用类固醇和硫唑嘌呤治疗病毒阴性心肌炎是有益的。然而，这些数据需要在多中心研究中得到证实。

对于心肌炎的长期治疗，其方案通常包括应用ACEI、β受体阻滞剂和醛固酮拮抗剂。这一治疗方案需要考虑患者的个体状况，特别是在病程初期血流动力学不稳定时，可能暂时不能使用这些药物。

移除或减少内源性或外源性心脏毒性因素，包括心脏毒性药物、乙醇等，对恢复心脏功能至关重要。同时，早期积极处理感染或全身性炎症也同样重要，以减轻心脏负担。避免使用非甾体药物，因为它们可能会干扰心肌的自然愈合过程，增加病死率。

关于心肌炎合并心力衰竭的抗凝治疗，虽然直接证据不足，但在某些情况下仍可能被考虑用于预防心脏血栓形成，尤其在心脏结构异常或心房颤动的情况下。

（四）高级生命支持

心肌炎在临床治疗过程中要实施先进的生命支持措施，细致地对病情进行评估并用以指导治疗。

1. **心脏电生理支持**　在全面性心脏传导阻滞所致的晕厥发作中，临时心脏起搏器置入得到了推荐。相较于布满瘢痕的心肌病变，淋巴细胞浸润性心肌炎因其在绝大部分情况可实现自我修复，故而可植入心脏除颤器的应用相对罕见。在出现频繁的非持续性或多源性室性心动过速时，可考虑采用临时或可穿戴型心脏除颤保护设备，如穿戴式除颤仪，作为过渡性治疗方案。

2. **循环支持策略**　考虑到心肌炎引起的心脏功能衰竭可能会出现急性失代偿，从而迫切需要生命支持。主动脉内球囊反搏等循环辅助设备的应用阈值应相对较低。在一些极端的心功能衰竭案例中，还记录了心室辅助装置、经皮心脏辅助系统，如便携式体外循环系统及人工心脏辅助装置设备的使用。在心源性休克情况下，患者可能会依赖左心室辅助装置或者体外膜肺氧合来提供暂时性循环支持。

3. **心脏移植策略**　尤其是在巨细胞心肌炎患者中，经历了细胞活检确诊后，心脏移植显示出了相对较高的患者存活率，尽管这些患者在移植后面临急性排斥反应和移植血管病变的风险。来自多中心研究的数据进一步提供了心脏移植5年后71%的存活率，且9例中有2例复发的现象，说明心肌炎在移植后复发概率约为22%。在此基础上，心肌炎治疗者应结合患者具体状况，为其配备个性化的生命支持方案，以期改善患者的预后。

（五）心肌炎的长期管理与监控策略

1. **持续性监控策略**　持续的慢性炎症对心肌的影响需要定期的检测。慢性炎症易导致心脏扩张，继发于DCM与进一步的心力衰竭。建议有心肌炎既往病史的患者，自治疗开始时起每 1～3 个月接受一次炎症指标的监测，以识别心脏功能的任何变化，并在逐步复原体能活动的同时做出相应调整。

心肌炎后发生的心脏功能障碍及心脏重塑应采用类似于慢性心力衰竭的管理策略。短期内若心脏结构与功能可完全恢复者，其持续性药物治疗的必要可能并不确定。然而，多数患者可能需要持续应用 ACEI 或 β 受体阻滞剂。

2. 预后分析　对于心肌炎的长期存活和预后进行评估时，暴发性心肌炎患者的预后相对较好。有研究跟踪心肌炎患者平均 5.6 年，暴发性心肌炎未经移植的 11 年存活率高达 93%，而急性心肌炎患者存活率为 45%，显示暴发性心肌炎患者的左心室扩张程度通常低于非暴发性。

在急性心肌炎发病初期，可溶性 Fas 及其配体可能充当预测疾病预后的血清学标志物。而在慢性心肌炎中，持续存在的抗肌球蛋白自身抗体预示着疾病的恶化。

对于急性心肌炎后的死亡或心脏移植需求的预测，多变量分析表明晕厥、低射血分数和左束支传导阻滞是后期心肌病的潜在风险因子。

虽多数急性心肌炎患者可部分或完全恢复，但仍有一些患者可能存在亚临床进程，终将发展为临床显著的 DCM。预知左心室功能显著下降的患者可能更容易受到后期并发症的影响。

3. 随访指南　定期随访是心肌炎管理中至关重要的一步。初始治疗期内建议每 1～3 个月复诊一次。在随访过程中，医师应注意患者在递增运动负荷过程中的心脏耐受性，并关注持续性或反复出现的心脏杂音如第三心音和第四心音。

超声心动图是评估心脏结构与功能的重要手段，需要定期检测心腔体积、瓣膜功能及左心室射血分数等指标。若超声心动图信息有局限，可以考虑使用心血管磁共振、核医学成像或心脏 CT 等辅助诊断方法。

4. 预防措施　预防心肌炎的关键在于控制病毒感染，尤其是防止呼吸道和胃肠道的病原体。宜避免过度劳累和长时间的精神压力，同时注重高质量蛋白和维生素的摄入，均衡的饮食，以及适度的体力活动，以增强免疫力。

应保证心肌炎患者在急性期获得足够的休息，直至临床症状消退和心脏功能恢复。在康复期间，患者应根据个人体能选择合适的运动，以促进心肌炎的康复。

疫苗接种是减小心肌炎发生率的关键预防措施。麻疹、风疹、腮腺炎、脊髓灰质炎及流感等疾病的疫苗可降低其诱发心肌炎的风险。未来针对心肌病毒的疫苗研究可能进一步预防病毒性心肌炎。

（贺　超）

参 考 文 献

中华医学会心血管病学分会，中国心肌炎心肌病协作组. 中国扩张型心肌病诊断和治疗指南 [J]. 临床心血管病杂志，2018, 34(05):421-434.

中华医学会心血管病学分会中国成人肥厚型心肌病诊断与治疗指南编写组，中华心血管病杂志编辑委员会. 中国成人肥厚型心肌病诊断与治疗指南 [J]. 中华心血管病杂志，2017, 45(12): 1015-1032.

Altassan R, Radenkovic S, Edmondson A C, et al. International consensus guidelines for phosphoglucomutase

1 deficiency (PGM1-CDG): Diagnosis, follow-up, and management[J]. J Inherit Metab Dis, 2021, 44(1):148-163.

Arenal, Wvila P, Jim nez-Candil J, et al. Substrate ablation vs antiarrhythmic drug therapy for symptomatic ventricular tachycardia[J]. J Am Coll Cardiol, 2022, 79(15):1441-1453.

Artico J, Shiwani H, Moon J C, et al. Myocardial involvement after hospitalization for COVID-19 complicated by troponin elevation: a prospective, multicenter, observational study[J]. Circulation, 2023, 147(5):364-374.

Bakaeen FG, Gaudino M, Whitman G, et al. 2021: The American Association for Thoracic Surgery Expert Consensus Document: Coronary artery bypass grafting in patients with ischemic cardiomyopathy and heart failure[J]. J Thorac Cardiovasc Surg, 2021, 162(3):829-850, e1.

Chou HW, Wang CH, Lin LY, et al. Prognostic factors for heart recovery in adult patients with acute fulminant myocarditis and cardiogenic shock supported with extracorporeal membrane oxygenation[J]. J Crit Care, 2020, 57:214-219.

Collini V, De Martino M, Andreis A, et al. Efficacy and safety of colchicine for the treatment of myopericarditis[J]. Heart, 2024, 110(10):735-739.

Colombo D, Turco A, Lomi S, et al. Role of cardiac magnetic resonance in the differential diagnosis between arrhythmogenic cardiomyopathy with left ventricular involvement and previous infectious myocarditis[J]. Int J Cardiol, 2023, 374:120-126.

Committee W, GluckmanT J, Bhave NM, et al. 2022 ACC expert consensus decision pathway on cardiovascular sequelae of COVID-19 in adults: myocarditis and other myocardial involvement, post-acute sequelae of SARS-CoV-2 infection, and return to play: a report of the American College of Cardiology Solution Set Oversight Committee[J]. J Am Coll Cardiol, 2022, 79(17):1717-1756.

Crouser ED, Maier L A, Wilson KC, et al. Diagnosis and Detection of Sarcoidosis. An Official American Thoracic Society Clinical Practice Guideline[J]. Am J Respir Crit Care Med, 2020, 201(8):e26-e51.

Damy T, Garcia-Pavia P, Hanna M, et al. Efficacy and safety of tafamidis doses in the Tafamidis in Transthyretin Cardiomyopathy Clinical Trial (ATTR-ACT) and long-term extension study[J]. Eur J Heart Fail, 2021, 23(2):277-285.

Dorbala S, Ando Y, Bokhari S, et al. ASNC/AHA/ASE/EANM/HFSA/ISA/SCMR/SNMMI expert consensus recommendations for multimodality imaging in cardiac amyloidosis: part 1 of 2-evidence base and standardized methods of imaging[J]. Circ Cardiovasc Imaging, 2021, 14(7):e000029.

Dorbala S, Ando Y, Bokhari S, et al. ASNC/AHA/ASE/EANM/HFSA/ISA/SCMR/SNMMI expert consensus recommendations for multimodality imaging in cardiac amyloidosis: part 2 of 2-diagnostic criteria and appropriate utilization[J]. Circ Cardiovasc Imaging, 2021, 14(7):e000030.

Dybro AM, Rasmussen TB, Nielsen RR, et al. Randomized trial of metoprolol in patients with obstructive hypertrophic? cardiomyopathy[J]. J Am Coll Cardiol, 2021, 78(25):2505-2517.

Engler R, Montgomery JR, Spooner CE, et al. Myocarditis and pericarditis recovery following smallpox vaccine 2002—2016: A comparative observational cohort study in the military health system[J]. PLoS One, 2023, 18(5):e0283988.

Fine NM, Davis MK, Anderson K, et al. Canadian cardiovascular society/canadian heart failure society joint position statement on the evaluation and management of patients with cardiac amyloidosis[J]. Can J Cardiol, 2020, 36(3):322-334.

Gillmore JD, Judge DP, Cappelli F, et al. Efficacy and safety of acoramidis in transthyretin amyloid cardiomyopathy[J]. N Engl J Med, 2024, 390(2):132-142.

Hegde SM, Lester SJ, Solomon SD, et al. Effect of mavacamten on echocardiographic features in symptomatic patients with obstructive hypertrophic cardiomyopathy[J]. J Am Coll Cardiol, 2021, 78(25):2518-2532.

162

Ho CY, Day SM, Axelsson A, et al. Valsartan in early-stage hypertrophic cardiomyopathy: a randomized phase 2 trial[J]. Nat Med, 2021, 27(10):1818-1824.

Ho CY, Mealiffe ME, Bach RG, et al. Evaluation of mavacamten in symptomatic patients with nonobstructive hypertrophic cardiomyopathy[J]. J Am Coll Cardiol, 2020, 75(21):2649-2660.

Ioannou A, Patel R K, Razvi Y, et al. Impact of earlier diagnosis in cardiac ATTR amyloidosis over the course of 20 years[J]. Circulation, 2022, 146(22):1657-1670.

Jin LG, Geng LL, Ying L, et al. FGF21-Sirtuin 3 axis confers the protective effects of exercise against diabetic cardiomyopathy by governing mitochondrial integrity[J]. Circulation, 2022, 146(20):1537-1557.

Kitaoka H, Izumi C, Izumiya Y, et al. JCS 2020 guideline on diagnosis and treatment of cardiac amyloidosis[J]. Circ J, 2020, 84(9):1610-1671.

Kostine M, Finckh A, Bingham C O, et al. EULAR points to consider for the diagnosis and management of rheumatic immune-related adverse events due to cancer immunotherapy with checkpoint inhibitors[J]. Ann Rheum Dis, 2021, 80(1):36-48.

Lagan N, Cei M, Evangelista I, et al. Suspected myocarditis in patients with COVID-19: a multicenter case series[J]. Medicine (Baltimore), 2021, 100(8):e24552.

Lindsey ML, Brunt KR, Kirk J A, et al. Guidelines for in vivo mouse models of myocardial infarction[J]. Am J Physiol Heart Circ Physiol, 2021, 321(6):H1056-H1073.

M ller-Edenborn B, Moreno-Weidmann Z, Venier S, et al. Determinants of fibrotic atrial cardiomyopathy in atrial fibrillation. a multicenter observational study of the RETAC (reseau europ en de tra?tement d'arrhythmies cardiaques)-group[J]. Clin Res Cardiol, 2022, 111(9):1018-1027.

MacNamara J P, Dias K A, Hearon C M Jr, et al. Randomized controlled trial of moderate- and high-intensity exercise training in patients with hypertrophic cardiomyopathy: effects on fitness and cardiovascular response to exercise[J]. J Am Heart Assoc, 2023, 12(20):e031399.

Maurer M S, Kale P, Fontana M, et al. Patisiran treatment in patients with transthyretin cardiac amyloidosis[J]. N Engl J Med, 2023, 389(17):1553-1565.

Mileva N, Vasilev GH, Ganev B, et al. Cardiovascular manifestations of multisystem inflammatory syndrome in children: a single-center bulgarian study[J]. Medicina (Kaunas), 2023, 59(12):2175.

Nagueh S F, Phelan D, Abraham T, et al. Recommendations for multimodality cardiovascular imaging of patients with hypertrophic cardiomyopathy: an update from the American Society of Echocardiography, in Collaboration with the American Society of Nuclear Cardiology, the Society for Cardiovascular Magnetic Resonance, and the Society of Cardiovascular Computed Tomography[J]. J Am Soc Echocardiogr, 2022, 35(6):533-569.

Ommen SR, Ho CY, Asif IM, et al. 2024 AHA/ACC/AMSSM/HRS/PACES/SCMR guideline for the management of hypertrophic cardiomyopathy: a report of the American Heart Association/American College of Cardiology Joint Committee on Clinical Practice Guidelines[J]. Circulation, 2024, 149(23):e1239-e1311.

Ommen SR, Mital S, Burke MA, et al. 2020 AHA/ACC Guideline for the diagnosis and treatment of patients with hypertrophic cardiomyopathy: a report of the American College of Cardiology/American Heart Association Joint Committee on Clinical Practice Guidelines[J]. Circulation, 2020, 142(25):e558-e631.

Ommen SR, Mital S, Burke MA, et al. 2020 AHA/ACC guideline for the diagnosis and treatment of patients with hypertrophic cardiomyopathy: a report of the American College of Cardiology/American Heart Association Joint Committee on Clinical Practice Guidelines[J]. J Am Coll Cardiol, 2020, 76(25):e159-e240.

Ommen SR, Mital S, Burke MA, et al. 2020 AHA/ACC guideline for the diagnosis and treatment of patients with hypertrophic cardiomyopathy: A report of the American College of Cardiology/American Heart Association Joint Committee on Clinical Practice Guidelines[J]. J Thorac Cardiovasc Surg, 2021, 162(1):e23-e106.

Ommen SR, Mital S, Burke MA, et al. 2020 AHA/ACC Guideline for the Diagnosis and Treatment of Patients With Hypertrophic Cardiomyopathy: Executive Summary: A Report of the American College of Cardiology/American Heart Association Joint Committee on Clinical Practice Guidelines[J]. Circulation, 2020, 142(25):e533-e557.

Ommen SR, Mital S, Burke MA, et al. 2020 AHA/ACC guideline for the diagnosis and treatment of patients with hypertrophic cardiomyopathy: executive summary: a report of the American College of Cardiology/American Heart Association Joint Committee on Clinical Practice Guidelines[J]. J Am Coll Cardiol, 2020, 76(25):3022-3055.

Peretto G, Cappelletti AM, Spoladore R, et al. Right ventricular endomyocardial biopsy in patients with cardiac magnetic resonance showing left ventricular myocarditis[J]. J Cardiovasc Med (Hagerstown), 2021, 22(7):560-566.

Redfors B, Jha S, Thorleifsson S, et al. Short-and long-term clinical outcomes for patients with takotsubo syndrome and patients with myocardial infarction: a report from the swedish coronary angiography and angioplasty registry[J]. J Am Heart Assoc, 2021, 10(17):e017290.

Rozenbaum MH, Garcia A, Grima D, et al. Health impact of tafamidis in transthyretin amyloid cardiomyopathy patients: an analysis from the Tafamidis in Transthyretin Cardiomyopathy Clinical Trial (ATTR-ACT) and the open-label long-term extension studies[J]. Eur Heart J Qual Care Clin Outcomes, 2022, 8(5):529-538.

Sieweke JT, Akin M, Stetskamp S, et al. Mechanical circulatory support in refractory cardiogenic shock due to influenza virus-related myocarditis[J]. Eur Respir J, 2020, 56(3):200-209.

Takashio S, Morioka M, Ishii M, et al. Clinical characteristics, outcome, and therapeutic effect of tafamidis in wild-type transthyretin amyloid cardiomyopathy[J]. ESC Heart Fail, 2023, 10(4):2319-2329.

Tscholl V, Wielander D, Kelch F, et al. Benefit of a wearable cardioverter defibrillator for detection and therapy of arrhythmias in patients with myocarditis[J]. ESC Heart Fail, 2021, 8(4):2428-2437.

Yoneda ZT, Anderson K C, Quintana J A, et al. Early-onset atrial fibrillation and the prevalence of rare variants in cardiomyopathy and arrhythmia genes[J]. JAMA Cardiol, 2021, 6(12):1371-1379.

Zhou MY, Ta SJ, Hahn R T, et al. Percutaneous intramyocardial septal radiofrequency ablation in patients with drug-refractory hypertrophic obstructive cardiomyopathy[J]. JAMA Cardiol, 2022, 7(5):529-538.

第 7 章

先天性心血管病

第一节　房间隔缺损

一、定义及流行病学

先天性心脏病中，房间隔缺损（atrial septal defect，ASD）在成年人中比较常见。ASD占活产婴儿的 0.88‰ ~ 1.00‰，占所有先天性心脏病的 6% ~ 10%。这种疾病源于胚胎发育过程中房间隔形成异常，导致左、右心房之间保留有未闭的血流通道。在胚胎的第四周末，原始心腔分为 4 个房室腔。随着发育，心内膜垫从心脏的前后两侧向内突出生长，最终形成心房和心室。心房间隔自后上壁中线开始形成，最终与心内膜垫融合，形成原发房间隔，将心房分隔为左、右两个腔室。根据 ESC 指南推荐，将 ASD 分为以下 5 类：①继发性 ASD；②原发性 ASD；③上腔静脉窦型 ASD；④下腔静脉窦型 ASD；⑤无顶冠状静脉窦型 ASD。

ASD 导致的血流动力学变化主要表现为房水平的左向右分流。分流机制包括右心室相对较薄，顺应性较好，使血液顺利充盈；三尖瓣瓣环较大，舒张期阻力较低；左心房压力略高于右心房，存在跨房间隔的压力差。左向右分流主要发生在舒张期，但收缩期也可见分流。病程中，分流量与缺损大小、左右心房的压力差有关。

ASD 症状因缺损大小及分流量不同而异。大缺损患者症状出现较早，通常在 21 ~ 40 岁出现气促、心悸、呼吸道感染和心力衰竭等表现。小缺损患者可能没有明显症状，可能会长期潜伏到老年才被发现。缺损巨大者在出生后可能会出现轻度发绀，但随着体循环的形成，发绀应该会逐渐消失。病情晚期可能会出现发绀，甚至可能发展为艾森门格综合征。体征主要表现为右心室扩大引起的胸骨和肋骨突出，心界扩大，以及收缩期杂音、舒张中期杂音和第二心音亢进等。X 线检查显示心脏扩大、肺动脉段突出、主动脉结缩小，但约 50% 的病例无左心室扩大。心电图表现为 P 波高、电轴右偏，常伴不完全性右束支传导阻滞和右心室肥大劳损。超声心动图可以发现 ASD 的直接征象，包括房间隔回声消失、红黄色血流信号、右心腔扩大、三尖瓣反流和肺动脉狭窄。心导管检查曾经用于确诊和评估病情，但通常根据症状、体征和超声检查已经可以判断病情，只在临床判断困难时进行。

二、循证治疗

目前认为 < 5mm 的 ASD 在出生后的第一年内大多会自然闭合，只有 > 1cm 的缺损很

可能需要内科 / 外科介入来闭合缺损。

（一）导管介入治疗

导管闭合的技术和设备已经显著发展和完善。导管封堵术是大多数继发性 ASD 患者的首选治疗方法，效果极佳（与手术相比，并发症发生率非常低，住院和恢复时间更短）。该手术主要在透视和经食管超声心动图引导下进行。

各种基于不可降解形状记忆合金的封堵器已在临床实践中得到应用。它们围绕两个主要概念设计：自定心和腰部适应性。最近开发的新材料可生物降解闭合装置引起了越来越多人的兴趣，其潜力在于随着时间的推移，在可控降解后，为组织内皮化提供临时支架，只留下"天然"组织。然而，在这些新技术得到广泛应用之前，还需要更多的数据作支撑。

（二）手术闭合

手术封堵是治疗不适合器械封堵的静脉窦、原发性冠状窦缺损和继发性 ASD。从历史上看，这些手术是通过体外循环术的正中胸骨切开术进行的，较小的缺损通过直接缝合闭合，较大的缺损通过贴片闭合，最常见的是同源或异源心包、Gore-Tex、Dacron 或其他人造材料。目前，从传统的正中胸骨切开术转变为部分小型胸骨切开术（仅限于通过中线切口的下正中胸骨切开术）和开胸术（右前外侧或垂直腋窝）。内镜技术也用于通过外周插管（右颈静脉和右股动静脉）建立的体外循环。虽然完全内镜方法是可行的，但一些外科医师更喜欢将这种技术与小型前开胸手术（4～6cm）相结合。此外，机器人辅助 ASD 闭合术是一种采用内镜闭合胸部方法的微创手术，在过去 10 年中越来越受欢迎。与现代微创方法相比，传统的胸骨切开术仍然是最简单的技术，缺血和体外循环时间最短。然而，通过有限的皮肤切口进行的手术在发病率和死亡率方面与标准技术相当，每种手术都有其特定的优点和潜在的缺点，但也解决了美容和心理问题。

ASD 封堵术的手术结果非常好，死亡率＜ 1%，术后主要并发症发生率＜ 7%。最常见的并发症是术后心律失常。绝大多数 ASD 手术是选择性的，根据方法和技术，术后住院时间很少超过 4～5d。在特殊情况下，在导管封堵器移位或栓塞的情况下，可能需要立即进行手术干预。

（三）药物治疗

如果患者存在肺动脉高压（pulmonary artery hypertension，PAH），且肺血管阻力 (pulmonary vascular resistance，PVR）≥ 5wU，应考虑进行晚期 PAH 治疗，包括口服内皮素受体拮抗剂和（或）磷酸二酯酶 V 抑制剂，并在治疗后重新评估血流动力学情况。目前，尚缺乏治疗和修复方法对 PAH 患者以及全身性肺分流术长期益处的证据。对于接受 PAH 治疗且 PVR ≥ 5wU 的患者，应避免进行 ASD 闭合，并应积极采取初始或序贯联合方法（包括前列环素）进行晚期 PAH 治疗。皮下或吸入给药形式相较于肠外治疗更为优越，有助于避免分流病变引起的反常栓塞和感染风险。

其他并发症（主要是心律失常和心力衰竭）的药物治疗主要取决于标准措施，而不是 ASD 特异性措施，例如抗心律失常药物、抗凝血药物和利尿剂。心房颤动患者的血栓预防可根据已确定的卒中与出血风险评分（例如 CHA_2DS_2-VAS_c 和 HAS-BLED）进行指导。可以考虑直接口服抗凝剂，但用于冠心病的证据有限。

欧洲心脏病学会（ESC）指南建议如下。

1. 对于有右心房容量超负荷证据且无肺动脉高压（无肺动脉压升高的非侵入性征象或在这种征象下无侵入性确认 PVR ＜ 3wU）或左心室疾病的患者，无论症状如何，均建议闭合 ASD（推荐意见 ESC，Ⅰ，B）。

2. 在技术合适的情况下，建议使用器械闭合继发性 ASD（推荐意见 ESC，Ⅰ，C）。

3. 对于不适合使用器械闭合的老年患者，建议仔细权衡手术风险与 ASD 闭合的潜在益处（推荐意见 ESC，Ⅰ，C）。

4. 对于具有肺动脉压升高的无创性检查结果的患者，必须对 PVR 进行有创性检查（推荐意见 ESC，Ⅰ，C）。

5. 对于左心室疾病患者，建议进行球囊测试，并仔细权衡消除左向右分流的好处与由于充盈压力增加引起的 ASD 闭合对结局的潜在负面影响（采取闭合，开窗闭合和不闭合）（推荐意见 ESC，Ⅰ，C）。

6. 如果怀疑存在反常栓塞（排除其他原因），在不存在肺动脉高压和左心室疾病的情况下，无论缺损大小，均应考虑 ASD 闭合（推荐意见 ESC，Ⅱa，C）。

7. 对于 PVR 3 ～ 5wU 的患者，当存在明显左向右分流时（Qp ∶ Qs ＞ 1.5）应考虑 ASD 闭合（推荐意见 ESC，Ⅱa，C）。

8. 对于 PVR ≥ 5wU 的患者，当肺动脉高压靶向治疗后 PVR ＜ 5wU 且存在明显左向右分流时，可考虑 ASD 开窗闭合（Qp ∶ Qs ＞ 1.5）（推荐意见 ESC，Ⅱb，C）。

9. 对于具有艾森门格综合征，肺动脉高压患者靶向治疗后 PVR ≥ 5wU、运动时低氧，不建议闭合 ASD（推荐意见 ESC，Ⅲ，C）。

第二节　室间隔缺损

一、定义及流行病学

室间隔缺损（ventricular septal defect，VSD）简称室缺，是一种常见的先天性心脏病。正常情况下，心室由室间隔完全隔离，但在 VSD 患者中，这个隔离存在缺陷，使得氧合和非氧合的血液可以混合流动，影响心脏的正常功能。VSD 存在多样的大小、形态和位置变异。可以将其分为以下几类：①缺损部位于室间隔膜部及其附近，占室间隔缺损的 75% ～ 80% 的膜周部（单纯膜部型、嵴下型、隔瓣下型）；②缺损位于圆锥间隔之上的漏斗部（嵴内型、干下型）；③位于心尖部和调节束后方的心肌组织内，位置较低的肌部。VSD 是儿童时期最普遍的先天性心脏疾病之一，占活产婴儿的 3.0‰ ～ 3.5‰，占所有先天性心脏病的 20% ～ 30%。VSD 可以独立存在，也可能是复杂心脏畸形的一部分。单纯性室间隔缺损的发生率在早产儿中为 5.7%，在足月儿中为 1.1% ～ 5.3%。与膜周室间隔缺损相比，肌室间隔缺损的自发闭合发生频率更高、更早。80% ～ 90% 的孤立性肌室间隔缺损在 12 月龄时自发闭合。虽然在不同地区和人群中，发病率可能会有所不同。总的发病率方面，男性和女性之间没有明显的性别差异。然而，在某些 VSD 亚型中存在一些性别上的差异。例如，肌部 VSD 在女性中更为常见，而男性更容易患膜部 VSD。这种性别差异可能与患者的解剖结构和心脏发育有关。VSD 的发病机制涉及多种因素，包括遗传、环境和胚胎发育等。

VSD 引发的病理生理变化极为复杂。在正常情况下，右心室的收缩压仅为左心室的 $1/6 \sim 1/4$。VSD 患者的血液循环存在不等量的左向右分流，其中一部分血液顺正常循环进入主动脉，另一部分则从左心室穿过缺损流入右心室和肺动脉，形成无效循环。此时肺循环血流量超过体循环血流量，导致左心前负荷增加，心脏逐渐扩大。随着病程发展，室缺患者在收缩期出现中至大量左向右分流，而在舒张期基本无分流。这种血流模式会导致左心扩大、充血性心力衰竭，而右心扩张不明显。早期肺循环没有明显异常，但随着时间推移和血流量不断增加，肺血管开始受到高压的冲击，肺动脉压力和阻力逐渐升高。这些改变会导致肺动脉内膜受损增生、肌层肥厚，血管阻力进一步升高，形成动力性肺高压阶段。如果原发病未得到治疗，肺小血管病变将进展至不可逆阶段，出现肺动脉高压，血流逆转为右向左分流，此时可发展为艾森门格综合征。

VSD 可能引发多种症状和并发症。缺损的大小常与症状的严重程度相关，也与患者的个体差异密切相关。常见症状包括反复的呼吸道感染和肺炎，这是由于大量分流造成肺循环充血和肺淤血所致。此外，室缺的大量左向右分流还会导致左心容量负荷明显增加，尤其在婴幼儿期常可出现充血性心力衰竭的临床症状。充血性心力衰竭通常表现为出汗多、呼吸急促、心率加快，婴儿可能出现喂养困难、活动后喘息等症状。VSD 可能导致主动脉瓣脱垂、关闭不全及窦瘤破裂的风险增加，特别是在流出道高位室缺中更容易发生。这些并发症会使缺损口部分遮盖而变小，但并不常见。部分大型室缺可能发展为继发漏斗部狭窄，这通常在婴幼儿时期出现，导致右心室流出道梗阻。狭窄程度较轻者，可能减少左向右分流，起到一种保护作用，但程度较重的漏斗部狭窄可能导致右向左分流，即发展为法洛四联症。VSD 也会增加感染性心内膜炎的发生风险，特别是在缺损边缘和右心室面心内膜长期血流冲击引起损伤、增厚的情况下。而随着室缺的进展，肺动脉高压也可能出现。不同患者的肺动脉高压进展速度有差异，但一般来说，越大的缺损和左向右分流越多，肺动脉高压可能发展越快，因此及早诊断和治疗对预防并发症和改善患者的生活质量至关重要。

二、循证治疗

（一）非手术治疗

对于不存在主动脉瓣脱垂、反流或感染性心内膜炎的情况下，肌部或膜周小型 VSD 可以采取保守观察，无须进行手术干预，这包括定期的随访、心脏超声监测和维持健康生活方式。一项长期随访登记显示，未接受 VSD 手术的患者 25 年的总体生存率为 87%。对于小型缺损患者（Qp∶Qs < 1.5∶1 和低 PA 压力），生存率高达 96%。而中等和大型缺损患者的生存率分别为 86% 和 61%。患有艾森门格综合征（由于分流逆转导致发绀 / 低氧血症）的患者 25 年生存率仅为 42%。较大的缺损可能需要修复，但仅在不存在严重肺动脉高压和极高肺血管阻力的情况下，否则术后风险较高。

（二）经皮介入治疗

经皮 VSD 介入封堵术因其创伤小、恢复快、住院时间短和费用低等优势，已逐渐成为解剖条件合适的 VSD 的重要治疗方法。ESC 发布的指南强调，手术闭合的手术死亡率低（1% ～ 2%），长期效果良好。经导管闭合已成为一种选择，尤其是在残余 VSD，以及在难以进行手术闭合的 VSD 及在室间隔中部位于肌肉的 VSD 中。在膜周 VSD，已经证明经导管介入是可行的。术后股静脉穿刺部位沙袋压迫 4h，股动脉穿刺部位沙袋压迫 6h，卧床 12h。术前 30min 常规应用抗生素 1 次，术后无白细胞增高等特殊情况不再给予。术后 24h 给予低分子肝素（100U/kg）皮下注射抗凝，术后第 1 天口服阿司匹林 3 ～ 5mg/（kg·d），共 6 个月。术后 24h、1 个月、3 个月、6 个月、12 个月及每年复查超声心动图和心电图，术后 48h 和第 5 天加做心电图复查，必要时复查胸部 X 线片。

（三）手术治疗

外科修补手术通常适用于大型 VSD、严重或复杂病例，以改善血流动力学，减轻心脏负荷，预防并发症的发生。治疗决策通常需要综合考虑患者的年龄、整体健康状况及心脏病变的具体特点。VSD 外科修补手术的适应证通常基于缺损的类型、大小、位置及患者的临床症状。对于那些伴有其他先天性心脏病的复杂 VSD 病例，外科修补手术通常是首选治疗方法。对于孕妇、儿童和老年患者，手术方案需要更加谨慎，并且需要在团队的综合评估下做出决策。手术修补是改善患者生活质量和预防并发症的有效手段，但在选择时需要全面考虑患者的整体情况。

指南建议如下：

1. 对于有左心室容量超负荷的证据且无肺动脉高压（无肺动脉压增高的无创证据或在这种结果下有创操作表明 PVR < 3wU），无论症状如何，均建议关闭 VSD（推荐意见 ESC，Ⅰ，C）。

2. 对于无明显左心室分流但有反复发作感染性心内膜炎的患者，应考虑 VSD 闭合（推荐意见 ESC，Ⅱa，C）。

3. 与 VSD 相关的主动脉瓣脱垂导致的进行性主动脉反流的患者，应考虑手术（推荐意见 ESC，Ⅱa，C）。

4. 对于 PVR 为 35wU 的肺动脉高压患者，当仍有明显左向右分流时（Qp ∶ Qs > 1.5）、应考虑 VSD 闭合（推荐意见 ESC，Ⅱa，C）。

5. 对于已发展为 PVR ≥ 5wU 的肺动脉高压的患者，当仍然存在明显的左向右分流（Qp ∶ Qs > 1.5）时，可以考虑 VSD 闭合，但需要在专家中心进行仔细的个体决策（推荐意见 ESC，Ⅱb，C）。

6. 对于具有艾森门格综合征的患者及运动时出现低氧的严重肺动脉高压（PVR ≥ 5wU）患者，不建议闭合 VSD（推荐意见 ESC，Ⅲ，C）。

（四）随访建议

通过超声心动图检查发现主动脉瓣反流或三尖瓣反流，应予以排除或评估（残余）分流程度，左心房功能障碍，PAP 升高或双腔右心室（double chambered right ventricular，DCRV），可能出现完全性房室传导阻滞。需要注意的是 VSD 闭合后发展为双分支阻滞或一过性三分支阻滞的患者，在以后的几年中有发展为完全性房室传导阻滞的危险。

少量的残余分流、瓣膜病变或血流动力学障碍（左心室功能障碍或肺动脉高压）者每年应在成人先天性心脏病（adult congenital heart disease，ACHD）中心进行复查评估。对于小VSD（天然或残留，左心室正常，PAP正常，无症状）且无其他病变的患者，间隔3～5年复查。VSD器械闭合后，应在前2年进行定期随访，然后根据结果每2～5年进行一次随访。手术闭合后无异常残余分流，间隔5年随访一次。

第三节　动脉导管未闭

一、定义及流行病学

动脉导管未闭（patent ductus arteriosus，PDA）是一种常见的先天性心脏异常。在胎儿发育阶段，动脉导管是连接肺动脉和主动脉的一条血管，在胎儿血液循环中发挥重要作用。通常情况下，在婴儿出生后几天或几周内随着肺动脉的氧合血流增加，动脉导管会自行闭合。若动脉导管内弹性纤维层未能正常发育或局部断裂，可能导致动脉导管在出生后不能如期闭合，从而导致PDA的发生。未闭合的动脉导管可以分为5种解剖形态：管型、漏斗型、窗型、动脉瘤型和哑铃型。其中，管型是最常见的类型，其特点是长度超过直径，没有向前凸出的漏斗状结构。

PDA占先天性心脏病的10%。早产儿由于未成熟的导管组织对氧的反应性较低，因此其发生率明显增加。在妊娠27～28周出生的早产儿中，64%在出生后7d仍保留未闭动脉导管，而在24周出生的新生儿中，这一数字增加到87%。而在足月婴儿中，PDA的发生率为0.3%～0.8%。女性发病率是男性的2倍。近年来，随着分子生物学的不断发展，我们发现越来越多的先天性心脏病具有共同的遗传缺陷。PDA呈现出多基因遗传的特点，子女的再显风险率为3.4%～4.3%，而同胞之间的风险率为2.6%～3.5%，其中一致性病损占了50%。

患者的临床表现主要与分流量及伴随的肺动脉高压程度密切相关。尽管大多数患者并未出现典型症状，但有些情况可能在体检时被意外发现。常见症状包括易感冒、心慌、疲劳、体弱、气短，以及咳嗽、胸闷、咯血等。早产儿可能会表现出心力衰竭、呼吸困难，特别是存在大型PDA时，可能会出现急性呼吸困难，进食时症状加剧，体重不增长。对于合并肺动脉高压和逆向分流的患者，可能会出现劳累后气促、口唇发绀，下半身发绀较明显，左上肢发绀较右上肢明显，这种差异性发绀可能意味着丧失了手术机会。体格检查是诊断的重要步骤之一，常见的体征包括在胸骨左缘第2肋间听到响亮的连续性杂音，肺动脉第二音增强，但往往被杂音掩盖。此外，右心肥大、左心增大等体征也可能出现。辅助检查方面，心电图、胸部X线、超声心动图和主动脉造影等都具有重要的诊断价值。在确诊方面，右心导管检查或逆行性主动脉造影也是有帮助的。

二、循证治疗

1. 药物治疗　当使用环氧合酶抑制剂或对乙酰氨基酚进行单药治疗的失败率仍然高得令人无法接受时，联合治疗包括对乙酰氨基酚和布洛芬是一种新型策略，可以通过对抑制前列腺素产生的两种不同途径的累加或协同作用来促进PDA闭合。此外，早产儿的PDA

可接受口服吲哚美辛，通常以 12 ～ 24h 间隔，接受 2 ～ 3 个疗程。

2. 介入治疗　随着导管技术的发展，目前建议凡已确诊 PDA 的患者均应早期采取介入封堵治疗，除非有禁忌证或合并需外科治疗的疾病。目前这种介入封堵技术能完全取代开胸手术。心导管介入治疗无须做切口，相对于传统的胸廓切口路径，不需要气管插管，其引起的不适较少，而且可缩短患儿的住院时间。

3. 外科手术治疗　PDA 患者在治疗方式上首选介入封堵，对于不能通过非侵入性方法进行干预治疗的患者或者存在严重并发症的情况下，可能会选择外科手术治疗。若患者存在超大型 PDA 或合并动脉瘤等情况，并且无法通过介入性方式治疗，或合并其他需要手术矫治的心脏畸形时，外科手术可能成为首选。

指南建议如下：

（1）对于有左心室容量超负荷表现且不伴有肺动脉高压的患者（非侵入性检查提示无肺动脉高压或侵入性检查提示 PVR ＜ 3wU），无论有无症状，建议对 PDA 进行封堵（推荐意见 ESC，Ⅰ，C）。

（2）当技术上可行时，建议进行器械封堵（推荐意见 ESC，Ⅰ，C）。

（3）对于伴有肺动脉高压且 PVR 为 3 ～ 5wU 的患者，存在明显左向右分流（Qp ∶ Qs ＞ 1.5）时，建议对 PDA 进行封堵（推荐意见 ESC，Ⅱa，C）。

（4）对于伴有肺动脉高压且 PVR ≥ 5wU 的患者，存在明显左向右分流（Qp ∶ Qs ＞ 1.5）时，可考虑对 PDA 进行封堵，但封堵必须在有经验的中心进行并且应该是经过仔细斟酌的个体化治疗（推荐意见 ESC，Ⅱb，C）。

（5）不建议对艾森门格综合征患者及运动试验中下肢缺氧的患者进行 PDA 封堵（推荐意见 ESC，Ⅲ，C，）。

4. 随访建议　超声心动图检查必须包括左心室大小及功能、肺动脉压力、残余分流及相关病变。无残余分流、左心室大小及功能正常、肺动脉压力正常的患者 6 个月后无须定期随访。

左心室功能不全和仍存在肺动脉高压的患者应根据病情严重程度每隔 1 ～ 3 年随访一次。随访评估地点应包含专门的成人先天性心脏病中心。

第四节　卵圆孔未闭

一、定义及流行病学

卵圆孔是一种胚胎时期心脏发育过程中的正常生理通道，它允许心脏房间隔之间的血液交换，以维持胎儿的血液循环。大多数情况下，随着肺循环的建立，卵圆孔会在出生后逐渐闭合，约有 75% 的婴儿在 1 岁左右会永久性闭合。然而，仍有 15% ～ 35% 的成年人卵圆孔未闭。按照直径，PFO 可分为 3 种尺寸：大型（孔径 ≥ 4mm）、中型（孔径 2 ～ 3.9mm）和小型（孔径 ＜ 2mm）。此外，PFO 还可以根据形态分为单纯型和复杂型。卵圆孔未闭（patent foramen ovale，PFO）人群发生率尚无准确的流行病学数据。既往研究发现人群 PFO 发生率为 27.3%，其中男性 PFO 发生率为 26.8%，女性发生率为 27.6%。PFO 的发生率随年龄增长而下降，< 30 岁为 34.3%，40 ～ 89 岁为 25.4%，90 岁以后降至 20.2%，死亡和自然闭合可能是上述减少趋势的原因。

卵圆孔在心脏的发育过程中扮演着至关重要的角色。心脏的形成始于胚胎的第 18 ～ 19 天，而心房的分隔则开始于胚胎的第 4 ～ 5 周。在这个关键时期，称为原发隔的薄层组织开始从心房的后上部生长，并向下伸展至房室间隔。在原发隔和继发隔融合之前，由于细胞凋亡和组织重构，原发隔的后上部形成了一些微小的孔，逐渐合并形成了一个较大的孔，即第二孔。同时，心房的前上壁向内折叠并靠近原发隔的右侧下部，形成了继发隔。随着发育的进行，这些隔物在胚胎的第 7 周停止增长，形成了一个卵圆形区域，即卵圆窝。大多数情况下，原发隔和继发隔会相互融合，但在卵圆窝的上缘，仍存在一个小间隙，允许氧气丰富的血液从右心房进入左心房，也就是 PFO。正常情况下，左心房的压力高于右心房的压力，因此 PFO 不会引起心房之间的血液流动，也就没有临床意义，不需要特别治疗。然而，一些直径较大的 PFO 可能会在右心房压力超过左心房压力时形成右向左分流。这种情况下，静脉系统中的血栓可能通过未闭的 PFO 进入左心房，然后进入体循环，导致脑动脉和其他动脉的异常血栓形成，进而引发缺血性脑卒中。研究表明，PFO 较大且伴有房间隔瘤的患者更容易发生反常栓塞。同时右心房内的 Chiari 网状结构和较大的下腔静脉瓣也可能是反常栓塞的危险因素。尽管 PFO 患者直接检测到血栓较少，但 PFO 仍然是不明原因脑卒中的因素，尤其是年轻患者。PFO 患者发生血栓栓塞事件的风险是正常对照组的 4 倍。

对 PFO 进行诊断性检查的适应证包括：卒中、短暂性脑缺血发作，无症状脑梗死患者，无明显颈动脉疾病，以及不易形成栓塞的心律失常患者；偏头痛，特别是存在先兆偏头痛的患者；减压病患者，以及潜水员或航天员上岗前的检查。经胸超声心动图（transthoracic echocardiography，TTE）在显示 PFO 方面受限，但近年来一些研究表明，静脉注射生理盐水可以提高 TTE 检测 PFO 的阳性率。然而，一些较小的 PFO 仍可能被漏诊。经食管超声心动图（transesophageal echocardiography，TEE）被认为是检测 PFO 的金标准，静脉注射生理盐水可以增强其效果。TEE 可对 PFO 做出准确的定性和部分定量测量，根据左心房中微气泡数量，判断右向左分流的程度。经颅多普勒超声微泡试验是筛查 PFO 和评估封堵术后残余分流的常用手段。它显示右向左分流的敏感性极高且易于操作。该试验通过 Valsalva 动作和生理盐水注射来检测右向左分流。根据在大脑中动脉或基底动脉监测到栓子信号的数量，判断分流的大小。右心声学造影可通过造影剂经 PFO 进入左心房，从而确立 PFO 的诊断。

二、循证治疗

早在 1877 年，德国病理学家 Cohnheim 就提出 PFO 可能与脑卒中相关，但长期以来 PFO 仍被认为无明显临床意义。1992 年，Bridges 等首次报道经导管 PFO 封堵术的病例。近 10 年来，国内外 PFO 与不明原因脑卒中（cryptogenicstroke，CS）的相关研究进展迅速。经皮 PFO 封堵可显著降低复发性脑卒中或短暂性脑缺血发作的发生率，这些循证医学证据成为 PFO 封堵术用于再次脑卒中二级预防中的重要依据。

（一）药物治疗

PFO 或房间隔瘤在未伴随其他异常情况下并不需要特别治疗。对于 PFO 合并缺血性脑卒中或暂时性脑缺血发作的患者，药物预防是一种常见的治疗选择。通常，抗血小板药物（如阿司匹林）或抗凝血药物（如华法林）被广泛使用。一些最新的临床试验和研究表明，这些药物能够降低缺血性事件（例如卒中或短暂性脑缺血发作）的再发风险，但在具体的药物选择和使用方面尚无明确的一致建议。一些文献指出，抗血小板药物可能是一种相对安全的选择，因为其出血风险相对较低。但是，抗血小板药物在预防血栓形成方面的有效性仍在进一步的研究和观察中。

另一方面，抗凝血药物可能对防止血栓形成有更强的作用，但与此同时伴随着更高的出血风险。这种药物的使用需要进行更为仔细的监测和管理，以平衡治疗效果和风险。即使进行系统的药物抗凝治疗，脑卒中或短暂性脑缺血发作再次发生的风险仍然较高。目前没有发现不同抗凝血药物在预防再发性脑卒中或短暂性脑缺血发作方面有显著性差异。但抗凝治疗每年出现 1.8% ～ 4.8% 的出血并发症。

（二）外科治疗

PFO 未闭的外科开胸手术治疗并不是首选治疗方式。通常情况下，PFO 的治疗更倾向于采用介入性封堵术，而非开胸手术。在过去，一些特殊情况下，开胸手术可能被用于治疗 PFO，但随着介入性技术的进步，这种方式已经变得罕见。开胸手术通常需要较大的切口和更长的康复时间，因此在治疗 PFO 方面，介入性手术被认为是更安全和更有效的选择。开胸手术治疗 PFO 的情况可能限制在少数病例，例如与其他心脏手术同时进行，或者存在其他心血管病变需要同时纠正的情况。然而，这种手术方法目前并不是常规的 PFO 治疗选择。Homma 等报道 28 例 PFO 患者发生反常栓塞的开胸治疗，13 个月有 1 例再发生脑卒中，3 例再发生短暂性脑缺血发作。

（三）介入治疗——经皮 PFO 封堵术

PFO 未闭介入封堵治疗是一种经导管的手术方法，旨在通过放置特定设备或封堵器材料来关闭心脏中的 PFO，目前已经成为闭合 PFO 最主要的治疗方式。AHA 关于 PFO 介入封堵术推荐适用年龄为 16 ～ 60 岁的患者；血栓栓塞性脑梗死伴 PFO 患者，未发现其他卒中发病机制；再次脑卒中或短暂性脑缺血发作合并 PFO，具有 1 个或多个 PFO 的解剖学高危因素：房间隔膨出瘤、希阿里氏网、下腔静脉瓣＞ 10mm、大型 PFO（＞ 4mm）、长隧道型 PFO（长度≥ 8mm），发泡试验显示中至大量右向左分流；再次脑卒中或短暂性脑缺血发作合并 PFO，具有 1 个或多个临床高危因素：下肢深静脉血栓、反复肺栓塞、呼吸睡眠暂停等，发泡试验显示中至大量右向左分流；PFO 伴发泡试验显示中至大量右向左分流，具有长期（1 年以上）先兆性偏头痛病史，经神经内科药物治疗无效或效果不佳，患者手术意愿强烈；PFO 伴发泡试验显示中至大量右向左分流，具有体循环其他部位矛盾性栓塞临床症状及影像学证据，排除其他来源栓塞可能合并 PFO 的特殊职业从业者（如潜水员、空乘人员、飞行员等）；而不推荐以下情况行 PFO 封堵术：可以找到明确原因的脑栓塞，如心源性脑栓塞、动脉夹层、动脉粥样硬化等；中度及以上肺动脉高压或 PFO 为特殊通道；

无任何临床症状的 PFO 且不伴中至大量右向左分流者（发泡试验）；PFO 合并急性脑卒中 2 周以内。

目前，通过经导管进行的 PFO 封堵治疗对患者出现再次脑卒中的效果仍存在争议。大量非随机对照试验结果显示，经过治疗后，再次发作的概率略有下降。CLOSURE I 研究是一个涉及 909 例 60 岁患有 PFO 并可能伴随阿 - 斯综合征的再次脑卒中或暂时性脑缺血发作患者的研究。研究对象被随机分为试验组和对照组。试验组接受了 STAR-Flex 装置 PFO 封堵联合药物治疗（在阿司匹林联合氯吡格雷治疗 6 个月后单独使用阿司匹林治疗 18 个月），而对照组仅接受药物治疗（使用单独的阿司匹林或华法林或二者联合服用 24 个月）。然而，试验结果未能证实试验组在预防卒中或短暂性脑缺血发作再发方面优于对照组。两年内，卒中的再发率都维持在 3%，与 PFO 分流程度或是否合并房间隔膨出瘤无关。试验组中有 3% 的患者出现手术相关血管并发症。研究首次报道了手术相关围术期房性心律失常发生率为 5.7%。这暗示需要进一步研究以明确 PFO 封堵术的适应证。2012 年经导管心血管治疗学会公布了备受期待的 RESPECT 研究和 PC 研究结果，这些研究已发表在《新英格兰杂志》上。PC 临床试验是 Meier 等进行的研究，以再次脑卒中患者为研究对象，分别接受经皮 PFO 封堵治疗和抗凝治疗，并随访两组脑卒中再发率。PC 试验包括 414 例患有再次脑卒中、短暂性脑缺血发作和外周栓塞的患者。188 例患者接受了 PFO 封堵术，200 例患者接受了抗凝治疗。研究的主要终点是非致命性脑卒中、短暂性脑缺血发作或外周栓塞。手术组和药物组分别有 3.4% 和 5.2% 的患者出现主要终点。由于事件发生率低于预期值，研究数据目前不足以确认两组主要终点是否存在显著性差异。RESPECT 研究只纳入了隐源性脑卒中患者，经随机分组后，499 例患者接受了 PFO 封堵术，481 例接受了药物治疗。药物治疗组的患者退出率较高，导致几年后的随访数据间存在显著性差异。初步分析显示手术组的主要终点结果并不明显优于药物组。然而，经过完成治疗的分析显示，PFO 封堵治疗具有显著不同。两项研究都确认了 Amplatzer 设备的安全性，RESPECT 研究通过预先设定的分析发现了封堵术的某些优势。两项研究的初步分析发现，PFO 封堵术（Amplatzer 封堵器）在预防血栓形成方面并不比抗血栓药物治疗优越。不过，仍有很多未明确的问题，RESPECT 研究的随访研究尚未完成，同时两项研究的数据荟萃分析或许能提供更确切的答案。

关于器械治疗（介入封堵治疗）对存在适应证的 PFO 患者长期疗效目前仍然存在争议，历经 8 年的 RESPCT 试验是一项多中心、随机对照临床试验，选用 Amplatzer PFO 封堵器，与抗血小板药或抗凝血药进行对比，评价 PFO 封堵术预防缺血性脑卒中复发的效果共纳入 980 例不明原因卒中伴 PFO 患者（不包括 TIA），年龄 18 ～ 60 岁，随机分为封堵术组和药物治疗组。结果：手术成功率 96.1%，93.5% 患者达到有效封堵；平均随访 2.2 年（0 ～ 8.1 年）。随访期间，PFO 封堵术组 9 例卒中复发，药物组 16 例卒中复发（P=0.007）；PFO 封堵术组 5 年卒中复发率 2.21%，药物治疗组 6.4%，差异非常显著。结论：PFO 封堵术患者显著受益提示药物治疗组出现的复发性缺血性脑卒中不仅比器械治疗组更频繁而且也更大。器械置入后 2 ～ 5 年所取得的收益尤为明显。研究还得出：通过精心选择具有隐源性脑卒中和 PFO 病史的患者，RESPECT 试验提供证据证明使用 AMPLATZER PFO Occluder

进行闭合与单用医学处置相比更有助于降低卒中风险；使用 AMPLATZER PFO Occluder 进行 PFO 封堵术使患者出现器械相关或手术相关并发症的风险极低；RESPECT 试验的结果对治疗有隐源性卒中和 PFO 病史的患者非常重要；患者随访仍在进行中，这将继续提供关于治疗收益、风险及各个次级群体间疗效差异的更长期信息。

术后穿刺血管处理和抗生素使用同经皮 PFO 封堵术。推荐术后 24h 给予低分子肝素（100U/kg）皮下注射抗凝，术后第 1 天开始口服阿司匹林 100mg/d（共 6 个月）和氯吡格雷 75mg/d（共 3 个月）；有心房颤动者推荐使用新型口服抗凝血药或华法林抗凝。术后 24h、1 个月、3 个月、6 个月、12 个月及每年复查超声心动图和心电图，必要时做 TTE 右心声学造影或经颅多普勒超声造影检查，判断有无残余右向左分流。

第五节　肺动脉瓣狭窄

一、定义及流行病学

肺动脉瓣狭窄（pulmonary valve stenosis，PS）是指肺动脉瓣开口受限，导致血液从右心室流向肺动脉受到阻碍的一种心脏病症。狭窄通常是由于心脏瓣膜的叶片变厚或僵硬，或者是由瓣膜开口变窄所引起的。它是常见的先天性心脏病之一，约占活产婴儿的 0.5‰，占先天性心脏病（CHD）的 7% ～ 12%。它可以被孤立或更常见与其他先天性缺陷（25% ～ 30%）相关。其发生率呈稳定上升的趋势，尤其在亚洲人群中的发病率高于欧美国家。且发病女性稍多于男性。在高达 30% 的先天性心脏病患者中，PS 与其他病变如 VSD、ASD、PFO 未闭，甚至其他更复杂的心脏畸形同时存在，而孤立的 PS 估计占所有先天性心脏病患者的 8% ～ 14%。在 Noonan 综合征患者中，孤立性 PS 大多由肺动脉瓣发育不良导致，发生率高达 27%。在过去的 20 年间，PS 诊断率明显上升，这可能归因于多普勒超声心动图的可及性增加。与白种人相比，黑种人的周围型 PS 发生率更高（每 10 000 名存活新生儿中的发生率为 5.35 *vs.* 2.45），瓣膜型 PS 的发生率也更高（每 10 000 名存活新生儿中的发生率为 4.48 *vs.* 3.46）。

PS 的病理解剖可分为不同类型：瓣膜型（占 80% ～ 90%）、瓣上型（占 1% ～ 2%）、瓣下型（约占 5%）和左、右肺动脉狭窄（占 5%）。此外，根据 Milo 分型法也可将 PS 分为 3 类。①圆顶型：最常见占 60% ～ 70%。此类型狭窄呈现出瓣叶结构完整，仅瓣叶增厚，交界处粘连融合，瓣叶向肺动脉突出成圆顶状。②发育不良型：其瓣叶增厚且边缘不规则，交界处存在少量或无粘连融合，瓣环狭窄，主肺动脉无明显狭窄后扩张。这类狭窄并非由于交界处粘连引起，因此一度被认为不适宜进行球囊扩张术。但部分病例，使用超大球囊扩张术可能导致瓣叶或瓣尖撕裂，同样可减轻狭窄，但术后可能出现肺动脉瓣关闭不全等并发症。③沙漏样畸形伴瓶样瓣窦型等。总体而言，PS 的形态有多种亚型，包括三叶瓣、二叶瓣、穹顶型、单一瓣、瓣发育不良和瓣环发育不良。

PS 的病理生理变化与瓣口狭窄程度相关。由于狭窄，右心室前向血流受阻，导致心脏收缩时右心室与肺动脉之间产生压力差，进而使右心室压力升高，而肺动脉压力则通常正常或偏低。随着病情加重，右心室因长期承受高负荷压力而出现心肌肥厚，可能导致肺动脉瓣下肌性狭窄。严重的 PS 可能使肺血流量减少，从而在婴儿期表现为周围性发绀、呼吸急促和喂养困难等症状。随着病情的进展，右心室的心功能失代偿，可能出现颈静脉怒张、肝大、下肢水肿等右心衰竭的迹象。严重狭窄可导致右心房压力升高，甚至引起右向左分流，导致不同程度的发绀。此外，严重的 PS 还可能影响左心室功能。PS 的症状在不同患者中表现不一。只有在严重狭窄或病程较长的情况下，才可能出现胸闷、气促、心悸甚至晕厥等症状。严重狭窄可引起周围型发绀或中央型发绀，同时伴随颈静脉充盈、肝大、腹水、下肢水肿等右心衰竭表现。在体征方面，一般发育良好的患者可能出现心前区抬举感，提示有右心室流出道梗阻或肺动脉狭窄。单纯 PS 常在胸骨左缘第 2 肋间听到特征性喷射样杂音，随吸气增强，并向颈部和背部传导，有时伴随收缩期震颤。杂音的强度与狭窄程度不必完全对应，但持续时间通常与狭窄程度相关。辅助检查方面，在 PS 情况下，心电图通常呈现右心室肥厚的特征，可能出现电轴右偏、右心导联 R 波电压增高、ST 段下降、T 波倒置或肺性 P 波。右心室肥厚严重时，可能压迫左心室间隔，导致左心导联 s 波加深，T 波直立。也有依据 V_1 导联 R 波振幅来估测右心室收缩压的方法。超声心动图不仅可以显示肺动脉瓣叶形态，明确狭窄类型，还可以用于评估狭窄程度，但其峰值通常偏高，与心导管测量的压差有所不同。CT 对肺动脉分支异常具有优势。MRI 可明确狭窄位置及类型，同时被认为是评估右心室大小、功能的金标准，但不能评估心功能。右心导管检查右心室与主肺动脉压力阶差超过 10mmHg 可诊断为 PS。心血管造影可显示右心室漏斗部狭窄、瓣口狭窄程度及主肺动脉、分支狭窄的情况，判断狭窄类型，测量肺动脉瓣环直径以选择合适球囊。

二、循证治疗

（一）外科治疗

越来越多的患者选择在儿童时期接受介入性治疗来纠正先天性 PS。PS 的治疗方法因患者的解剖结构和症状而异。对于没有解剖异常的 PS，通常首选导管肺动脉瓣成形术。然而，对于漏斗部狭窄或其他解剖异常的流出道梗阻及肺动脉瓣失功，可能需要外科手术干预，例如切除流出道肥厚肌束或进行肺动脉瓣置换。外科干预的时机通常取决于流出道梗阻的严重程度、右心室和三尖瓣功能的损害程度及临床症状的出现。对于肌束引起的严重流出道狭窄，常需要切除肥厚肌束。对于合并其他心内畸形的患者，如 VSD，可能需要同时修补。对于成人患者，由于生物瓣的衰败，可能需要进行再次肺动脉瓣置换。初次置换通常采用外科方式，而再次置换则可以采用经导管方式。对于流出道解剖发育异常的患者，可能需要进行带瓣管道重建右心室流出道。指南建议：如果外科瓣膜置换术是无症状的严重狭窄患者的唯一选择方案，则推荐在出现以下一种或多种情况下进行（推荐意见 ESC，Ⅰ，C）：①客观下降的运动能力；②右心室功能下降和（或）三尖瓣反流加重至少至中度；③右心室收缩压 > 80mmHg；④通过 ASD/VSD 右向左分流。

（二）介入治疗

对于轻度 PS，患者没有症状，罕有进展。只需要连续进行心脏随访，直至成年。对于中度 PS，通常建议使用经皮球囊肺动脉瓣成形术（percutaneous balloon pulmonary valvuloplasty，PBPV）进行介入治疗。大多数学者认为，中度跨瓣压差会不断进展，直至造成重度梗阻和右心功能不全，无论是否出现症状，均推荐进行侵入性治疗。不过，对无症状中度 PS 患者进行侵入性治疗的效果仍然有争议，不同医疗机构应用情况不尽相同。对于中度或重度 PS 患者，以及出现心力衰竭、心房间右向左分流引起的发绀和（或）运动不耐受等症状且无法用其他病因解释的患者，PBPV 可作为一线疗法。在出现以下一种或多种情况时进行干预：与 PS 相关的症状；右心室功能降低和（或）进行性三尖瓣反流，至少至中度；和（或）ASD 或 VSD 引起的右向左分流。PBPV 的优势在于，它比外科瓣膜成形术损伤小，且不需要进行体外循环，能够显著降低新生儿死亡率。如果患者不适合接受经PBPV，例如肺动脉瓣发育异常不适合使用球囊扩张（例如 Noonan 综合征患者），或者有多个水平的固定性梗阻 [即瓣下和（或）瓣上]，或者既往行 PBPV 失败，则患者需要接受外科瓣膜成形术（切开收缩的心脏瓣膜，以缓解梗阻）。欧洲指南建议，对于所有接受手术或经导管植入心脏瓣膜、血管内假体或其他异物的患者，应考虑预防细菌性心内膜炎。

指南建议如下：

1. 在 PS 患者中，若解剖合适，瓣膜扩张术是首选治疗方案（推荐意见 ESC，Ⅰ，C）。

2. 不需要瓣膜置换时，若患者狭窄严重（多普勒显示跨瓣梯度 > 64mmHgc），无论其症状如何，均应进行右心室流出道梗阻疏通术（推荐意见 ESC，Ⅰ，C）。

3. 如果手术置换瓣膜是唯一的治疗方案，推荐在症状性严重狭窄的患者中进行（推荐意见 ESC，Ⅰ，C）。

4. 多普勒超声测量峰值压差 < 64mmHg 的患者若出现以下一项或多项情况需考虑接受干预治疗（推荐意见 ESC，Ⅱa，C）：① PS 相关的症状；②右心室功能狭窄和（或）三尖瓣反流演变为至少中度；③通过 ASD/VSD 右向左分流。

5. 周围 PS 患者，若内径狭窄超过 50%，右心室收缩压 > 50mmHg 和（或）存在相关肺灌注减少，无论有无症状，均应接受经导管介入治疗（推荐意见 ESC，Ⅱa，C）。

（三）随访建议

右心室流出道梗阻患者需要终身定期随访超声心动图。随访的频率取决于病变的严重程度，但是除了轻度或修复良好的瓣膜狭窄患者外，大多数患者需要每年至少进行一次随访，包括在专门的成人先天性心脏病中心进行评估。在进行外科手术或导管干预后，对于有症状的患者或进行性右心室扩张或功能障碍的患者，可能在生命后期需要对残留肺动脉反流进行重新干预。

第六节　二叶主动脉瓣

一、定义及流行病学

二叶主动脉瓣（bicuspid aortic valve，BAV）是指主动脉瓣膜在胚胎发育过程中，使其呈现两个叶片而非正常的三叶瓣结构。这种异常可以单独存在，也可能与主动脉瓣功能异常（狭窄或关闭不全）、主动脉异常（如主动脉扩张或夹层）等同时发生。BAV 可根据瓣膜融合的方式分为 3 种亚型：左、右叶融合（R-L 型），右、后叶融合（R-N 型）和左、后叶融合（L-N 型）。BAV 是最常见的先天性心脏病，发生在总人口的 1%～2%，终身并发症风险为 30%，在心脏解剖结构异常中占据主导地位。根据 AHA 的最新报告，其患病率约为 1.37%。在我国，BAV 的发病率较欧美国家更高，尤其在男性中更为常见，并且具有家族聚集性。BAV 在男性中的发病率是女性的 3～4 倍，这可能与 X 染色体基因剂量减少有关。在心脏瓣膜病例中，BAV 占比为 50%～70%，占 80 岁或以上主动脉瓣置换患者的至少 25%。此外，BAV 患者可能具有家族性病史，暗示着遗传因素在其发病机制中的作用。有些情况下，BAV 可能与遗传性结缔组织疾病（如马方综合征和 Loeys-Dietz 综合征）有关。BAV 的发病年龄范围很广，从婴儿期到成年都可能被诊断出来。大多数情况下，患者在儿童或青少年时期可能出现症状或被检测出心脏杂音。其中瓣膜 - 主动脉病变在 90 岁时接近不可避免。感染性心内膜炎的终身发病率高于主动脉夹层。

BAV 的病理生理过程与正常的三叶主动脉瓣存在很多不同之处。BAV 的瓣叶结构通常是非对称的，瓣叶可能不均匀，厚度不一，边缘可能不规则。这种异常结构可能导致瓣膜运动受限，进而影响瓣叶的开合，增加瓣膜狭窄或逆流的风险。

BAV 可能在运动过程中发生瓣叶脱垂，即瓣叶在关闭时不能完全密封。这可能导致主动脉瓣逆流，也就是血液会从主动脉回流到左心室。长期逆流可能导致左心室扩大和室壁厚度增加，最终导致心功能不全。BAV 也可能存在狭窄，使得瓣叶不能完全开启，导致左心室在每次收缩时需要克服更大的阻力将血液推向主动脉。这可能导致左心室肥厚，并最终导致心功能减退。

BAV 的临床表现涵盖多个方面。心脏杂音是最常见的体征之一，产生收缩期杂音。BAV 可引起主动脉瓣的异常流动，导致收缩期杂音。这种杂音可能是由于主动脉瓣反流或狭窄所致。运动后的气促、心绞痛和疲劳常见，可能是由于心脏供血不足所致。某些患者还可能表现出心律失常、心力衰竭等症状。一些患者可能出现主动脉扩张（瘤），这可能与 BAV 异常相关。主动脉瘤是主动脉壁的扩张，可能会引起疼痛、搏动性肿块、压迫周围器官等症状。BAV 畸形可能增加了感染的风险，特别是在进行心脏手术或其他侵入性检查或治疗时。症状和严重程度因个体差异而不同，早期诊断和治疗对于预防并发症的发生至关重要。因此，对可能指示心脏问题的任何症状，都应及时就医进行评估，以便采取适当的措施。

BAV 的临床诊断通常包括多种方法的综合运用。其中心脏听诊是初步评估的一部分，医师可能会听到主动脉瓣区域的异常杂音，提示可能存在瓣膜异常。为了进一步确认诊断，医师会考虑使用心电图来检测心脏电活动是否异常，可能出现心肌肥厚的迹象。超声心动图是诊断的主要工具，可以直接观察心脏结构和功能，确认 BAV 的存在和类型，并评估血流动力学。遗传突变或基因在 BAV 的发生发展中至关重要，因此二叶式主动脉瓣患者的一级亲属应接受超声心动图筛查。除此之外，多排螺旋 CT（multidetector CT，MDCT）可以更精确地评估主动脉瓣瓣叶大小和形状、瓣膜及主动脉钙化程度等。此外，磁共振成像也是用来检测评估 BAV 的一种方法，延迟增强的心血管 MRI 可用于鉴别严重动脉粥样硬化（atherosclerosis，AS）患者的心肌纤维化。有时，心脏导管术或心血管造影可能用于更全面地评估瓣膜异常的程度和影响。

二、循证治疗

BAV 患者由于瓣膜结构的特殊性，往往会较早出现主动脉瓣狭窄的症状，并且瓣膜钙化程度也相对较重。一旦患者出现症状，如果不经治疗，其猝死率增加，平均生存期短。

（一）手术治疗

除极端情况外，对于有症状的患者，只要主动脉反流严重，手术风险不高，均建议进行手术。在无症状的严重主动脉反流患者中，左心室功能损害（射血分数≤ 50%）和左心室增大与左心室舒张末内径 [（left ventricular end-diastolic diameter，LVEDD）> 70mm] 或左心室收缩末内径 [（left ventricular end-systolic diameter，LVESD）> 50mm] 相关，因此当达到这些界限时应该进行手术。

在马方综合征患者中得到了对于主动脉扩张患者手术治疗的理由。根状动脉瘤需要进行根状动脉瘤置换术，无论是否保留原生主动脉瓣，但肯定需要进行冠状动脉再植术。相比之下，管状升主动脉瘤只需要在动脉上置管移植，而不需要冠状动脉再植入。对于主动脉直径接近正常主动脉临界值的患者，应考虑家族史、年龄和预期的手术风险。对于存在二叶主动脉瓣或主动脉直径≥ 50mm 的患者，若伴有其他危险因素或主动脉扩张，应考虑进行预防性手术。对于具有二叶主动脉瓣的患者，当主动脉根部性或升主动脉直径达到 55mm 时，推荐进行手术干预。所有马方综合征患者的最大主动脉直径均≥ 50mm。对于马方综合征和其他危险因素及 *TGFBR1* 或 *TGFBR2* 突变（包括 Loeys-Dietz 综合征）的患者，应考虑在最大主动脉直径≥ 45mm 处进行手术。低 BSA 的女性、*TGFBR2* 突变的患者或伴其他严重主动脉外因素的患者似乎处于特别高的风险，应该考虑在较低的阈值 40mm 处进行手术。在主动脉根部≥ 55mm 时，无论主动脉反流的程度和瓣膜病理的类型如何，都应考虑进行手术。对于有主动脉瓣手术指征的患者，主动脉直径≥ 45mm 被认为应该在主动脉根部或管状升主动脉处手术。患者的身高、瓣膜（二尖瓣）病的病因及术中升主动脉的形状和壁厚应进行个体化评估。

虽然瓣膜置换术是标准的程序，在大多数主动脉反流患者中，瓣膜修复或瓣膜穿刺手术应考虑患者柔韧的非钙化三尖瓣或二尖瓣有 I 型（扩大主动脉根部与正常尖运动）或 II 型（尖脱垂）主动脉反流的机制。在经验丰富的中心，如果可行保留瓣膜的根置换和瓣膜修复，可产生良好的长期结果、低瓣膜相关事件发生率及更好的生活质量。手术方法的选择应适应团队的经验、主动脉根部动脉瘤的存在、动脉瘤尖的特征、预期寿命和预期的抗凝状态。心脏团队确定主动脉瓣可修复的患者应被转介到适当的手术团队进行手术。

严重主动脉反流的指南建议如下：

1. 有症状的患者需要手术治疗（推荐意见 ESC，I，B）。

2. 无症状静息状态射血分数≤ 50% 患者需要手术（推荐意见 ESC，I，B）。

3. 手术适用于接受冠状动脉旁路移植术（coronary artery bypass grafting，CABG）或升主动脉或其他瓣膜手术的患者（推荐意见 ESC，I，C）。

4. 无症状静息状态射血分数> 50% 伴有严重左心室扩张 [LVEDD > 70mm 或 LVESD >

50mm（或 LVESD > 25mm/m²BSA）]的患者应考虑手术（推荐意见 ESC，Ⅱa，B）。

主动脉根部或管状升主动脉瘤的指南建议如下：

1. 主动脉瓣修复术是推荐给有经验丰富的外科医师进行主动脉根部扩张和三尖瓣手术的年轻患者的再植入或重建技术（推荐意见 ESC，Ⅰ，C）。

2. 马方综合征患者患有主动脉根部疾病，且最大升主动脉直径≥ 50mm 者应手术（推荐意见 ESC，Ⅰ，C）。

3. 对于患有升主动脉直径最大的主动脉根部疾病的患者，应考虑进行手术治疗（推荐意见 ESC，Ⅱa，C）。

4. 当需要行主动脉瓣手术时，特别是存在双尖瓣的情况下，当主动脉直径≥ 45mm 时应考虑更换主动脉根部或管状升主动脉（推荐意见 ESC，Ⅱa，C）。

（二）药物治疗

药物治疗可以改善慢性严重主动脉反流患者的症状。对于接受手术但仍有心力衰竭或高血压的患者，ACEI、ARB 是有用的。

对于马方综合征患者，术前和术后均应考虑到受体阻滞剂和（或）氯沙坦可减缓主动脉根部扩张，降低主动脉并发症的风险。通过类推，虽然没有研究提供证据，但如果主动脉根部和（或）升主动脉扩张，通常建议使用受体阻滞剂或氯沙坦治疗。

患有马方综合征且主动脉直径 > 45mm 的女性在没有事先修复的情况下妊娠很可能导致主动脉夹层，因此强烈禁止妊娠。虽然主动脉直径 < 40mm 很少与主动脉夹层相关，但并没有一个完全安全的情况。由于主动脉直径为 40 ～ 45mm，既往的主动脉生长和家族史对于建议妊娠是否进行主动脉修复很重要。虽然在双尖瓣的情况下，夹层的实际风险没有得到充分的记录，但在主动脉直径 > 50mm 的情况下，建议进行妊娠咨询。

（三）随访建议

所有无症状严重主动脉反流、左心室功能正常的患者至少每年随访一次。对于首次诊断的患者，或如果左心室直径和（或）射血分数有显著变化或接近手术阈值，应每 3 ～ 6 个月进行随访。另外，在随访期间 BNP 的升高与左心室功能的恶化有关。轻至中度主动脉反流患者可每年复查一次，并每 2 年进行一次超声心动图检查。如果升主动脉扩张（> 40mm），建议行 CT 或 CMR 检查。应使用超声心动图和（或）CMR 对主动脉尺寸进行随访评估。任何增加大于 3mm 者都应通过 CT 血管造影 /CMR 进行验证，并与基线数据进行比较。

（滕　林）

第七节　三尖瓣下移畸形

一、定义及流行病学

三尖瓣下移畸形（downward displacement of tricuspid valve），又称 Ebstein 畸形（Ebstein's anomaly，EA），是指三尖瓣瓣叶附着于低于正常三尖瓣环的位置，依下移程

度不同类型不同，主要见于隔瓣和（或）后瓣，少数可累及前瓣。三尖瓣下移畸形是一种较为罕见的先天性心脏病，在婴儿中的患病率为（0.39 ~ 0.72）/ 万，并无明显的性别差异，偶有家族史报道，常合其他心脏畸形。Ebstein 畸形的预后与畸形程度有关，畸形较严重且未手术治疗者，可于婴幼儿时期发生心力衰竭；病变较轻者，寿命可接近正常人。

Ebstein 畸形目前可分为以下类型：A 型，右心室容积充足，三个瓣膜活动正常，有能够收缩的房化的心室；B 型，右心室存在较大的房化成分，但三尖瓣前叶活动自如；C 型，前叶运动严重受限，可能导致右心室流出道明显梗阻；D 型，心室除了一个小的漏斗部成分外，几乎完全房化。根据扩展的格拉斯哥结果量表将 Ebstein 畸形新生儿的超声心动图分级评分，等级可为 1 ~ 4 级。根据右心房和房化右心室的组合面积的比率与有功能的右心室和左心的面积进行比较（比例 0.5 为 1 级；比例 0.5 ~ 0.99 为 2 级；比例 1.0 ~ 1.49 为 3 级；比例 > 1.5 为 4 级）。

Ebstein 畸形患者常合并其他心脏畸形，80% ~ 94% 的 Ebstein 畸形患者存在房室间异常交通。相关畸形包括二尖瓣或主动脉瓣闭锁、肺动脉闭锁或肺动脉发育不良、主动脉瓣下狭窄、缩窄、二尖瓣脱垂、室间隔缺损和肺动脉狭窄。左心室形态和功能异常及其他左侧心脏病变也发生在 Ebstein 畸形中。有研究证实，在 106 例 Ebstein 畸形患者中，发现 39% 的患者存在左心异常；这些患者中 18% 患有类似致密化不全的左心室发育不良。大多数先天性大动脉转位的患者都有系统性三尖瓣异常，其中 15% ~ 50% 的病例符合 Ebstein 畸形的标准。

Ebstein 畸形与心脏旁路之间也存在紧密联系，Ebstein 畸形患者中心脏旁路的患病率高达 38%。旁路类型多为右侧旁路，且多位于三尖瓣隔瓣和后瓣的边缘，心脏旁路的存在会导致房性心律失常沿旁路向心室传导，导致血流动力学紊乱，心脏性猝死的风险也会随之增加。Ebstein 畸形患者发生室性心律失常和心脏性猝死的风险更高，室性心律失常患病率为 6%，心脏性猝死的患病率为 15%。有文献报道由于右心室的房化，心室肌异常导致单形性室性心动过速的病例，在心肌病发展到后期也可能出现多形性室速和心室颤动。

二、循证治疗

综合 AHA 指南及 ESC 指南，Ebstein 畸形的治疗策略包含以下几方面。

（一）术前评估

AHA 指南建议如下：

1. 对于 Ebstein 畸形的成人患者如果经胸超声心动图检查不足以评估该患者的三尖瓣形态和功能，可以使用经食管超声心动图进一步指导术前评估（推荐意见 AHA，Ⅱa，B）。

2. 对于患有 Ebstein 畸形的成人，心脏 MRI 可用于确定解剖结构、右心室尺寸和收缩功能（推荐意见 AHA，Ⅱa，B）。

3. 伴或不伴导管消融的心电生理检查可用于诊断评估患有 Ebstein 畸形和心室预激但无室上性心动过速发作的成年人（推荐意见 AHA，Ⅱa，B）。

4. 对于患有 Ebstein 畸形的成年人，即使没有预激或室上性心动过速发作，在对三尖瓣进行手术干预之前进行心电生理检查（需要时可进一步行导管消融）也是合理的（推荐意见 AHA，Ⅱa，B）。

（二）手术治疗

1. 当出现以下一种或多种情况时，建议对成人 Ebstein 畸形患者和存在显著三尖瓣反流患者进行手术修复或再次手术：①心力衰竭症状；②运动耐量恶化的客观证据；③超声心动图或心脏磁共振提示存在进行性加重的右心室收缩功能障碍（推荐意见 AHA，Ⅰ，B）。

2. 对于患有 Ebstein 异常和显著三尖瓣反流的成人，在存在进行性右心室扩大、右向左心房分流导致的栓塞和（或）房性快速心律失常的情况下，进行手术修复或再次手术可能是有益的（推荐意见 AHA，Ⅱa，B）。

3. 对于有严重三尖瓣反流且有症状或运动能力客观下降的患者，建议进行手术修复（推荐意见 ESC，Ⅰ，C）。

4. 建议由具有 Ebstein 畸形手术专门经验的外科医师进行手术修复（推荐意见 ESC，Ⅰ，C）。

5. 如果有三尖瓣手术指征，且预计在血流动力学上可以耐受，建议在瓣膜修复的同时关闭房间隔缺损或卵圆孔未闭（推荐意见 ESC，Ⅰ，C）。

6. 对于右心室扩张进行性加重或右心室收缩功能下降的患者，无论其症状如何，都应考虑手术修复（推荐意见 ESC，Ⅱa，C）。

近几十年来，修复三尖瓣的手术策略不断发展进步。在具有 Ebstein 畸形手术经验的中心可选择锥状手术，该手术方式是通过使用较大的前瓣及较小的后瓣和隔瓣来重建功能性三尖瓣，使患者三尖瓣解剖结构和功能接近正常。该手术的相对禁忌证包括高龄（年龄＞60 岁）、左心功能不全（射血分数＜30%）、患者缺乏隔瓣叶组织、患者的前瓣叶分层较小（＜50%）及右心室（或房室交界处）重度扩大。如果不能行瓣膜修补术，则可以考虑用生物瓣进行瓣膜置换，由于存在血栓风险，因此很少使用机械瓣。

成人可考虑在 Ebstein 畸形修补术时行双向上腔静脉肺（Glenn）吻合术，当存在严重右心室扩张或严重右心室收缩功能障碍，左心功能仍保留，但左心房压力和左心室舒张末期压力未升高时可考虑行双向上腔静脉肺（Glenn）吻合术（推荐意见 ESC，Ⅱb，B）。这种手术方式可以减轻患者的右心室负担。该手术适应证包括右心室舒张末期容积＞250m/m^2 和右心室射血分数＜25%。

有研究数据表明，手术延迟至患者发生心力衰竭或右心室收缩功能障碍与较差的预后相关；因此指南建议在出现临床症状前尽早进行手术。Ebstein 畸形不仅应该被理解为一种心脏瓣膜疾病，而且也是一种心肌病变。因此，手术时机可能与其他右心室容量负荷病变不同，因为人们认为心肌病性右心室耐受容量负荷的能力更差。手术修复方式通常包括三尖瓣修复（可行时首选）或置换、选择性房化右心室折叠术、缩小心房成形术、心律失常手术和（或）关闭房水平分流术。手术可能会改善症状和功能，并预防或延缓症状的恶化。

（三）合并症的治疗

1. Ebstein 畸形患者通常合并心律失常，需要进行导管消融术治疗，对于 Ebstein 畸形成人患者合并高危旁道传导或多个房室旁道，建议行导管射频消融（推荐意见 AHA，Ⅰ，C）。

2. 对于有症状的心律失常或心电图预激的患者，建议在可行的情况下进行电生理测试，然后进行消融治疗，或者在有计划的心脏手术的情况下对心律失常进行外科治疗（推荐意见 ESC，Ⅰ，C）。

3. 如果患者有已证实的可能是由反常栓塞引起的全身性栓塞，应考虑使用独立的房间隔缺损或卵圆孔未闭封堵装置，但干预前需要仔细评估，以排除诱发右心室压力增加或心排血量下降的情况（推荐意见 ESC，Ⅱa，C）。

4. 如果发绀（静息时氧饱和度 < 90%）明显，可以考虑使用房间隔缺损或卵圆孔未闭封堵装置，但干预前需要仔细评估，以排除诱发右心室压力增加或心排血量下降的情况（推荐意见 ESC，Ⅱb，C）。

隐匿性旁道在 Ebstein 畸形中较为常见，并可与显性旁道共存。此外，预激也可能存在，但在体表心电图上难以辨别。三尖瓣手术会阻碍经导管进入右侧旁道和房室结双径路，因此在手术前评估心律失常并进行导管消融可能是合理的。患有 Ebstein 异常和心室预激的成年人往往有多个旁路，往往与较高的心脏性猝死风险相关。旁路阻断手术主要适用于导管消融失败的患者。心脏性猝死风险增加主要与快速发生心房颤动导致的心房颤动相关。当需要进行心律失常手术时，通常涉及改良的右心房迷宫手术。在存在心房颤动的情况下，左心房 Cox Maze Ⅲ 手术可能有利于降低心房颤动复发的风险。双向腔肺分流术在儿童中的使用比在成人中更多，当它应用于成人时，通常适用于有严重右心室功能障碍的患者，因为担心右心室无法支持每搏输出量。术前插管以确定血流动力学和应用双向腔肺分流术的可行性对于老年患者来说越来越重要，特别是那些长期高血压伴左心室肥厚的患者，这可能导致舒张功能障碍和肺动脉压升高。

第八节　先天性主动脉缩窄

一、定义及流行病学

先天性主动脉缩窄（coarctation of aorta，CoA）是指发生于胸降主动脉的局限性狭窄，也就是胎儿动脉导管的附着处，是一种常见的先天性心脏病，病变位置通常发生在导管残端和左锁骨下动脉附近与邻近动脉导管连接部位。其发病率为 0.04%，占所有先天性心脏病患者的 4% ～ 8%，男性患者占 2/3。先天性主动脉缩窄可以是单纯性的病变，也可以合并其他心脏畸形，包括室间隔缺损、主动脉瓣二叶畸形、主动脉瓣下狭窄、二尖瓣畸形等。CoA 患者的临床表现受缩窄段病变部位、缩窄程度、是否伴有其他心脏血管畸形和动脉导管关闭时机的影响。先天性主动脉缩窄的简单解剖使其成为最早一批需要修复的先天性心脏病之一。

先天性主动脉缩窄的发病机制尚未得到定论。有学者研究认为临床最常见的发生在主动脉峡部的主动脉缩窄的形成原因是动脉导管闭合过程中，导管壁的平滑肌收缩连带峡部主动脉血管壁同时收缩导致，因此先天性主动脉缩窄最常见于动脉导管与主动脉连接的相邻部位。由于缩窄段近端血压升高，颅内动脉、缩窄段近远端主动脉及肋间动脉等血管易发生动脉瘤，它的发生率随年龄增长而升高。超过一半的主动脉缩窄患者可能会出现颅内动脉瘤，动脉瘤破裂可以致死。高血压是先天性主动脉缩窄最常见的并发症，无论患者是否经过修补手术治疗都可能合并高血压。升主动脉瘤常见于主动脉瓣二叶畸形患者，动脉瘤常见于降主动脉或修复部位。先天性主动脉缩窄患者可能发生夹层，在高血压控制不佳的情况下发生概率更高。部分患者即使手术修复良好，仍会出现高血压，并且容易进一步导致心肌梗死、卒中和心力衰竭。部分先天性主动脉缩窄患者早期可无明显症状，因而容易被漏诊，如治疗不及时，这部分患者通常因高血压而死于心力衰竭、主动脉破裂及颅内出血等并发症。高血压在未手术的狭窄患者中很普遍，在接受手术或经导管介入治疗的患者中也可能高达 1/3。在静息状态下，高血压并不容易被识别到；因此，动态血压监测在识别和适当处理动态高血压患者方面非常必要。

多项研究表明患有主动脉缩窄的成人颅内动脉瘤发生率增加。约 10% 的主动脉缩窄患者经磁共振血管造影或 CTA 发现有颅内动脉瘤，年龄增长是其中的一个危险因素。许多此类已发现的动脉瘤都很小；然而，此类动脉瘤的预期结果和理想治疗尚不清楚。此外，有一些数据表明，颅内动脉瘤在患有主动脉缩窄的儿童和青少年中并不常见，这表示仅主动脉缩窄可能不足以导致颅内动脉瘤的发展，其他因素如高血压或年龄在动脉瘤的发生和进展中发挥了重要作用。

二、循证治疗

根据 AHA 指南及我国专家共识，先天性主动脉缩窄治疗方式的选择取决于患者的年龄，缩窄的类型、范围及是否合并畸形等情况。

（一）血压控制

1. 对于所有患有主动脉缩窄的成人，应测量上肢和下肢的静息血压（推荐意见 AHA，Ⅰ，C）。

2. 对于先天性主动脉缩窄患者合并高血压的血压控制，应遵循高血压规范化治疗的指南指导进行血压控制（推荐意见 AHA，Ⅰ，C）。

尽管成功进行了手术修复或经导管干预，患者仍可能存在高血压，并且在静息血压测量期间可能无法识别。高达 80% 既往接受主动脉缩窄干预的患者表现出异常升高的上肢运动血压反应，并且峰值血压与左心室质量增加相关。此外，先前修复或支架置入区域的再狭窄可以通过峰值血压反应增加、运动时上肢到下肢血压梯度增加及经食管超声检查缩窄部位的多普勒速度增加来识别。主动脉缩窄的长期并发症一般与慢性高血压有关，因此，应通过静息、动态或运动血压评估来识别系统性高血压，并按照指南指导的方案进行治疗。

（二）手术治疗

指南建议如下：

1. 对于有高血压和严重主动脉缩窄的成年患者，建议进行手术修复或基于导管的支架置入术（推荐意见 AHA，Ⅰ，B）。

2. 如果支架置入不可行，手术干预也不可行，则可以考虑对患有自发性和复发性主动脉缩窄的成人进行球囊血管成形术（推荐意见 AHA，Ⅱb，B）。

3. 高血压患者需要修复狭窄或再狭窄（手术或基于导管的支架置入术），如果技术可行，经有创测量证实上肢和下肢之间的脉压≥ 20mmHg，并倾向于介入治疗（推荐意见 ESC，Ⅰ，C）。

4. 在技术可行的情况下，即使脉压＜ 20mmHg，也应考虑导管治疗（支架置入术），因为在技术可行的情况下，在隔膜处的动脉直径相对狭窄超过 50% 的高血压患者也应考虑介入治疗（推荐意见 ESC，Ⅱa，C）。

5. 在技术可行的情况下，应该考虑对血压正常的患者进行导管治疗（支架置入术），如果有创测量证实脉压＞ 20mmHg，则应考虑进行介入治疗（推荐意见 ESC，Ⅱa，C）。

6. 在技术可行的情况下，即使有创脉压＜ 20mmHg，血压正常的患者也可以考虑导管治疗（支架置入术）（推荐意见 ESC，Ⅱb，C）。

7. 我国的专家共识建议，缩窄段脉压＞ 20mmHg，或脉压≤ 20mmHg 但存在上肢血压高、左心功能不全、进行性左心室肥厚是先天性主动脉缩窄患者行手术和介入治疗的指征（推荐意见先天性心脏病外科治疗中国专家共识，Ⅰ，B）。

8. 先天性主动脉缩窄的婴儿，如果存在呼吸费力、喂养困难、生长发育落后等慢性心功能不全症状，应在药物治疗调整心功能后限期行手术治疗（推荐意见先天性心脏病外科治疗中国专家共识，Ⅰ，B）。

外科手术是治疗先天性主动脉缩窄合并心血管畸形最有效的方法，其目的是切除狭窄段，重建正常血流通道，使血压和循环功能恢复正常。研究发现婴儿期先天性主动脉缩窄术前心血管并发症发生率、术后高血压发生率及再缩窄率最低，故婴儿期是先天性主动脉缩窄治疗的最佳手术时期。临床上主要的先天性主动脉缩窄手术包括：①端端吻合术（extendedend end-end anastomosis，EEEA）；②补片主动脉成形术（patch aortoplasty，PA）；③人工血管转流术（bypass graft，BG）；④左锁骨下动脉翻转补片成形术；⑤主动脉弓滑动成形术等。修补术的并发症包括再狭窄、动脉瘤、假性动脉瘤和夹层。根据手术治疗成功后的长期随访显示，通过 MRI 或 CTA 评估（如果存在 MRI 禁忌或有支架治疗史），11% 的患者可能需要再次介入治疗。虽然临床检查和超声心动图可以发现再狭窄的证据，但超声心动图可能不能很好地显示修复部位附近的动脉瘤。接受外科补片修补的患者发生动脉瘤的风险增加，可以通过 MRI 或 CTA 进行评估。在成功通过支架或球囊血管成形术进行介入治疗后，建议进行后续 MRI 或 CTA 成像以评估长期并发症（例如动脉瘤形成、支架断裂或支架移位）。同样的 MRI 或 CTA 研究也将评估升主动脉，随着时间的推移，升主动脉可能变成动脉瘤。

先天性主动脉缩窄的介入治疗包括球囊扩张血管成形术和支架置入术，介入手术相比外科手术，具有创伤小、无须进行全身体外循环、术后恢复时间短的优势。随着各种新型支架材料的更新和支架置入技术的成熟，介入治疗越来越多地应用到青少年及成人主动脉缩窄的治疗中。

先天性主动脉缩窄是一种遗传相关的主动脉疾病，无论出现时的严重程度或修复质量如何，都需要进行终身细致的随访。虽然需要定期评估解剖并发症，但随着时间的推移，密切监测血压可能对通过降低动脉粥样硬化性心脏病的发生率来改善长期预后具有更大的影响。展望未来，需要更多的工作来阐明主动脉缩窄的遗传结构，确定精确医学是否可以指导药物治疗选择，并描绘出哪些患者患高血压的风险最高，确定孤立的运动性高血压的原因及是否有治疗指征，并探索药物在预防修复后高血压发展中的作用。

第九节　主动脉窦瘤

一、定义及流行病学

主动脉窦瘤（sinus of valsalva aneurysm）是指主动脉瓣环和窦管结合部之间的主动脉根部扩大而形成的动脉瘤，最早报道于 1840 年。主动脉窦瘤破裂（rupture sinus of valsalva aneurysm，RSVA）是指因主动脉窦瘤的弹性纤维结构薄弱，使主动脉窦逐渐膨胀并向心腔内突出，最终引起破裂的一类疾病。虽然预测主动脉窦瘤破裂的因素尚不完全清楚，但破裂的主动脉窦瘤具有较高的并发症和死亡率，凸显了早期识别和处理未破裂的主动脉窦瘤的必要性。

主动脉窦瘤可以是先天性，也可以是后天性，前者更常见。主动脉窦瘤的真实患病率尚不清楚；估计发病率约占总人口的 0.09%，占所有先天性心脏病的 0.1% ~ 3.5%。未破裂的主动脉窦瘤患者可无症状或出现非特异性症状，如呼吸困难、胸痛、心悸和晕厥。主动脉窦瘤可能破裂进入心腔或心外位置，并发症的类型取决于破裂发生位置。

未破裂的主动脉窦瘤可出现在不同的年龄，从 21 岁到 84 岁不等。就诊时的中位年龄为 59 岁。未破裂的主动脉窦瘤男性（58%）比女性（42%）更常见。主动脉窦瘤患者可无症状（9%）或出现非特异性症状，如呼吸困难、胸部疼痛 / 压迫感 / 紧绷感 / 不适、心悸和晕厥 / 晕厥前兆。其他不常见的初始表现包括强直 - 阵挛发作、慢性咳嗽、活动耐量下降、发热、头晕、端坐呼吸和外周水肿。更严重的未破裂主动脉窦瘤病例可表现为心肌缺血和梗死、心力衰竭及心源性休克。杂音是未破裂主动脉窦瘤患者体格检查的常见发现。其中大多数被描述为收缩期射血性杂音，大多数杂音发生在胸骨左侧区域。心律失常和心脏传导异常常见于未破裂的主动脉窦瘤患者，最常见的心律失常是心房颤动。其他描述的心律失常包括窦性心动过速、窦性心动过缓、房性期前收缩、室性期前收缩和异位搏动。在传导问题方面，一度房室传导阻滞发生率最高，其次是右束支传导阻滞和左束支传导阻滞。23% 的患者会有合并症，包括高血压、阻塞性睡眠呼吸暂停、血脂异常和 2 型糖尿病。

主动脉窦瘤破裂的发生率目前尚不清楚，有一个中心对 53 例主动脉窦瘤病例进行了研究，报道了 64% 的病例发生了主动脉窦瘤破裂。虽然窦瘤大小是可能与破裂相关的一项标准，但预测主动脉窦瘤破裂的因素尚未完全了解。主动脉窦瘤破裂的死亡率很高，如果不及时治疗，平均生存期为 3.9 年。目前尚无针对主动脉窦瘤诊断和治疗的具体指南，仅报道了医疗和手术选择。虽然主动脉窦瘤破裂需要紧急手术干预，但未破裂的主动脉窦瘤的处理仍然存在争议。不需要手术干预的未破裂主动脉窦瘤通过连续随访监测进行非手术治疗。影像学检查提供了有关主动脉窦瘤的大小和生长、主动脉窦瘤与周围结构的关系及潜在并发症的时间数据。另一方面，对未破裂主动脉窦瘤进行干预的决定是复杂且多因素的，具体取决于动脉瘤的大小、随访检查成像的生长趋势及患者的临床特征。

大多数未破裂的主动脉窦瘤病例涉及一个窦瘤（约占 83%），但也有病例出现 2 个或 3 个窦瘤（约占 17%）。主动脉窦瘤主要来源于右冠窦，其次是无冠窦和左冠窦。未破裂的主动脉窦瘤可能导致周围心脏的结构和功能异常。相关的主动脉问题，如瓣环扩张和升主动脉扩张均在未破裂的主动脉窦瘤中出现。大的未破裂的主动脉窦瘤可对邻近的心腔、流出道和大血管产生占位效应，从而扭曲、阻塞或压迫它们。右心室、右心室流出道和右心房最常受累，这与大多数未破裂的起源于右冠窦的主动脉窦瘤观察结果一致。但在未破裂的主动脉窦瘤存在的情况下，左侧结构受压也有报道，例如左心房、左心室和左心室流出道受压，主动脉根部受压和肺动脉受压较为不常见。60% 的患者会合并瓣膜问题，其中主动脉瓣反流最常见。二尖瓣反流、三尖瓣反流和三尖瓣环畸形是可见的瓣膜并发症。未破裂的主动脉窦瘤可通过移位、压迫、阻塞或拉伸冠状动脉来影响冠状动脉。右冠状动脉和左冠状动脉、主动脉主要受累。其他冠状动脉如后降支、左心室后动脉、左前降支和左回旋支并发症也有报道。

二、循证治疗

　　目前针对主动脉窦瘤破裂，AHA 指南及国内专家共识尚无明确的指导意见，根据文献报道，主动脉窦瘤破裂的治疗包括外科手术治疗和内科介入封堵治疗，主动脉窦瘤破裂一经确诊，建议应尽早手术治疗，避免进展出现感染性心内膜炎。手术治疗成功后可减少心内左向右分流，避免进一步造成心功能改变。心力衰竭并不是手术禁忌证，临床上如果患者因心力衰竭而无法耐受手术，可首先给予内科保守治疗，将心功能调整至最佳状态再进一步手术，以提高手术效果；但如果主动脉窦瘤破裂合并心力衰竭患者对药物治疗反应差，则应积极手术治疗。主动脉窦瘤破裂的标准治疗方法是手术修复。尽管如此，越来越多的证据表明主动脉窦瘤破裂的经导管封堵（TCC）是一种可行的、侵入性较小的替代方案。有关主动脉窦瘤破裂的 TCC 手术的研究仅限于病例报告和病例分析，尚未进行大规模临床试验。对于主动脉窦瘤破裂的介入治疗，可参照动脉导管未闭、室间隔缺损、房间隔缺损介入封堵治疗经验。根据一项包含 256 例患者的研究显示，所有患者均接受了 TCC，总成功率为 95.6%。关闭主动脉窦瘤破裂使用了多种设备类型，PDA 封堵器是介入治疗最常用的封堵器，其次是 Amplzer 封堵器。装置的大小基于 TEE 或其他成像方式评估的缺陷大小。

　　治疗未破裂主动脉窦瘤的手术方法主要取决于动脉瘤的大小和相关病变的存在。小动脉瘤可以通过直接闭合动脉瘤孔口来修复。对于较大的动脉瘤，首选补片修复，因为直接闭合可能会扭曲主动脉根部的解剖结构。瓣膜问题的存在通常需要瓣膜置换 / 修复或环形修复。约 36% 的患者会行主动脉瓣置换术 / 修复术，包括房室瓣环成形术、二尖瓣置换术 / 修复术、中室瓣环重建术、三尖瓣修复术等。如果未破裂的主动脉窦瘤受累广泛且主动脉根部出现扭曲，则可能需要行全主动脉根部置换术或升主动脉置换术。在一条或多条冠状动脉因动脉瘤占位效应受损的情况下进行冠状动脉旁路移植术。

　　自 1994 年首次报道主动脉窦瘤破裂经导管封堵（TCC）手术病例以来，越来越多的证据表明 TCC 术是外科手术干预的潜在替代方法，且更为有效。术中可通过 TEE 来显示心脏结构（尤其是主动脉瓣）以证明手术的有效性。更先进的影像学检查方式使经皮入路成为比心内直视手术更可行的治疗选择。尽管如此，在伴有心脏缺陷、腔内感染、心律失常或流出道梗阻的主动脉窦瘤破裂病例中，外科手术干预是不可避免的。此外，当 TCC 导致严重并发症（例如显著的残余分流、主动脉瓣关闭不全和封堵装置栓塞）时，可能需要立即手术。

第十节　冠状动脉瘘

一、定义及流行病学

先天性冠状动脉瘘（coronary artery fistula）中冠状动脉瘘是假血管通道，它使得心外膜冠状动脉与四个腔室之一或心脏或胸部的主要血管直接相通。冠状动脉瘘是罕见的冠状动脉异常之一，可以是先天性的，也可以是后天性的，占所有冠状动脉异常的 0.8%。其发病率在普通人群中仅为 0.002%，在所有接受心导管置入术的患者中检出率为 0.1%。尸检检查中约有 1% 的人存在，在年轻心脏性猝死病例中占 4% ～ 15%。它占所有冠状动脉先天性异常的 50%，没有性别、种族或年龄易感性。冠状动脉瘘可能本来较大（＞ 250mm），或随时间推移而增大。自 1865 年 Krause 首次报道以来，随着后来 Haller 和 Little 对冠状动脉瘘三联征（杂音、动静脉通道形成及血管迂曲）的提出，它在心脏生理学中的重要性有所增加。随着 CT 成像方式和冠状动脉 CTA 等心脏诊断工具的进步，冠状动脉瘘的检出率也逐渐提高。

冠状动脉瘘可以是先天性的，也可以是后天性的，90% 的病例是先天性的。心脏或大血管的动脉和心腔之间的联系是通过血窦进行的，血窦在生命后期转化为毛细血管网络。在胚胎发育早期，原始心肌由血窦供应，并与原始的管状心脏相连。这些血窦随后被转化为基底血管和毛细血管。窦状回缩的失败导致冠状动脉和心腔之间的交通堵塞。此外，冠状动脉和纵隔血管（或支气管、纵隔或上腔静脉连接）之间的原始连接可能残留，导致冠状动脉瘘。后天性或散发性瘘管通常很少见，但随着越来越多的患者因医疗原因接受经皮冠状动脉介入治疗、冠状动脉旁路移植术和胸部放射治疗，使后天冠状动脉瘘越来越常见。心肌梗死和脉管炎等疾病会在愈合阶段导致冠状动脉瘘的形成。

冠状动脉瘘的主要病理生理学机制是动脉中的高压血液绕过心肌中自然的低压小动脉和毛细血管网的通道流入低阻力静脉系统。其阻力取决于瘘管连接和瘘管终止的位置。因此，准确评估起始点和引流部位是必要的，这是由于冠状动脉盗血现象继发于瘘管远端心肌灌注量减少所致。盗血现象与心绞痛有关，心绞痛通常发生在极端需氧条件下，如运动中。动脉和引流区域的梯度决定了冠状动脉瘘的分流程度。冠状动脉瘘的盗血现象是复杂的。盗血可以是"持续性盗血"，也可以是"间歇性盗血"。持续性盗血是指大量血液被转移到大型瘘管，导致营养丰富的血液无法进入冠状动脉或侧支循环，导致心肌缺血。间歇性盗血是生理性的，发生在高需氧量时期（如运动中），此时营养动脉在应激状态下不足，更多的血液被分流到瘘管。任何右向左分流都会导致肺动脉高压和容量超负荷增加，并伴有心力衰竭，导致高输出量心力衰竭。相反，左到右分流只会增加左心室的容量，但也可能导致高输出量失败。瘘管在出现时可能很大，或者随着时间的推移有扩大的趋势。

有时冠状动脉瘘与潜在的动脉粥样硬化性冠状动脉疾病并存，其病理生理学取决于冠状动脉瘘的确切来源，即它是发生在冠状动脉粥样硬化性狭窄之前还是之后。在前一种情况下，左向右分流主要是继发于盗血现象的缺血的原因，而在后一种情况下，由于狭窄顶部的缺氧性肺血，通常继发于右向左分流的远端心肌缺氧，导致向心肌远端床的氧气输送进一步减少。

二、循证治疗

根据 AHA 指南及国内专家共识指导意见，冠状动脉瘘具体的治疗策略包括手术修复或导管栓塞治疗，目前存在争议。需要注意的是，由于瘘管闭合附近扩张的冠状动脉血流量低，术后心肌梗死的发生率为 11%。与年龄匹配的人群相比，晚期生存率也显著降低。冠状动脉瘘的存在需要由知识丰富的团队进行审查，其中可能包括先天性或非先天性心脏病专家和外科医师，以确定是药物治疗还是经皮或手术封堵。目前临床对于有明显临床症状或影像提示存在显著分流、容量负荷过度的患者可以考虑手术治疗。无症状的细小冠状动脉瘘（≤ 2mm）、未造成相应心腔结构异常、分流较小（心导管检查 Qp ∶ Qs < 1.3）者可暂予随访观察。冠状动脉瘘手术治疗的方式主要为介入封堵术，外周血管条件允许的患者，部分冠状动脉瘘可以通过经导管介入封堵治疗。大多数病例对无症状患者进行监测，不需要任何治疗。极少数情况下，在 1% ～ 2% 的病例中会发生自发闭合。急性冠脉综合征患者应采用抗血小板药物、抗生素预防治疗，并监测并发症。

对于伴有心律失常、心室功能障碍或心肌缺血等症状的大尺寸和中等大小冠状动脉瘘建议手术治疗（推荐意见 AHA，Ⅰ，B）。

随着介入和诊断技能的进步，手术和介入治疗都可以选择。两种治疗方案的发病率和死亡率风险都很低。可以根据患者的症状、冠状动脉瘘的特征和医疗机构偏好进行。为了患者和手术安全，冠状动脉瘘管理的第一步也是最重要的一步，是确定瘘管的起源和终点，以确保手术期间相邻血管的安全。根据受累的心肌部位，近端冠状动脉瘘可以在起点或目的地附近闭合，而远端冠状动脉瘘在其引流部位附近闭合，并且将封堵器装置放置在尽可能远端以保存近端心肌。在极度曲折或口径较小的情况下，手术结扎是首选。

我国专家共识建议，冠状动脉瘘的外科手术适用于：①年龄小但瘘口分流量大，需要尽早干预的患者；②难以介入封堵的大型或复杂冠状动脉瘘；③合并其他需要外科同期解决的心脏病变。部分冠状动脉瘘可在非体外循环下直接缝扎（推荐意见先天性心脏病外科治疗中国专家共识，Ⅰ，B）。

对远端心肌血流受损的患者进行手术治疗，并在闭合瘘管的同时保留血流。如果手术伴有其他相关的心脏异常，或涉及迂曲、口径较小、动脉瘤和扩张的多发性瘘管，则首选手术闭合。

冠状动脉瘘的简单结扎是首选的手术技术。其他技术包括结扎原段和远端段，在远端靶部位植入旁路移植物或闭合受体腔。随着影像学检查方式的不断发展和经验的积累，报道的与手术闭合相关的发病率和死亡率有所下降，但是与经导管方法相比，手术治疗并发症发生率更高。

大龄儿童考虑介入下冠状动脉球囊扩张或支架（推荐意见先天性心脏病外科治疗中国专家共识，Ⅰ，B）；如不可行，原则上需行胸廓内动脉冠状动脉旁路移植术（推荐意见先天性心脏病外科治疗中国专家共识，Ⅰ，B）。

与手术结扎相比，经皮经导管介入治疗是闭合冠状动脉瘘的微创替代疗法。该检查适用于有症状的患者，这些患者有狭窄的单一冠状动脉瘘，主要起源于近端，没有其他相关的心脏或先天性异常。在非常年轻和老年患者中，也首选避免围术期并发症。各种经皮技术可用于冠状动脉瘘封堵，例如血管栓、覆盖支架、伞形装置、可拆卸球囊、弹簧圈和导管封堵器。导管介入术后并发症包括冠状动脉血栓形成、心肌梗死和冠状动脉穿孔等。远端型冠状动脉瘘、巨大冠状动脉瘘和年龄较大者冠状动脉血栓形成的风险更高。导管介入术后因存在支架内血栓形成和心肌梗死的风险，建议口服抗凝血药或延长双联抗血小板治疗疗程，但术后抗凝血药物的种类和时长尚无定论。

第十一节　法洛四联症

一、定义及流行病学

法洛四联症（tetralogy of Fallot，TOF）是最常见的导致发绀的先天性心脏病，患法洛四联症的新生儿比例为 0.3% ～ 0.6%，占全部先天性心脏病患儿的 5% ～ 7%。法洛四联症属于圆锥动脉干畸形，它涵盖了 4 种同族心血管畸形：①右心室流出道狭窄；②对位不良的室间隔缺损；③主动脉骑跨（骑跨范围 ≤ 50%）；④继发性右心室肥厚。有研究从英国所有 13 个心脏手术中心收集的独立验证数据显示，术后 1 年存活率为 97%。还有报道表明，在术后 30d 存活的患者中，20 年存活率为 98%，而在儿童时期接受手术的患者，其 30 年存活率超过 90%。

目前的研究表明法洛四联症的发生与多种因素相关，主要与多种基因突变相关，包括 *GATA-4*、*GATA-6*、*RXRA*、*TBX5*、*TBX1* 和 *FGF8* 等基因突变，以及染色体异常，如 18- 三体综合征、21- 三体综合征等。这些基因突变或染色体异常会导致圆锥动脉干类心脏发育畸形，从而导致法洛四联症的发生，但法洛四联症的发生虽与基因突变有关，多个基因突变之间是否有相互作用及其独立影响疾病的能力目前尚无定论。同时法洛四联症的发生还可能受到环境因素的影响，其中包括母体妊娠期间接触的射线、声波等物理因素，药物为主的化学因素，以及病毒或细菌感染等生物因素，同时还可能包括焦虑等社会心理因素的影响。

二、循证治疗

（一）手术治疗

1. 如果患者存在肺动脉分支解剖不明确、怀疑患者存在大型主 - 肺侧支血管或多发室间隔缺损、怀疑冠状动脉异常起源于肺动脉，可行心导管检查和心血管造影（推荐意见 AHA，

Ⅱb，B）。

2. 对于有症状的重度肺动脉瓣反流和（或）至少中度右心室流出道梗阻的患者，建议行肺动脉瓣置换（推荐意见 ESC，Ⅰ，C）。

3. 对于没有天然流出道的患者，如果解剖学上可行，应首选导管介入（经导管肺动脉瓣植入术）（推荐意见 ESC，Ⅰ，C）。

4. 当存在以下任一标准时，应考虑对患有严重肺动脉瓣反流和（或）右心室流出道梗阻的无症状患者进行肺动脉置换术：①客观运动能力下降；②进行性右心室扩张至右心室收缩末期容积指数 $\geq$ 80ml/m^2 和（或）右心室舒张末期容积指数 $\geq$ 160ml/m^2 和（或）三尖瓣反流进展至少中度；③进行性右心室收缩功能障碍；④右心室流出道梗阻且右心室收缩压 > 80mmHg（推荐意见 AHA，Ⅱa，C）。

5. 对于存在残留室间隔缺损且左心室容量超负荷严重的患者或正在接受肺动脉瓣手术的患者，应考虑室间隔缺损封堵术（推荐意见 AHA，Ⅱa，C）。

我国专家共识指出法洛四联症患者一旦确诊，均应考虑手术治疗。最佳手术时机目前存在争议。在对法洛四联症患者进行任何手术或经皮介入治疗之前，应明确冠状动脉的起源和近端走行。在心导管置入术期间，可以通过同时进行右心室流出道造影和冠状动脉造影来证明冠状动脉模式。心导管检查和心血管造影的优势在于它能明确室间隔缺损类型、了解肺动脉的发育情况、排查冠状动脉畸形和肺部侧支循环血管，冠状动脉压力测试通常包括同时进行冠状动脉造影或主动脉造影和右心室流出道的球囊扩张，以确定球囊扩张支架是否会压迫冠状动脉。

1. 一期矫治抑或分期矫治，应根据以下条件：一期矫治手术的基本条件为肺动脉发育能够承载接近全部的心排血量，肺动脉发育指标：McGoon 比值 > 1.2、肺动脉指数（Nakata 指数）> 150mm^2/m^2（推荐意见先天性心脏病外科治疗中国专家共识，Ⅱa，A）。

2. 对于无明显症状的法洛四联症患者，满足一期矫治条件，出生后 6 个月至 1 岁进行矫治手术（推荐意见先天性心脏病外科治疗中国专家共识，Ⅱa，A）。

3. 伴有缺氧症状的新生儿或小婴儿为确诊法洛四联症患儿应进行急诊手术（推荐意见先天性心脏病外科治疗中国专家共识，Ⅰ，A）。

4. 根据肺动脉的发育情况，符合一期手术条件者施行一期矫治手术，否则行姑息手术（推荐意见先天性心脏病外科治疗中国专家共识，Ⅱa，B）。

5. 有条件的心脏外科中心，可以开展 3 个月内无症状小婴儿的法洛四联症一期矫治手术，但不建议普遍推广（推荐意见先天性心脏病外科治疗中国专家共识，Ⅱb，B）。

6. 左心室大小目前已不作为一期矫治手术的判定指标，但左心室舒张末期容积指数过小（即左心室舒张末期容积指数 < 30ml/m^2，二尖瓣 Z 值不小于 $-$2 ～ $-$2.5，超声心动图四腔心切面左心室长轴小于房室瓣到心尖长度的 80%），术后低心排血量综合征发生率较高（推荐意见先天性心脏病外科治疗中国专家共识，Ⅱb，C）。

法洛四联症一期矫治手术的主要目的包括解除右心室流出道狭窄和闭合室间隔缺损。室间隔缺损闭合可以经右心房或右心室切口进行。国内外对法洛四联症手术治疗进行了长期基础研究和临床实践，治疗效果不断提高，并发症减少，死亡率逐渐下降。目前国内外术后早期手术死亡率在 2% ～ 5%，大的心脏外科中心＜ 1%。2012 年一组欧洲的 6654 例法洛四联症术后患者的资料（1999—2001 年）统计显示：跨肺动脉瓣环右心室流出道补片加宽（TAP）矫治手术 3827 例，手术死亡率 3.11%，经右心室切口非补片加宽 1309 例，手术死亡率 1.53%，经右心房 - 肺动脉切口 1214 例，手术死亡率 1.48%。2019 年，意大利的多中心法洛四联症手术结果，720 例患者平均手术年龄 5.7 个月，手术死亡率 3%。

法洛四联症矫治术后早期的肺动脉瓣反流可没有症状，甚至无症状存活很久，尤其是年轻患者，既往认为这是一种良性病变。但是，大量研究发现，长期的动脉瓣反流及慢性右心室容量超负荷可导致活动耐量下降、右心室射血分数下降、心律失常和猝死，是远期并发症出现的主要原因。主要治疗手段为肺动脉瓣置换术（pulmonary valve replacement，PVR）。有数据表明，在特定心室大小前进行肺动脉瓣置换术与右心室容量正常化相关。然而，尚不清楚这是否与死亡率的改善相关。因此，在临床上如果满足以下条件中的两条，则最有必要进行肺动脉瓣置换术：①轻度或中度右心室或左心室收缩功能障碍；②严重右心室扩张（右心室舒张末期容积指数 $\geqslant$ 160ml/m^2，或右心室收缩末期容积指数 $\geqslant$ 80ml/m^2，或右心室舒张末期容积 $\geqslant$ 2 倍左心室舒张末期容积）；③由于右心室流出道梗阻导致的右心室收缩压 $\geqslant$ 2/3 全身压力；④客观运动耐量逐渐降低。在法洛四联症修复术后患者的长期随访中，越来越多地使用心脏 MRI 来量化心室大小、功能和肺动脉瓣反流。然而，对于该人群肺动脉瓣置换术的最佳适应证和时机仍缺乏共识。

（二）并发症处理

法洛四联症矫治术后出现低心排血量综合征较多，达 10% ～ 20%，是患者术后早期死亡的主要原因。此综合征的产生与部分法洛四联症患者伴有肺动脉和左心发育不良，术中灌注技术和心肌保护不良，术后心内修复不完善，止血不彻底而出现心脏压塞等因素相关。为避免术后出现低心排血量综合征，建议采取以下措施：①延长机械辅助呼吸时间；②适当补充血容量；③术终延迟关胸；④存在右心室流出道严重狭窄和室内大量左向右分流时，应再次手术；⑤胸腔和腹腔积液者应及时穿刺引流；⑥有心脏压塞时争取尽早开胸止血；⑦有少尿或无尿产生肾衰竭者及时行腹膜透析或血液透析；⑧注意水、电解质平衡和呼吸道护理（推荐意见先天性心脏病外科治疗中国专家共识，Ⅱa，B）。

术后室间隔缺损残余分流发生率在 3% ～ 5%，形成原因多由修复不完善和补片撕裂导致，也可见于未发现的多发肌部室间隔缺损。参与缺损分流量较大时可引起低心排血量综合征或肺水肿，应予以强心利尿治疗。如患者残余室间隙缺损分流量较大，经内科保守治疗效果不理想，影响患者心肺功能的应考虑再次手术修补（推荐意见先天性心脏病外科治疗中国专家共识，Ⅱa，B）。

法洛四联症矫治术后 43% 的患者伴有心律失常，其中房性快速性心律失常发生率为 20%，交界性逸搏心律发生率为 6% ～ 12%，室性心律失常发生率为 15%。其中室性心动过速为术后心脏性猝死的主要原因。血流动力学紊乱的心律失常可采用药物、经导管心脏射频消融及外科手术治疗。

（三）心律失常的治疗

1.对于正在接受外科肺动脉瓣置换术或经皮瓣膜置换术的持续性室性心动过速（VT）

患者，应考虑在干预之前或期间进行术前针对 VT 相关解剖峡部的电生理检查（推荐意见 ESC，Ⅱa，C）。

2. 对于存在其他风险因素（左心室 / 右心室功能障碍；非持续性、症状性室性心动过速；QRS 时限 ≥ 180ms、心脏磁共振成像上有大面积右心室瘢痕）的患者，应考虑进行电生理评估（包括程序性电刺激）以进行心脏性猝死风险分层（推荐意见 ESC，Ⅱa，C）。

3. 对于存在多种心脏性猝死风险因素的法洛四联症患者，应考虑植入 ICD，这些风险因素包括左心室功能障碍；非持续性、症状性室性心动过速；QRS 时限 ≥ 180ms、心脏磁共振成像上存在广泛的右心室瘢痕或在程序性电刺激下可诱发室性心动过速（推荐意见 ESC，Ⅱa，C）。

4. 对于双心室功能保留的患者，可以考虑进行导管消融或同时进行手术消融，以治疗有症状的单形性持续性室性心动过速，作为 ICD 治疗的替代方案，前提是该手术在经验丰富的中心进行，并且已经达到既定的消融终点（推荐意见 ESC，Ⅱb，C）。

5. 我国专家共识也指出，若有自主持续的室性心动过速，建议行导管射频消融术或外科手术，排除可逆原因后的心搏骤停患者建议植入 ICD。完全性心脏传导阻滞较少见，发生率为 1% ~ 3%，这部分患者建议置入永久起搏器（推荐意见先天性心脏病外科治疗中国专家共识，Ⅱa，B）。

虽然纠正血流动力学损害（即肺动脉瓣反流）在临床上可能是有益的，但单用肺动脉瓣置换并不能始终证明可以降低随后发生室性心动过速或心脏性猝死的风险。因此，除了肺动脉瓣置换术外，室速消融手术和（或）ICD 植入术也需要考虑。对法洛四联症修补术后和 ICD 植入术后患者进行了最大规模研究，研究包括来自 11 个北美和欧洲地区的 121 例患者，ICD 植入后随访时间中位数为 3.7 年。与获得性心力衰竭患者不同，有证据表明，具有可诱导持续多形性室性心动过速的法洛四联症患者（HR=12.9）其预后与具有可诱导持续单形性室性心动过速的患者相似或更差。在选择合适的候选人时，必须仔细考虑与 ICD 相关的负面后果。其中包括高比例的不适当电击、铅相关并发症及患者报告的不良结果，包括生活质量受损、焦虑、抑郁和性心理并发症。

许多法洛四联症修复术后患者可能否认症状，但表现出运动耐量降低。此类患者的肺动脉瓣置换术与功能状态的改善相关。在接受肺动脉瓣置换术的有症状的法洛四联症修复术后患者和严重肺动脉瓣反流的患者 [有呼吸困难、胸痛和（或）无法解释的运动耐量下降] 通常会在干预后症状改善。症状的改善通常与右心室的减小和肺动脉瓣反流的缓解相关。与仅有肺动脉瓣反流患者相比，有潜在肺动脉狭窄和肺动脉瓣反流的患者更有可能改善症状。对于左心室或右心室严重功能障碍的患者，肺动脉瓣置换术可能无法耐受；因此需要心脏病专家评估适当的行动方案，特别是在决定患者是否适合机械循环支持或心脏移植时。

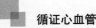

第十二节 艾森门格综合征

一、定义及流行病学

艾森门格综合征（Eisenmenger's syndrome ES）是指由于在主 - 肺动脉、心室或心房水平有反向或双向分流，使肺血管阻力升高引起全身性水平的肺高压，它代表了与先天性心脏病相关的最严重的肺动脉高压的血流动力学表型。

尽管儿科心脏病学和心脏外科在过去半个世纪里取得了重大突破，极大地改善了先天性心脏病的病程，但艾森门格综合征在 1% ～ 5.6% 的大型三级先天性心脏病队列研究中仍然存在，对患者的生活质量和寿命及医疗保健构成了挑战。先天性心脏病的早期诊断和及时修复与最近高收入国家单纯缺陷性艾森门格综合征的数量下降有关。然而，艾森门格综合征可能是复杂心脏解剖的结果，在低收入和中等收入国家，可能出现晚期疾病表现，可通过先进的药物治疗加以改变。从历史上看，艾森门格综合征被认为是与先天性心内和大动脉分流相关的肺动脉高压的终末期。与其他成人肺动脉高压相比，成人先天性心脏病合并艾森门格综合征患者的肺动脉高压自然病程和转归尚不完全清楚。然而，人们认为，未经治疗的艾森门格综合征成人患者更好的生存和功能能力可能是由于左、右两侧心腔分担负荷条件，以及随着时间的推移而发展的多器官系统的适应。随着医疗水平技术的发展，新的药物、改良的手术方式、ECMO、心脏移植等治疗方式的出现，艾森门格综合征患者的预后也在逐渐得到改善。

艾森门格综合征发病的病理生理机制尚不完全清楚。建议的触发和途径包括血流诱导的剪切和周向应力、血管收缩，以及与纤维化和血栓形成相关的血管细胞增殖。艾森门格综合征的根本原因是肺血管阻力升高，导致心内或大动脉分流，使全身动脉减饱和。发生艾森门格综合征的风险受伴随的先天性综合征、先天性缺陷的解剖位置、解剖缺陷的大小、遗传因素和环境暴露的影响。随着患者出现发绀、红细胞增多、负荷状态异常及全身和肺血流异常，都会导致功能丧失和多器官系统功能障碍，其他后遗症包括卒中、脑脓肿、骨关节病、缺铁、肾小球清晰度降低，以及易患急性肾功能不全、肺动脉血栓形成和夹层、咯血、肺实质感染、舒张期和收缩期心功能不全、心律失常、心力衰竭和心脏性猝死。

艾森门格综合征的特点是慢性低氧血症和多器官受累，包括继发性红细胞增多症（通常伴有铁缺乏）和血栓形成及出血素质增加，高心律失常风险，感染风险和进行性心力衰竭。此外，艾森门格综合征患者在合并冠心病患者中运动耐量最差，并发肾功能不全的患病率最高。由于他们较差的体能和多器官受累，患者的生活质量与其他冠心病患者和其他病因导致的肺动脉高压患者相比显著受损。

二、循证治疗

在判断成人患有艾森门格综合征时，临床医师应确认诊断影像和心导管术数据的准确性，并排除其他可能导致右向左分流或肺动脉高压的因素（推荐意见 AHA，Ⅰ，C）。

（一）姑息疗法

除病因治疗外，目前 AHA 指南指出对艾森门格综合征可能有帮助的姑息疗法包括：如果根据经验发现全身动脉血氧饱和度上升，则补充氧气；全身抗凝；避免公认的危险因素（例如高原环境、妊娠、暴露在高热或高湿度下导致血管扩张、肾毒素暴露、极端劳累、血管内容量大幅度变化）。然而，这些策略的支持性数据有限。全身抗凝有可能产生副作用，也可能产生有益的效果。机械循环和肺支持、肺移植同时修复解剖性心血管缺陷及心肺移植都已应用于心功能恶化的艾森门格综合征患者。成人艾森门格综合征的此类疗法的适应证尚未标准化；研究比较结果尚未经过测试，迄今为止取得的成功有限。一般认为肺动脉高压的药物治疗有助于某些艾森门格综合征患者的治疗。

（二）内科治疗

1. 抗凝治疗 艾森门格综合征中抗凝治疗的使用仍然是一个有争议的问题，应根据具体情况仔细考虑。目前的指南指出，对于房性心律失常及出血风险较低的患者存在肺动脉血栓或栓塞的情况，应在艾森门格综合征中进行抗凝治疗。因此，目前不常规推荐抗凝治疗，而应保留给选定的患者（推荐意见 AHA，Ⅱb，B）。德国国家先天性心脏病登记处显示，17.6% 的艾森门格综合征患者接受了口服抗凝剂治疗，而其中 23.5% 的患者接受了阿司匹林治疗，登记数据表明对生存期没有影响。尽管血栓栓塞和出血事件导致的综合死亡率与年龄无关，60 岁以上的艾森门格综合征患者中，血栓栓塞死亡率远高于出血性死亡。

2. 内皮素受体拮抗剂 对有症状的艾森门格综合征患者引入先进的肺动脉高压疗法可能会显著改善临床结果，其作用是降低肺血管阻力和肺动脉压力、稳定体循环血压、纠正右向左反向分流及改善血氧饱和度。内皮素受体拮抗剂（如波生坦、马昔腾坦、安立生坦等）目前在临床中的应用最为广泛，其中波生坦可用于治疗有症状的成人艾森门格综合征合并房间隔缺损或室间隔缺损（推荐意见 AHA，Ⅰ，A），而对于存在其他类型的分流（如动脉导管未闭）或其他复杂的先天性心脏病变，波生坦仍有治疗效果（推荐意见 AHA，Ⅱa，B）。

有研究报道将波生坦作为一线药物治疗 169 例肺动脉高压患者，研究中这批患者的 3 年生存率为 86%，而按照国际上肺动脉高压患者的期望生存率公式推算，这些患者的 3 年生存率是 48%，波生坦可使肺动脉高压患者生存率得到明显改善。在患有房间隔缺损或室间隔缺损的心功能Ⅲ～Ⅳ级的艾森门格综合征成人患者中，随机对照试验显示，口服波生坦 4 个月后，6min 步行距离、血流动力学和主观功能能力得到改善。通过该初始随机对照试验和单中心注册队列的开放标签扩展，证明了长期益处。内皮素受体拮抗剂可能存在类别效应，但其他药物尚未在该人群中进行研究。还可以使用的药物包括磷酸二酯酶Ⅴ抑制剂（PDE-5 抑制剂），它是通过抑制肺血管平滑肌细胞中磷酸二酯酶，增加肺血管中环磷酸鸟苷（cGMP）的水平，使内源性一氧化氮生成增多，从而高选择性地扩张肺血管，降低肺血管阻力及肺动脉压力，增加心排血量，并且对体循环的血流动力学无明显影响。该类药物主要有西地那非、伐地那非及他达拉非。

指南建议如下：

1. 在有症状的艾森门格综合征成人患者中，如果单独服用波生坦和磷酸二酯酶Ⅴ抑制剂不能改善症状，则波生坦和磷酸二酯酶Ⅴ抑制剂联合使用是合理的（推荐意见 AHA，

Ⅱa，B）。

2. 西地那非能显著改善患者的症状，增加运动耐量，改善心功能和血流动力学参数，可以安全地用于治疗艾森门格综合征相关性肺动脉高压（推荐意见 AHA，Ⅱa，B）。

一项联合肺动脉高压治疗（PDE-5 抑制剂治疗和内皮素受体拮抗剂治疗）的随机交叉试验招募了患有艾森门格综合征或特发性肺动脉高压的成年人，结果显示全身动脉饱和度有所改善，但功能能力或血流动力学没有改善。单中心队列系列进一步支持了对艾森门格综合征成人患者使用多环芳烃联合疗法，表明使用 PDE-5 抑制剂和内皮素受体拮抗剂联合疗法可改善艾森门格综合征成人患者的 6min 步行测试和血流动力学。关于 PDE-5 抑制剂治疗艾森门格综合征成人的随机对照试验具有局限性，但得到多项开放标签前瞻性研究和大型单中心回顾性注册信息的支持。这些研究表明，使用不同剂量的西地那非或他达拉非并进行不同的随访期后，功能能力和血流动力学都会受益。获益要么与受试者在开始治疗前的表现进行比较，要么与具有类似艾森门格综合征解剖学和生理学特征但未服用 PDE-5 抑制剂的其他成年人进行比较。

尽管取得了进展，但晚期艾森门格综合征肺动脉高压治疗的最佳治疗方法仍存在不确定性。当前特发性肺动脉高压患者的临床实践旨在降低风险，对低风险和中风险患者采用积极的前期联合治疗策略（内皮素受体拮抗剂 + PDE-5 抑制剂），与艾森门格综合征单一疗法相比，前期和序贯联合疗法的安全性和有效性的数据很少。一些患者可能在相当长的时间内在单一疗法中保持稳定。识别最有可能早期恶化并因此最有可能从主动治疗升级中受益的艾森门格综合征患者仍然具有挑战性。目前缺乏数据支持对无症状患者主动启动治疗，尽管许多专家认为从长远来看可能会受益。

3. 抗心律失常治疗：心律失常是艾森门格综合征患者发病和死亡的主要原因。它们很容易破坏患者脆弱但通常平衡的生理功能，并导致血流动力学崩溃。此外，由于干预措施的风险高、与药物相关的副作用增加（例如胺碘酮引起的甲状腺毒症；抗凝治疗增加出血风险）以及右向左分流带来的额外风险，使心脏植入装置和射频消融治疗的风险和挑战增加。房性心律失常大致分为房速和心房颤动，两者的患病率为 15%～20%。有研究中使用抗心律失常药物的患者比例为 20%～30%，其中Ⅲ类药物最为常见。缓慢性心律失常的发生频率较低，5% 的患者因窦房结功能障碍或房室传导阻滞而需要置入起搏器。5%～10%的患者存在非持续性室性心动过速，心脏性猝死的比例占 10%～38%。一些证据表明慢性低氧血症和心室肥厚与心脏性猝死的发病机制有关。

（三）外科治疗

外科方式包括手术正畸及心脏移植。及时手术矫治修复畸形可以延缓甚至阻止肺动脉高压的进一步发展，基础病变对肺的影响可于术后逐渐改善，指南推荐如患者条件允许，应尽早手术治疗，然而目前艾森门格综合征的外科手术治疗尚无标准的治疗方案，但外科手术的治疗目的均是避免任何因素引起的生理功能失衡。肺或心肺移植仍然是艾森门格综合征患者的主要手术方法。某些研究认为与特发性肺动脉高压或囊性纤维化患者相比，艾森门格综合征患者的无移植生存率可能更高。然而，这是值得怀疑的，特别是对于复杂先天性心脏病的患者。根据先天性心脏病的基本类型和其他风险，关于最佳时机和资格仍存在争议。一般来说，尽管采取了最佳医疗管理，但仍然有症状的高危患者应及时考虑移植。心脏移植治疗可应用于内科保守治疗失败的患者。此外，ECMO 可作为终末期艾森门格综合征患者移植策略的桥梁。

（王泽呈）

参 考 文 献

安琪，李守军. 先天性心脏病外科治疗中国专家共识（十二）：先天性冠状动脉异常 [J]. 中国胸心血管外科临床杂志，2020, 27(12): 1375-1381.

王辉山，李守军. 先天性心脏病外科治疗中国专家共识（十）：法洛四联症 [J]. 中国胸心血管外科临床杂志，2020, 27(11): 1247-1254.

张海波，李守军. 先天性心脏病外科治疗中国专家共识（十一）：主动脉缩窄与主动脉弓中断 [J]. 中国胸心血管外科临床杂志，2020, 27(11): 1255-1261.

张玉顺，蒋世良，朱鲜阳. 卵圆孔未闭相关卒中预防中国专家指南 [J]. 心脏杂志，2021, 33(1): 1-10.

Abdullah HAM, Alsalkhi HA, Khalid KA. Transcatheter closure of sinus venosus atrial septal defect with anomalous pulmonary venous drainage: innovative technique with long-term follow-up[J]. Catheter Cardiovasc Interv, 2020, 95:743-747.

Abidin N. Clarke B. Khattar RS. Percutaneous closure of ruptured sinus of valsalva aneurysm using an Amplatzer occluder device[J]. Heart, 2005, 91(2): 244.

Alexandra A, GerhardPaul D.The use of pulmonary arterial hypertension therapies in Eisenmenger syndrome[J]. Expert Rev Cardiovasc Ther, 2021, 19(12): 1053-1061.

Al-Hijji M, El Sabbagh A, El Hajj S, et al. Coronary artery fistulas: indications, techniques, outcomes, and complications of transcatheter fistula closure[J]. JACC Cardiovasc Interv, 2021, 14(13): 1393-1406.

Ali M, Kassem KM, Osei K, et al. Coronary artery fistula[J]. J Thromb Thrombolysis, 2019, 48(2): 345-351.

Anderson JE, Morray BH, Puia-Dumitrescu M, et al. Patent ductus arteriosus: From pharmacology to surgery[J]. Semin Pediatr Surg, 2021, 30(6):151123.

Antonio L, Enrico P, Carlo GP, et al.Unruptured aneurysm of the left sinus of valsalva causing coronary insufficiency: case report and review of the literature.[J]. Texas Heart Institute journal, 2002, 29(1): 40-44.

Arora R. Trehan V. Rangasetty UM. et al.Transcatheter closure of ruptured sinus of valsalva aneurysm[J]. J Interv Cardiol, 2004, 17(1): 53-58.

Arvind B, Relan J, Kothari SS. "Treat and repair" strategy for shunt lesions: a critical review[J]. Pulm Circ, 2020, 10: 2045894020917885.

Ata F, Javad MA, Bahram M, et al. Diverse transcatheter closure strategies in coronary artery fistulas a state-of-the-art approach[J]. Current problems in cardiology, 2021, 47(12): 101010.

Ayati A, Toofaninejad N, Hosseinsabet A, et al. Transcatheter closure of a ruptured sinus of valsalva: a systematic review of the literature[J]. Front Cardiovasc Med, 2023, 10: 1227761.

Barcroft M, McKee C, Berman DP, et al. Percutaneous closure of patent ductus arteriosus[J]. Clin Perinatol, 2022, 49(1):149-166.

Baumgartner H, De Backer J, Babu-Narayan SV, et al. 2020 ESC Guidelines for the management of adult congenital heart disease[J]. Eur Heart J, 2021, 42(6): 563-645.

Boyle B, Garne E, Loane M, et al. The changing epidemiology of Ebstein's anomaly and its relationship with maternal mental health conditions: a European registry-based study[J]. Ardiology in the Young, 2016, 1(4): 1-9.

Bradley EA, Ammash N, Martinez SC, et al. "Treat-to-close": non-repairable ASD-PAH in the adult: results from the North American ASD-PAH (NAAP) Multicenter Registry[J]. Int J Cardiol, 2019, 291: 127-133.

Bravo-Jaimes K, Prakash SK. Genetics in bicuspid aortic valve disease: Where are we? [J]. Prog Cardiovasc Dis, 2020,63(4):398-406.

Broberg C, Ujita M, Babu-Narayan S, et al. Massive pulmonary artery thrombosis with haemoptysis in adults with Eisenmenger's syndrome: a clinical dilemma[J]. Heart (British Cardiac Society), 2004, 90(11): e63.

Chang C W. Chiu S N. Wu E T. et al.Transcatheter closure of a ruptured sinus of valsalva aneurysm[J]. Circ J, 2006, 70(8): 1043-1047.

Christine H. Attenhofer Jost, Heidi M Connolly, Joseph A Dearani, et al. Ebstein's Anomaly[J]. Circulation, 2007, 115(2): 277.

Dalton M, Arrais A P, Jose O, et al. Ruptured aneurysm of the noncoronary sinus of valsalva[J]. Texas Heart Institute journal, 2005, 32(4): 586-588.

Dodge-Khatami A, Mavroudis C, Backer CL. Congenital Heart Surgery Nomenclature and Database Project: anomalies of the coronary arteries[J]. Ann Thorac Surg, 2000, 69(4 Suppl): S270-S297.

Ehrlich T, de Kerchove L, Vojacek J, et al. State-of-the art bicuspid aortic valve repair in 2020[J]. Prog Cardiovasc Dis, 2020,63(4):457-464.

European Society of Cardiology. 2020 ESC guidelines for the management of adult congenital heart disease (previously grown-up congenital heart disease). Aug 2020.

Faccini A, Butera G. Atrial septal defect (ASD) device trans-catheter closure: limitations[J]. J Thorac Dis, 2018, 10:S2923-S2930.

Federico B, Jessica G, Gustavo A.Coronary artery fistula, where are we now?[J]. Journal of cardiac surgery, 2021, 36(12): 4623-4624.

Fraser CD Jr, McKenzie ED, Cooley DA. Tetralogy of Fallot: surgical management individualized to the patient[J]. Ann Thorac Surg, 2001, 71(5): 1556-1563.

Freisinger E, Gerß J, Makowski L, et al. Current use and safety of novel oral anticoagulants in adults with congenital heart disease: results of a nationwide analysis including more than 44 000 patients[J]. Eur Heart J, 2020, 41:4168-4177.

Gatzoulis M A, Rogers P, Li W, et al. Safety and tolerability of bosentan in adults with Eisenmenger physiology[J]. Int J Cardiol, 2005, 98(1): 147-151.

Giblett JP, Williams LK, Kyranis S, et al. Patent foramen ovale closure: state of the art[J]. Interv Cardiol, 2020, 15:e15.

Giridhara P, Poonia A, Sasikumar D, et al. Outflow ventricular septal defect with aortic regurgitation: optimal timing of surgery?[J]. Ann Thorac Surg, 2022,114(3):873-880.

Hansen JH, Duong P, Jivanji SGM, et al. Transcatheter correction of superior sinus venosus atrial septal defects as an alternative to surgical treatment[J]. J Am Coll Cardiol, 2020, 75:1266-1278.

Hassan A, Tan N Y, Aung H, et al. Outcomes of atrial arrhythmia radiofrequency catheter ablation in patients with Ebstein's anomaly[J]. Europace, 2018, 20(3): 535-540.

He L, Cheng GS, Du YJ, et al. Feasibility of device closure for multiple atrial septal defects with an inferior sinus venosus defect: procedural planning using three-dimensional printed models[J]. Heart Lung Circ, 2020, 29:914-920.

Holzer R, Johnson R, Ciotti G, et al. Review of an institutional experience of coronary arterial fistulas in childhood set in context of review of the literature[J]. Cardiol Young, 2004, 14(4): 380-385.

Hundscheid T, Onland W, Kooi EMW, et al. Expectant management or early ibuprofen for patent ductus arteriosus[J]. N Engl J Med, 2023, 388(11):980-990.

Isselbacher EM, Preventza O, Hamilton Black J 3rd, et al. 2022 ACC/AHA Guideline for the Diagnosis and Management of Aortic Disease: A Report of the American Heart Association/American College of Cardiology Joint Committee on Clinical Practice Guidelines[J]. Circulation, 2022,146(24):e334-e482.

Jamie LR, RomeoMD, Jonathan RG, et al. Outcome after surgical repair of tetralogy of Fallot: A systematic review and meta-analysis[J]. J Thorac Cardiovasc Surg, 2020, 159(1): 220-236.

Jasani B, Weisz DE, Reese J, et al. Combination pharmacotherapy for patent ductus arteriosus: Rationale and evidence[J].Semin Perinatol, 2023, 47(2):151720.

Jonas RA. Early primary repair of tetralogy of Fallot[J]. Semin Thorac Cardiovasc Surg Pediatr Card Surg Annu, 2009, 12(1): 39-47.

Karaosmanoglu AD, Khawaja RD, Onur MR, et al. CT and MRI of aortic coarctation: pre-and postsurgical findings[J]. ARJ Am J Roentgenol, 2015, 204(3): W224-W233.

Kenny D, Hijazi, ZM. Coarctation of the aorta: from fetal life to adulthood[J].Cardiol J, 2011, 18(5): 487-495.

Kirklin/Barratt-Boyes, Chief editor. Cardiac Surgery, Fourth Edition[J]. Netherlands: Elsevier Saunders, 2013: 1359-1467.

Kolte D, Palacios IF. Patent foramen ovale closure for secondary prevention of cryptogenic stroke[J]. Expert Rev Cardiovasc Ther, 2021, 19(3): 211-220.

Kong WKF, Bax JJ, Michelena HI, et al. Sex differences in bicuspid aortic valve disease[J]. Prog Cardiovasc Dis, 2020, 63(4): 452-456.

Krishnasamy S, Sivalingam S, Dillon J, et al. Syndrome of ventricular septal defect and aortic regurgitation-A 22-year review of its management[J]. Braz J Cardiovasc Surg, 2021, 36(6): 807-816.

Kumar R, Kumar J, O'Connor C, et al. Coronary artery fistula: a diagnostic dilemma[J]. Interv Cardiol, 2023, 18: e25.

Li BN, Xie YM, Xie ZF, et al. Study of biodegradable occluder of atrial septal defect in a porcine model[J]. Catheter Cardiovasc Interv, 2019, 93:E38-E45.

Li YF, Xie YM, Chen J, et al. Initial experiences with a novel biodegradable device for percutaneous closure of atrial septal defects: from preclinical study to first-in-human experience[J]. Catheter Cardiovasc Interv, 2020, 95:282-293.

Mali I, Kniewald H, Jeli A, et al. Coarctation of the aorta in children in the 10-year epidemiological study: diagnostic and therapeutic consideration[J].Lijec Vjesn, 2015, 137(1-2): 9-17.

Marelli A, Beauchesne L, Colman J, et al. Canadian Cardiovascular Society 2022 guidelines for cardiovascular interventions in adults with congenital heart disease[J]. Can J Cardiol, 2022, 38(7):862-896.

Miyake T. A review of isolated muscular ventricular septal defect[J]. World J Pediatr, 2020, 16(2):120-128.

Nguyen Q, Vervoort D, Phan K, et al. Surgical management for unruptured sinus of Valsalva aneurysms: a narrative review of the literature[J]. J Thorac Dis, 2021, 13(3): 1833-1850.

Ooi A. Medium term outcome for infant repair in tetralogy of Fallot: indicators for timing of surgery[J]. Eur J Cardiothorac Surg, 2006, 30(6): 917-922.

Otto CM, Nishimura RA, Bonow RO, et al. 2020 ACC/AHA guideline for the management of patients with valvular heart disease: executive summary: a report of the American College of Cardiology/American Heart Association Joint Committee on Clinical Practice Guidelines[J]. Circulation, 2021, 143(5):e35-e71.

Patel NJ, Mundakkal A, Elrod-Gombash J, et al. Ventricular aneurysm and ventricular septal defect after myocardial infarction[J]. Postgrad Med J, 2022, 98(e1):e8-e9.

Perloff JK, Hart EM, Greaves SM, et al.Proximal pulmonary arterial and intrapulmonary radiologic features of Eisenmenger syndrome and primary pulmonary[J]. Am J Cardiol, 2003, 92(2): 182-187.

Rao PS. Bromberg BI. Jureidini SB. et al.Transcatheter occlusion of ruptured sinus of valsalva aneurysm: innovative use of available technology[J]. Catheter Cardiovasc Interv, 2003, 58(1): 130-134.

Rigatelli G, Nghia NT, Zuin M, et al. Very long-term outcomes of transcatheter secundum atrial septal defect closure using intracardiac echocardiography without balloon sizing[J]. Clin Radiol, 2019, 74: 732, e17-e732, e22.

Rigatelli G, Zuin M, Roncon L, et al. Secundum atrial septal defects transcatheter closure versus surgery in adulthood: a 2000-2020 systematic review and meta-analysis of intrahospital outcomes[J]. Cardiol Young, 2021, 31(4): 541-546.

Rosenthal E, Qureshi SA, Jones M, et al. Correction of sinus venosus atrial septal defects with the 10 zig covered Cheatham-platinum stent—an international registry[J]. Catheter Cardiovasc Interv, 2021, 98:128-136.

Said SA, Lam J, van der Werf T. Solitary coronary artery fistulas: a congenital anomaly in children and adults. A contemporary review[J]. Congenit Heart Dis, 2006, 1(3): 63-76.

Shi D, Kang Y, Zhang G, et al. Biodegradable atrial septal defect occluders: a current review[J]. Acta Biomater, 2019, 96: 68-80.

Silva GVRD, Miana L A, Caneo L F, et al. Early and Long-Term Outcomes of Surgical Treatment of Ebstein's Anomaly[J].Brazilian Journal of Cardiovascular Surgery, 2019, 34(5): 511-516.

Singh T P, Rohit M, Gover A, et al. A randomized, placebo-controlled, double-blind, crossover study to evaluate the efficacy of oral sildenafil therapy in severe pulmonary artery hypertension.[J]. Am Heart J, 2006, 151(4): 851, e1-e5.

Stout KK, Daniels CJ, Aboulhosn JA, et al. 2018 AHA/ACC Guideline for the management of adults with congenital heart disease: A report of the American College of Cardiology/American Heart Association task force on clinical practice guidelines[J]. J Am Coll Cardiol, 2019, 73(12): e81-e192.

Teshome MK, Najib K, Nwagbara CC, et al. Patent Foramen qvale: a comprehensive review[J]. Curr Probl Cardiol, 2020, 45(2):100392.

Torigoe F, Ishida H, Ishii Y, et al. Fetal echocardiographic prediction score for perinatal mortality in tricuspid valve dysplasia and Ebstein's anomaly[J]. Ultrasound in Obstetrics & Gynecology, 2020: 55.

Vida VL, Zanotto L, Zanotto L, et al. Minimally invasive surgery for atrial septal defects: a 20-year experience at a single centre[J]. Interact Cardiovasc Thorac Surg, 2019, 28:961-967.

Vincent F, Ternacle J, Denimal T, et al. Transcatheter aortic valve replacement in bicuspid aortic valve stenosis[J]. Circulation, 2021,143(10):1043-1061.

Vricella LA. Patent ductus arteriosus in the adult[J]. Ann Thorac Surg, 2023, 115(2):e57.

Wagner JB, Knowlton J Q, Pastuszko P, et al. A rare case of vascular ring and coarctation of the Aorta in Association with CHARGE Syndrome[J].Texas Heart Institute Journal, 2017, 44(2): 138.

Weryński P, Skorek P, Wójcik A, et al. Recent achievements in transcatheter closure of ventricular septal defects: a systematic review of literature and a meta analysis[J]. Kardiol Pol, 2021, 79(2): 161-169.

Xiong TY, Ali WB, Feng Y, et al. Transcatheter aortic valve implantation in patients with bicuspid valve morphology: a roadmap towards standardization[J]. Nat Rev Cardiol, 2023,20(1):52-67.

Yang LT, Ye Z, Wajih Ullah M, et al. Bicuspid aortic valve: long-term morbidity and mortality[J]. Eur Heart J, 2023,44(43):4549-4562.

Yang Y, Xu Z, Jiang S, et al. Simultaneous transcatheter closure of multiple atrial septal defects using dual Amplatzer septal occluder devices[J]. Am J Med Sci, 2016, 352: 245-251.

Yarboro MT, Gopal SH, Su RL, et al. Mouse models of patent ductus arteriosus (PDA) and their relevance for human PDA[J]. Dev Dyn, 2022, 251(3):424-443.

Yoon SH, Webb JG, Leon MB, et al. Transcatheter aortic valve replacement in bicuspid aortic valve stenosis[J]. Prog Cardiovasc Dis, 2020, 63(4): 482-487.

Zhang G, Shen Q, Li D, et al. Gone with wind: a novel biodegradable occluder for percutaneous closure of patent foramen ovale [published correction appears in Eur Heart J. 2021 Mar 31;42(13):1269] [J]. Eur Heart J, 2021, 42(4):354.

第 8 章

心脏瓣膜病

第一节　二尖瓣狭窄

一、定义及流行病学

二尖瓣狭窄（mitral stenosis，MS）是指二尖瓣瓣膜受损害、瓣膜结构和功能异常导致的瓣口狭窄，是一种二尖瓣无法正常开放的心脏瓣膜病，瓣口面积缩小，血流受阻，从而导致相应症状。

MS 是心脏瓣膜疾病中患病率最高的疾病。患病率具有明显的地域特色，工业化国家的发病率明显低于低收入农村地区，约占总人口的 0.1%。在欧洲的一项多中心前瞻性研究中，风湿性疾病占 MS 患病人数的 85%，其次是退行性疾病——钙化性 MS，占 MS 患病总人数的 12.5%。多数患者的无症状期为 10 年以上，故风湿性 MS 一般在 40～50 岁发病，以女性患者居多，约占 2/3。而钙化性 MS 在高收入国家的老年人群中发病率越来越高，且患者预后较差，5 年生存率＜50%。

二、二尖瓣狭窄的循证治疗

（一）内科治疗

1. 抗凝治疗

（1）药物：维生素 K 拮抗剂。

（2）用药时机：①患者患有风湿性 MS 合并心房颤动；②患者既往发生过血栓栓塞；③患者左心房血栓形成；④但根据左心房增大或经食管超声心动图的自发性对比，是否应该给予长期抗凝治疗仍尚有争议。AHA 指南建议：①维生素 K 拮抗剂能控制风湿性 MS 合并心房颤动导致的快速室性反应；②维生素 K 拮抗剂能减轻有症状的风湿性 MS，静息时或劳力性窦性心动过速，控制心率以改善症状；③降低血栓栓塞的发生率（推荐意见 AHA，Ⅰ，C）。

2. β 受体阻滞剂、钙通道阻滞剂或伊夫拉定

（1）用药时机：患者无潜在或明显的心功能不全。

（2）优点：可延长心脏舒张充盈期，降低左心房压力，控制心室率。

3. 电复律　当发生急性快速性心房颤动时，因心室率快，使舒张期充盈时间缩短，导致左心房压力急剧增加，同时心排血量减低，因而应立即控制心室率。可先静脉注射洋地黄类药物如毛花苷 C 注射液（西地兰）；若效果不满意，可静脉注射地尔硫䓬（Diltiazem）

或艾司洛尔（Esmolol）；当血流动力学不稳定时，如出现肺水肿、休克、心绞痛或晕厥者，应立即电复律（推荐意见 AHA，Ⅱa，C；推荐意见 AHA，Ⅱa，A）。

（二）外科治疗

1. 二尖瓣球囊扩张术　适应证如下。

（1）对于有症状的患者：若 NYHA 分级 ≥ Ⅱ级；且患有严重的风湿性 MS（MS 分期为 D 期；瓣膜形状良好；没有左心房血栓）；二尖瓣反流分级中等以下；建议在综合瓣膜中心使用二尖瓣球囊扩张术（percutaneous mitral balloon commissurotomy，PMBC）（推荐意见 AHA，Ⅰ，A）。

（2）对于无症状的患者：患有严重的风湿性 MS（MS 分期为 C 期；若瓣膜形态良好；无左心房血栓）；有较高的肺动脉压（肺动脉收缩压 > 50mmHg）；优先选择在综合瓣膜中心进行 PMBC（推荐意见 AHA，Ⅱa，B）。

（3）对于无症状的患者：患有严重风湿性 MS（MS 分期为 C 期）；若瓣膜形态良好，且无左心房血栓且有新的心房颤动发作，可考虑在综合瓣膜中心进行 PMBC（推荐意见 AHA，Ⅱb，C）。

（4）对于有症状的患者：NYHA 分级为Ⅱ级、Ⅲ级或Ⅳ级，二尖瓣面积（mitral valve area，MVA）> 1.5cm^2；如果运动时，肺动脉楔压 > 25mmHg 或二尖瓣平均血流坡度 > 15mmHg，有明显血流动力学意义的风湿性 MS，可以考虑是否在综合瓣膜中心进行 PMBC（推荐意见 AHA，Ⅱb，C）。

（5）对于有严重症状的患者：NYHA 分级 ≥ 3 级；如果患者的瓣膜解剖形状不佳，不适合手术或处于手术高危状态，可以考虑在综合瓣膜中心进行 PMBC（推荐意见 AHA，Ⅱb，B）。

2. 经皮二尖瓣间隔分离术（percutaneous tanssceptal mitral commissurotomy，PTMC）　适应证取决于患者的症状和二尖瓣面积（mitral valve area，MVA）。

日本心血管外科学会（Japanese Society for Cardiovascular Surgery，JSCS）指南建议如下：

（1）有呼吸困难等症状的中、重度 MS（MVA ≤ 1.5cm^2）。

（2）有症状的轻度 MS（MVA > 1.5cm^2），运动负荷试验中满足平均压力梯度 > 15mmHg 或肺动脉收缩压（PASP）> 60mmHg（推荐意见 JSCS，Ⅱb，C）。

（3）无症状的中重度 MS 患者，新发心房颤动或采取了适当的抗凝治疗但仍有反复栓塞（推荐意见 JSCS，Ⅱb，C）。

（4）无症状的中重度 MS 患者，运动应激期间出现症状或跨瓣压差超过 15mmHg 或 PASP 超过 60mmHg（推荐意见 JSCS，Ⅱa，B）。

3. 二尖瓣手术　适应证见表 8-1。

（1）接受其他心脏手术的轻、中、重度 MS 患者，可考虑同时行二尖瓣手术（推荐意见 JSCS，Ⅰ，C）。

（2）有症状的中重度 MS 患者，瓣膜形态不良，不适合行 PTMC，且无禁忌证或手术风险较低者，建议手术治疗（推荐意见 JSCS，Ⅰ，B）。

（3）无症状的中重度 MS 患者，在运动时出现症状或平均动脉压 > 15mmHg 或肺动高压（PASP ＞ 60mmHg）（推荐意见 JSCS，Ⅱa，B）。

（4）无症状的中重度 MS 和新发的心房颤动或因左心房血栓而有栓塞史的患者（推荐意见 JSCS，Ⅱb，C）。

（5）有症状的轻度 MS 患者，运动时平均动脉压＞ 15mmHg 或 PASP ＞ 60mmHg（推荐意见 JSCS，Ⅱb，C）。

表 8-1　PTMC 及二尖瓣手术的选择

	适合 PTMC	可以 PTMC	不适合 PTMC
手术风险低	PTMC	外科手术或 PTMC	外科手术
中等手术风险	PTMC	外科手术或 PTMC	外科手术
手术风险高或无法手术	PTMC	PTMC	心脏团队讨论（外科手术或 PTMC 或内科治疗）

注．PTMC．经皮二尖瓣间隔分离术

钙化性 MS 患者由于广泛的钙化，以及高龄和多种并发症，这些患者接受任何干预都是高风险的。因此，在钙化性 MS 患者中，任何干预的适应证都不同于风湿性 MS，而钙化性 MS 的干预应该只在重度症状的患者中进行。多给予对症支持治疗。外科治疗适应证：对于有严重症状的患者（NYHA 分级为Ⅲ级或Ⅳ级），由于广泛的二尖瓣环钙化而导致的严重 MS（MVA ≤ 1.5cm²，D 期），只有讨论了手术风险的高低和价值，以及患者的个人意愿后，才考虑瓣膜的干预（推荐意见 AHA，Ⅱb，C）。

第二节　二尖瓣关闭不全

一、定义及流行病学

二尖瓣关闭不全（mitral incompetence or mitral regurgitation，MI 或 MR）是指由于某种原因导致二尖瓣瓣膜发生僵硬、变形、瓣缘卷缩，瓣口连接处发生融合及缩短，同时伴腱索、乳头肌的缩短、融合或断裂，造成二尖瓣闭合不全，从而当左心室收缩时，血液反向流入左心房，导致一系列的血流动力学改变。

有研究显示，MR 是发达国家最常见的瓣膜疾病，也是一种比主动脉瓣狭窄或风湿性心脏病更具异质性的病症，并且在随机调查研究中经常会发现患轻度 MR 的人。中度或重度MR 也很常见，并且是患者高致死率的原因之一。全球约有 2420 万人受到这种疾病的影响，尤其是老年人群。左心室的结构和功能异常导致的 MR 占中重度 MR 的 65%，占所有 MR 的 24%。中重度 MR 60% 是由于二尖瓣退行性疾病（也称为二尖瓣脱垂）导致的，15% 是由风湿性瓣膜疾病导致的，还有约 20% 是由继发性 MR 导致的。在西方国家，退行性病因（纤维弹性缺陷和巴洛病）引起的 MR 是最常见的，而在低收入国家，风湿病是二尖瓣关闭不全最常见的原因。

二、二尖瓣关闭不全的循证治疗

（一）原发性 MR

1. **药物治疗**　对于无症状或轻微症状的原发性 MR，可不予药物治疗。若长期发展，出现心力衰竭症状，则予以药物对症支持治疗。可以使用 β 受体阻滞剂、ARB、醛固酮拮抗剂和 ACEI 缓解症状，但并不能取代外科治疗。血管扩张剂可用于治疗急性重症型 MR，但合并有高血压的患者则禁用。

2. **外科治疗**

（1）二尖瓣修补术

1）单纯性退行性二尖瓣病变，瓣叶功能限制性障碍，只需行瓣环成形术（推荐意见 AHA，Ⅰ，B）。

2）无症状的患者，如果有严重的原发 MR 和正常的左心室收缩功能（LVEF ≥ 60% 和 LVESD ≤ 40mm）（1 期），若二尖瓣修复术成功，而长期没有 MR 复发的可能性 > 95%，且预期死亡率 < 1% 时，可以在初级或综合瓣膜中心进行二尖瓣修补术（推荐意见 AHA，Ⅱa，B）。

3）无症状且有严重的原发性 MR 和左心室收缩功能不全（LVEF ≤ 60%，LVESD ≥ 40mm）的患者（C2 期），建议行二尖瓣手术（推荐意见 AHA，Ⅰ，B）。

4）因风湿性瓣膜病导致严重原发性 MR 的有症状的患者，如果有可能获得成功的修复且需要手术治疗的话，经验丰富的团队可以考虑在综合瓣膜中心进行二尖瓣修复（推荐意见 AHA，Ⅱb，B）。

（2）经导管二尖瓣缘对缘修复术（transcatheter edge-to-edge repair，TEER）：采用二尖瓣夹合装置，行经股静脉（或心尖）途径，在经食管超声心动图及 X 线造影机引导下夹住二尖瓣反流区的前、后瓣叶并使之接合，使收缩期二尖瓣瓣叶的间隙减少或消失，而舒张期二尖瓣瓣口由大的单孔变成小的双孔或多孔，从而减少 MR。指南建议如下：

对于外科手术高危或存在禁忌证的原发性 MR 患者，若解剖结构合适，并且患者的预期寿命至少为 1 年，可推荐行 TEER（推荐意见 AHA，Ⅱa，B）。

（3）二尖瓣置换术

1）二尖瓣修复失败或修复后不能维持瓣膜的正常解剖结构（推荐意见 AHA，Ⅰ，B）。

2）严重的风湿性二尖瓣病变伴严重瓣叶增厚或钙化、广泛的瓣膜下病变伴腱索融合和缩短以及风湿性疾病的进展限制了修复的持久性（推荐意见 AHA，Ⅱb，B）。

3）欧洲心脏病学会（ESC）指南建议：急性重度二尖瓣关闭不全患者应考虑紧急介入手术，在乳头肌破裂为基础疾病的情况下，通常需要瓣膜置换（推荐意见 ESC，Ⅰ，B）。

（二）继发性 MR

1. **药物治疗**　慢性重度继发性 MR（C 和 D 期）合并心力衰竭并伴有 LVEF 降低的患者应该接受标准的心力衰竭指南指导的管理和治疗（guideline-directed medical therapy，GDMT），包括利尿剂、β 受体阻滞剂、ACEI 或 ACEI 和醛固酮拮抗剂，以及有指征的双心室起搏。利尿剂、β 受体阻滞剂等药物总体上有助于改善心力衰竭患者的症状和（或）延长患者的生命，甚至在心力衰竭合并慢性继发性心力衰竭时也是如此。GDMT 可以减少许多患者的左心室容量（逆转重塑），从而减轻继发性 MR 的严重程度（推荐意见 AHA，Ⅰ，A）。

2. 外科治疗

（1）心房颤动消融：心力衰竭伴左心室射血分数保留、限制型心肌病和非梗阻性肥厚型心肌病，这些患者经常伴有心房颤动，这可能导致左心房肥大的进展和环状扩张，从而增加 MR 的严重程度，成功的心房颤动消融可能会减少或消除 MR。

（2）经导管二尖瓣缘对缘修复术（TEER）

1）有持续性症状（NYHA 分级Ⅱ、Ⅲ或Ⅳ级）的慢性重度继发性 MR 与左心室收缩功能不全相关的患者（NYHA 分级Ⅱ、Ⅲ级或Ⅳ级）（推荐意见 AHA，Ⅱa，B）。

2）心力衰竭（D 期）符合 TEE 定义的适当解剖结构、LVEF 在 20% ～ 50%、LVESD ≤ 70mm、肺动脉收缩压≤ 70mmHg 的患者（推荐意见 AHA，Ⅱa，B）。

3）严重继发性 MR 患者（C 期和 D 期），在进行冠状动脉旁路移植术治疗心肌缺血时，可行二尖瓣手术（推荐意见 AHA，Ⅱa，B）。

4）左心房收缩功能完好的慢性重度继发性 MR 患者（LVEF ≥ 50%），予以心力衰竭和相关的心房颤动或其他合并症的治疗后（D 期），仍有严重的持续性症状（NYHA 分级Ⅲ级或Ⅳ级），可以考虑二尖瓣手术（推荐意见 AHA，Ⅱb，B）。

5）慢性重度继发性 MR 伴左心室收缩功能不全（LVEF < 50%）且有持续严重症状（NYHA 分级Ⅲ级或Ⅳ级），同时接受最佳 GDMT 治疗的心力衰竭（D 期）患者，可以考虑行二尖瓣手术（推荐意见 AHA，Ⅱb，B）。

（3）瓣膜置换术

1）冠心病和慢性重度继发性 MR 相关的左心室收缩功能不全（LVEF < 50%）（D 期）患者，由于严重症状（NYHA 分级Ⅲ级或Ⅳ级）而接受二尖瓣手术，若心力衰竭患者 GDMT 仍存在，则行保留腱索的二尖瓣置换术，而非缩小瓣环的成形术（推荐意见 AHA，Ⅱb，B）。

2）严重缺血型 MR 患者二尖瓣置换术后复发率较低，耐久率更高（推荐意见 AHA，Ⅱb，B）。

3）急性重度二尖瓣关闭不全患者应考虑紧急行介入手术，若乳头肌破裂，通常选择瓣膜置换术（推荐意见 ESC，Ⅰ，B）。

第三节　三尖瓣疾病

一、定义及流行病学

三尖瓣是由三片大小不等的瓣叶组成的心脏瓣膜组织，位于右心房和右心室之间。三尖瓣疾病是由于三尖瓣瓣膜出现功能和结构改变，导致心脏功能出现问题的一种疾病，多继发于 MR 或其他疾病。其中，三尖瓣关闭不全（tricuspid regurgitation，TR）是三尖瓣疾病中最常见的疾病，也是最不常见的原发性心脏瓣膜病。在正常人的心脏多普勒超声上也常常能发现轻度的、无症状的生理性 TR。

一项研究显示：TR 所造成患者的死亡率逐渐增加，3 年内所造成的死亡率高达 42%，英国有 2.7% 的老年人患有中度至重度 TR，而在我国，仅有 1.1% 的老年人患有 TR。美国 2008—2018 年的一项研究显示，TR 引起的老年死亡率直到 2013 年都没有变化，此后死亡率开始每年增加约 25%。

二、循证治疗

（一）药物治疗

对于处于严重心力衰竭（C 期和 D 期）且出现右心力衰竭的症状和体征的患者可给予利尿剂以减轻容量超负荷，缓解全身充血。重度 TR 患者通常出现右心力衰竭的体征或症状，如外周水肿和腹水，可予以低盐饮食和支撑袜来缓解。

应用特异性肺血管调节剂降低肺动脉压和肺血管阻力，可能有助于降低部分肺动脉高压患者的右心室后负荷和继发 TR。醛固酮拮抗剂可能在肝脏充血的情况下，促进继发性醛固酮增多症。恢复正常的窦性心律可能对 TR 相关的环状扩张引起的继发性心房颤动有效（推荐意见 AHA，Ⅱa，C）。

（二）外科治疗

对于导致严重右心室功能障碍或内脏损伤之前的严重孤立性 TR 患者，在其早期患病时进行手术治疗，能缓解患者症状，降低死亡率。

1.三尖瓣修补术

（1）对于接受左侧瓣膜手术的重度三尖瓣反流患者（C 期和 D 期），推荐行三尖瓣手术（推荐意见 AHA，Ⅰ，B）。

（2）对于接受左侧瓣膜手术的进行性三尖瓣反流患者（B 期），三尖瓣环扩张（三尖瓣环舒张末直径＞4.0cm），有右心力衰竭的既往体征和症状的情况下，可行三尖瓣手术（推荐意见 AHA，Ⅱa，B）。

（3）对于症状和体征为右心衰竭且严重原发心脏瓣膜反流的患者（D 期），可选择行三尖瓣手术（推荐意见 AHA，Ⅱa，B）。

（4）对于对药物治疗反应不佳（D 期）的右心力衰竭和有严重孤立继发性三尖瓣反流的症状和体征的患者（无肺动脉高压或左侧疾病），可行三尖瓣手术（推荐意见 AHA，Ⅱa，B）。

（5）对于无症状、但有严重原发性三尖瓣反流（C 期）和进行性右心室扩张或收缩功能不全的患者，可以考虑行单独的三尖瓣手术（推荐意见 AHA，Ⅱb，C）。

（6）对于有右心衰竭症状和严重右心室收缩功能障碍（D 期）的患者，如果没有严重的肺动脉高压或严重的右心室收缩功能不全，可以考虑再次行三尖瓣单独手术（推荐意见 AHA，Ⅱb，B）。

2.三尖瓣置换术

（1）在严重右心室收缩功能障碍或不可逆性肺动脉高压的情况下，可考虑行三尖瓣置换术（推荐意见 AHA，Ⅱb，B）。

（2）对于药物治疗无效，且因严重 TR 导致右心衰竭复发的患者，建议行三尖瓣置换术（推荐意见 JSCS，Ⅰ，C）。

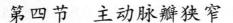

第四节　主动脉瓣狭窄

一、定义及流行病学

主动脉狭窄（aortic valve stenosis，AS）是以主动脉瓣（aortic valve，AV）进行性钙化为特征，导致主动脉瓣解剖、主动脉瓣血流动力学改变、左心室流出道梗阻。AS 导致左心室（LV）代偿性改变，心排血量不足，运动能力下降，心力衰竭，如果不治疗，患者最终死亡。AS 流行病学差异主要体现在 3 个方面：平均预期寿命、年龄、先天畸形。在平均预期寿命较长的日本等发达国家，与年龄相关的主动脉瓣退化占需要手术治疗的严重 AS 的 80% 以上。在欧洲，欧洲观察研究计划（EUR observational research programme，EORP）调查的住院患者中，AS 是最常见的瓣膜性心脏病（valvular heart disease，VHD）（占41.2%），其次是原发性二尖瓣反流（mitral regurgitation，MR）（占 13.8%）和继发性 MR（占7.8%）。曾经常见的风湿性 AS 现在几乎不再发生，因为目前大部分国家已经在儿童时期就提供适时的风湿热治疗。由于主动脉瓣年龄相关性退化是发达国家的主要病因，因此 AS 的发病率随着年龄的增长而增加。虽然 70 岁以下患者中严重 AS 的发生率 < 1%，但 80 岁及以上患者中的发生率约为 7%。除此之外，影响 AS 流行病学差异的还有先天性主动脉瓣解剖异常，如单瓣畸形、双瓣畸形、四瓣畸形，而正常的主动脉瓣则是三瓣半月瓣。其中，二尖瓣畸形发生频率最高，患病率为 0.5% ～ 2%，性别比例为 3∶1，以男性为主。先前的研究报道，在 70 岁以下接受主动脉瓣置换术的患者中，二尖瓣畸形的 AS 患者比三尖瓣畸形患者多；单尖瓣膜的患病率为二尖瓣膜的 1/10 ～ 1/3；四尖瓣膜罕见。

通常轻度或中度 AS 患者没有症状，也不会影响心脏功能。进入下一阶段后，有些患者可能出现运动或静息时疲劳或缺乏活力等非特异性症状，继续进展后，可以通过运动试验来检测。进入有症状阶段后，AS 患者主要表现为 3 个主要症状：（运动时）晕厥或头晕发作、胸痛或劳力性呼吸困难，以及心力衰竭的症状，比如呼吸短促和腿部肿胀。

最常见的体征是心脏杂音。AS 的特征性表现为收缩期中晚期，主动脉听诊区的高音调射血杂音，在右胸骨上缘最容易听到。AS 越轻，收缩期杂音峰值越早，而 AS 越严重，杂音峰值出现越晚。瓦氏（Valsalva）动作可以减轻 AS 杂音。第二心音（S2）常出现逆分裂，当 AS 变得更严重时，S2 减弱直到最后听不清。严重 AS 的标志是：微弱而延迟的颈动脉搏动，脉搏细小或延迟，因此对 AS 患者最好的体格检查方法是：同时听诊 S2 并扪及颈动脉搏动。

在对 AS 患者听诊时出现第三心音（S3），通常提示左心室功能严重减退（一般是 AS 终末期），但一旦出现代偿性左心室肥厚，常可听到第四心音（S4）。

AS 是通过超声心动图（包括经胸超声心动图和经食管超声心动图）来确认的，超声是一种测量心脏血液流动的超声波。有些患者可能需要额外的检查，如压力测试、心导管检查、计算机断层扫描（CT）。检查完毕后，根据 AHA 指南可将 AS 患者分为 A ～ D 级。

二、主动脉瓣狭窄的循证治疗

（一）药物治疗

目前还没有药物可以预防或治愈主动脉狭窄，NICE 认为，药物治疗不足以缓解严重主动脉瓣狭窄的症状，并且对于某些主动脉瓣狭窄来说，如果不进行干预，可能会致命。当 AS 患者发展为心源性休克后，应尽早开始诊断和治疗。AS 具有时间敏感性，死亡率迅速上升，早期识别和治疗根本原因，以及稳定血流动力学和管理器官功能障碍是关键。通过静脉注射血管活性药物、增加心排血量和血压来改善器官灌注。药物的选择很大程度上取决于经验，必须从低剂量开始。

（二）手术治疗

对于没有手术的 AS 患者，应该定期与医师进行检查。如果主动脉瓣严重变窄或变窄引起症状，可能需要更换瓣膜。主动脉瓣置换术有 3 种方法。

1. **球囊瓣膜成形术** 尽管球囊瓣膜成形术曾经是 AS 的常规疗法，但鉴于经导管主动脉置换疗法，球囊瓣膜成形术的作用得到显著改善的同时，其使用场景也逐渐减少。新型非顺应性、沙漏形和保留灌注的球囊导管提高了球囊性能，但球囊瓣膜成形术仍然会适度增加房室面积并减少跨瓣膜压力梯度，通常只能暂时改善症状，并不能从根本上解决主动脉狭窄这个问题。加上梯度降低和症状改善的时间很短，只能维持几个月甚至几周的时间，且对成人来说没有生存优势。因此球囊瓣膜成形术主要在儿童 AS 患者中发挥作用，以便在最终的外科瓣膜置换术之前给儿童争取更长的发育时间。它在成人手术中的应用，成为经导管主动脉置换术开始前的步骤之一，最适用于患者合并难治性肺水肿或心源性休克的情况下，可以适度降低老年患者 AS 的严重程度。

采取球囊瓣膜成形术后，即时血流动力学结果包括跨瓣膜压力差适度降低，但扩张后瓣膜面积很少超过 $1.0cm^2$，通常会出现早期症状改善。然而，大多数患者会在 6 ～ 12 个月出现严重急性并发症，包括急性严重主动脉瓣关闭不全、再狭窄和临床恶化。因此，对于 AS 患者，球囊瓣膜成形术不能替代主动脉置换术。

2. **主动脉瓣置换术** 主动脉瓣置换术（aortic valve replacement，AVR）分为外科主动脉瓣置换术（surgery aortic valve replacement，SAVR）和经导管主动脉瓣置换术（transcatheter aortic valve replacement，TAVR）。SAVR 可以通过机械植入物、支架植入物或无支架生物植入物、自体移植组织或自体肺根组织来完成置换（罗斯手术），而 TAVR 可以使用球囊扩张式、自扩张式和机械扩张式植入物完成置换。无论选择哪种瓣膜类型，AVR 的预后都与围术期并发症的风险相关，包括心房颤动；需要置入永久起搏器（permanent pacemaker，PPM）的心脏传导阻滞、输血、瓣周反流；呼吸衰竭，肾衰竭，感染，卒中。进行 SAVR 和 TAVR 后这些并发症的发生率各不相同，与几项前瞻性随机临床试验相比，最大的差异是：需要 PPM 的患者和存在瓣周反流的患者适合 SAVR，存在肾脏和呼吸系统并发症的患者更适合 TAVR。

3. **经导管主动脉瓣置换术** 经导管主动脉瓣置换术或称经导管主动脉瓣植入术（transcatheter aortic valve implantation，TAVR），是通过介入导管技术将人工主动脉瓣膜送至主动脉根部并释放固定，替代病变主动脉瓣功能的微创治疗技术。自 2002 年诞生以来，TAVR 在国际上得到广泛应用，其安全性和有效性已被多项大型前瞻性随机对照研究所证实。

TAVR 的优点是无须开胸、心脏停搏和体外循环。因此 TAVR 成为无法实施外科手术或手术高危的重度主动脉瓣狭窄患者和（或）主动脉瓣关闭不全（aortic regurgitation，AR）患者的有效选择。近年来，随着外科中危和低危 AS 患者 TAVR 循证证据的积累，最新的欧美瓣膜性心脏病患者管理指南已经不再按外科危险分层来选择 AS 患者的手术方式，而将年龄和预期寿命作为是否选择 TAVR 的主要因素。我国于 2017 年开始陆续有国产及进口 TAVR 器械上市，虽然 TAVR 技术的开展晚于国际水平，但是临床应用数量快速增长，并已开始在各级医院逐步开展。

综合 2020 年 ACC/AHA 瓣膜病管理指南，指南建议见表 8-2。

表 8-2　ACC/AHA 指南关于 AS 患者推荐意见

推荐意见	推荐级别	证据水平
对于患有严重 AS 且 LVEF ＜ 50%（C2 期）的无症状患者，需要进行 AVR	I	A
对于因其他适应证而接受心脏手术的无症状严重 AS（C1 期）患者，需要进行 AVR	I	B
对于有症状的低流量、低梯度严重 AS 且 LVEF 降低（D2 期）的患者，建议使用 AVR	I	B
对于低流量、低梯度严重 AS 且 LVEF 正常（D3 期）的有症状患者，如果 AS 是最可能的症状原因，则建议进行 AVR	I	B
对于明显无症状的严重 AS（C1 期）且手术风险较低的患者，当运动测试显示运动耐量下降（按年龄和性别标准化）或收缩压下降 ≥ 10mmHg 时，AVR 是合理的	I	B
对于非常严重的 AS（定义为主动脉流速 ≥ 5m/s）且手术风险较低的无症状患者，AVR 是合理的	IIa	B
对于明显无症状的严重 AS（C1 期）且手术风险较低的患者，当血清 BNP 水平＞正常值的 3 倍时，AVR 是合理的	IIa	B
对于患有高梯度严重 AS（C1 期）且手术风险较低的无症状患者，当系列测试显示主动脉速度每年增加 ±0.3m/s 时，AVR 是合理的	IIa	B
对于患有严重高梯度 AS（C1 期）的无症状患者，并且在至少 3 项连续影像学研究中 LVEF 逐渐降低至＜ 60%，可以考虑 AVR	IIa	B
对于因其他适应证而接受心脏手术的中度 AS（B 期）患者，可以考虑 AVR	IIa	C

注：AS. 主动脉狭窄；LVEF. 左心室射血分数；BNP. B 型脑利钠肽

综合中国 TAVR 临床实践指南，指南建议见表 8-3。

表 8-3　中国 TAVR 临床实践指南关于 AS 患者推荐意见

推荐意见	推荐级别	证据水平
有临床干预指征，拟行 TAVR 的患者：需经影像评估实验室评估主动脉根部及瓣膜解剖条件适合植入介入瓣膜，否则推荐 SAVR	I	A
有 TAVR 指征但外周血管入路限制的患者：推荐 SAVR（推荐，证据级别 A）或建议经心尖等其他替代路径 TAVR	II	C
有症状的重度 AS 患者：		
①年龄 > 80 岁或 ≤ 80 岁但预期寿命 < 10 年，且无经股动脉入路实施 TAVR 的解剖学限制，推荐股动脉入路 TAVR	I	A
②年龄 65 ～ 80 岁，TAVR 与 SAVR 均可选择，具体决策须由多学科讨论后由医患共同决定，需要综合考量瓣膜耐久性、患者预期寿命和手术风险等因素	I	A
③考虑到生物瓣膜耐久性、我国人均寿命和医保政策，年龄 65 ～ 70 岁者倾向于 SAVR，70 ～ 80 岁者倾向于 TAVR	I	A
④如果患者年龄 < 65 岁或预期寿命 > 20 年，只要有瓣膜置换干预指征，推荐 SAVR	I	A
⑤对于 STS 评分 ≥ 8% 或虚弱指数 ≥ 2 或其他严重影响外科手术的情况，如果患者 TAVR 术后预期有 ≥ 1 年的有质量生活，可不受年龄限制，推荐行 TAVR（ I 类推荐，证据级别 A）	I	C
⑥对于 TAVR 或 SAVR 术后预期寿命 < 1 年，或术后生活质量提高有限的患者，推荐行非手术治疗	II	B
无症状的重度 AS 患者：		
① LVEF < 50% 且无经股动脉入路 TAVR 解剖学限制的患者，SAVR 与 TAVR 之间的选择参考有症状的重度 AS 患者的推荐	I	B
②患者运动试验异常，主动脉瓣压差快速进展，BNP 为正常值 3 倍以上者，鉴于目前 TAVR 证据不足，建议行 SAVR 治疗	II	B
③ LVEF ≥ 50%，如患者年龄 < 65 岁或预期寿命 > 20 年，只要有瓣膜置换指征，推荐行 SAVR	I	A
特殊情况：		
①对于 BAV 患者，干预指征参考三叶式主动脉瓣，需要在经验丰富的瓣膜中心进行患者个体化评估，并由两位以上独立术者共同决定是否行 TAVR	I	B
②对于单纯 AR 患者，我国是目前少数拥有上市 TAVR 瓣膜产品的国家，队列研究提示了较为满意的中期临床结果。对于有外科干预指征的主动脉瓣三叶瓣患者，如果外科高危，且患者 TAVR 术后预期有 ≥ 1 年的有质量生活，建议行 TAVR	II	C
③对于外科高危或不能行外科手术的主动脉瓣生物瓣衰败患者，经 MDT 综合评估后，建议行瓣中瓣 TAVR	II	B
④对于危重症 AS 患者，建议先行主动脉瓣球囊扩张术，作为 SAVR 或 TAVR 的过渡治疗	II	C

注：LVEF. 左心室射血分数；TAVR. 经导管主动脉瓣置换术；SAVR. 外科主动脉瓣置换术；STS. 美国胸外科医师协会

第五节　主动脉瓣关闭不全

一、定义及流行病学

主动脉瓣关闭不全（aortic regurgiation，AR）是指由主动脉瓣或瓣环、升主动脉等病变引起的主动脉血液反流至左心室，引起一系列症状的疾病。

从病程长短来看，主动脉瓣关闭不全可分为急性 AR 和慢性 AR。急性 AR 最常见的是由心内膜炎（IE）或主动脉疾病引起的异常；主要是主动脉夹层引起。急性 AR 也可能作为经导管手术或胸部钝性创伤后的医源性并发症而发生。左心室急性容量超负荷通常会导致严重的肺充血及前向心排血量低。紧急诊断和快速干预可以挽救生命。慢性 AR 患者病程缓慢，左心室容量和压力逐渐增加通过心室扩张和肥大来适应左心室的超负荷。与急性 AR 患者不同，慢性 AR 患者的症状出现较晚，因此，医师应注意不要错过适当的手术时机。

AR 是由于主动脉瓣尖部或主动脉根部的先天性或后天性异常导致 3 个尖瓣接合不充分而引起的。其机制是瓣膜尖点本身的结构变化，例如风湿性或与年龄相关的退行性变化，或主动脉根部扩张但尖点正常。与室间隔缺损相关的 AR 是由于出口型（上嵴型）患者右冠状动脉瓣突出导致瓣膜脱垂引起的，尽管主动脉瓣本身没有结构变化。出口型（上嵴型）常见于亚洲人群，被视为先天性疾病和 AR 的潜在原因。

AR 的发病率和严重程度随着年龄的增长而增加，在 40 ～ 60 岁达到顶峰。在美国和其他高收入国家，慢性严重 AR 的最常见原因是钙化主动脉瓣膜疾病、钙化二尖瓣疾病和主动脉根部扩张、升主动脉或心包的原发性疾病。风湿性心脏病是许多中低收入国家 AR 的主要原因。对于钙化性瓣膜疾病，瓣膜反流常伴有 AS，但反流程度通常为轻度至中度。

在美国和英国的两项大型研究中，英国一般人群中临床重度 AR 的患病率为 0.5% ～ 1.6%，75 岁及以上人群的患病率为 2.0%，轻度 AR 更常见，该研究中 13% 的男性和 8.5% 的女性患有轻度或重度 AR。非洲裔美国人队列中，中度或重度 AR 的患病率与美国普通人群相同，均为 0.5%。

而在由 3500 名美洲原住民组成的队列中，发现中度或重度 AR 的患病率略高，发病率为 3.5%。在欧洲，AR 的病因是在一项包括 4900 例患者的多中心研究中估计的。最常见的病因是退行性病变（50%），其次是先天性和风湿性疾病（15%），以及心内膜炎（7%）。

AR 可根据其定义和瓣膜运动分为 3 类，并且根据主动脉瓣尖点运动将 AR 分为Ⅰ～Ⅲ型。

Ⅰ型患者的尖瓣运动正常，AR 是由主动脉根部扩张或尖瓣穿孔引起的。该型又可细分为：Ⅰa 型，从窦管交界处向升主动脉扩张；Ⅰb 型，瓦氏（Valsalva）窦和窦管交界处扩张；Ⅰc 型，心室 - 主动脉交界处扩张；Ⅰd 型，尖点穿孔。Ⅰa 型常由动脉硬化引起，Ⅰb、Ⅰc 型常由马方综合征引起；Ⅰd 型是由感染性心内膜炎或外伤引起的。

Ⅱ型是由于瓣叶脱垂，Ⅲ型是由于瓣叶限制，可能见于二尖瓣、退行性或风湿性瓣膜疾病，是由于主动脉瓣钙化、增厚和纤维化导致的。对 AR 的功能分类医师在进行外科手术时会考虑。

二、主动脉瓣关闭不全的循证治疗

（一）药物治疗
指南建议见表 8-4。

表 8-4　ACC/AHA 指南关于 AR 患者药物治疗推荐意见

推荐意见	推荐级别	证据水平
对于无症状的慢性 AR 患者（B 期和 C 期），建议治疗高血压（收缩压 > 140mmHg）	I	B
对于有症状和（或）左心室收缩功能障碍（C2 期和 D 期），但手术风险过高的严重 AR 患者，建议使用 ACEI、ARB 和（或）沙库巴曲 / 缬沙坦进行 GDMT 来降低 LVEF	I	B

注：ACEI. 血管紧张素转化酶抑制剂；ARB. 血管紧张素 II 受体阻滞剂；GDMT. 指南指导的药物治疗

（二）手术治疗
指南建议见表 8-5。

表 8-5　ACC/AHA 指南关于 AR 患者手术治疗推荐意见

推荐意见	推荐级别	证据水平
对于有症状的严重 AR（D 期）患者，无论左心室收缩功能如何，都需要进行主动脉瓣手术	I	B
对于患有慢性严重 AR 和 LV 收缩功能障碍（LVEF ≥ 55%）（C2 期）的无症状患者，如果没有发现收缩功能障碍的其他原因，则需要进行主动脉瓣手术	I	B
对于因其他适应证而接受心脏手术的严重 AR 患者（C 期或 D 期），需要进行主动脉瓣手术	I	C
对于重度 AR 且左心室收缩功能正常（LVEF > 55%）的无症状患者，当左心室严重扩大（LVESD > 50mm 或 LVESD > 25mm/m²）时，主动脉瓣手术是合理的	IIa	B
对于因其他适应证而接受心脏或主动脉手术的中度 AR 患者（B 期），主动脉瓣手术是合理的	IIa	C
对于严重 AR 和静息时 LV 收缩功能正常（LVEF > 55%；C1 期）且手术风险较低的无症状患者，当 LVEF 至少在 3 项系列研究达到低正常范围（LVEF 55% ～ 60%）或 LV 扩张逐渐增加至严重范围（LV 舒张末期 LVEDD > 65mm）	IIb	C
对于有 SAVR 指征且适合手术的孤立性严重 AR 患者，不应进行 TAVR	IIa	C

注：LVEF. 左心室射血分数；LVESD. 左心室收缩期末内径；LVEDD. 左心室舒张期末内径

第六节　肺动脉瓣狭窄

一、定义及流行病学

肺动脉狭窄（pulmonary stenosis/pulmonary artery valvular stenosis，PS/vPS）根据狭窄部位分为瓣膜性、瓣下性和瓣上性。最常见的是先天性异常引起的，瓣膜性 PS 占先天性心脏病的 8%～12%，多种遗传综合征与 vPS 相关，最常见的是努南综合征，占所有右心室流出道梗阻病例的 80%～90%。瓣膜性 PS 最常见的是孤立性瓣膜性 PS，但也常与其他先天性心脏病相关，例如房间隔缺损、室间隔缺损或动脉导管未闭。此外，也经常有多个 PS 狭窄病变共存，如法洛四联症中所见的瓣膜 PS 和瓣下 PS。PS 的发病年龄和症状取决于其狭窄程度，重症 PS 患者在新生儿期需要紧急治疗，而轻度 PS 患者终身无症状。大多数轻度或中度 PS 患者通常是在听诊时偶然发现的。

PS 引起的肺动脉高压（pulmonary artery hypertension，PH/PAH）是先天性心脏病（congenital heart disease，CHD）患者的一个重要预后因素，在患者妊娠期间、修复性心脏手术或其他重大手术之前需要特别注意是否存在这类情况。2020 年欧洲心脏病学会（european society of cardiology，ESC）在《欧洲心脏杂志》上对 PH 的定义是静息时有创测量的平均肺动脉压（PAP）≥ 25mmHg；或者 PAP > 20mmHg，但肺血管阻力（PVR）> 3 个单位，并根据平均肺动脉楔压（PAWP），PAP 及 PVR 将 PH 分为毛细血管前 PH、孤立的毛细血管后 PH、合并毛细血管前与后的 PH。之所以如此分类，是因为毛细血管前 PH 这类患者中，其肺部血管阻力的增加是由于遗传背景、修饰基因、血管剪切应力和环境触发因素驱动的阻塞性肺血管病所致。而毛细血管后 PH 对 PAH 靶向治疗无效。PAH-CHD 的临床亚型包括伴有先天性全身肺分流的 PAH、艾森门格综合征、修复性缺损及与 CHD 同时出现 PAH，通常伴有小缺损。Fontan 循环是肺血管疾病（PVD）的另一种病症，有时还会导致 PVR 升高。上述 PAH 患者的 PAP 增加更常见于毛细血管后 PH[由心室充盈压增加和（或）主动脉瓣膜反流引起]。在复杂性 CHD 中，PAH 可能仅限于肺血管床的某些部分（节段性 PAH）。这种情况最常见于合并室间隔缺损的复杂性肺闭锁。尽管 PAH-CHD 可以发生在任何年龄的男性和女性中，但该疾病在女性中更常见，并且随着生物学年龄和缺损闭合时的年龄而增加。缺损修复后，PAH-CHD 中的性别差异消失。2020 年，欧洲人群研究报告称，CHD 患者中 PAH 的患病率为 3.2%。

目前，我们对肺动脉高压的了解和应对措施大多来自高收入国家，从这些国家中得到的流行病学数据显示，即使是轻度肺动脉高压也与死亡和过早死亡风险增加相关。然而，更有可能的是，低收入和中等收入国家在 PAH 疾病上承受的负担更大。因为这些国家居住着约 84% 的世界人口，而且 PAH 并发症患病率较高。这包括未矫正的先天性心脏病、风湿性心脏病、心肌病、慢性肺病 [特别是肺结核、慢性阻塞性肺疾病、地方性感染（艾滋病、血吸虫病）]、结缔组织病和其他疾病、隐匿性肺动脉高压。许多患者在疾病进展后期才被诊断出来并转诊至心脏或肺科专科中心。

在中低收入国家，PAH 患者的发病与治疗情况，因获得风湿性心脏病的高可能性和治疗干预机会减少而逐渐恶化。在全球范围内，准确描述肺动脉高压流行病学的信息有限，因此未来需要更好地定义肺动脉高压的自然史、临床病程和病死率。尽管根据目前报道，用于收集运动血流动力学数据的中心和研究之间存在差异，但运动期间 CO 含量的增加导致 PAP/CO 升高，会导致不良的 PAH 结果。平均 PAP/CO 斜率 $\geq$ 0.3mmHg/（L·min）被视为有 PAH 致病的可能。弗雷明汉心脏研究中一项针对 2500 名成年人的研究，是利用 CT 来定量尸检时 PH 的远端肺血管损失（即"血管修剪"）特征，发现小血管体积与肺动脉高压之间存在显著的死亡率相关性。小血管横截面积（5mm^2）与实质内血管总体积相比，血管修剪最严重的个体的死亡率高出 2.64 倍 [95% CI：1.30，5.39；P=0.000 8]。多项研究表明无 CT 异常的 PAH 患者（78%）与那些肺实质疾病的患者相比，5 年生存率更高。

社会经济参数和及时获得医疗救助的机会也是影响患者疾病进程的主要因素。在经验丰富的医疗中心进行及时识别、治疗和随访对患者病情更加有利。最近一项针对肺动脉高压协会登记处登记个人的前瞻性研究发现，与非西班牙裔白人患者相比，西班牙裔患者更有可能获得医疗补助或未投保（分别为 25% $vs.$ 12% 和 7.1% $vs.$ 1.4%），并且需要更频繁的医疗救助。此外，在治疗进展的同时，还应围绕医疗服务的可及性和负担能力进行讨论，特别是在地理位置偏僻的地区，PAH 患者的死亡率更高。最近一项基于索赔的全美国 PH 患者队列研究发现，与居住在大城市的患者相比，居住在农村的 PAH 患者死亡风险更高。

毒品滥用也会导致 PAH 患者发病率、死亡率更高。甲基苯丙胺（冰毒）是一种在社会经济地位较低人群中常用的毒品种类，使用这类药物 / 毒品的人群，通常有着较低的收入、受教育水平和就业水平。与不使用甲基苯丙胺的人相比，此类人群发生 PAH 的风险增加 42%（HR=1.42；95%CI：1.26，1.60）。上述数据显示了甲基苯丙胺相关性肺动脉高压（meth-APAH）的特点：meth-APAH 患病人群年龄更小、心脏指数更低、心功能等级更低。与瘦人相比，肥胖者更容易发生 PAH。然而，目前尚不清楚肥胖是否直接调节血管重塑，或者肥胖是否只是高危患者中一种高度普遍的并发症。

二、肺动脉瓣狭窄的循证治疗

目前肺动脉瓣狭窄的治疗主要依赖手术，手术治疗主要有两种方式。

（一）球囊瓣膜成形术

球囊瓣成形术用于 PS 始于 40 年前，其被认为是 PS 的一线治疗方法，通常可以成功缓解瓣膜阻塞。许多早期研究表明，在儿童和成人患者中，使用球囊瓣膜成形术可以缓解右心室流出道的急性梗阻，且并发症少，但当球囊与瓣环（BAR）直径比过大可能会增加严重瓣膜反流的风险。

（二）肺动脉瓣置换术

肺动脉瓣置换术（pulmonary valve replacement，PVR）是先天性心脏病手术中最常见的手术之一，与主动脉疾病类似，依然分为经外科肺动脉瓣置换术（surgical pulmonary valve replacement，SPVR）和经导管介入肺动脉瓣置换术（trans-catheter pulmonary valve replacement，TPVR）。

TPVR 适用于大多数 PS 患者，但瓣膜环状发育不全、牙尖发育不良或严重 PR 患者除外。手术干预仅适用于导管干预困难或不成功的情况，或伴有先天性心脏病需要手术修复的情况。经导管干预的安全性已经确立，死亡率和主要并发症发生率均低于 1%。就疗效而言，据报道经导管干预对成人和儿童患者都是有效的。应注意经导管介入治疗后 PR 等并发症，指南建议见表 8-6。

表 8-6　AHA 指南关于 PS 手术的推荐建议意见

推荐意见	推荐级别	证据水平
对于有严重 PS 症状 [心力衰竭、右向左分流发绀和（或）运动不耐受] 的患者，建议进行球囊瓣膜成形术；对于不适合球囊瓣膜成形术或球囊瓣膜成形术失败的患者，建议进行手术修复	I	C
对于有症状的中度 PS 患者 [心力衰竭、右向左分流发绀和（或）运动不耐受] 行球囊瓣膜成形术或手术修复	Ⅱa	C
对于无症状的重度 PS 患者采取球囊瓣膜成形术或手术修复	Ⅱa	C
对于无症状婴儿，3 ~ 6 个月的完全手术矫治是合理的，可减少住院时间、不良事件发生率。对于大多数有症状的新生儿，姑息治疗（球囊瓣膜成形术）和初级完全手术矫正都是有用的治疗方法。姑息性手术的目的是在不纠正潜在冠心病的情况下尽量减少症状，这些儿童由于解剖结构、年龄或其他高危特征（早产、低出生体重、肺炎、败血症、脑出血、多器官衰竭）而不能接受矫正手术。姑息性手术可以为随后的确定性或姑息性手术做好循环准备	Ⅱa	C
尽管一些姑息性手术现在已经过时，但最近又有一些姑息性手术作为混合手术的一部分重新流行起来，对于这些高危患者，姑息治疗可能是首选；而且，在符合解剖要求的患者中，TPVR 可能比姑息手术更有利	Ⅱa	B

注：TPVR. 经导管介入肺动脉瓣置换术；PS. 肺动脉狭窄

非手术治疗目前没有明确的临床证据，但 AHA 指南仍建议如下：

（1）建议患有 CHD 且确诊为毛细血管前 PH 的患者不要受孕。

（2）对所有 CHD-PAH 患者进行风险评估，对于具有修复后的简单病灶和毛细血管前 PH 的低风险和中风险患者，建议初始口服联合治疗或序贯联合治疗，高风险患者应接受初始联合治疗，包括肠外前列腺素类药物。

（3）对于运动能力降低（6min 行走测试距离＜ 450m）的艾森门格综合征患者，应考虑采用初始内皮素受体拮抗剂（endothelin receptor antagonist, ERA）单药治疗（如波生坦），如果患者未能改善，则应考虑联合治疗。目前的三联疗法（塞来昔布添加到马昔腾坦 / 他达拉非）与双联疗法（马昔腾坦 / 他达拉非）治疗 PAH 事件的研究提示，联合治疗提高了 PAH 患者的 5 年生存率，接受三联治疗的患者 5 年生存率显著提高了 91%。

第七节　混合瓣膜病（二尖瓣主动脉瓣疾病）

一、定义及流行病学

混合瓣膜病是单个瓣膜狭窄和反流，或 2 个单独瓣膜狭窄或反流。混合瓣膜疾病对临床医师评估病变对心脏重塑、心室功能和干预时机的影响提出了特殊的诊断挑战。对于许多混合瓣膜病的患者来说，混合瓣膜病的症状和病理生理学改变与主要病变类似。当压力过载占主导地位时，通常会导致心室扩张和离心肥大；过去，混合瓣膜病主要归因于风湿性疾病，但现在更常见于退行性疾病或先前胸部放射治疗后，因此目前对其的治疗应遵循针对主要病变的指导原则。

多或混合瓣膜心脏病（valvular heart disease，VHD）是临床中非常普遍的情况。在欧洲心脏调查中，在 20% 的无干预 VHD 患者和 17% 接受干预的患者中观察到多发性 VHD（定义为至少 2 种，中度 VHD）。美国胸外科医师学会数据库，2003—2007 年接受手术的患者中，11% 进行了双瓣膜手术（置换或修复），最常见的是主动脉瓣和二尖瓣，1% 的病例进行了三瓣膜手术。在瑞典的一项全国性研究中，该研究基于出院代码，但未量化瓣膜功能障碍，多发性 VHD 占所有心脏瓣膜病患者的 11%。最常见的关联是主动脉瓣狭窄（aortic stenosis，AS）加主动脉瓣反流（aortic valve regurgitation，AR）、AS 加二尖瓣反流（mitral reflux，MR）以及 AR 加 MR。

二、循证治疗

对不同组合的多瓣膜病治疗，指南建议见表 8-7。

表 8-7　ACC/AHA 指南对于不同组合多瓣膜病的推荐意见

推荐意见	推荐级别	证据等级
AS 和 AR：		
①对于合并 AS 和 AR 且峰值跨瓣射流速度至少 4.0m/s 或平均跨瓣梯度至少 40mmHg 的有症状患者，建议使用 AVR	I	B
②对于合并 AS 和 AR 的无症状患者，喷射速度≥ 4.0m/s，LVEF < 50%，建议使用 SAVR	I	C
AS 和 MR：		
①合并 AS 和 MR 的患者面临着一个困难且复杂的决策过程，需要由 MDT 与患者共同决策来制订。总体而言，严重 AS 和严重原发性 MR 患者最好采用 SAVR 和二尖瓣手术治疗，除非手术风险很高	/	/
②如果手术风险较高，分阶段手术（先进行 TAVR，然后进行二尖瓣缘对缘修复）可能会有效	/	/
③如果存在严重 AS 和严重的继发 MR，可以选择 SAVR 和二尖瓣手术或分阶段 TAVR 和二尖瓣 TEER 手术		

续表

推荐意见	推荐级别	证据等级
MS 和 MR： ①混合型 MS 和 MR 经常发生在风湿性瓣膜疾病患者 ②有时，有严重二尖瓣环钙化的患者可能会出现混合型 MS/MR。无症状的混合性疾病可能是良性的，因为 MS 可以保护左心室免受纯 MR 严重容量超负荷的影响。如果利尿剂治疗不能缓解症状，则可能需要进行二尖瓣置换术，但仅应在有严重限制性症状的患者中进行	/	/

注：AS. 主动脉瓣狭窄；AR. 主动脉瓣反流；MR. 二尖瓣反流；MS. 二尖瓣狭窄

（王辉波）

参 考 文 献

党梦秋，范嘉祺，朱齐丰，等 . 经导管主动脉瓣置换术中国专家共识 (2020 更新版)[J]. 心电与循环，2021，40(1).

潘湘斌，韩雅玲，胡盛寿 . 经导管主动脉瓣置换术临床实践指南 [J]. 中华医学杂志，2023，103(12): 886-900.

Akinseye OA, Pathak A, Ibebuogu UN. Aortic Valve Regurgitation: A Comprehensive Review [J]. Current Problems in Cardiology, 2018, 43(8): 315-334.

Aluru JS, Barsouk A, Saginala K, et al. Valvular heart disease epidemiology[J]. Medical Sciences, 2022, 10: 32.

Baumgartner H, De Backer J, Babu-Narayan SV, et al. 2020 ESC Guidelines for the management of adult congenital heart disease [J]. European Heart Journal, 2020, 42(6): 563-645.

Boskovski MT, Gleason TG. Current therapeutic options in aortic stenosis [J]. Circulation Research, 2021, 128(9): 1398-1417.

Chioncel O, Adamo M, Nikolaou M, et al. Acute heart failure and valvular heart disease: A scientific statement of the Heart Failure Association, the Association for Acute CardioVascular Care and the European Association of Percutaneous Cardiovascular Interventions of the European Society of Cardiology [J]. European Journal of Heart Failure, 2023, 25(7): 1025-1048.

Coffey S, Roberts-Thomson R, Brown A, et al. Global epidemiology of valvular heart disease[J]. Nat Rev Cardiol, 2021, 18: 853-64.

Hahn RT. Tricuspid regurgitation[J]. New Engl J Med, 2023, 388: 1876-1891.

Harky A, Botezatu B, Kakar S, et al. Mitral valve diseases: pathophysiology and interventions[J]. Prog Cardiovasc Dis, 2021, 67: 98-104.

Izumi C, Eishi K, Ashihara K, et al. JCS/JSCS/JATS/JSVS 2020 guidelines on the management of valvular heart disease[J]. Circ J, 2020, 84: 2037-2119.

Johnson S, Sommer N, Cox-Flaherty K, et al. Pulmonary hypertension: a contemporary review [J]. Am J Respir Criti Care Med, 2023, 208(5): 528-548.

Mantovani F, Fanti D, Tafciu E, et al. When aortic stenosis is not alone: epidemiology, pathophysiology, diagnosis and management in mixed and combined valvular disease [J]. Front Cardiovasc Med, 2021, 8: 744497.

Miller J R, Stephens EH, Goldstone AB, et al. The American Association for Thoracic Surgery (AATS) 2022 expert consensus document: management of infants and neonates with tetralogy of Fallot [J]. J Thorac Cardiovasc Surg, 2023, 165(1): 221-250.

Morray BH, McElhinney DB. Semilunar valve interventions for congenital heart disease [J]. Journal of the American College of Cardiology, 2021, 77(1): 71-79.

National Insititute for Health and Care Excellence. Heart valve disease presenting in adults: investigation and management NICE guideline, 2021.

Nguyen SN, Vinogradsky AV, Sevensky R, et al. Use of the inspiris valve in the native right ventricular outflow tract is associated with early prosthetic regurgitation [J]. J Thorac Cardiovasc Surg, 2023, 166(4): 1210-1221, e8.

Otto CM, Nishimura RA, Bonow RO, et al. 2020 ACC/AHA Guideline for the Management of Patients With Valvular Heart Disease [J]. Cardiology, 2020.

Otto CM, Nishimura RA, Bonow RO, et al. 2020 ACC/AHA guideline for the management of patients with valvular heart disease[J]. executive summary: a report of the American College of Cardiology/American Heart Association Joint Committee on Clinical Practice Guidelines[J]. Circulation, 2021, 143(5): e35-e71.

Pawade T, Sheth T, Guzzetti E, et al. Why and How to Measure Aortic Valve Calcification in Patients With Aortic Stenosis [J]. JACC: Cardiovascular Imaging, 2019, 12(9): 1835-1848.

Peters A S, Duggan J P, Trachiotis G D, et al. Epidemiology of Valvular Heart Disease [J]. Surgical Clinics of North America, 2022, 102(3): 517-528.

Rajiah P S, Sardá M J, Ashwath R, et al. Palliative Procedures for Congenital Heart Disease: Imaging Findings and Complications [J]. RadioGraphics, 2023, 43(4).

Rosenzweig E B, Abman S H, Adatia I, et al. Paediatric pulmonary arterial hypertension: updates on definition, classification, diagnostics and management [J]. European Respiratory Journal, 2019, 53(1): 1801916.

Spinka G, Bartko PE, Heitzinger G, et al. Guideline directed medical therapy and reduction of secondary mitral regurgitation. European heart journal cardiovascular imaging, 2022, 23: 755-764.

Unger P, Pibarot P, Tribouilloy C, et al. Multiple and Mixed Valvular Heart Diseases [J]. Circulation: Cardiovascular Imaging, 2018, 11(8): e007862.

Uretsky S, Gillam L D. Aortic and Mitral Regurgitation: Similar Yet Different [J]. Circulation: Cardiovascular Imaging, 2023, 16(3): e015266.

Vahanian A, Beyersdorf F, Praz F, et al. 2021 ESC/EACTS Guidelines for the management of valvular heart disease [J]. Eur Heart J, 2021, 43(7): 561-632.

Vonk Noordegraaf A, Groeneveldt J A, Bogaard H J. Pulmonary hypertension [J]. European Respiratory Review, 2016, 25(139): 4-11.

Weaver KN, Chen J, Shikany A, et al. Prevalence of genetic diagnoses in a cohort with valvar pulmonary stenosis [J]. Circ Genom Precis Med, 2022, 15(4): e003635.

第 9 章

心包疾病

心包分为脏层和壁层，脏层心包是附着于心脏外膜的单层间皮细胞所组成的浆膜。壁层心包是包绕心脏大部分的约 2mm 厚的纤维性膜。壁层心包几乎没有细胞，富含胶原纤维和弹性纤维，胶原纤维占主要部分。心包在低强度牵拉时呈波束状，当牵拉力增大时，波束状被拉直而使组织僵硬度增强。脏层心包在近大血管起源处折返，和壁层心包相延伸并成为内层。脏层和壁层心包之间为心包腔，正常情况下，腔内有 10 ～ 50ml 浆液，其性质为血浆超滤液，主要有润滑作用。心包主要由主动脉横膈神经丛支配，负责痛觉的传入。

心包对生命的维持十分重要。正常心包最主要的功能是起到控制心脏容量的作用。当心脏搏动时，心包可以遏制心脏扩大，避免心室充盈压力升高时，造成二尖瓣和三尖瓣反流；当左心扩大时，心包可以遏制右心的充盈，从而避免肺水肿的发生。而当心室收缩时，心包腔内的负压有助于心房的充盈。

心包疾病的范围较广，包括先天性心包缺如、心包炎（纤维蛋白性心包炎、心包积液、渗出缩窄性心包炎和缩窄性心包炎等）、心包肿瘤、心包积液和心包囊肿等。临床以急性心包炎和慢性缩窄性心包炎为最常见。心包疾病的分类方法尚不统一，而且各型之间可相互交叉，相互转化，也可同时存在几种类型。

第一节 急性心包炎

一、定义及流行病学

急性心包炎（acute pericarditis）为心包脏层和壁层的急性炎症性疾病。以胸痛、心包摩擦音、心电图改变及心包渗出后心包积液为特征。可以单独存在，也可以是某种全身疾病累及心包的表现。尽管心包疾病的发病率相对较高，但流行病学数据却很少，尤其是来自基层医疗机构的数据。心包炎是临床上最常见的心包疾病。据报道，在意大利的一个城市地区，急性心包炎的发病率为每年 27.7/10 万。心包炎占所有住院病例的 0.1%，占胸痛急诊病例的 5%。从芬兰国家登记处收集的数据显示，急性心包炎的标准住院发病率为每年 3.32/ 万。这些数据仅限于住院患者，因此可能只占少数病例，因为许多心包炎患者通常并不住院。据统计，16 ～ 65 岁男性患心包炎的风险（HR=2.02）高于女性，尤其是青壮年心包炎的风险差异最大。急性心包炎占所有心血管疾病住院患者的 0.20%。其院内死亡率为 1.1%，并随年龄增长和严重合并感染（肺炎或败血症）而增加。

二、循证治疗

急性心包炎治疗包括治疗原发病、解除心脏压塞、对症治疗。患者宜卧床休息，直至胸痛消失与高热消退。对于运动员，专家共识确定至少需要停止运动 3 个月，直到症状缓解和恢复正常。

阿司匹林和其他非甾体抗炎药（non-steroidal anti-inflammatory drug，NSAID）目前是心包炎的首选治疗药物。一项纳入 149 例心包切开术后综合征患者的双盲随机对照试验，评估布洛芬或吲哚美辛为期 10d 的疗效，发现布洛芬和吲哚美辛的有效率分别为 90.2% 和 88.7%。药物选择应考虑患者病史、合并症、曾经的用药史、伴随疾病状态及是否存在药物禁忌证等。一般建议，阿司匹林（750～1000mg，每 8 小时 1 次，每 1～2 周减量 250～500mg）、吲哚美辛（25～50mg，每日 3 次）或布洛芬（300～800mg，每 6～8 小时 1 次，每 1～2 周减量 200～400mg），剂量可根据患者症状严重程度及对药物的敏感度来调节，使用时间 1～2 周或直至心包积液消失。因使用剂量较大，要注意保护胃肠道，预防消化道出血。若胸痛严重时，可使用吗啡类药物和（或）皮质醇类激素。风湿性心包炎时应加强抗风湿治疗，一般用肾上腺皮质激素较好。结核性心包炎时应尽早开始抗结核治疗，应足量和长疗程，直至结核活动停止后 1 年左右再停药；有心包缩窄表现者，应及时做心包切除。化脓性心包炎时应根据药敏选择有效足量抗生素，可考虑多次心包穿刺抽脓和心包腔内注入抗生素，若疗效欠佳，应及早考虑心包切开引流。非特异性心包炎和病毒性心包炎常常具有自限性，但易复发，必要时肾上腺皮质激素可能有效。

全身性皮质激素治疗不推荐作为急性心包炎的一线治疗，一般仅限于结缔组织病、自身免疫病或尿毒症性心包炎，以及 NSAID 禁忌或治疗失败者，或者症状持续存在及复发者。一项针对连续复发性心包炎患者比较高剂量泼尼松和低剂量泼尼松的方案进行评估，发现接受高剂量的泼尼松治疗患者住院率和复发率都较低剂量泼尼松治疗组高。因此使用激素治疗时，建议中低剂量皮质类固醇持续数周，每 2～4 周减量 1 次，直到症状缓解和炎症指标正常化。

自 2004 年后，指南已推荐秋水仙碱为急性心包炎首发或复发的一线用药，作为 NSAID 的辅助治疗手段。一项纳入 249 例急性心包炎患者的多中心、随机、双盲试验，主要比较秋水仙碱与阿司匹林或布洛芬等常规抗炎药物对急性心包炎的疗效，结果表明秋水仙碱可以缩短急性心包炎的病程时间和减少心包炎复发。随后的一项纳入 1981 例急性心包炎患者的荟萃分析也证明了秋水仙碱对急性心包炎、心包炎复发的疗效。患者体重＜70kg，推荐 0.5mg，每日 1 次，≥ 70kg 者 0.5mg，每日 2 次，使用 3 个月，可根据患者病情决定使用时间，并在最后几周改为隔天一次。对初发心包炎及预防反复发作者亦可考虑单用秋水仙碱（1～2mg/d）治疗，或与 NSAID 合用。使用秋水仙碱要注意药物的相互作用，比如合用他汀类降脂药要注意肌毒性。大环内酯类和环孢素可降低秋水仙碱的清除率。对于＜ 5 岁的儿童、＞ 70 岁的老年人、肾功能不全患者，要调整剂量。

秋水仙碱治疗失败后复发性心包炎可考虑替代疗法，包括硫唑嘌呤和其他免疫抑制剂，静脉注射人免疫球蛋白（400～500mg/kg）连用 5d。避免应用抗凝剂（如华法林、肝素等），但继发于急性心肌梗死的心包炎和心房颤动者除外。在恢复期要避免剧烈运动。血清 CRP 检测可以用来指导治疗及评估治疗反应。

对于药物治疗没有疗效的复发性心包炎患者，最后的治疗选择是心包切除术。然而，仅有少许研究支持。一项回顾性研究发现，接受手术治疗的复发性心包炎患者比接受药物治疗的复发性心包炎患者复发率更少。

欧洲心脏病学会（ESC）指南建议如下：

1. 急性心包炎低风险患者可以门诊管理，而高危患者应入院治疗（至少有一个风险因素）（推荐意见 ESC，Ⅰ，B）。

2. 阿司匹林或非甾体抗炎药可以作为急性心包炎的一线治疗（推荐意见 ESC，Ⅰ，C）。

3. 必要时还可以联合秋水仙碱作为急性心包炎的一线治疗（推荐意见 ESC，Ⅰ，C）。

4. 在阿司匹林或 NSAID 和秋水仙碱禁忌时，以及排除了非感染性原因时，或者当有特定指征（如自身免疫病）时，应考虑低剂量皮质类固醇治疗急性心包炎（推荐意见 ESC，Ⅱa，C）。

5. 但不建议将皮质类固醇作为急性心包炎的一线治疗药物（推荐意见 ESC，Ⅲ，C）。

6. 非运动员急性心肌炎应考虑限制运动，直到症状消失并使 CRP、ECG 和心电图正常化（推荐意见 ESC，Ⅱa，C）。

7. 对于运动员来说，应考虑运动限制的持续时间，直到症状缓解并使 CRP、ECG 和心电图正常化——建议至少 3 个月（推荐意见 ESC，Ⅱa，C）。

三、特殊类型心包炎

（一）病毒性心包炎

1. **流行病学**　在发达国家，大多数急性心包炎病例都是由病毒感染或自身反应引起的。引起病毒性心包炎的病毒有柯萨奇病毒 B 型、埃可病毒 8 型，以及腮腺炎病毒、流感病毒、巨细胞病毒、人类免疫缺陷病毒（HIV）、肝炎病毒、疱疹病毒等。其发病机制为病毒通过细胞溶解或细胞毒性作用介导免疫反应引起心包和心肌炎症。近些年 HIV 感染患者所致的心包炎有上升趋势，多数为 HIV 合并结核或病毒感染。

新冠肺炎大流行前全球心肌炎和心包炎的发病率为（10.2～105.6）/10 万。自疫情开始以来，美国疾病控制与预防中心估计，美国新冠肺炎感染导致心肌炎和心包炎的发病率从同期的 9/10 万上升到 150/10 万。新冠肺炎流行前，心包炎常见于 50 岁以下的年轻男性，男女比约为 2：1。新冠肺炎暴发后，一项针对 10 万例患者的研究发现，男性的新冠肺炎阳性检出率更高，死亡率高于女性。但并非所有研究都是如此。一项针对 20 万例患者的大型研究发现，尽管男性的住院率、重症监护室入院率和死亡率更高，但新冠肺炎阳性检出率并没有性别差异。

2. **循证治疗**　急性病毒性心包炎一般为自限性疾病，通常持续 1～3 周，可自行痊愈。阿司匹林或非甾体抗炎药用于病毒性心包炎患者的炎症和疼痛症状控制，增加秋水仙碱已被证明可缩短病情缓解时间，更快地控制症状，并在 18 个月内降低复发率。秋水仙碱应作为一线药物，可以通过防止白细胞迁移到心包抑制急性病毒性心包炎的炎症过程。因此，

秋水仙碱 [0.5mg（＜ 70kg）每日 1 次，可每隔一天 0.5mg；或 0.5mg（＞ 70kg）每日 2 次，可最后几周 0.5mg 一次]/ 阿司匹林（口服 750 ～ 1000mg，每 8 小时 1 次，每 1 ～ 2 周减量 250 ～ 500mg）/NSAID（300 ～ 800mg，每 6 ～ 8 小时 1 次，每 1 ～ 2 周减量 200 ～ 400mg）联合治疗可以改善与心包炎相关的症状和预防复发。大多数被诊断为急性病毒性心包炎的患者将接受为期 3 ～ 6 个月的秋水仙碱治疗，以减少未来复发的风险。因此，在急性病毒性心包炎患者的护理中，尤其是在急诊患者的护理过程中，应尽早进行必要的监测，这可能有助于降低未来不良反应的风险，并在提高药物治疗的依从性方面发挥重要作用。从历史上看，皮质类固醇长期以来一直被用于治疗心包炎，因为它们能迅速缓解症状。然而，皮质类固醇可以降低病毒清除率和增加病毒核酸在心包中复制，增加复发风险，故皮质类固醇不再被视为病毒性心包炎的一线治疗。建议仅使用于对阿司匹林 /NSAID 和秋水仙碱治疗有禁忌证或不能耐受的患者。

特异性病毒标志的识别有助于理解心包炎的发病机制，并可能通过区分病毒病因和自身反应性炎症来建立个体化病因驱动的特异性治疗方法。一些专家建议使用类似于心肌炎的抗反转录病毒治疗方法，然而，这些治疗方法仍在评估中，很少使用。对确诊的慢性或反复发作的病毒性心包炎，免疫球蛋白、α- 干扰素等疗效正在研究中。20% ～ 30% 的患者会反复发作，药物疗效不好者可考虑心包切除术。

指南建议如下：

不推荐使用皮质类固醇治疗病毒性心包炎（推荐意见 ESC，Ⅱa，C）。

（二）化脓性心包炎

1. 流行病学　化脓性心包炎在以往较为常见，自从抗生素药物在临床使用以来，本病的发生率仅占急性心包炎病例的 1%。主要致病菌为葡萄球菌、肺炎球菌、溶血性链球菌、革兰阴性杆菌、布鲁氏菌、沙门菌属、淋球菌、流感嗜血杆菌和其他少见的细菌，极少数由厌氧菌或混合感染引起。

化脓性心包炎通常为基础疾病进一步进展所致，其中脓胸（50%）或肺炎（33%）的致病菌为葡萄球菌、链球菌和肺炎球菌。而金黄色葡萄球菌（30%）和真菌（20%）主要的相关疾病为免疫抑制或胸部手术后。化脓性心包炎的感染来源有：①邻近的胸内感染直接蔓延，如肺炎、脓胸、纵隔脓肿及胸骨、肋骨、脊柱的骨髓炎等；②败血症时血行播散；③胸腔手术或创伤术后早期感染的直接蔓延，或心包穿入性损伤排入细菌；④与感染性心内膜炎有关。由膈下脓肿，如肝脓肿蔓延或穿膈而来。

2. 循证治疗　化脓性心包炎应积极治疗，如果治疗不及时，可导致死亡。通过综合治疗，85% 的病例能够存活下来，并有良好的长期预后。应经验性地大剂量静脉使用抗生素，再根据心包积液、血或痰培养结果调整用药，感染被控制后应维持 2 周。将感染性心包炎患者的标本进行培养，并进行菌种鉴定，对革兰阳性菌和革兰阴性菌进行药敏试验，结果发现革兰阴性菌多于革兰阳性菌，且真菌和结核分枝杆菌均被检出，药敏结果表明革兰阳性菌和革兰阴性菌对部分第三代头孢类、第三代喹诺酮类及氨基糖苷类耐药。因此在治疗感染性心包炎时需进行药敏试验，减少经验用药。若患者病情危重，可以考虑使用阿米卡星等药物治疗。除了使用足量的抗生素外，引流也至关重要。早期彻底的心包引流有助于预防缩窄性心包炎。一般不主张多次心包穿刺抽脓。如果脓液黏稠不能彻底引流或心包内广泛粘连分隔成多个小腔的患者，必须行心包切除术，以防止缩窄性心包炎的发生。同时，营养支持治疗也十分重要，特别是中毒症状明显、不能进食的患者，有时需给予深静脉高营养支持，必要时反复多次输新鲜血。在过去，对化脓性心包炎缺乏特异性治疗，它的死亡率几乎为 100%。自采用心包切开引流术后，死亡率锐减至 20% ～ 50%。抗生素、心包切开引流及营养支持疗法联合使用后，死亡率大大减低。但因本病同时尚有严重的原发病存在，故如治疗不及时，死亡率仍可很高，部分死者生前未做出明确诊断。在少数恢复期的患者，出现无菌性心包炎伴关节炎、胸膜炎等，可能与自身免疫反应有关。

指南建议如下：

（1）化脓性心包炎可考虑静脉滴注抗生素治疗（推荐意见 ESC，Ⅰ，C）。

（2）若患者可耐受或积液量较多，可以考虑剑突下心包切开术和心包腔冲洗术（推荐意见 ESC，Ⅱa，C）。

（3）考虑对致密粘连、包裹性或浓稠化脓性积液、复发性填塞、持续性感染和进展为缩窄性心包炎的患者进行心包切除术（推荐意见 ESC，Ⅱa，C）。

（三）肾衰竭并发心包炎

1. **流行病学**　肾脏疾病和终末期肾病可能与心包受累有关。在尿毒症患者中可发现两种不同的病理改变。①尿毒症性心包炎：肾替代治疗前或开始治疗 8 周内，接受透析后不久，6% ～ 10% 的急、慢性进展性肾衰竭患者，其与脏层和壁层心包的炎症有关，常为纤维蛋白性心包炎，极少数患者可为无菌的浆液纤维蛋白性或血性渗液。这种心包炎一般是无症状的，常在查体时闻及心包摩擦音。②透析性心包炎：透析治疗稳定后（通常在开始治疗后≥8 周），13% 的长期血液透析患者，也可见于腹膜透析患者，与透析不充分和（或）透析液超负荷有关。

2. **循证治疗**　未透析或接受透析后不久出现尿毒症性心包炎，通过血液透析或腹膜透析，50% 以上患者的胸痛和心包积液可好转。研究发现，未曾透析的尿毒症性心包炎患者，在接受透析后 2 周内 87% 的患者病情好转，而长期接受透析的透析心包炎仅 53% 有反应。由于尿毒症患者的心包积液往往是带血的，因此在开始透析的患者中应仔细考虑或避免使用抗凝剂。无症状的中等量心包积液常在透析后很快消退，对少量无症状的心包积液无须治疗，仅需定期心脏超声随访即可。大量心包积液的患者，通常需 10d 至 3 周，积液才可以消退。

药物治疗可以考虑阿司匹林（每 8 小时 750 ～ 1000mg，持续 1 ～ 2 周）或吲哚美辛（每 8 小时 600mg，持续 1 ～ 2 周）作为一线药物。非甾体抗炎药的选择是基于副作用、疗效和患者病史。低剂量皮质类固醇 [泼尼松 0.2 ～ 0.5mg/（kg·d）] 可被视为因不良反应、禁忌证或非甾体抗炎药失效而无法服用 NSAID 的住院患者。

长期透析的尿毒症患者的心包炎，血液滤过和强化透析有一定的疗效。强化透析无效的患者，非甾体抗炎药物和皮质类固醇的疗效也有限。有心脏压塞或大量心包积液的患者，则进行心包穿刺抽除渗液或剑突下心包切除术，同时心包腔内滴注甲泼尼龙，每 6 小时 50mg，共 2 ～ 3d。由于死亡率高，心包切除术仅限于反复发作有严重症状的患者。心包切除术是治疗局限性心包炎的最终方法，其成功率 > 97%，复发率 < 1%，手术死亡率 < 1%。

在一项早期研究中发现，心包切除术可用于反复心包引流后复发的大心包积液。

指南建议如下：

（1）尿毒症患者心包炎应考虑透析（推荐意见 ESC，Ⅱa，C）。

（2）当透析充足的患者出现心包炎时，应考虑加强透析（推荐意见 ESC，Ⅱa，C）。

（3）若强化透析有效时，可能会考虑非甾体抗炎药和皮质类固醇（全身或心包内）（推荐意见 ESC，Ⅱb，C）。

（4）透析无反应患者可考虑心包抽吸和（或）引流（推荐意见 ESC，Ⅱb，C）。

（5）秋水仙碱是心包炎和严重肾功能损害患者的禁忌用药（推荐意见 ESC，Ⅲ，C）。

（四）系统炎症和自身炎症性疾病的心包炎

全身性自身免疫病的心包受累可能是症状性的（心包炎和有症状的心包积液），也可能是无症状的（通常是心包积液），通常会反映潜在疾病的活动程度。有 5% ～ 15% 的急性或复发性心包炎患者可能患有全身性自身抗体性疾病。常见于系统性红斑狼疮、干燥综合征、类风湿关节炎和硬皮病，少见于血管炎、结节病和炎性肠病。如果临床特征表明可能存在系统性自身免疫病，则需要与专家咨询合作进行有针对性的病因研究。该治疗特别针对控制系统性基础病。

1. 类风湿性心包炎

（1）流行病学：类风湿关节炎是一种病因不明的慢性全身性炎症性疾病，主要累及关节。但在疾病过程中，大于 10% 的患者患有心包炎。在类风湿关节炎患者中，尽管多达 1/3 的患者有心包积液，但超声心动图发现心包积液的检出率为 30% ～ 50%，而且有症状的心包炎仅为 10% ～ 25%。类风湿性心包炎常见于病程长，有严重关节畸形，伴局部骨吸收、肌肉萎缩，皮下结节类风湿因子阳性的患者。

（2）循证治疗：本病常可自愈。对于类风湿关节炎合并心包炎同时加重的患者，治疗急性心包炎或无症状性心包积液是首要同时也是最重要的防止恶化的有效方法。大剂量阿司匹林或 NSAID 对心包积液十分有效。导致心脏压塞的积液应当及时引流，这样可在治疗压塞的同时在患者接受免疫抑制治疗前可明确不存在其他原因导致的心包积液，如感染。一般而言，对于基础疾病恶化的治疗反应较慢且不确定，所以不提倡长期观察等待以期望大面积的心包积液会逐渐减少这一看法。秋水仙碱治疗也被证实对再发患者有效。而在有些接受抗肿瘤坏死因子治疗的患者中，心包积液的产生可能是药物导致而非疾病导致。尚无确切证据表明，心包内注射激素可改善预后。反复发作的心脏压塞及大面积心包积液是心包开窗手术治疗的有效适应证。

2. 系统性红斑狼疮性心包炎

（1）流行病学：心包炎是系统性红斑狼疮最常见的心血管受累表现，发生率为 20% ～ 45%。由于多数系统性红斑狼疮患者接受激素、免疫抑制剂等治疗，故应注意排除化脓性、真菌性或结核性心包炎的可能。

（2）循证治疗：通过积极治疗原发病，大多数患者的心包炎症状会好转。低剂量的 NSAID 和皮质类固醇 [泼尼松 0.2 ～ 0.5mg/（kg·d）]，以及秋水仙碱辅助治疗有效。大多数疾病恶化的患者对糖皮质激素或免疫抑制剂治疗有反应。10% ～ 20% 的 SLE 患者可能出现继发于心脏压塞的血流动力学损害。因此，建议住院监测血流动力学并发症并治疗直到病情平稳。闭式引流联合糖皮质激素治疗对于此类患者具有较好的效果。然而，相当一部分心脏压塞患者仍需心包开窗治疗而非使用大剂量糖皮质激素。对缩窄性心包炎患者可施行心包切除术。

3. 硬皮病

（1）流行病学：系统性硬化病也称为"硬皮病"，这种疾病的特点是相关器官纤维化导致胶原蛋白产生过多。进行性全身硬化病中约有 10% 可出现急性心包炎。临床表现为胸痛及心包摩擦音。超声心动图检出心包积液发病率高达 40%。大多数为少量且无症状性积液。

（2）循证治疗：硬皮病所致急性心包炎对阿司匹林及非甾体药物的疗效尚不明确。尽管并无任何经验报道，但可适当考虑使用秋水仙碱。

4. 药物性心包炎

（1）流行病学：绝大多数药物性心包炎均为药物导致系统性红斑狼疮综合征的一部分。心包损伤也与吸入聚合物烟雾、血液制品或外来抗血清引起的"血清病"、毒液、直接心包应用引起的异物排斥反应、四环素类、硬化剂有关。大量心包积液、心脏压塞甚至缩窄性心包炎均有相关报道，但药物导致系统性红斑狼疮心包炎较为罕见。过去肝素和抗凝治疗的使用被认为是病情恶化或出血性心包积液的可能风险因素，甚至可能导致心脏压塞。Imazio 等在急性心包炎或心肌炎患者的研究中发现，肝素或其他抗凝剂的使用与心脏压塞风险的增加无关。另一项急性心包炎病例的多变量分析也证实肝素和抗凝治疗与心包疾病进展无关。但 Freidkin 等的研究则表明，抗凝治疗可能是医源性心包积液发生压塞及其他并发症的危险因素。

（2）循证治疗：积极认识症状与治疗原发病是基础。

5. 胆固醇性心包炎

（1）流行病学：胆固醇性心包炎常见于甲状腺功能减退症、类风湿关节炎、结核病及肿瘤。临床上常为缓慢发展的大量非缩窄性心包积液，可浑浊或清晰，胆固醇结晶使之呈金黄色，壁层及脏层心包可显著增厚。特征性积液的涂片检查可见金黄色闪光的晶体状物，胆固醇含量常超过 18.2mmol/L（700mg/L）。这种特征性金黄色色彩常在数次穿刺抽液后消失。积液中胆固醇增多的机制不明，可能与心包表面细胞坏死，释放出细胞内胆固醇，血性心包积液的红细胞溶解，释放出胆固醇，或因心包炎减少了心包的淋巴引流，减少了胆固醇的回吸收，产生沉淀和结晶等因素有关。

（2）循证治疗：治疗主要针对病因处理。曾有报道发生缩窄性心包炎时需手术切除心包，但很少见。

（五）心脏损伤后综合征

1. 流行病学　心脏损伤后综合征（PCIS）是指一组炎性心包综合征的总称，包括心肌梗死后心包炎、心包切开术后综合征（PPS）和创伤后心包炎（医源性或非医源性）。这类综合征被认为具有由心肌坏死（心肌梗死后晚期心包炎或 Dressler 综合征）、手术创伤（PPS）或其他原因引起的心包和（或）胸膜组织的初始损伤引发的自身免疫病理，意外胸部创伤（创伤性心包炎）或医源性创伤伴或不伴出血（侵入性心脏介入治疗后）的心包炎。心包出血和胸膜切口是该综合征的诱因。

2. 循证治疗　PCIS 的治疗基本上基于经验性抗炎药治疗，可以提高缓解率并降低复发风险。治疗心包炎的药物方案对所有这些形式都有效，包括心肌梗死后心包炎。一项荟萃分析，包括四项随机对照临床试验，其中三项双盲随机对照试验，分别比较秋水仙碱与安慰剂、甲泼尼松龙与安慰剂、阿司匹林与安慰剂，结果发现只有秋水仙碱能降低 PPS 的风险。但另一项试验，通过秋水仙碱预防心包切开术后综合征和术后心房颤动，发现围术期使用秋水仙碱的过度无效性，与术后使用秋水仙碱相比，增加了胃肠道副作用的风险。在没有全身炎症的情况下，为避免增加 NSAID 的副作用风险，不建议围术期和术后积液使用秋水仙碱和非甾体抗炎药。

指南建议如下：

（1）PCIS 患者应进行抗炎治疗，以缓解症状并减少复发（推荐意见 ESC，Ⅱ，B）。

（2）PCI 术后应考虑长期随访，根据临床特征和症状，每 6 ～ 12 个月用超声心动图检查一次，避免进展为局限性心包炎（推荐意见 ESC，Ⅱa，C）。

（3）急性心肌炎时，应考虑在阿司匹林或非甾体抗炎药中加入秋水仙碱来治疗 PCIS（推荐意见 ESC，Ⅱa，B）。

（4）心脏手术后应考虑根据体重调整秋水仙碱的剂量（即≤ 70kg 的患者每天或每隔 1 天 1 次，1 次 0.5mg，> 70kg 的患者每天 2 次，每次 0.5mg，连续治疗 3 个月），如果没有禁忌证且可以耐受，则不使用负荷剂量预防 PPS，预防性服用秋水仙碱 1 个月（推荐意见 ESC，Ⅱa，A）。

3. 心肌梗死后心包炎

（1）流行病学：心肌梗死后早期心包炎多发于 MI 后第 1 ～ 3 天，一般不超过 10d。由透壁性坏死伴随炎症反应累及相邻脏层及壁层心包所致。尸检发现，28% ～ 40% 透壁心肌梗死患者患有心包炎。近年来，随着溶栓及 PCI 术的广泛应用，发病率降到 4%。急性心肌梗死患者出现早期心肌梗死后心包炎，由于心肌梗死后左心室壁变得易破裂，因此要警惕心脏压塞。

（2）循证治疗：心肌梗死后早期心包炎的治疗常为对症处理。通常心肌梗死后使用大剂量阿司匹林（650mg 口服，每天 3 ～ 4 次，持续 2 ～ 5d）或对乙酰氨基酚。应避免糖皮质激素及布洛芬等非甾体抗炎药物的使用，因影响心肌梗死后瘢痕化过程，易导致室壁大面积变薄并增加室壁破裂发生率。

4. Dressler 综合征

（1）流行病学：Dressler 综合征患者心包的炎症常为弥漫性的。Dressler 综合征的发生率为 3% ～ 4%，溶栓等早期血运重建治疗使发生率下降至 0.1%，但抗栓治疗易使心包出血。

（2）循证治疗：Dressler 综合征是一类自限性疾病，存在大量心包积液，需住院观察监测治疗。阿司匹林或其他 NSAID 可缓解症状。若常规治疗无效或有再发症状的患者，可短期使用泼尼松（3 次 / 天，每天总量 40 ～ 60mg，维持 7 ～ 10d 后逐渐减量）。阿司匹林为晚期心肌梗死心包炎及已经接受多种抗炎治疗的首选药物（推荐意见 ESC，Ⅰ，C）。

（六）肿瘤性疾病的心包受累

1. 流行病学　目前心包肿瘤的发病率在逐年增高，心包受累后可出现心包积液，心脏压塞类似于心包炎的症状与体征。心包的原发性恶性肿瘤非常罕见，主要是间皮瘤。最常见为继发性恶性肿瘤，80% 的继发性恶性肿瘤来源于支气管肺癌、乳腺癌、恶性黑色素瘤、淋巴瘤或白血病。其他一些侵犯心包的肿瘤包括胃肠道肿瘤、卵巢癌、宫颈癌、肉瘤、多发性骨髓瘤等。

2. 循证治疗　因心包肿瘤往往伴有心包积液，因此首选治疗方法为心包穿刺。建议在没有压塞的情况下对疑似肿瘤性心包积液采取以下步骤：①全身抗肿瘤治疗作为基线治疗；②行心包穿刺术以缓解症状并确定诊断；心包内滴注细胞抑制剂 / 硬化剂以防止复发。由于复发率高（40% ～ 70%），建议对大量积液的患者进行心包引流。预防复发可通过心包内滴注硬化剂和细胞毒性药物来实现。心包内治疗应根据肿瘤类型而定。放射治疗在控制淋巴瘤和白血病等放射敏感性肿瘤患者的恶性心包积液方面非常有效（93%）。当无法进行心包穿刺时，需要进行心包切开术，但并发症发生率较高，而且患者获益与心包穿刺相似。与心包穿刺术相比，外科心包切开术并不能改善临床结果，而且并发症发生率较高，主要用于心包收缩或先前手术的并发症。经皮球囊心包切开术使得胸膜与心包直接连通，因此可以将心包积液引流到胸膜腔内，推荐用于恶性心包积液较多和复发性心脏压塞的患者。通过左小切口建立心包窗是一种安全有效的恶性心脏外科治疗方法。晚期疾病的治疗往往是姑息性的，其目的只是缓解症状，而不是治疗基础疾病。

指南建议如下：

（1）对于疑似或确诊为肿瘤性心包积液的患者，建议延长心包引流时间，以防止积液复发并提供心包内治疗（推荐意见 ESC，Ⅰ，B）。

（2）对肿瘤病因确诊病例进行全身抗肿瘤治疗（推荐意见 ESC，Ⅰ，B）。

（3）同时可考虑心包内滴注细胞抑制剂 / 硬化剂，因为它可以防止恶性心包积液住院患者复发（推荐意见 ESC，Ⅱa，B）。

（4）当肺癌患者心包膜转移时应考虑给予心包内顺铂治疗，乳腺癌心包膜转移可考虑行心包内滴注硫喷妥钠（推荐意见 ESC，Ⅱa，B）。

（5）还可以考虑放射治疗来控制对放射治疗敏感的肿瘤（如淋巴瘤和白血病）患者的恶性心包积液（推荐意见 ESC，Ⅱa，B）。

（6）当不能进行心包穿刺时，应考虑行心包切开术（推荐意见 ESC，Ⅱa，B）。

（7）经皮球囊心包切开术可用于预防肿瘤性心包积液的复发（推荐意见 ESC，Ⅱb，B）。

（8）在恶性心脏压塞的外科治疗中，可考虑通过左小切口创建心包窗（推荐意见 ESC，Ⅱb，B）。

（9）介入技术应考虑肿瘤细胞的种植、患者预后和患者的整体生活质量（推荐意见 ESC，Ⅱa，C）。

（七）放射性心包炎

1. 流行病学　随着放射治疗和现代放射治疗技术的改进，放射性心包炎的发生率在逐渐下降，心包炎的发病率从 20% 下降到 2.5%。但在继发于放疗的霍奇金淋巴瘤或乳腺癌或肺癌中常见。放射性心包炎的发生与放射源的种类，照射的时间、剂量、范围、方式及患者的年龄等有关。放射性心包炎既可发生在放疗过程中，也可发生在放疗后数月或数年，甚至 15～20 年后。放射性心包炎可无明显临床表现，也可被基础病或化疗反应所掩盖。它常与肿瘤的复发或心肌纤维化后发展成的限制型心肌病难以鉴别。近年来，严重的放射性心肌损伤已减少。

2. 循证治疗 放射性心包炎的心脏压塞常在一次或数次心包穿刺后消失。不伴心脏压塞的无症状的心包积液常不需要特殊处理，它以后可能发展为心脏压塞或缩窄，反复的心脏压塞需外科处理。约 20% 的患者可发展成缩窄性心包炎，需要外科治疗。

指南建议如下：

（1）在可能的情况下，建议使用减少心脏放射量和剂量的放射治疗方法（推荐意见 ESC，Ⅰ，C）。

（2）放射性缩窄性心包炎应考虑行心包切除术，但与其他原因引起的缩窄性心包炎相比，预后更差，因为其合并有心肌病（推荐意见 ESC，Ⅱa，B）。

（八）心包囊肿

1. 流行病学 心包囊肿是一种罕见的纵隔肿块，发病率为 1/10 万，胸部 X 线片可见憩室或囊肿形成，其中纵隔肿块占 6%，纵隔囊肿占 33%。纵隔中的其他囊肿分别是支气管囊肿（34%）、子宫囊肿（12%）、胸腺囊肿和其他囊肿（21%）。囊肿与心包腔不相通，而憩室与心包腔相通。它们可以是单房的或多房的。炎症性囊肿包括假性囊肿和由风湿性疾病、细菌感染、创伤或心脏外科手术等引起的包膜积液。棘球蚴囊肿通常起源于肝和肺中破裂的棘球蚴。

2. 循证治疗 有症状的先天性和炎症性囊肿的第一种治疗方法是经皮穿刺。如果通过影像学不能完全确定诊断，或者引流后囊肿复发，可能需要手术切除。对于棘球蚴囊肿，建议在用阿苯达唑（800mg/d，持续 4 周）预处理后，经皮抽吸并滴注乙醇或硝酸银。

（九）儿童心包炎

1. 流行病学 因胸痛就诊的儿童患者中，心包炎约为 5%，心包炎复发风险与成人相同（15%～30%）。其发病病因与成人相似。

2. 循证治疗 因目前对儿童尚无大规模的随机对照试验，所以药物治疗与成人相似。非甾体抗炎药仍然是首选，但应避免使用阿司匹林。秋水仙碱可以使儿童的复发率减半。考虑到皮质类固醇的副作用（红纹和生长障碍）对成长中的儿童有害，儿童甚至比成年人更应限制皮质类固醇的使用，应予以最小有效剂量。但依赖皮质类固醇时，可以考虑使用抗 IL-1 受体药物。最近一篇文章分析了 4 项研究，其中一项随机对照试验（纳入 20 例成人和 1 例 15 岁儿童复发性特发性心包炎患者，使用抗 IL-1 受体药物与秋水仙碱或皮质类固醇药物对比），两项回顾性研究，第一项是对复发性类固醇依赖性心包炎的儿童（n=12）和成人（n=3）使用抗 IL-1 受体药物的长期疗效进行的回顾性多中心评估；另一项是评估抗 IL-1 受体药物治疗 13 例对传统药物无效的复发性心包炎的疗效和一项前瞻性开放标签研究（用抗 IL-1 受体药物对 10 例特发性复发性心包炎无反应或对常规药物治疗不耐受的难治性成年患者的治疗），结果发现抗 IL-1 受体药物可以明显减少心包炎复发率，并且不需要大剂量来替代皮质类固醇和秋水仙碱，若停药后出现复发，通过重新使用该药物可以得到很好的控制。

指南建议如下：

（1）建议将高剂量非甾体抗炎药作为儿童急性心包炎的一线治疗，直到症状完全缓解（推荐意见 ESC，Ⅰ，C）。

（2）秋水仙碱应被视为儿童急性复发性心包炎抗炎治疗的辅助药物：＜ 5 岁，0.5mg/d；＞ 5 岁，1.0 ～ 1.5mg/d，分 2 ～ 3 次给药（推荐意见 ESC，Ⅱa，C）。

（3）复发性心包炎的儿童可考虑使用抗 IL-1 受体药物，尤其是皮质内固醇依赖型药物（推荐意见 ESC，Ⅱb，C）。

（4）不建议儿童服用阿司匹林，因为存在瑞氏综合征和肝毒性的相关风险（推荐意见 ESC，Ⅲ，C）。

（5）由于皮质类固醇对儿童的副作用严重，不建议使用皮质类固醇，除非有特定的适应证，如自身免疫病（推荐意见 ESC，Ⅲ，C）。

（十）妊娠、哺乳和生殖问题

1. 流行病学　妊娠期最常见的心包受累形式是心包积液，通常是第三次穿刺时的良性轻度积液，在高达 40% 的女性中发现。

2. 循证治疗　复发性心包炎妇女的妊娠计划应在疾病静止期。可在妊娠早期和妊娠中期考虑使用经典非甾体抗炎药（如布洛芬、吲哚美辛），大多数专家更喜欢大剂量阿司匹林，因为它经常用于妊娠期的抗磷脂综合征，并且对高危产科患者的先兆子痫预防效果中等。妊娠 20 周后，所有非甾体抗炎药（阿司匹林 ≤ 100mg/d 除外）都会导致动脉导管收缩，影响胎儿肾功能，无论如何都应在妊娠 32 周停止使用。最低有效剂量的泼尼松可在整个妊娠期和哺乳期使用（补充钙和维生素 D）。对乙酰氨基酚可在整个妊娠期和哺乳期使用，如抗组胺 H_2 受体阻滞剂或质子泵抑制剂。在妊娠期间，逐渐减少治疗剂量应极其谨慎。阴道分娩也一般不会出现异常，在没有禁忌证的情况下应予以考虑。

哺乳期妇女可考虑使用布洛芬、吲哚美辛、萘普生和泼尼松。停止母乳喂养后，应考虑逐渐减少使用泼尼松，最终恢复使用秋水仙碱。秋水仙碱被认为是妊娠期和哺乳期的禁忌证，尽管在妊娠期和哺乳期用秋水仙碱治疗 FMF 的妇女中，没有妊娠期和胎儿或儿童发育期间的不良事件的报道。

第二节　心包积液和压塞

一、心包积液

1. 定义及流行病学　急性心包炎都可能造成心包积液。心包积液可分为 3 类：①有少量到中等量积液及增大的心影，但无明显症状；②有大量心包积液，不伴心脏压塞，但有局部压迫症状；③大量积液伴心脏压塞。心脏手术和心脏移植早期可见心包积液，但这些积液很少导致压塞，并在数周至几个月内消退。严重的循环淤血患者可有少到中量的渗出性积液。在所有可导致心包积液的原因中，发生压塞率高的病因有细菌性、真菌性、HIV感染，各种出血和肿瘤。

2. 循证治疗　心包积液的治疗应尽可能针对病因。在约 60% 的病例中，积液与已知疾病有关，基本的治疗方法是掩盖疾病。当心包积液与心包炎有关时，应遵循心包炎的治疗方法。当心包积液出现症状而没有炎症证据时，或者当经验性抗炎药不成功时，应考虑引流积液。当心包积液量较大出现心脏受压时，应进行心包穿刺抽液缓解受压症状。对于反复发生心包积液而病因难以消除时，可以考虑心包切除。在没有炎症的情况下，非甾体抗炎药、秋水仙碱和皮质类固醇通常无效。心包内注射甲泼尼龙有助于减少积液的产生。心包积液的预后与原发病因、积液量有关。特发性心包积液和心包炎的预后较好，并发症风险很低，尤其是当积液为轻至中度时。中度至大量心包积液预后欠佳，因为多与肿瘤和细菌等有关。轻度特发性积液（< 10mm）通常无症状，不需要特殊的治疗。中至重度积液（> 10mm）可能会恶化，特别严重的积液可能会发展为心脏压塞，发生在 1/3 以上的病例。对于特发性中度渗出，超声心动图随访的适当时机可能是每 6 个月一次。对于严重的积液，可以每 3 ~ 6 个月进行一次超声心动图随访。

指南建议如下：

（1）应积极治疗原发病（推荐意见 ESC，Ⅰ，C）。

（2）当心包积液与全身炎症相关时，建议使用阿司匹林 / 非甾体抗炎药 / 秋水仙碱治疗心包炎（推荐意见 ESC，Ⅰ，C）。

（3）心包穿刺术或心脏手术适用于对药物治疗无效的心脏压塞或有症状的中度至大量心包积液，以及怀疑未知的细菌感染或肿瘤病因（推荐意见 ESC，Ⅰ，C）。

二、结核性心包积液

1. 流行病学　在发达国家，结核性心包炎的发病率 ≤ 4%。临床上心包积液多为结核性心包炎所致。90% 的 HIV 感染者和 50% ~ 70% 的非 HIV 感染者生活在结核病流行的发展中国家。这种疾病可以发生在任何年龄，男性比女性更容易受到影响。最常见的表现是慢性心脏压迫性充血性心力衰竭。临床表现为心包积液、渗出性缩窄性心包炎和局限性心包病。结核性心包炎在诊断后 6 个月的死亡率为 17% ~ 40%。

2. 循证治疗　由利福平、异烟肼、吡嗪酰胺和乙胺丁醇组成的方案至少持续 2 个月，然后是异烟肼和利福平（共 6 个月的治疗），对治疗肺外结核有效。不推荐治疗时间 ≥ 9 个月，因为治疗时间过长并没有更好的效果，还有可能增加成本和不良依从性。

在采用有效抗结核治疗前，有 50% 的渗出性结核性心包炎患者进展为缩窄性心包炎。结核性心包狭窄与心包增厚有关。抗结核治疗可以将缩窄性心包炎的发生率降至 17% ~ 40%。同时联合适当的抗生素治疗对预防这种并发症的发生至关重要。此外，还有两种干预措施可以降低缩窄性心包炎的发生率：第一种是心包内注射使用尿激酶，第二种是抗结核药物联合泼尼松龙。心包炎治疗研究试验表明，无论 HIV 情况如何，联合高剂量泼尼松龙可将缩窄性心包炎的发生率降低 46%。

泼尼松龙皮质激素类药物治疗 6 周对各种原因引起的死亡、需要心包穿刺的心脏压塞或心包周围缩窄等结果具有一定影响；然而，这种治疗与泼尼松龙中 HIV 相关恶性肿瘤的风险增加有关。虽然类固醇激素治疗可降低心包收缩和住院的发生率，而且泼尼松龙对 HIV 阳性和 HIV 阴性患者缩窄性心包炎获益相似，但仅推荐在未感染 HIV 的结核性心包炎患者中使用类固醇激素，而类固醇激素可能会增加感染 HIV 患者恶性肿瘤的风险，应尽量避免使用该类药物。

指南建议如下：

（1）所有疑似结核性心包炎的患者都应考虑诊断性心包穿刺术（推荐意见 ESC，Ⅱa，C）。

（2）同时可以在心包内使用尿激酶用于降低结核性渗出性心包炎狭窄的风险（推荐意见 ESC，Ⅱb，C）。

（3）对于生活在非流行地区的患者，当系统调查不能诊断为结核性心包炎时，不建议进行经验性抗结核治疗（推荐意见 ESC，Ⅲ，C）。

（4）对于生活在流行地区的患者，在排除其他原因后，建议对渗出性心包积液进行经验性抗结核化疗（推荐意见 ESC，Ⅰ，C）。

（5）在 HIV 阴性的结核心包炎病例中可考虑使用辅助类固醇，在 HIV 相关的结核心包炎中应避免使用辅助类固醇（推荐意见 ESC，Ⅱb，C）。

三、外伤性心包积液和心包积血

1. 流行病学　心脏 PCI、起搏器置入、射频消融都可能导致冠状动脉或心脏穿孔，从而引起心包积血和心包积液。在明显的胸部创伤并伴有心包积液的情况下，创伤的程度是导致心脏损伤后综合征的主要原因。

2. 循证治疗　根据病情的严重程度，治疗方案不同。对于那些没有血流动力学损害的创伤后心包炎患者，治疗基本上是基于经验性炎症治疗和秋水仙碱辅助治疗。对于那些胸部穿透性创伤的危及生命的病例，建议急诊开胸手术以提高生存率。这通常通过左前外侧开胸术进行，这使得心包切开术成为可能，有效缓解心脏压塞，并在需要时直接进行心脏穿刺。在主动脉夹层伴心包积血和心脏压塞的情况下，应紧急行经胸超声心动图或 CT 扫描以确认诊断。在不理想的情况下，可以尝试控制心包引流极少量的心包血，以暂时稳定患者，从而将收缩压维持在 90mmHg。

指南建议如下：

（1）有胸部创伤和全身动脉低血压病史的患者，应紧急行影像学检查（经胸超声心动图或 CT）（推荐意见 ESC，Ⅰ，B）。

（2）若出现心脏压塞，应立即行开胸术（推荐意见 ESC，Ⅰ，B）。

（3）在主动脉夹层伴心包积血和心脏压塞的情况下，若病情不平稳，可以尝试控制心包引流极少量的心包血，以使患者暂时稳定，从而将收缩压维持在 90mmHg（推荐意见 ESC，Ⅱa，C）。

四、乳糜性心包积液

1. 流行病学　乳糜性心包积液是由乳糜、正常内容物的淋巴管组成的心包积液。乳糜性心包积液很少见，多见于外科手术或创伤损伤胸导管，或占位性病变压迫、结核、淋巴管扩张及先天性畸形阻塞了淋巴导管，导致心包腔的淋巴引流不通畅所致。

2. **循证治疗**　治疗策略主要由原发病和心包液的量与积聚速度而定。发生在胸部或心脏手术后、无心脏压塞症状的乳糜性心包积液，若穿刺可解决，只需非手术治疗即可，如心包积液仍不断积聚，应手术治疗。结扎胸导管或切除部分心包是可以采取的方法。如乳糜性心包积液是由于肿瘤压迫所致，应解决原发病。

指南建议如下：

（1）乳糜性心包积液的诊断依据为存在乳白色心包积液三酰甘油 > 500mg/dl，胆固醇/三酰甘油比率 < 1，培养阴性且淋巴细胞占比多每毫升几个到几千个。

（2）对于乳糜性心包炎引起的症状性或大量无法控制的积液，应考虑心包引流和肠外营养（推荐意见 ESC，Ⅱa，C）。

（3）如果非手术治疗后心包积液仍不断积聚，并且确定了胸导管的走行，则应考虑手术治疗（推荐意见 ESC，Ⅱa，C）。

（4）对于乳糜性心包炎，可以考虑奥曲肽治疗（100μg，每日 3 次，持续 2 周）（其作用机制被认为是减少乳糜的产生）（推荐意见 ESC，Ⅱb，C）。

五、心脏压塞

1. **流行病学**　心脏压塞（cardiac tamponade）是心包腔内液体达到一定程度后，引起心室舒张期充盈受阻，导致心排血量降低，体循环静脉压、肺静脉压增高等心脏受压症状。心脏压塞患者的临床症状包括心动过速、低血压、奇脉、颈静脉压升高、心音低沉等。心脏压塞的常见病因有心包炎、结核病、萎缩（与侵入性手术相关，心脏手术后）、外伤及肿瘤，少见于血管疾病（系统性红斑狼疮、风湿性疾病、硬皮病）、辐射所致、心肌梗死后、主动脉夹层、细菌感染及尿毒症等。

2. **循证治疗**　急性心脏压塞患者，一旦确诊，在给予扩容等支持下，应尽快行心包穿刺术解除心脏压迫症状。若出现低血压，应使用升压药，若由出血性疾病所致，可给予止血药物，尽量避免使用正压通气，进一步降低心排血量。成功解除 PT 的依据是心包腔内压降至 − 3 ～ +3mmHg，增高的右心房压力下降，心排血量增加，血压回升，心搏减慢，奇脉消失。心包穿刺结束后应留置导管观察数小时，可外接引流袋，经常冲洗导管，并注入肝素以避免阻塞导管。而对于病情不稳定的患者，应通过手术方法进行引流，尤其是在化脓性心包炎或心包出血等紧急情况下。

指南建议如下：

（1）对于临床怀疑心脏压塞的患者，建议首选超声心动图以评估心包积液血流动力学影响的大小、位置和程度（推荐意见 ESC，Ⅰ，C）。

（2）根据相关检查结果进行合理的临床评估，以指导心脏穿刺的时机（推荐意见 ESC，Ⅰ，C）。

（3）也可以考虑使用分诊系统来指导心包穿刺的时机（推荐意见 ESC，Ⅱb，C）。

（4）紧急心包穿刺术或心脏外科手术来治疗心脏压塞（推荐意见 ESC，Ⅰ，C）。

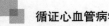

（5）存在心脏压塞时不建议使用血管扩张剂和利尿剂（推荐意见 ESC，Ⅲ，C）。

第三节　缩窄性心包炎

一、流行病学

缩窄性心包炎（constrictive pericarditis，CP）几乎可以发生在任何心包炎缓解过程之后。缩窄性心包炎时，心包发生纤维化、增厚、粘连、钙化，心脏在舒张期不能充分扩展，以致产生一系列的循环障碍症状。

CP 的进展与病因有关：病毒性和特发性心包炎的发病率较低（1%），免疫介导的心包炎和肿瘤性心包病的发病率中等（2%～5%），细菌性心包病的发病率较高（20%～30%），尤其是化脓性周围组织感染。发达国家最常见的病因是特发性或病毒性（42%～49%）、心脏手术后（11%～37%）、放射治疗后（9%～31%）（主要是霍奇金病或乳腺癌）、结缔组织疾病（3%～7%），感染后（3%～6% 为结核或化脓性心包炎）和其他（10% 为恶性肿瘤、创伤、药物诱导、石棉肺、结节病、尿毒症心包炎等），但在发展中国家结核仍然是其主要病因。

二、循证治疗

由于 CP 是一种进展性疾病，一般不会自动逆转，所以，一旦诊断为 CP，应及早施行心包剥离术。如延迟手术，随着病情的进展，心肌可能萎缩和纤维变性，增加手术的风险，即使心包剥离成功，但因心肌功能不全，术后恢复不理想，可能因变性的心肌不能适应心脏血流的增加而发生心力衰竭。对于手术时机，普遍认为在感染症状消失，体温、红细胞沉降率降至正常，且患者一般情况较好时，便可进行手术。过迟的手术固然对患者不利，过早的手术也有使结核病灶播散的危险。

患者在手术前数周应严格休息，低盐饮食，给予高蛋白饮食与维生素，必要时少量输血，可用适量的利尿剂。术前 1～2d 应尽量将腹水及胸腔积液抽尽。不必使用洋地黄。术后静脉补液及输血应谨慎，因心脏束缚解除后，为避免导致急性左心衰竭，短期内不应补充过多的容量。如术后出现心力衰竭，应按心力衰竭的常规处理。结核性患者在术后应继续予以抗结核药物 6～12 个月。在恢复期，患者仍应多休息，逐渐缓慢增加工作量。

绝大多数 CP 都有心包增厚，但在少数患者也有例外。如果临床、超声心动图检查和血流动力学有 CP 的证据，尽管影像学或其他方法证实心包不厚，也不应该放弃心包切除术。回顾多项文献发现，50% 以上的 CP 患者接受心包切除术后生存率、症状、生活质量、血流动力学及心脏状况方面都有显著改善。一项研究回顾性分析了 41 例行心包剥离手术的慢性缩窄性心包炎患者，结果表明 24 例根治性心包剥离术患者的 10 年存活率为 94%，17 例行次全心包剥离术患者的 10 年存活率为 55%。但仍有 5%～15% 的患者在行心包剥离术后死亡。早期死亡原因主要是心包剥离困难而使体外循环时间延长所致的低心排血量。败血症、未控制的渗血及肾脏功能不全也是早期死亡的原因。术后存活的患者中，约 50%

患者症状可完全缓解，约 90% 患者部分缓解。仅少数患者能在短期内痊愈，多数患者术后肝脏恢复正常大小、静脉压接近正常、颈静脉怒张恢复正常需 3～6 个月或更多的时间。对一些高龄患者，合并严重肝肾功能不全、恶病质、心脏明显增大、心包广泛钙化估计不能完全剥离、预计寿命不长的患者不应给予常规手术治疗。对这些不适合手术或不愿手术的患者只能进行对症治疗，包括改善营养、限制活动、低盐饮食及使用利尿剂，必要时抽出腹水及胸腔积液。

尽管 CP 主要治疗方法是外科手术，但药物治疗在特定情况下仍有效果。①特殊病因：结核性心包炎抗结核治疗可将狭窄风险从 80% 降至 10%。②药物治疗：抗炎药物可能会在短时间内缓解 10%～20% 的病例中发生的暂时性收缩。CT 增强扫描检测 C 反应蛋白及心包炎的影像学证据可能有助于识别具有潜在可逆性收缩的患者，应考虑经验性抗炎治疗，并可能避免心包切除术的需要。最后，药物治疗是支持性的，旨在控制晚期病例及手术需要或风险较高时的充血症状。

指南建议如下：

（1）慢性永久性狭窄的主要治疗方法是心包切除术（推荐意见 ESC，Ⅰ，C）。

（2）建议对特定的心包炎（结核性心包炎）进行药物治疗，以防止收缩的进展（推荐意见 ESC，Ⅰ，C）。

（3）经验性抗炎治疗可以考虑在暂时性或新诊断为收缩的病例中，同时伴有心包炎症的证据（即 C 反应蛋白升高或 CT/CMR 上的心包强化）（推荐意见 ESC，Ⅰ，C）。

（吕云波）

参 考 文 献

Adler Y, Charron P, Imazio M, et al. 2015 ESC Guidelines for the diagnosis and management of pericardial diseases:The Task Force for the Diagnosis and Management of Pericardial Diseases of the European Society of Cardiology (ESC)Endorsed by:The European Association for Cardio-Thoracic Surgery (EACTS)[J]. Eur Heart J, 2015, 36(42):2921-2964.

Adler Y, Ristic A D, Imazio M, et al. Cardiac tamponade[J]. Nat Rev Dis Primers, 2023, 9(1):36.

Avondo S, Andreis A, Casula M, et al. Pharmacologic treatment of acute and recurrent pericarditis:a systematic review and meta-analysis of controlled clinical trials[J]. Panminerva Med, 2021, 63(3):314-323.

Avula S, Madsen N. Management of acute pericarditis[J]. Curr Opin Cardiol, 2023, 38(4):364-368.

Bertazzo B, Cicolini A, Fanilla M, et al. Surgical treatment of constrictive pericarditis[J]. Braz J Cardiovasc Surg, 2023, 38(3):320-325.

Boehmer T K, Kompaniyets L, Lavery A M, et al. Association between COVID-19 and myocarditis using hospital-based administrative data-united states, March 2020-January 2021[J]. MMWR Morb Mortal Wkly Rep, 2021, 70(35):1228-1232.

Chen yu Wang, Ligang Fang, WenLing Zhu, et al. Empirical anti-tuberculous therapy for the massive pericardial effusion of unknown etiology[J]. Curr Med Res Opin, 2021, 37(9):1507-1513.

Chiabrando J G, Bonaventura A, Vecchie A, et al. Management of Acute and Recurrent Pericarditis:JACC State-of-the-Art Review[J]. J Am Coll Cardiol, 2020, 75(1):76-92.

Collini V, De Martino M, Andreis A, et al. Efficacy and safety of colchicine for the treatment of myopericarditis[J]. Heart, 2024, 110(10):735-739.

Dybowska M, Szturmowicz M, Blasinska K, et al. Large pericardial effusion-diagnostic and therapeutic options, with a special attention to the role of prolonged pericardial fluid drainage[J]. Diagnostics (Basel), 2022, 12(6):1453.

Freidkin L, Landes U, Schamroth P N, et al. Do Colchicine and Prednisone Affect the Rate of Recurrence of Post-Pericardiotomy Syndrome[J]. Isr Med Assoc J, 2020, 22(2):79-82.

Gevaert S A, Halvorsen S, Sinnaeve P R, et al. Evaluation and management of cancer patients presenting with acute cardiovascular disease:a Consensus Document of the Acute CardioVascular Care (ACVC) association and the ESC council of Cardio-Oncology-Part 1:acute coronary syndromes and acute pericardial diseases[J]. Eur Heart J Acute Cardiovasc Care, 2021, 10(8):947-959.

Gonzalez R, Kabata P K. Disseminated tuberculosis with purulent effusive-constrictive pericarditis[J]. IDCases, 2023, 32:e1740.

Huang J B, Wen Z K, Lu W J, et al. Preoperative pericardial effusion is associated with low cardiac output syndrome after pericardiectomy for constrictive Pericarditis[J]. Heart Surg Forum, 2021, 24(3):E427-E432.

Imazio M, Colopi M, De Ferrari G M. Pericardial diseases in patients with cancer:contemporary prevalence, management and outcomes[J]. Heart, 2020, 106(8):569-574.

Imazio M, Nidorf M. Colchicine and the heart[J]. Eur Heart J, 2021, 42(28):2745-2760.

Klein A, Cremer P, Kontzias A, et al. US Database Study of Clinical Burden and Unmet Need in Recurrent Pericarditis[J]. J Am Heart Assoc, 2021, 10(15):e18950.

Kontzias A, Barkhodari A, Yao Q. Pericarditis in systemic rheumatologic diseases[J]. Curr Cardiol Rep, 2020, 22(11):142.

Lazaros G, Imazio M, Tsioufis P, et al. Chronic pericardial effusion:causes and management[J]. Can J Cardiol, 2023, 39(8):1121-1131.

Lazarou E, Koutsianas C, Theofilis P, et al. Interleukin-1 blockers:a paradigm shift in the treatment of recurrent pericarditis[J]. Life (Basel), 2024, 14(3):305.

Marchiori E, Hochhegger B, Zanetti G. Pericardial effusion[J]. J Bras Pneumol, 2021, 47(1):e20200587.

Mima H, Tamaki Y, Kondo H, et al. Effusive constrictive pericarditis due to cholesterol pericarditis[J]. Intern Med, 2022, 61(12):1919-1920.

Naicker K, Ntsekhe M. Tuberculous pericardial disease:a focused update on diagnosis, therapy and prevention of complications[J]. Cardiovasc Diagn Ther, 2020, 10(2):289-295.

Narowska G, Gandhi S, Tzeng A, et al. Cardiovascular toxicities of radiation therapy and recommended screening and surveillance[J]. J Cardiovasc Dev Dis, 2023, 10(11):447.

Niziolek G M, Dowzicky P, Joergensen S, et al. Brief report on the development of hemorrhagic pericardial effusion after thoracic surgery for traumatic injuries[J]. Trauma Surg Acute Care Open, 2023, 8(1):e1090.

Sanghavi N, Ingrassia J P, Korem S, et al. Cardiovascular manifestations in rheumatoid arthritis[J]. Cardiol Rev, 2024, 32(2):146-152.

Schwier N C, Tsui J, Perrine J A, et al. Current pharmacotherapy management of children and adults with pericarditis: Prospectus for improved outcomes[J]. Pharmacotherapy, 2021, 41(12):1041-1055.

Scully E P, Schumock G, Fu M, et al. Sex and gender differences in testing, hospital admission, clinical presentation, and drivers of severe outcomes from COVID-19[J]. Open Forum Infect Dis, 2021, 8(9):ofab448.

Serati L, Mardigyan V, Dominioni C C, et al. Pericardial diseases in pregnancy[J]. Can J Cardiol, 2023,

39(8):1067-1077.

Vahidy F S, Pan A P, Ahnstedt H, et al. Sex differences in susceptibility, severity, and outcomes of coronavirus disease 2019:Cross-sectional analysis from a diverse US metropolitan area[J]. PLoS One, 2021, 16(1):e245556.

Yoshimi R, Nakajima H. The treatment of systemic sclerosis-related pericarditis[J]. Intern Med, 2022, 61(20):2997-2998.

Zagelbaum W N, Linares-Koloffon C, Posligua A, et al. Cardiac manifestations of systemic lupus erythematous:an overview of the incidence, risk factors, diagnostic criteria, pathophysiology and treatment options[J]. Cardiol Rev, 2022, 30(1):38-43.

第 10 章

感染性心内膜炎

感染性心内膜炎（infective endocarditis，IE）是因病原微生物（如细菌、真菌、病毒、立克次体、衣原体、螺旋体等）通过血行途径直接感染心脏瓣膜、心室壁内膜、心内移植物或邻近大动脉内膜所致的炎症。它的特征性病理表现为大小不等、形状不一的赘生物，富含血小板、纤维素团块、大量微生物和炎症细胞。IE 常多发于瓣膜病、先天性心脏病等引起心脏解剖结构异常及血流动力学异常等心脏。无结构性心脏病患者发生 IE 呈上升趋势，可能与静脉药物滥用及经血管的有创操作有关。

根据病程，IE 可分为急性和亚急性。急性 IE 病原体通常为金黄色葡萄球菌，其次为溶血性链球菌、肺炎链球菌等，表现为明显的中毒症状，病程进展迅速，数天或数周内出现瓣膜破坏及远处迁移性感染。亚急性 IE 病原体多为铜绿假单胞菌，其次为肠球菌、凝固酶阴性葡萄球菌等，表现为中毒症状较轻，病程进展长达数月，远处迁移性感染少见。根据感染部位及有无心脏内异物可分为自体瓣膜心内膜炎（native valve endocarditis，NVE）、人工瓣膜心内膜炎（prosthetic valve endocarditis，PVE）、右心 IE 和器械相关性 IE。根据获得途径，又可分为卫生保健相关性、社区获得性、静脉药物滥用等。

第一节　自体瓣膜心内膜炎

一、定义及流行病学

几乎所有种类的病原微生物均能感染心内膜。它的主要病理生理为心脏瓣膜或心内膜受损发生非细菌性血栓性心内膜炎，诱导血小板和纤维蛋白聚集形成赘生物，当病原微生物通过破损的黏膜皮肤、静脉导管或有创操作进入血液循环，通过黏附素等分子与瓣膜基质、血小板相互作用定植于此，病原菌在原位复制，进一步促进内皮损伤、炎症反应、血栓形成，最终形成感染性赘生物。

NVE 的精确发病率较难统计，目前发达国家 NVE 的年发病率为（2～3）/10 万。随着医疗水平的显著进步，NVE 的流行病学特征及构成比发生了变化。男性发病率较高，男女比率为 2：1，而且 NVE 的平均发病年龄由 1928 年的中位数 < 30 岁，到目前大多数患者发病年龄中位数 > 50 岁，且随着年龄增长发病率增高，50 岁以下发病率为 5/10 万，60～80 岁发病率为（15～30）/10 万。其原因是人口老龄化，发生瓣膜退行性病变的 NVE 增多。

二、循证证据

NVE 诊断明确后，治疗原则应根据致病菌种类、对抗生素治疗的敏感程度、有无并发症及患者身体状况等来选择内科治疗或内外科联合治疗。首要目标是清除赘生物中的病原微生物，避免再次感染。其次需要治疗心脏内外感染相关的并发症，降低再发和死亡率。

当赘生物中的细菌数量达到 $10^9 \sim 10^{10}$ 个 /g 组织时，将进入代谢缓慢状态，增加了对抗生素的耐药性，根除赘生物中细菌十分困难。根据临床经验和动物实验，最佳的治疗方法是杀菌药物或联合使用抗菌药物而非使用抑菌药物。采用足够疗程的杀菌药物，应采用胃肠外给药，以保证足够的血药浓度，血中的抗生素可通过被动扩散方式渗入赘生物，在赘生物中产生有效杀菌浓度。

针对病原微生物敏感性选择最佳抗菌治疗，满足根除赘生物中病原菌的同时，毒副作用也最小。如无脏器功能不全或不良事件发生，应保持治疗剂量和疗程稳定。除了金黄色葡萄球菌导致的感染外，针对自身瓣膜和人工瓣膜的心内膜炎抗菌治疗相同。

（一）链球菌

1. 青霉素敏感性铜绿假单胞菌或牛链球菌　青霉素敏感性铜绿假单胞菌或牛链球菌所致的 NVE 治疗方案相同。对肾功能正常患者，经过青霉素（1200 万～ 1800 万 U，24h 静脉维持，或等分为 6 次，每 4 小时 1 次）或头孢曲松（2g，每日 1 次，静脉或肌内注射）治疗 4 周的 NVE 患者，细菌治愈率可达到 98%。青霉素或头孢曲松联合庆大霉素 [3mg/（kg·24h），静脉或肌内注射，每日 1 次，或等分后每 8 小时 1 次] 治疗 2 周方案的疗效与上述 4 周治疗疗效相同。该联合方案可用于无氨基糖苷类毒性反应的单纯 NVE 患者。对人工瓣膜心内膜炎、心内膜炎合并细菌性动脉瘤、存在心外感染或瓣周脓肿、心肌脓肿、肌酐清除率 < 20ml/min 和营养变异病原体感染心内膜炎的患者，不推荐使用短期治疗。

铜绿假单胞菌或牛链球菌所致的 NVE 中，有 2% ～ 8% 对链霉素耐药，因此需要采用青霉素联合庆大霉素才能起到杀菌作用。头孢曲松（2g）联合庆大霉素（3mg/kg），每日 1 次，可以治疗青霉素敏感性的铜绿假单胞菌所致的 NVE。

对于青霉素或头孢菌素过敏的链球菌感染心内膜炎患者，推荐使用万古霉素治疗。但要注意可能出现的并发症如血栓性静脉炎、皮疹、发热、中性粒细胞减少和罕见的耳毒性反应。万古霉素血药浓度水平应在 10 ～ 15μg/ml。若肾功能不全，可以延长用药间隔时间。

美国心脏协会（AHA）指南建议如下：

（1）铜绿假单胞菌或牛链球菌所致的 NVE 患者推荐水剂青霉素 G 或头孢曲松治疗 4 周（推荐意见 AHA，Ⅱa，B）。

（2）对于单纯自身瓣膜感染，且难出现氨基糖苷类毒性反应的患者，可以考虑 2 周短期联合疗法（推荐意见 AHA，Ⅱa，B）。

（3）若有青霉素或头孢菌素过敏患者，推荐使用万古霉素治疗（推荐意见 AHA，Ⅱa，B）。

（4）万古霉素血药浓度水平应在 10 ～ 15μg/ml（推荐意见 AHA，Ⅰ，C）。

2. 青霉素相对耐药的链球菌　有些铜绿假单胞菌或牛链球菌可以产生青霉素耐药性。然而，关于此类所致 NVE 的报道较少。因此，很难确定这类患者的最佳治疗策略。链球菌对于青霉素的 MIC 在 > 0.1μg/ml 和 < 0.5μg/ml 的 NVE 患者，推荐使用大剂量静脉注射青霉素（2400 万 U，24h 静脉维持，或等分为 4 ～ 6 次）或头孢曲松（2g，每日 1 次，静脉或肌内注射）治疗 4 周，同时在最初 2 周联合使用庆大霉素 [3mg/（kg·24h），静脉或肌内注射，每日 1 次，或等分后每 8 小时一次]。如果患者对青霉素过敏，可单独使用万古霉素 [30mg/（kg·d），等分 2 次，静脉注射，除非检测血药浓度，否则 24h 不超过 2g]。

指南建议如下：

（1）血培养分离物对头孢曲松敏感，则可使用头孢曲松单一药物治疗（推荐意见 AHA，Ⅱb，C）。

（2）由于药物过敏而无法耐受青霉素，可使用万古霉素单药治疗（推荐意见 AHA，Ⅱb，C）。

3. 青霉素中度耐药的链球菌　毗邻颗粒链菌所致的 NVE 并不常见，而且对该菌群的检查技术还不够准确。对 MIC > 0.5μg/ml 的 NVE 患者，推荐使用大剂量静脉注射青霉素（2400 万 U，24h 静脉维持，或等分为 4 ～ 6 次）或头孢曲松（2g，每日 1 次，静脉或肌内注射）治疗 6 周，同时联用庆大霉素 [3mg/（kg·24h），静脉或肌内注射，每日 1 次，或等分后每 8 小时一次]，若实验室检测证实对头孢曲松敏感且对青霉素耐药，则可使用头孢曲松联合庆大霉素治疗。研究发现，如果患者对青霉素或氨苄西林过敏，可单独使用万古霉素 [30mg/（kg·d），等分 2 次，静脉注射，除非检测血药浓度，否则 24h 不超过 2g]。

指南建议如下：

（1）对于青霉素中度耐药所致的 NVE，患者建议使用青霉素或头孢曲松联合庆大霉素（推荐意见 AHA，Ⅱa，C）。

（2）实验室检测证实对头孢曲松敏感且对青霉素耐药，则可使用头孢曲松联合庆大霉素治疗（推荐意见 AHA，Ⅱb，C）。

（3）如果患者对青霉素或氨苄西林过敏，可单独使用万古霉素（推荐意见 AHA，Ⅲ，C）。

4. 化脓性链球菌、肺炎链球菌和 B 组、C 组、G 组链球菌　由于这些链球菌所致的 NVE 并不常见，临床上关于这类微生物所致的 NVE 大项病例报道并不多，但肺炎球菌的交叉耐药性对其他抗菌药物如头孢菌素、大环内酯类、氟喹诺酮类、碳青霉烯类和万古霉素的耐药率在上升。当青霉素耐药肺炎链球菌（MIC ≤ 0.1μg/ml），推荐使用青霉素（400 万 U 静脉滴注，每 4 小时一次；头孢曲松 2g，每 12 小时一次，静脉滴注，或者头孢噻肟 4g，每 6 小时一次，静脉滴注）。当青霉素耐药（MIC=2.0μg/ml）或头孢噻肟耐药（MIC=2.0μg/ml）的肺炎链球菌，或青霉素中等程度耐药的肺炎链球菌所致的 NVE 合并脑膜炎，推荐头孢曲松（2g，每 12 小时一次静脉滴注；或者头孢噻肟 4g，每 6 小时一次静脉滴注），联合万古霉素（15mg/kg，每 12 小时一次静脉滴注）和利福平。

指南建议如下：

（1）肺炎链球菌所致的 NVE，在选择治疗方案时，需要评估该病原菌对抗菌药物的耐药性，以及是否合并脑膜炎。对于由高度青霉素敏感的肺炎链球菌（MIC < 0.1μg/ml）引起的 NVE 患者，无论是否合并脑膜炎，推荐给予 4 周的青霉素、头孢唑林或头孢曲松。

万古霉素可用于对 β- 内酰胺类抗菌药治疗不耐受的患者（推荐意见 AHA，Ⅱa，C）。

（2）对由青霉素耐药的肺炎链球菌引起的 NVE 患者，推荐使用大剂量青霉素或第三代头孢类；如果存在脑膜炎，则可使用大剂量头孢噻肟（或头孢曲松）（推荐意见 AHA，Ⅱa，C）。

（3）若对头孢噻肟耐药（MIC=2μg/ml）的肺炎链球菌引起的 NVE 患者中，推荐在头孢噻肟（或头孢曲松）中加入万古霉素和利福平（推荐意见 AHA，Ⅱb，C）。

（4）B 组、C 组或 G 组链球菌所致的 NVE 比铜绿假单胞菌感染的 NVE 更难治。推荐大剂量静脉注射青霉素或头孢曲松治疗 4 周，同时在最初 2 周联合使用庆大霉素（推荐意见 AHA，Ⅱb，C）。

（5）而对 β- 溶血性链球菌所致的 NVE，则需要咨询传染病专家以指导治疗（推荐意见 AHA，Ⅰ，C）。

（二）葡萄球菌

过去普遍认为凝固酶阳性葡萄球菌（金黄色葡萄球菌）主要引起 NVE，而凝固酶阴性葡萄球菌（表皮葡萄球菌、卢氏葡萄球菌和其他各种葡萄球菌）与 PVE 相关。而一项多中心、前瞻性、观察性研究中，来自 20 多个国家的 1000 多例连续确诊 IE 患者中，金黄色葡萄球菌是 PVE 最常见的病因，而凝固酶阴性葡萄球菌所致的 NVE 也在增加。因此，当 NVE 患者血培养显示葡萄球菌时，应该警惕凝固酶阴性葡萄球菌所致的 NVE。

越来越多的证据表明，无论在医院还是社区获得的葡萄球菌，超过 90% 的菌株对青霉素、氨苄西林和酰脲基青霉素类耐药。以往，大部分金黄色葡萄球菌感染主要由甲氧西林敏感菌株所致，如今，甲氧西林耐药的金黄色葡萄球菌（MRSA）成为金黄色葡萄球菌感染的常见病原体。因此，疑似金黄色葡萄球菌感染的心内膜炎的治疗，药物必须对 MRSA 有效。凝固酶阴性葡萄球所致的社区获得感染大部分为甲氧西林敏感菌株，而院内感染通常为甲氧西林耐药的菌株。大部分甲氧西林耐药的金黄色葡萄球菌和凝固酶阴性葡萄球对万古霉素、替考拉宁和达托霉素仍然敏感。甲氧西林敏感菌株对 β- 内酰胺类抗菌药（萘夫西林、苯唑西林、氯唑西林和头孢唑林）敏感。

甲氧西林敏感菌株所致的 NVE，推荐使用半合成的耐酶青霉素。过去，使用 β- 内酰胺类抗菌药联用庆大霉素作为治疗金黄色葡萄球菌所致的右侧 NVE 的标准方案。但越来越多证据表明，β- 内酰胺类抗菌药加用氨基糖苷类药物不仅对金黄色葡萄球菌所致的右侧 NVE 无获益，而且还可能造成伤害。研究发现，单药氯唑西林 2 周的治疗方案疗效相当于 2 周的氯唑西林加庆大霉素。因此，2006 年美国 FDA 批准使用达托霉素治疗金黄色葡萄球菌所致的右侧 NVE。

在一项针对金黄色葡萄球菌菌血症或右侧 IE 的多国临床试验中，达托霉素单药治疗与前 4 天低剂量（根据肾功能调整）庆大霉素的治疗效果比较，发现两组疗效相同。在 MRSA 菌血症患者的预定亚组中，达托霉素的成功率为 44.4%，而标准治疗的成功率仅为 31.8%；这种差异没有统计学意义（绝对差异：12.6%，95%CI：－ 7.4 ～ 32.6；P=0.28）。因此不建议使用庆大霉素联用 β- 内酰胺类抗菌药治疗葡萄球菌所致的右侧 NVE。

而 MRSA 所致的 NVE 早期建议庆大霉素加甲氧西林联合治疗。一项多中心前瞻性试验比较萘夫西林单药治疗 6 周与萘夫西林加庆大霉素（最初 2 周）治疗由金黄色葡萄球菌所致的左侧 NVE 的疗效，萘夫西林联合庆大霉素治疗较单独萘夫西林治疗相比可将菌血症的持续时间缩短 1d。但死亡率没有下降，而且肾毒性发生率还在上升。在脑脓肿合并 MSSA 感染所致 IE 的病例中，首选萘夫西林，而不是血脑屏障穿透性不足的头孢唑林。如果患者不能耐受萘夫西林治疗，则应使用万古霉素。

万古霉素通常与头孢唑林一起作为金黄色葡萄球菌引起 IE 患者的经验覆盖范围，多项研究证明在治疗细菌性 MSSA 感染所致的 NVE 方面万古霉素联合 β- 内酰胺类药物的疗效要优于万古霉素单药治疗。若血培养确定为 MSSA，应从经验性万古霉素早期转向 β- 内酰胺类药物治疗。因此，在已知苯唑西林易感性之前，经验性联合治疗对金黄色葡萄球菌菌血症患者的有效性尚不确定。因为绝大多数葡萄球菌对青霉素具有耐药性，由葡萄球菌引起的 NVE 不建议使用青霉素治疗，而应采用萘夫西林类的 β- 内酰胺类药物治疗。虽然，目前没有证据表明萘夫西林治疗 MSSA 引起的左侧 NVE 的最合适持续时间，但推荐使用萘夫西林（12g，静脉注射，等分为 4 ～ 6 次；或等效的抗链球菌青霉素 6g，静脉注射，等分为 3 次）治疗 MSSA 引起的单纯 NVE；对于 MSSA 引起的 NVE 合并并发症，推荐使用至少 6 周的萘夫西林（或等效的抗葡萄球菌青霉素）。

对于 MRSA 所致的 NVE 则需要使用万古霉素或达托霉素。多项前瞻性随机研究表明，对于万古霉素耐药的患者，可用达托霉素代替。万古霉素的血药浓度必须达到 15 ～ 20μg/ml 的谷浓度，才能起到治疗作用。如果 MRSA 的万古霉素 MIC 为 1.5 ～ 2.0μg/ml，则需要加大万古霉素剂量 [30mg/（kg·24h），等分为 2 次，静脉注射]，或使用达托霉素（≥ 8mg/kg）治疗。

指南建议如下：

（1）因庆大霉素的肾毒性不推荐用于治疗 MSSA 或 MRSA 引起的 NVE（推荐意见 AHA，Ⅲ，B）。

（2）若在 MSSA 感染所致 IE 引起的脑脓肿病例中，应使用萘夫西林代替头孢唑林；萘夫西林中毒应给予万古霉素治疗（推荐意见 AHA，Ⅰ，C）。

（3）在已知苯唑西林易感性之前，万古霉素加抗葡萄球菌 β- 内酰胺类抗生素的经验联合用药对金黄色葡萄球菌性败血症患者的有效性尚不确定（推荐意见 AHA，Ⅱb，B）。

（4）对于 MSSA 引起的不复杂的左侧 NVE，建议使用 6 周的萘夫西林（或等效的抗链球菌青霉素）；对于由这种生物引起的复杂左侧 NVE，建议至少使用 6 周的萘夫西林（或等效的抗葡萄球菌青霉素）（推荐意见 AHA，Ⅰ，C）。

（5）对于万古霉素治疗耐甲氧西林金黄色葡萄球菌引起的左侧 IE 可用达托霉素代替（推荐意见 AHA，Ⅱb，B）。

（6）在选择达托霉素剂量时应在传染病专家的咨询协助下完成（推荐意见 AHA，Ⅰ，C）。

（三）肠球菌

肠球菌感染所致心内膜炎需要联合杀菌治疗，包括作用于细胞壁的药物（青霉素、氨苄西林或万古霉素）和一种具有杀菌作用的氨基糖苷类（链霉素、庆大霉素）。由于肠球菌对万古霉素、氨基糖苷类和青霉素的耐药性显著增加。因此，应常规检测肠球菌对青霉素和万古霉素的易感性和对庆大霉素的耐药性。利奈唑胺在体外对肠球菌具有抑菌作用，而达托霉素在体外对敏感菌株具有杀菌作用。因此，对 β- 内酰胺类、万古霉素或氨基糖苷类具有耐药性的菌株应获得对达托霉素和利奈唑胺的体外易感性。

约 97% 的肠球菌 IE 病例是由粪肠球菌引起的，肠球菌所致的 IE 一般首选含氨基糖苷的方案，但氨基糖苷类耐药性逐渐增加，而大多数仍然对 β- 内酰胺类和万古霉素敏感。研究发现，约 50% 的 IE 患者由氨基糖苷类耐药性粪肠球菌菌株引起。另一项研究，272 例患者中有 26% 患有粪大肠埃希菌的氨基糖苷类耐药性菌株。对氨基糖苷敏感的 NVE 患者，在使用该药前要考虑多种因素，比如肠球菌所致 NVE 患者年龄偏大、体弱、可能存在潜在的泌尿系统感染或其他并发症。这类患者庆大霉素相关的肾毒性可能会使 "标准" 疗程显著复杂化，并可能导致严重的、可能危及生命的并发症。是否使用含氨基糖苷的方案必须针对每个患者进行个体化。在肾功能正常患者中，庆大霉素应以每 8 小时一次给药 [总剂量约 3mg/（kg·d）]，而不是以每日单剂量给药的方式给药，保持 1h 血药浓度约 3μg/ml 和谷浓度 < 1μg/ml。在这些患者中增加庆大霉素的剂量并没有提高疗效，但确实增加了肾毒性的风险。

指南建议如下：

（1）应在体外常规检测肠球菌对青霉素和万古霉素的易感性（MIC 测定）和对庆大霉素的高水平耐药性，以预测协同作用（推荐意见 AHA，Ⅰ，A）。

（2）对 β- 内酰胺类、万古霉素或氨基糖苷类耐药的菌株应获得对达托霉素和利奈唑胺的体外易感性（推荐意见 AHA，Ⅰ，C）。

（3）对于有肠梗阻和肾功能正常的患者，应每日多次给药庆大霉素 [总剂量约 3mg/（kg·d）]，而不是每日 1 次给药（推荐意见 AHA，Ⅰ，B）。

（4）具体做法是每 8 小时给药一次庆大霉素，调整剂量以达到 1 小时血清浓度约 3μg/ml 和谷浓度 < 1μg/ml（推荐意见 AHA，Ⅱa，B）。

1. 对青霉素、万古霉素和氨基糖苷类药物敏感的肠球菌　在一项前瞻性研究中，若 NVE 患者症状持续时间 < 3 个月，则需要持续抗菌治疗 4 周；症状持续时间 ≥ 3 个月的患者，需要持续抗菌治疗 6 周。如果肠球菌菌株对庆大霉素和链霉素都敏感，则合理使用庆大霉素而不是链霉素用于治疗。若出现庆大霉素相关的肾毒性，可考虑用链霉素替代。虽然链霉素肾脏毒性较小，但是耳毒性风险更高（可能是不可逆的）。瑞典的一项单一的非随机、非对照研究，验证了短疗程的氨基糖苷类药物治疗可以降低氨基糖苷类相关肾毒性的风险。对 78 例使用 β- 内酰胺类和氨基糖苷治疗的肠球菌 IE 进行的 5 年随访发现，治疗时间为中位数 15d 时，治愈率和存活率与接受更长疗程庆大霉素治疗的患者相似。丹麦的一项研究也验证了上述结果。基于上述研究，2007 年指南推荐肠球菌所致的 IE 可以使用庆大霉素 2 周，联合 β- 内酰胺类治疗 4～6 周。

青霉素或氨苄西林对大多数粪大肠埃希菌菌株只能抑制而不能杀死，而头孢菌素类和抗双球菌青霉素类（苯唑西林、萘夫西林）对肠球菌的体外活性很低或没有。因此，一项在体外和实验性肠球菌 IE 的动物模型中测试了 β- 内酰胺类药物的组合。这项研究证明氨苄西林 + 头孢曲松联合用药对庆大霉素敏感或高水平庆大霉素耐药性的粪肠球菌实验性

IE 是有效的治疗方法。西班牙和意大利的两项大型多中心回顾性研究比较了氨苄西林联合头孢曲松和氨苄西林联合庆大霉素对粪大肠埃希菌 IE 的治疗。另一项较小的研究比较了头孢曲松 + 氨苄西林治疗氨基甘氨酸敏感型和高水平氨基糖苷类耐药性粪大肠埃希菌 IE。在较小研究中的 50% 的患者和较大研究中的 33% 的患者出现了用氨苄西林联合头孢曲松治疗的高水平氨基糖苷类耐药粪大肠埃希菌。在这两项研究中，氨苄西林联合头孢曲松治疗的肾毒副作用没有发生，而接受氨苄西林联合庆大霉素治疗的患者中有 5% 出现肾毒性。氨苄西林联合头孢曲松治疗的总体微生物治愈率和成功率与先前报道的含氨基糖苷类药物治疗患者的治愈率相似。如果使用了氨苄西林（每次 2g，静脉注射，每 4 小时一次）或青霉素（1800 万～ 3000 万 U，24h 持续静脉注射，或分 6 次，每 4 小时一次）加庆大霉素（3mg/kg 理想体重，2 ～ 3 次平均剂量），根据治疗开始前 IE 症状的持续时间，NVE 的时间为 4 ～ 6 周。如果选择氨苄西林（每次 2g，静脉注射，每 4 小时一次）+ 头孢曲松（每次 2g，静脉注射，每 12 小时一次）作为治疗方案，无论症状持续多久，疗程均为 6 周。

指南建议如下：

（1）如果肠球菌菌株对庆大霉素和链霉素都敏感，若肾功能正常，应首选庆大霉素而不是链霉素（推荐意见 AHA，Ⅱa，C）。

（2）若肌酸酐清除率＜ 50ml/min，应避免使用链霉素（推荐意见 AHA，Ⅲ，B）。

（3）对于 NVE 患者，推荐氨苄西林或水性结晶青霉素 G 加庆大霉素或氨苄西林 + 头孢曲松治疗（推荐意见 AHA，Ⅱa，B）。

（4）如果使用氨苄西林或青霉素加庆大霉素，则需要 4 ～ 6 周（推荐意见 AHA，Ⅱa，B）。

（5）若选择氨苄西林加头孢曲松作为治疗方案，无论症状持续多久，疗程均为 6 周（推荐意见 AHA，Ⅱa，B）。

2. 对氨基糖苷类、庆大霉素耐药，对青霉素、链霉素敏感的肠球菌　对高水平庆大霉素具有耐药性的粪大肠埃希菌菌株对大多数其他氨基糖苷具有耐药性，尽管其中一些菌株对链霉素敏感。2015 年美国心脏协会推荐使用链霉素治疗具有庆大霉素耐药性的肠球菌。

指南建议如下：

（1）对于庆大霉素和链霉素耐药的肠球菌，氨苄西林加头孢曲松联合治疗（推荐意见 AHA，Ⅱa，B）。

（2）头孢曲松加氨苄西林联合治疗氨基糖苷类耐药肠球菌菌株引起的 IE（推荐意见 AHA，Ⅱa，B）。

3. 不能耐受 β- 内酰胺类药物或对青霉素有耐药性的肠球菌　当患者对青霉素或氨苄西林敏感时，才考虑给予万古霉素。研究发现，青霉素或氨苄西林联合庆大霉素较万古霉素联合庆大霉素更有优势，因为万古霉素与真菌毒素组合可能增加耳毒性和肾毒性风险。此外，在体外和实验性 IE 的动物模型中，青霉素或氨苄西林与庆大霉素的组合比万古霉素与庆大霉素的联合更具活性。NVE 患者接受 6 周的万古霉素加庆大霉素治疗。粪大肠埃希菌菌株中产 β- 内酰胺酶菌株对氨苄西林 - 舒巴坦和万古霉素敏感。对青霉素耐药的菌株引起 NVE 患者，推荐使用万古霉素和庆大霉素的联合治疗。

指南建议如下：

（1）只有当患者不能耐受青霉素或氨苄西林时，才给予万古霉素（推荐意见 AHA，Ⅰ，B）。

（2）患者接受万古霉素治疗的疗程为 6 周（推荐意见 AHA，Ⅱa，B）。

（3）由对青霉素具有内在耐药性的菌株引起的粪大肠埃希菌 IE 患者应接受万古霉素和庆大霉素的联合治疗（推荐意见 AHA，Ⅰ，B）。

4. 对青霉素、氨基糖苷类和万古霉素耐药的肠球菌　目前，已经发现耐万古霉素的肠球菌，其中大多数为大肠埃希菌，多达 95% 的菌株对万古霉素、氨基糖苷和青霉素表现出多药耐药性。因此对青霉素、氨基糖苷类和万古霉素耐药的肠球菌引起的 IE 患者应请传染病、心脏病学、心血管外科、临床药学专家共同管理，如有必要，还应由儿科专家管理。如果 MIC > 4μg/ml，则认为肠球菌对万古霉素具有耐药性。利奈唑胺和达托霉素是目前美国仅有的两种可用于治疗耐多药粪大肠埃希菌的抗菌药物。

利奈唑胺是一种合成药物，它通过抑制核糖体蛋白发挥体外抑菌作用，并被美国 FDA 批准用于成人和儿童。肠球菌对利奈唑啉的易感性在 97% ～ 99%，包括多药耐药性菌株。研究发现，利奈唑胺可以治愈粪大肠埃希菌所致的 IE。Mave 等表明使用利奈唑胺治疗 3 例粪大肠埃希菌患者中有 2 例患者治愈。其优势为口服制剂的高生物利用率、批准用于儿科患者。而不足是毒性（轻度至重度中性粒细胞减少症和可逆的血小板减少症）、外周神经炎和视神经炎、多药相互作用及治疗过程中出现耐药性。对利奈唑胺治疗无效的患者可能需要进行心脏瓣膜置换手术。

达托霉素在体外对易感肠球菌具有杀菌活性。尽管有报道，90% 以上的肠球菌在体外对达托霉素敏感，但达托霉素耐药性的出现是一个日益严重的问题。达托霉素被美国 FDA 批准用于治疗金黄色葡萄球菌感染，但不用于肠球菌感染。达托霉素未被批准用于儿科患者。Levine 等表明使用达托霉素治疗 9 例粪大肠埃希菌所致的 IE 患者，有 6 例可以治愈。但 Segreti 等报道的用达托霉素治疗粪大肠埃希菌所致的 IE 患者均死亡。但已发表的用达托霉素治疗耐万古霉素粪大肠埃希菌 IE 的病例数量极少数，因此管理结论很难确定，而且报告病例的成功率各不相同。

指南建议如下：

（1）由对青霉素、氨基糖苷类和万古霉素耐药的肠球菌引起的 IE 患者应由传染病、心脏病学、心血管外科、临床药学以及必要时的儿科专家进行管理（推荐意见 AHA，Ⅰ，C）。

（2）如果选择达托霉素治疗，则可考虑 10 ～ 12mg/（kg·24h）的剂量（推荐意见 AHA，Ⅱb，C）。

（3）对于持续性菌血症患者或对达托霉素敏感范围内的 MIC（< 3μg/ml）较高的肠球菌菌株，可以考虑与达托霉素、氨苄西林或头孢他啶联合治疗（推荐意见 AHA，Ⅱb，C）。

5. HACEK 组微生物　HACEK 组微生物占社区获得性 NVE 的 5% ～ 10%。尽管没有明显感染病灶，由 HACEK 微生物引起的菌血症应高度怀疑 NVE。以前，HACEK 组微生物对氨苄西林直敏感。如今，HACEK 微生物产生 β- 内酰胺酶的菌株增加，此外，由于 HACEK 组微生物的特性，体外药敏试验失败是常见的。在一项调查中，60% 的分离株在实验皿中没有充分生长，也没有有效的体外易感性结果，因此需要进行体外筛查 HACEK 微生的耐药性。

指南建议如下：

（1）除非体外生长足以获得持久性测试结果，否则 HACEK 微生物被认为对氨苄西林具有耐药性，青霉素和氨苄西林不应用于 IE 患者的治疗（推荐意见 AHA，Ⅲ，C）。

（2）头孢曲松治疗 HACEK 所致的 NVE，治疗时间为 4 周（推荐意见 AHA，Ⅱa，B），

（3）因庆大霉素的肾毒性，不推荐使用庆大霉素治疗 HACEK 所致的 NVE（推荐意见 AHA，Ⅲ，C）。

（4）氟喹诺酮类药物（环丙沙星、左氧氟沙星或莫西沙星）可能被认为是不能耐受头孢曲松（或其他第三代或第四代头孢菌素）患者的替代药物（推荐意见 AHA，Ⅱb，C）。

（5）氨苄西林 - 舒巴坦也可被视为 HACEK 所致 NVE 患者的治疗选择（推荐意见 AHA，Ⅱb，C）。

（6）此外，还应咨询传染病专家进行治疗（推荐意见 AHA，Ⅰ，C）。

6. 非 HACEK 革兰阴性杆菌　非 HACEK 革兰阴性需氧杆菌（肠杆菌科和假单胞菌属）所致的 NVE 是非常罕见的。在一个包括 28 个国家 61 家医院的大型数据库中的 2761 例患者，只有 49 例（1.8%）为非 HACEK 革兰阴性需氧杆菌。但有 57% 的 IE 患者的病情进展与这类菌群有关。目前，缺乏前瞻性试验数据来确定治疗非 HACEK 革兰阴性需氧杆菌引起 NVE 的最佳抗菌方案。应咨询具有 IE 医疗管理经验的传染病专科医师，以确定每种情况下的抗菌方案。由于这类致病菌感染致死率较高，经常选择多种药物联合治疗，因此药物之间的相互作用和潜在的毒性风险增加。如果该疾病对抗生物药物难以治疗，则建议在不更换瓣膜的情况下进行外科手术治疗。

指南建议如下：

（1）因为在非 HACEK 革兰阴性需氧杆菌中可以发现各种抗生素耐药机制，因此应咨询 IE 的传染病专家（推荐意见 AHA，Ⅰ，C）。

（2）对于铜绿假单胞菌引起的 NVE 患者，心脏手术结合延长的联合抗生素治疗疗程是合理的（推荐意见 AHA，Ⅱb，B）。

（3）推荐使用 β- 内酰胺类（青霉素类、头孢菌素类或碳青霉烯类）和氨基糖苷类或氟喹诺酮类联合抗生素治疗 6 周（推荐意见 AHA，Ⅱa，C）。

（四）培养阴性心内膜炎

虽然血培养阳性是 NVE 的主要诊断标准，但是，大多数 NVE 患者每 1ml 血液中检测到 50 个单位以下菌落。一项包括 820 例病例的欧洲 NVE 研究表明，约 20% 的确诊 IE 患者的血液培养均为阴性。这使得对心内膜炎患者及时有效治疗变得复杂化。这可能是由于微生物技术不足，感染了不常见或罕见的微生物，或在获得血液培养物之前使用抗微生物剂。血培养阴性 NVE 患者需要为所有可能的病原体提供经验性抗菌药物，还要考虑药物的毒副作用。如果血培养阴性的疑似心内膜炎患者，此前未使用抗菌药，可能为巴尔通菌属和布鲁氏菌属。同时需要与其他表现类似的非感染性心内膜炎（消耗性心内膜炎、心房黏液瘤、抗心磷脂抗体综合征、风湿性心脏病、系统性红斑狼疮、结节性多发性动脉炎、嗜酸

性心脏病）等相鉴别。应对所有 IE 病例的流行病学因素、既往感染史、抗菌药物暴露、临床病程、严重程度和当前的感染部位进行评估。在采集血液培养物和确定病原体之间的时间段内，或者血液培养阴性，通常需要经验性疗法。对有急性 NVE 临床表现的患者，应经验性使用万古霉素和头孢吡肟这类能覆盖金黄色葡萄球菌、β- 溶血性链球菌和需氧革兰阴性杆菌的药物。对于亚急性 NVE 表现的患者，可使用万古霉素和氨苄西林 - 舒巴坦类覆盖金黄色葡萄球菌、VGS、HACEK 和肠球菌的药物。

指南建议如下。

（1）建议咨询传染病专家，以确定培养阴性心内膜炎患者最合适的治疗选择（推荐意见 AHA，Ⅰ，C）。

（2）建议在所有培养阴性心内膜炎病例中，应评估流行病学因素、既往感染史（包括心血管感染）、抗菌药物暴露、临床病程、严重程度和当前感染的心外感染部位（推荐意见 AHA，Ⅰ，C）。

（3）对急性 NVE 临床表现的患者，推荐使用金黄色葡萄球菌、β- 溶血性链球菌和需氧革兰阴性杆菌的抗菌药物万古霉素和头孢吡肟作为初始方案（推荐意见 AHA，Ⅱa，C）。

（4）对于有亚急性 NVE 表现的患者，金黄色葡萄球菌、VGS、HACEK 和肠球菌的抗菌药物为万古霉素和氨苄西林 - 舒巴坦（推荐意见 AHA，Ⅱa，C）。

（五）手术治疗

手术主要用于抗菌药物治疗无效，同时出现心脏并发症的心内膜炎患者。手术干预的决定是复杂的，取决于许多临床和预后因素，这些因素因患者而异，包括感染生物体、植被大小、是否存在瓣膜周感染、是否存在栓塞或心力衰竭、年龄、非心脏并发症和可用的手术专业知识。目前缺乏确定瓣膜手术最佳时机的证据。手术干预的指征和时机应由具有心脏病学、影像学、心胸外科和传染病专业知识的多专业团队决定。复发性栓塞和持续性赘生物患者的早期手术建议通常在临床事件后制订。在高级成像研究中检测到的复发性、无症状栓塞是否会影响决策，应单独考虑。风险分层模型，如胸科医生学会心内膜炎评分，可用于预测瓣膜手术后 IE 患者的发病率和死亡率风险，并有助于决策和患者咨询。手术主要用于抗菌药物治疗无效，同时出现心脏并发症的心内膜炎患者。

指南建议如下：

1. 左侧 NVE 患者

（1）IE 患者因瓣膜功能障碍，在初次住院期间和完成完整疗程的抗生素之前导致心力衰竭症状或体征（推荐意见 AHA，Ⅰ，B）。

（2）IE 患者合并心脏传导阻滞、环形或主动脉脓肿或破坏性穿透性病变（推荐意见 AHA，Ⅰ，B）。

（3）IE 患者由真菌或高耐药性生物体（如耐万古霉素肠球菌、耐多药革兰阴性杆菌）所致（推荐意见 AHA，Ⅰ，B）。

（4）在开始适当的抗菌治疗后，如果有持续感染的证据（表现为持续 5 ～ 7d 以上的菌血症或发热，并且排除了其他感染和发热部位）（推荐意见 AHA，Ⅰ，B）。

（5）尽管进行了适当的抗生素治疗，但仍存在复发性栓塞和持续或扩大的赘生物（推荐意见 AHA，Ⅱa，B）。

（6）严重瓣膜反流和活动性赘生物＞10mm 的患者（推荐意见 AHA，Ⅱa，B）。

（7）赘生物＞10mm 的患者，特别是当涉及二尖瓣前叶并与手术的其他相关适应证相关时可考虑手术治疗（推荐意见 AHA，Ⅱb，C）。

2. 右侧 NVE 患者

（1）右侧 NVE 合并并发症的患者（推荐意见 AHA，Ⅱa，C）。

（2）在条件允许情况下，推荐进行瓣膜修复，而不是瓣膜置换（推荐意见 AHA，Ⅰ，C）。

（3）若要进行瓣膜置换，医师应合理选择个性化的人工瓣膜（推荐意见 AHA，Ⅱa，C）。

（4）尽可能避免对注射吸毒者进行手术（推荐意见 AHA，Ⅱa，C）。

（六）抗凝治疗

NVE 患者的抗凝治疗是有争议的，尤其是在机械瓣膜 NVE 中。推荐经历中枢神经系统栓塞事件至少 2 周的机械瓣膜 NVE 患者停止所有形式的抗凝治疗。应非常谨慎地对这些患者重新使用抗凝血药物，首先静脉注射普通肝素，滴定至 50 ～ 70s 的活化部分凝血活酶时间范围，然后将护理完全转换为调整剂量的华法林。当存在血栓栓塞的风险因素（如心房颤动）时，新型口服抗凝剂不被批准用于机械瓣膜或生物人工瓣膜。而 NVE 患者中使用抗凝治疗仍存在争议。一项随机研究将口服阿司匹林 325 mg/d 与安慰剂对 115 例 IE 患者进行比较，发现 NVE 患者使用阿司匹林治疗没有显著获益，而且增加出血风险。回顾性观察性研究研究了 IE 发作前长期抗血小板治疗对感染相关结果的影响，这些调查的结果喜忧参半。因此，不建议将阿司匹林或其他抗血小板药物作为 NVE 的辅助治疗。相反，若无出血并发症，可以考虑在 NVE 发生时继续进行长期抗血小板治疗。

指南建议如下：

（1）对于经历中枢神经系统栓塞事件至少 2 周的机械瓣膜 IE 患者，停止所有形式的抗凝治疗是合理的（推荐意见 AHA，Ⅱa，C）。

（2）不建议将阿司匹林或其他抗血小板药物作为 IE 的辅助治疗（推荐意见 AHA，Ⅲ，B）。

（3）相反，若无出血并发症，可以考虑在 NVE 发生时继续进行长期抗血小板治疗（推荐意见 AHA，Ⅱb，B）。

（七）随访

1. 短期随访　大多数 NVE 患者通过适当的药物或手术治疗后可以治愈，但仍然需要随访防止复发。

指南建议如下：

（1）超声心动图检查在抗菌治疗完成之前或与抗菌治疗同步进行，以建立后续比较的新基线（推荐意见 AHA，Ⅱa，C）。

（2）应将注射吸毒者转介到协助停止吸毒的项目（推荐意见 AHA，Ⅰ，C）。

（3）应对患者宣教心内膜炎的症状，告诉他们如出现类似心内膜炎症状，应立即就医

（推荐意见 AHA，Ⅰ，C）。

（4）如果可行，进行彻底的牙科评估是合理的，尤其是在被认为可能需要更换瓣膜的患者中，根除所有活跃的口腔感染源（推荐意见 AHA，Ⅱa，C）。

（5）治疗结束时，应立即移除所有用于注入抗菌治疗的留置静脉导管（推荐意见 AHA，Ⅰ，C）。

（6）在完成抗微生物治疗后，不建议进行常规血液培养，因为在没有活动性感染证据的情况下，培养呈阳性率可能性很低（推荐意见 AHA，Ⅲ，C）。

（7）在短期随访中，应关注患者的几种并发症的发展，包括 IE 复发和心力衰竭（推荐意见 AHA，Ⅰ，C）。

（8）患者应意识到可能会复发，新发的发热、发冷或其他系统毒性证据需要立即评估，包括彻底的病史和体检以及≥3 组血液培养（推荐意见 AHA，Ⅰ，C）。

（9）应尽一切努力确定感染迹象或症状的原因（推荐意见 AHA，Ⅰ，C）。

（10）此外，应避免对疑似感染进行经验性抗菌治疗，除非患者病情需要（推荐意见 AHA，Ⅲ，C）。

（11）已完成治疗的患者在完成抗生素治疗后进行检查是合理的（推荐意见 AHA，Ⅱa，C）。

（12）心力衰竭进展是一种常见并发症，应在短期随访期间进行监测（推荐意见 AHA，Ⅰ，C）。

（13）如果心力衰竭发展或恶化，应立即对患者进行心脏手术评估（推荐意见 AHA，Ⅰ，B）。

（14）抗生素毒性在治疗完成后仍可能发生。若使用氨基糖苷类药物，可能出现延迟性耳毒性。对于接受长期氨基糖苷类药物治疗的患者，特别是那些有潜在肾脏或耳科疾病的患者，如果可行，可以在治疗期间考虑连续听力图监测（推荐意见 AHA，Ⅱb，C）。

（15）没有常规的工具可用于监测前庭功能，应告知患者在治疗期间或治疗后报告前庭毒性的任何症状（推荐意见 AHA，Ⅰ，C）。

2. 长期随访

指南建议如下：

（1）NVE 药物治疗完成数月至数年后，患者应警惕和教育复发性感染和瓣膜功能障碍恶化的延迟发作（推荐意见 AHA，Ⅰ，C）。

（2）应强调日常口腔卫生，并由熟悉该患者群体的牙科医师进行系列评估（推荐意见 AHA，Ⅰ，C）。

（3）应询问患者心力衰竭的症状，并进行彻底的体格检查（推荐意见 AHA，Ⅰ，C）。

（4）超声心动图的附加评估适用于从病史和体检中筛选出阳性结果的患者（推荐意见 AHA，Ⅰ，C）。

（5）若再次出现发热，应立即进行发热情况评估，并进行血液培养（推荐意见 AHA，Ⅰ，C）。

（6）除非患者的病情（如败血症）需要，否则不应开始使用抗菌药物来治疗未确诊的发热性疾病（推荐意见 AHA，Ⅲ，C）。

三、预防

一项大型前瞻性研究表明，口腔卫生和牙龈疾病的 3 个指标与 IE 相关物种的菌血症发生率之间存在密切联系。口腔卫生不良会引起牙龈炎，这通常会导致牙周炎，这两种牙周疾病很可能与社区获得性 IE 有关。但目前没有足够的证据证明预防应用抗菌药物可以减少由口腔操作所致的菌血症，从而减少感染性心内膜炎，但是不排除在牙科手术中，预防应用抗菌药物可以预防极少数的 IE。但是这种治疗只建议用于铜绿假单胞菌所致的 IE 不良反应风险最高的患者。

医师应告诉患者遵守 4 项措施，这样可以减少 IE 的复发率：①保持牙齿清洁，减少牙菌斑堆积，可以预防牙周病和龋齿。②从饮食中消除糖和其他精制碳水化合物的程度将对病原菌的生长产生重大影响，从而减少牙菌斑的形成，其中一些病原菌是 IE 的罪魁祸首。③为了密切监测口腔卫生以及早期识别和根除口腔疾病，有必要与家庭牙科医师进行常规随访。④每天使用高浓度含氟牙膏将有助于确保牙菌斑中的酸不会使牙齿结构脱钙并导致龋齿。

指南建议如下：

（1）住院的 IE 患者应由牙科医师进行彻底评估，以确定并消除易患菌血症的口腔疾病，从而可能减少 IE 的复发风险（推荐意见 AHA，Ⅰ，C）。

（2）临床检查应重点关注牙周炎症和牙齿周围的凹陷以及可能导致牙髓感染和髓后脓肿的龋齿（推荐意见 AHA，Ⅰ，C）。

第二节　人工瓣膜和静脉药瘾者心内膜炎

一、人工瓣膜心内膜炎

（一）定义及流行病学

人工瓣膜心内膜炎（prosthetic valve endocarditis，PVE）是一种累及人工瓣膜（机械瓣或生物瓣，外科植入或经导管植入）及其周围组织的病原微生物感染性疾病，是 IE 最严重的形式，发生于 1%～6% 的人工瓣膜患者。目前全世界每年超过 15 万例患者接受人工心脏瓣膜植入术，术后第一年 PVE 的患病率为 1%～4%，此后每年增加 1%。术后前 3 个月，人工瓣膜更容易发生 IE。PVE 占 IE 的构成比为 12%～30%。国外的一些流行病学资料显示了相关危险因素的 PVE 患病率存在差异。PVE 的发生也与肾功能不全、年龄、围术期伤口感染有关。双瓣膜置换术后 PVE 较单个瓣膜置换术后 PVE 的发生率高。主动脉瓣置换术的 PVE 较二尖瓣置换术的 PVE 高，其原因可能是主动脉瓣置换术的时间长、跨主动脉瓣压力差大、局部湍流形成有关。术前 NVE 感染者，术后发生 PVE 的风险增加 5 倍。

瓣膜置换术后 1 年内发生 IE 定义为早期 PVE，1 年后发生者定义为迟发 PVE。PVE

的发生时间与病原微生物有关。早期 PVE 主要由金黄色葡萄球菌、革兰阴性杆菌、肠球菌和真菌等所致。迟发 PVE 的微生物主要为金黄色葡萄球菌、链球菌、肠球菌和凝固酶阴性葡萄球菌等所致。

（二）循证治疗

1. *药物治疗*　PVE 的抗菌治疗与 NVE 相似。如果没有证明凝固酶阴性葡萄球菌所致的 PVE 患者对甲氧西林敏感，则假设该微生物对甲氧西林具有耐药性，尤其 IE 术后 1 年内发生的。推荐万古霉素联合利福平和庆大霉素，万古霉素和利福平至少使用 6 周，庆大霉素的使用仅限于治疗的前 2 周。如果该微生物对庆大霉素有耐药性，则考虑用其易感的氨基糖苷代替庆大霉素。该方案推荐将利福平治疗的开始时间推迟几天，以使万古霉素充分渗透到赘生物中，从而防止治疗中出现对利福平的耐药性。如果微生物对所有可用的氨基糖苷类药物都有耐药性，则应省略此类辅助治疗。在这种情况下，如果分离的微生物对氟喹诺酮类药物敏感，则可以考虑用氟喹诺酮替代。在 PVE 治疗期间，若出现凝固酶阴性葡萄球菌对利福平产生耐药性，应从手术标本或细菌复发患者的血液回收的微生物重新测试完整的抗生素易感性谱。若苯唑西林敏感的凝固酶阴性葡萄球菌引起的 PVE，应使用萘夫西林或苯唑西林加利福平与庆大霉素联合治疗。对青霉素过敏的患者，可以用第一代头孢菌素或万古霉素代替萘夫西林或苯唑西林。

由于金黄色葡萄球菌所致的 PVE 死亡率高，故推荐采用联合抗菌治疗。在动物研究中，利福平似乎是 MRSA 感染的异物完全灭菌的关键。对于 MSSA 引起的感染，建议使用萘夫西林或苯唑西林与利福平联合使用；耐甲氧西林金黄色葡萄球菌应使用万古霉素和利福平。在治疗的最初 2 周，应使用含 β- 内酰胺或万古霉素的方案给药庆大霉素。如果菌株对庆大霉素具有耐药性，那么如果菌株易感，则可以使用氟喹诺酮类药物。早期心脏手术干预在最大限度地提高金黄色葡萄球菌 PVE 的疗效方面发挥着重要作用，尤其是合并心力衰竭时。

指南建议如下：

（1）该微生物对甲氧西林具有耐药性，推荐万古霉素和利福平至少使用 6 周，庆大霉素的使用仅限于治疗的前 2 周（推荐意见 AHA，Ⅰ，B）。

（2）对庆大霉素有耐药性，则考虑使用其易感的氨基糖苷代替庆大霉素（推荐意见 AHA，Ⅱb，C）。

（3）如果分离物对氟喹诺酮类药物敏感，则可以考虑用氟喹诺酮替代（推荐意见 AHA，Ⅱb，C）。

（4）由于金黄色葡萄球菌所致的 PVE 死亡率高，推荐采用联合抗菌治疗（推荐意见 AHA，Ⅰ，C）。

（5）耐甲氧西林金黄色葡萄球菌应使用万古霉素和利福平，在治疗的最初 2 周，应使用含 β- 内酰胺或万古霉素的方案给药庆大霉素（推荐意见 AHA，Ⅰ，C）。

2. *手术治疗*

指南建议如下：

（1）PVE 复发的患者，尽管进行了 5 ～ 7d 的适当抗生素治疗，排除其他感染，但仍有持续性菌血症的患者（推荐意见 AHA，Ⅰ，B）。

（2）PVE 患者仍有复发性栓塞患者（推荐意见 AHA，Ⅱa，B）。

（3）若为真菌或高耐药性微生物引起的 PVE（Ⅰ，B），且赘生物 > 10mm（推荐意见 AHA，Ⅱb，C）。

（4）瓣膜裂开引起心力衰竭、心内瘘或严重的人工瓣膜功能障碍的症状或体征患者（推荐意见 AHA，Ⅰ，B）。

（5）IE 并发心脏传导阻滞、环形或主动脉脓肿或破坏性穿透性病变（推荐意见 AHA，Ⅰ，B）。

二、静脉药瘾者心内膜炎

静脉药瘾者心内膜炎（endocarditis in intravenous drug abusers）是指发生在静脉注射毒品患者，同时伴有人类免疫功能缺陷（HIV）抗体阳性或免疫功能不全患者中的一种累及右心系统的 IE。致病菌多为皮肤表面的细菌，以金黄色葡萄球菌多见，常累及三尖瓣，其次为链球菌和肠球菌，通常侵犯二尖瓣和主动脉瓣。

由于患者静脉注射毒品时使用不洁注射用具、药品溶剂，导致细菌进入血管，引起菌血症、败血症；同时，由于患者重复多次注射毒品，毒品中的颗粒杂质导致右心受累、三尖瓣或肺动脉瓣损伤。细菌在损伤的瓣膜表面黏附沉积，形成菌栓、赘生物。胸痛、气短、咳嗽和咯血常见于三尖瓣受累的 IE。主动脉瓣、二尖瓣受累的 IE 临床表现与非毒品相关的 IE 相似。

临床上静脉药物滥用易漏诊，部分吸毒者就诊时故意对吸毒史加以隐瞒，因此对该类人群需加强病史的询问及皮肤表面注射针孔的检查。抗生素的选择需要根据微生物的种类、使用的药物和溶剂类型以及心内感染的部位决定。如果发生甲氧西林敏感金黄色葡萄球菌所致的心内膜炎，局限于右心瓣膜，不合并并发症时，推荐使用半合成耐青霉素的青霉素药物（不是万古霉素），单药使用 2 周，或者联合庆大霉素 1mg/kg 静脉滴注或每 8 小时肌内注射一次。MRSA 所致的右心心内膜炎患者，推荐使用万古霉素或达托霉素（6mg/kg，每日 1 次）治疗 4 周。

静脉药瘾者心内膜炎患者通常避免手术治疗，但出现下列情况可以考虑外科手术治疗：①严重二尖瓣反流导致右心衰竭，对利尿剂反应不佳；②难以根除的病原菌感染，或尽管充分的抗生素治疗至少 7d 后菌血症仍然持续存在；③三尖瓣赘生物 > 20mm 至反复的肺动脉栓塞，无论是否合并右心衰竭。在可行的情况下，应进行瓣膜修补，而不是瓣膜置换。如果需要瓣膜置换，外科医师应该根据患者进行个体选择。

（吕云波）

参 考 文 献

Baddour L M, Janszky I, Thornhill M H, et al. Nondental invasive procedures and risk of infective endocarditis: time for a revisit: a science advisory from the American Heart Association[J]. Circulation, 2023, 148(19): 1529-1541.

Baddour L M, Wilson W R, Bayer A S, et al. Infective Endocarditis in adults: diagnosis, antimicrobial therapy, and management of complications: a scientific statement for healthcare professionals from the American Heart Association[J]. Circulation, 2015, 132(15): 1435-1486.

Butler N R, Courtney P A, Swegle J. Endocarditis[J]. Prim Care, 2024, 51(1): 155-169.

Chambers H F, Bayer A S. Native-valve infective endocarditis[J]. N Engl J Med, 2020, 383(6): 567-576.

El-Dalati S, Cronin D, Shea M, et al. Clinical practice update on infectious endocarditis[J]. Am J Med, 2020, 133(1): 44-49.

Fuller R, Jacobs S E. Candida infectious endocarditis and implantable cardiac device infections[J]. Mycopathologia, 2023, 188(6): 893-905.

Hilbig A, Cheng A. Infective endocarditis in the intravenous drug use population at a tertiary hospital in melbourne, Australia[J]. Heart Lung Circ, 2020, 29(2): 246-253.

Lemmet T, Bourne-Watrin M, Gerber V, et al. Suppressive antibiotic therapy for infectious endocarditis[J]. Infect Dis Now, 2024, 54(3): 104867.

Otto C M, Nishimura R A, Bonow R O, et al. 2020 ACC/AHA Guideline for the Management of patients with valvular heart disease: executive summary: a report of the American College of Cardiology/American Heart Association Joint Committee on Clinical Practice Guidelines[J]. Circulation, 2021, 143(5): e35-e71.

Pujol M, Miro J M, Shaw E, et al. Daptomycin plus fosfomycin versus daptomycin alone for methicillin-resistant staphylococcus aureus bacteremia and endocarditis: a randomized clinical trial[J]. Clin Infect Dis, 2021, 72(9): 1517-1525.

Sendi P, Hasse B, Frank M, et al. Infective endocarditis: prevention and antibiotic prophylaxis[J]. Swiss Med Wkly, 2021, 151: w20473.

Thompson G R, Jenks J D, Baddley J W, et al. Fungal endocarditis: pathophysiology, epidemiology, clinical presentation, diagnosis, and management[J]. Clin Microbiol Rev, 2023, 36(3): e1923.

Tong S, Lye D C, Yahav D, et al. Effect of vancomycin or daptomycin with vs without an antistaphylococcal beta-lactam on mortality, bacteremia, relapse, or treatment failure in patients with MRSA bacteremia: a randomized clinical trial[J]. JAMA, 2020, 323(6): 527-537.

Wilson W R, Gewitz M, Lockhart P B, et al. Prevention of viridans group streptococcal infective endocarditis: a scientific statement from the American Heart Association[J]. Circulation, 2021, 143(20): e963-e978.

第 11 章

心搏骤停与心脏性猝死

一、定义及流行病学

心搏骤停（cardiac arrest）是指心脏突然丧失射血功能，从而导致循环停止进而出现晕厥、意识丧失、心音及大动脉搏动消失等一系列症状及体征，是心脏性猝死的主要原因之一。导致心搏骤停的原因机制很多，其中最常见的是快速性室性心律失常（心室颤动和室速），其次是缓慢性心律失常或心室停顿，无脉性电活动（pulseless electrical activity，PEA）则最少见。

心脏性猝死（sudden cardiac death）是指由心脏原因引起的死亡，通常发生在症状出现后 1h 内（但多数患者在被发现之前无任何征兆），且以意识丧失为主要特征。

据美国心脏协会"2022 年心脏病和卒中统计"报道，美国每年有超过 356 000 例患者因院外心搏骤停接受紧急医疗服务。在 2022 年 CARES 登记（心搏骤停登记以提高存活率）中，治疗后的心搏骤停出院存活率降为 9.3%。根据国家卫生健康委员会公布的《中国心搏骤停与心肺复苏报告 2022 版》显示，国内心搏骤停的总发病率为 97.1/10 万，其中男性占到 70.9%，且呈逐年上升趋势。

二、循证治疗

心搏骤停发生后，如未及时抢救复苏，4 ～ 6min 后就会对大脑及其他人体重要器官组织造成不可逆损害，所以对心搏骤停的治疗主要包括：对心搏骤停的快速识别、及时提供有效的心肺复苏术以及对心室颤动和无脉冲室性心动过速的除颤。只有快速且有效的救治才可能挽救患者的生命。

（一）心肺复苏

心肺复苏（cadiopulmonary resuscitation，CPR）是对心搏骤停患者所采取的关键性抢救措施，即通过胸外按压的方式形成暂时的人工循环，采用人工呼吸的方式代替自主呼吸，心肺复苏的目的是维持循环和呼吸。

操作方法：使患者仰卧于硬平面上，急救者位于患者身体右侧，判断患者丧失意识后应立刻呼救并拨打急救电话，随后立即开始进行 CPR。

1. 胸外按压和人工呼吸

（1）胸外按压操作方法：首先确定胸外按压的位置，通常为两侧肋弓在中央交界点（即剑突）上 2 横指处，如果患者为男性则可选择两侧乳头连线中点。定位后，将一只手的掌根放于按压部位，另一只手则叠放于第一只手之上，双手手指相互锁住，以掌根按压。急救者两臂位于患者胸骨的正上方，双肘关节固定，双臂伸直与患者胸壁成直角，利用上身重量垂直下压，按压深度至少为 5cm，对于普通成年人来说，应同时避免压迫深度过大超过 6cm，按压频率为 100 ～ 120 次 / 分，按压时须保证每次按压后胸廓回弹自行复位。美国心脏协会（AHA）指南建议如下：

1）在发现患者的地方如能够安全有效地进行高质量的心肺复苏，通常应该立即进行复苏（推荐意见 AHA，Ⅰ，C）。

2）应在坚硬的平面上进行心肺复苏，并让受害者呈仰卧位（推荐意见 AHA，Ⅱa，C）。

3）在识别心搏骤停的过程中，救援人员应尽量减少检查脉搏所需的时间（不超过 10s），如果救援人员难以感觉到脉搏，则应恢复胸外按压（推荐意见 AHA，Ⅰ，C）。

4）进行胸外按压时，施救者应将一只手的掌根放在按压部位，另一只手置于第一只手之上，使双手重叠（推荐意见 AHA，Ⅰ，C）。

5）成人患者的胸外按压的深度建议为 5 ～ 6cm（推荐意见 AHA，Ⅰ，B）。

6）成人患者的胸外按压频率为 100 ～ 120 次 / 分（推荐意见 AHA，Ⅱa，B）。

7）进行胸外按压时须保证每次按压后胸廓完全回弹复位（推荐意见 AHA，Ⅱa，B）。

8）胸外按压和放松时间应大致相等（推荐意见 AHA，Ⅱb，C）。

（2）人工呼吸操作方法：首先需开放气道，气道通畅对促进通气和氧合至关重要，无颈椎损伤时，多采用仰头抬颏法，即左手手掌置于患者前额部并向下压，右手示指和中指置于患者下颌正中向右侧旁开 2cm 的下颌骨处，随后提起下颌，使患者头部后仰 30°，使下颌角与地面保持垂直，维持气道通畅，可实施口对口，或使用简易呼吸器进行人工呼吸。在使用面罩时，须以 EC 手法压紧面罩，连续挤压气囊 2 次，每次约 1s，送气量约占气囊体积的 1/3，间隔 1 ～ 2s 放气，以 30：2 的比例进行胸外按压与人工呼吸，即进行 30 次胸外按压后实施 2 次人工呼吸。每进行 5 个循环（5 个 30：2，持续约 2min）后进行再次评估，观察患者有无反应。

指南建议如下：

1）如患者无颈椎损伤，应采用仰头抬颏法开放气道（推荐意见 AHA，Ⅰ，C）。

2）在疑似颈椎损伤的情况下，施救者应在不伸展头部的情况下轻推下颌打开气道（推荐意见 AHA，Ⅰ，C）。

3）在存在已知或疑似基底颅骨骨折或严重凝血障碍的情况下，与鼻咽气道相比，口腔气道是优选（推荐意见 AHA，Ⅱa，C）。

4）对于接受心肺复苏术的心搏骤停的成人患者，暂停按压进行 2 次呼吸是合理的，每次人工呼吸时间超过 1s（推荐意见 AHA，Ⅱa，C）。

5）对于接受通气的心搏骤停的成人患者，每次 500 ～ 600ml 的潮气量，或者足以产生明显的胸廓抬高（推荐意见 AHA，Ⅱa，C）。

6）胸外按压与人工呼吸的比例应为 30：2（推荐意见 AHA，Ⅱa，B）。

7）当有两名或两名以上救援人员可用时，为防止疲劳导致的按压深度和频率不足，建议每 2 分钟左右（或在 5 个按压和以 30：2 的比例通气循环后）更换胸外按压者（推荐意见 AHA，Ⅱa，B）。

2. **除颤** 与心肺复苏术一样，当心室颤动或无脉性室性心动过速（pVT）引起心搏骤停时，早期除颤对生存至关重要。当心搏骤停发生时，如有除颤器或 AED 时，应尽快除颤。若首次除颤不成功时，应继续进行 2min 心肺复苏（约 5 个循环），然后再次评估心律，若仍为可除颤心律则再次除颤。

除颤方法：打开除颤器的电源开关，将两个电极板分别放置于患者心尖部和心底部，从监测中观察患者的心律，如发现心律为室性心动过速或心室颤动时，应立即使用高能量进行电复律（如双相波 200J）。若使用 AED，施救者可按照 AED 仪器上的说明来进行操作。发生心搏骤停时，若不能即刻获取除颤器或 AED，仍须持续进行心肺复苏。

指南建议如下：

（1）建议使用除颤器治疗需要电击的快速性心律失常（推荐意见 AHA，Ⅰ，B）。

（2）建议在使用除颤器或 AED 之前进行心肺复苏术（推荐意见 AHA，Ⅰ，C）。

（3）在没有心电监测的心搏骤停情况下，进行初步心律分析和可能的除颤之前，以及在获得除颤器并准备使用的同时，应先提供心肺复苏（推荐意见 AHA，Ⅱa，B）。

（4）在没有心电监测的心搏骤停情况下，单次电击策略是合理的，而不是重复电击（推荐意见 AHA，Ⅱa，B）。

（5）电击后应立即恢复胸外按压，而不是暂停心肺复苏术来对心搏骤停患者进行电击后心律检查（推荐意见 AHA，Ⅱb，C）。

（6）基于在终止心律失常方面更高的成功率，使用双相波形的除颤器比单相除颤器更适用于治疗快速性心律失常（推荐意见 AHA，Ⅱa，B）。

3. **建立血管通道** 心搏骤停急救的传统给药途径是外周静脉，通常为较大的外周静脉，如肘正中静脉等，易于操作且避免干扰心肺复苏。然而，由于患者特点及操作人员的经验，在紧急情况下获得静脉注射有时具有挑战性，导致药物治疗的延迟。急性给药的静脉途径的替代方案包括中心静脉、骨内、心内和气管内途径。中心静脉路径主要用于医院环境，可选择股静脉、颈内静脉和锁骨下静脉等。2000 年 ACC《心肺复苏和急性心血管护理指南》中不鼓励心内途径给药，因其需要高度专业化且存在潜在的并发症概率。气管内给药会导致低血药浓度和不可预测的药理作用，而且考虑到其他途径，目前也在很大程度上不再使用。ACC 推荐还可选用骨内途径给药，通过骨髓穿刺套管进入骨髓腔内的静脉网，它的优点是不需要中断心肺复苏，可相对容易和快速地实施，但目前国内应用较少。

指南建议如下：

（1）在心搏骤停时应尝试建立静脉给药途径（推荐意见 AHA，Ⅱa，B）。

（2）如果尝试静脉入路不成功时，可考虑骨内途径（推荐意见 AHA，Ⅱb，B）。

（3）如果尝试建立静脉和骨内通路不成功或不可行时，可以考虑中心静脉途径（推荐意见 AHA，Ⅱb，C）。

（4）当其他途径不可用时，可考虑气管内给药（推荐意见 AHA，Ⅱb，C）。

4. **药物治疗** 心搏骤停的药物治疗通常包括升压药（如肾上腺素）及没有直接血流动力学影响的药物（非升压药），如抗心律失常药物、镁、钙、碳酸氢钠或类固醇等。ACC

指南指出肾上腺素在心搏骤停期间具有有益作用，主要是因为其 α- 肾上腺素能作用，导致心肺复苏期间冠状动脉和大脑灌注压力增加。反之，β- 肾上腺素能效应可能增加心肌耗氧量，减少心内膜下灌注，并可能导致心律失常。目前多项研究和荟萃分析指出，肾上腺素显著增加了心搏骤停患者的生存率。

若除颤不成功时，在心肺复苏的同时应尽早注射肾上腺素，在完成推注后再次行电除颤。肾上腺素可间隔 3 ～ 5min 重复使用，每次剂量为 1mg。当推注肾上腺素 1 ～ 2 次之后除颤仍无效时，可迅速静脉注射胺碘酮 300mg（或 5mg/kg），以期提高除颤成功率。胺碘酮可重复使用 1 次，第二剂为 150mg（或 2.5mg/kg），若再次电复律仍无效，则不建议再次使用。亦可使用利多卡因注射，具体用法为利多卡因 1.0 ～ 1.5mg/kg 静脉注射，若持续为室性心动过速，可间隔 5 ～ 10min 后再次予以 0.50 ～ 0.75mg/kg 静脉推注，最大剂量不超过 3mg/kg。

指南建议如下：

（1）心搏骤停患者应使用肾上腺素（推荐意见 AHA，Ⅰ，B）。

（2）根据临床试验中使用的方案，每 3 ～ 5 分钟给肾上腺素 1mg 用于心搏骤停是合理的（推荐意见 AHA，Ⅱa，B）。

（3）对于心律不稳定的心搏骤停患者，应尽快使用肾上腺素（推荐意见 AHA，Ⅱa，C）。

（4）在最初的除颤尝试失败后应给予肾上腺素（推荐意见 AHA，Ⅱb，C）。

（5）单独使用升压药物或与肾上腺素联合使用可考虑用于心搏骤停，但在心搏骤停中作为肾上腺素的替代品并没有优势（推荐意见 AHA，Ⅱb，C）。

（6）不建议在心搏骤停时常规使用大剂量肾上腺素（推荐意见 AHA，Ⅲ，B）。

（7）胺碘酮或利多卡因可用于对除颤无反应的 VF/pVT（推荐意见 AHA，Ⅱb，B）。

5. 气道管理及辅助呼吸　心搏骤停期间的气道管理通常从基本策略开始，如袋式面罩通气，但若在心肺复苏过程中，无法确保气道通畅，且患者无可靠的自主呼吸，应尽快建立高级气道，完成气管插管。当完成插管建立高级气道后可不再停止胸外按压，可予以每 6 秒 1 次呼吸或约每分钟 10 次的呼吸频率，行简易呼吸器或呼吸机辅助通气（通气量 6 ～ 7ml/kg）。

指南建议如下：

（1）在成人心搏骤停的心肺复苏过程中都可以考虑袋式面罩通气或高级气道策略（推荐意见 AHA，Ⅱb，B）。

（2）如果使用高级气道，在气管插管成功率低或气管插管培训机会少的环境中，可以使用声门上气道（推荐意见 AHA，Ⅱa，B）。

（3）如果使用高级气道，在气管插管成功率高时，成人心搏骤停患者可以使用声门上气道或气管插管（推荐意见 AHA，Ⅱa，B）。

（4）建议进行气管插管的操作者应经常接受再培训（推荐意见 AHA，Ⅰ，B）。

（5）如果高级气道放置会中断胸外按压，急救者可以考虑推迟气道插管，直到患者对最初的心肺复苏和除颤没有反应或自主呼吸循环恢复（推荐意见 AHA，Ⅰ，C）。

（6）成人心搏骤停患者已建立高级气道通气支持，急救者可予以约每 6 秒 1 次呼吸或约每分钟 10 次的呼吸速率进行抢救性呼吸（推荐意见 AHA，Ⅱb，C）。

（7）根据心搏骤停患者的病情，可启动高级 CPR 的其他措施，包括药物及非药物处理，以进一步针对患者的心律失常、血流动力学异常等情况进行治疗。

（二）复苏后管理

心肺复苏后管理是生存链的重要组成部分。心搏骤停和随后的复苏引起的缺血再灌注损伤的全身影响需要多学科充分的协调管理，以同时支持受影响的多个系统。在心搏骤停患者病情初步稳定后，复苏后管理包括血流动力学支持、机械通气、体温管理、潜在原因的诊断和治疗、神经系统诊断和处理、感染的预防以及患者危重状态的管理。许多在最初事件中幸存下来的心搏骤停患者最终会因神经系统损伤停止维持生命的治疗而死亡。因此，减轻脑损伤对患者的生存及后期康复意义重大。多器官功能衰竭或休克也是导致死亡的重要原因。鉴于复苏后患者的复杂性，制订多学科方案对于提高生存率和神经系统恢复结果至关重要。

复苏后管理主要包括以下措施。

1. **维持有效循环**　当患者自主呼吸循环恢复后，应尽快行心血管系统和相关因素的详细评价，找到心搏骤停的病因（如是否为严重的电解质紊乱或急性心肌梗死等），并及时根据结果做出相应处理。

如患者的血流动力学不稳定，则须评估全身循环血容量状态及心脏功能。为保证有效循环，可酌情使用血管活性药物、正性肌力药物等，并可根据病情使用机械辅助装置（ECMO、IABP 等）维持循环。

2. **维持呼吸**　当患者自主循环恢复以后，可存在不同程度的呼吸功能障碍，部分患者仍然需要机械通气和吸氧治疗。

3. **防治神经系统损伤**　神经系统恢复是心搏骤停患者心肺复苏成功的标志之一。当发生心搏骤停后，大脑在缺氧的状态下，会丧失脑血流的自主调节功能，脑血流的维持主要依赖于脑灌注压，而任何导致体循环平均动脉压降低或颅内压增高的因素均可导致脑灌注压下降，从而使脑血流进一步减少。所以需要对昏迷患者的动脉压密切关注，使动脉压维持正常或轻微升高，同时应降低颅内压，以确保良好的脑灌注。主要措施包括降温、脱水、防止抽搐、高压氧疗、促进早期脑血流灌注等。

4. **控制并发症**　心肺复苏后，患者可能出现多种并发症，如急性肾衰竭、肺部感染、电解质紊乱和酸碱失衡等。应根据患者的具体情况，采取相应的措施预防和控制并发症的发生。

5. **早期康复治疗**　心肺复苏后的患者病情稳定后需要进行早期康复治疗，以促进身体功能的恢复。康复治疗的内容包括但不限于运动训练、呼吸训练、心理辅导等。在康复治疗过程中，医护人员应根据患者的具体情况制订个性化治疗方案，并逐步提高康复强度，帮助患者逐步恢复日常生活能力。

6. **心理干预**　心肺复苏后的患者可能面临较大的心理压力，如恐惧、焦虑、抑郁等。心理干预有助于减轻患者的心理负担，提高其生活质量。心理干预的方法包括心理咨询、心理疏导、放松训练等。应关注患者的心理状态，及时进行心理疏导，帮助患者调整心态，积极面对生活。

指南建议如下：

（1）对于心搏骤停后患者的治疗，应以一致的方式实施全面、结构化、多学科的管理（推荐意见 AHA，Ⅰ，B）。

（2）自主循环恢复后应尽快完成 12 导联心电图，以确定是否存在急性 ST 段抬高（推荐意见 AHA，Ⅰ，B）。

（3）所有心电图 ST 段抬高的或疑似心肌梗死的心搏骤停患者，应紧急进行冠状动脉造影（推荐意见 AHA，Ⅰ，B）。

（4）紧急冠状动脉造影对于电活动或血流动力学不稳定，疑似心脏起源的心搏骤停但心电图上没有 ST 段抬高的成人患者是合理的（推荐意见 AHA，Ⅱa，B）。

（5）冠状动脉造影在所有心搏骤停后的患者中都是合理的，这些患者需要进行冠状动脉造影（推荐意见 AHA，Ⅱa，B）。

（6）为了避免在自主循环呼吸恢复后缺氧，合理的做法是使用最高的可用氧浓度，直到能够可靠地测量动脉血氧浓度或动脉氧分压（推荐意见 AHA，Ⅱa，C）。

（7）复苏后患者应维持至少 90mmHg 的收缩压和至少 65mmHg 的平均动脉压来避免低血压（推荐意见 AHA，Ⅱa，B）。

（8）自主循环呼吸恢复但仍处于昏迷状态的患者应避免低氧血症（推荐意见 AHA，Ⅰ，B）。

（9）对于自主循环呼吸恢复后仍处于昏迷状态的患者，应将动脉二氧化碳分压（$PaCO_2$）维持在正常生理范围内（通常为 35 ~ 45mmHg）（推荐意见 AHA，Ⅱb，B）。

（10）应积极治疗成人心搏骤停后幸存者的癫痫发作（推荐意见 AHA，Ⅰ，C）。

（11）建议在自主循环呼吸恢复后的所有昏迷患者中及时进行脑电图（EEG）以诊断和解释癫痫发作（推荐意见 AHA，Ⅰ，C）。

（12）目标温度管理应选择并保持 32 ~ 36℃的恒定温度（推荐意见 AHA，Ⅰ，B）。

（13）在达到目标温度后，将目标温度维持至少 24h 是合理的（推荐意见 AHA，Ⅱa，B）。

（14）可以考虑治疗非惊厥性癫痫（仅通过脑电图诊断）（推荐意见 AHA，Ⅱb，C）。

（15）对于心搏骤停后检测到的癫痫发作，可以考虑使用与治疗其他病因引起的癫痫发作相同的抗惊厥方案（推荐意见 AHA，Ⅱb，C）。

（16）药物减轻 ROSC 后昏迷患者神经损伤的有效性尚不确定（推荐意见 AHA，Ⅱb，B）。

（17）在停搏后患者中常规使用预防性抗生素的益处是不确定的（推荐意见 AHA，Ⅱb，B）。

（18）建议对心搏骤停幸存者的心理状态进行结构化评估（推荐意见 AHA，Ⅰ，B）。

（19）心搏骤停幸存者应在出院前完成对身体、神经、心肺和认知障碍进行多模式康复评估和治疗（推荐意见 AHA，Ⅰ，C）。

（20）心搏骤停幸存者及其护理人员应接受包括医疗和康复治疗建议在内的全面的多学科出院计划（推荐意见 AHA，Ⅰ，C）。

（三）随访与评估

在随访期间应密切关注患者的心率、血压、血脂和血糖等，监测肝肾功能、电解质、B型脑利钠肽等指标；定期复查超声心动图、心电图和24h动态心电监测等，明确心功能状态及心律失常等情况，评价是否有ICD（或有心脏同步化功能的CRTD）指征。冠状动脉粥样硬化性心脏病患者可复查冠状动脉造影，如有血运重建指征，应酌情行经皮冠脉介入治疗（PCI）或冠状动脉旁路移植术（CABG）。建议每2～4周随访一次，3个月后可每1～3个月随访一次。总而言之，通过定期的随访及早发现问题并及时处理，减少主要心血管不良事件，改善患者预后。

三、预后

心搏骤停的预后取决于多个因素，包括患者的年龄、心搏骤停的原因、心搏骤停持续的时间，以及是否及时进行了有效的心肺复苏和后续治疗。通常来说，如果心搏骤停持续时间较短，并且及时进行了有效的心肺复苏和后续治疗，患者的预后可能会较好。然而，如果心搏骤停持续时间较长，或者患者有其他严重的疾病，如心力衰竭、肺动脉高压、肾功能不全等，那么预后可能会较差。在心搏骤停后，患者需要接受全面的评估和治疗，包括心血管疾病的筛查、治疗和管理。此外，患者还需要改变生活方式，例如戒烟、控制体重、适当运动等，以降低再次发生心搏骤停的风险。

（程　彬）

参 考 文 献

Baddour L M, Janszky I, Thornhill M H, et al. Nondental invasive procedures and risk of infective endocarditis: time for a revisit: a science advisory from the American Heart Association[J]. Circulation, 2023, 148(19): 1529-1541.

Baddour L M, Wilson W R, Bayer A S, et al. Infective endocarditis in adults: diagnosis, antimicrobial therapy, and management of complications: a scientific statement for healthcare professionals from the American Heart Association[J]. Circulation, 2015, 132(15): 1435-1486.

Butler N R, Courtney P A, Swegle J. Endocarditis[J]. Prim Care, 2024, 51(1): 155-169.

Chambers H F, Bayer A S. Native-valve infective endocarditis[J]. N Engl J Med, 2020, 383(6): 567-576.

El-Dalati S, Cronin D, Shea M, et al. Clinical practice update on infectious endocarditis[J]. Am J Med, 2020, 133(1): 44-49.

Fuller R, Jacobs S E. Candida infectious endocarditis and implantable cardiac device infections[J]. Mycopathologia, 2023, 188(6): 893-905.

Hilbig A, Cheng A. Infective endocarditis in the intravenous drug use population at a tertiary hospital in melbourne, Australia[J]. Heart Lung Circ, 2020, 29(2): 246-253.

Lemmet T, Bourne-Watrin M, Gerber V, et al. Suppressive antibiotic therapy for infectious endocarditis[J]. Infect Dis Now, 2024, 54(3): 104867.

Otto C M, Nishimura R A, Bonow R O, et al. 2020 ACC/AHA Guideline for the management of patients with valvular heart disease: executive summary: a report of the American College of Cardiology/American Heart Association Joint Committee on Clinical Practice Guidelines[J]. Circulation, 2021, 143(5): e35-e71.

Pujol M, Miro J M, Shaw E, et al. Daptomycin plus fosfomycin versus daptomycin alone for methicillin-resistant staphylococcus aureus bacteremia and endocarditis: a randomized clinical trial[J]. Clin Infect Dis, 2021, 72(9): 1517-1525.

Sendi P, Hasse B, Frank M, et al. Infective endocarditis: prevention and antibiotic prophylaxis[J]. Swiss Med Wkly, 2021, 151: w20473.

Thompson G R, Jenks J D, Baddley J W, et al. Fungal endocarditis: pathophysiology, epidemiology, clinical presentation, diagnosis, and management[J]. Clin Microbiol Rev, 2023, 36(3): e1923.

Tong S, Lye D C, Yahav D, et al. Effect of vancomycin or daptomycin with vs without an antistaphylococcal beta-lactam on mortality, bacteremia, relapse, or treatment failure in patients with MRSA bacteremia: a randomized clinical trial[J]. JAMA, 2020, 323(6): 527-537.

Wilson W R, Gewitz M, Lockhart P B, et al. Prevention of viridans group streptococcal infective endocarditis: a scientific statement from the American Heart Association[J]. Circulation, 2021, 143(20): e963-e978.

第 12 章

主动脉和周围血管病

主动脉疾病主要包括主动脉弓中断、主动脉缩窄、主动脉瓣上狭窄、主动脉夹层及主动脉瘤。周围血管病是外周血管病的通称，是指发生在除颅内及心脏血管外的动脉、静脉及淋巴管的疾病。周围血管病主要包括动脉硬化闭塞病、血管炎、静脉曲张、静脉血栓、静脉功能不全、布加综合征、雷诺综合征等。本章重点阐述主动脉夹层、闭塞性周围动脉粥样硬化及静脉血栓症。

第一节　主动脉夹层

一、定义及流行病学

主动脉夹层（aortic dissection，AI）又称主动脉夹层动脉瘤，是由于各种原因导致的主动脉内膜撕裂，血液流入动脉壁中层，形成夹层血肿，并延伸剥离主动脉内膜和中膜。游离的内膜片将血管腔分隔为真腔和假腔。当主动脉远端有继发破口时，真、假腔之间血流相通。假腔内可以是持续的血流灌注或是血液淤滞导致血栓化。

欧美国家 AD 的年发病率为（2.6 ～ 6.0）/10 万，其中秋冬季节发病率明显高于夏季。急性主动脉夹层国际注册研究（the International Registry of Acute Aortic Dissection，IRAD）结果显示，AD 患者的平均年龄为 63.1 岁，男性约占 65%。

二、循证治疗

对于所有主动脉夹层患者，应立即进行药物治疗，同时考虑进行紧急手术（对于 A 型主动脉夹层患者）或血管内介入治疗（对于 B 型主动脉夹层患者），或两者兼而有之；药物治疗包括积极的心率和血压管理及疼痛控制。研究表明，除了外科手术和介入治疗外，药物治疗在减少长期主动脉相关不良事件方面起着重要作用。β 受体阻滞剂和血管扩张剂是主动脉夹层患者初始治疗中最常研究的药物，其目的是降低主动脉壁应力。最近的一项大型研究表明，ACEI 和 ARB 对主动脉夹层患者的高血压长期治疗有益。他汀类药物是主动脉夹层患者常规使用的药物，尽管证据不是很全。主动脉夹层外科手术治疗或介入治疗的主要目标是预防（或治疗）主动脉破裂，防止夹层逆行延伸至主动脉根部，防止夹层顺行传播到主动脉远端，并缓解灌注不良综合征。因此，主动脉夹层的管理策略是由患者的体征和症状、并发症的存在与否，以及患者主动脉和分支血管解剖的特定特征来制订的。

（一）药物治疗

1. **镇静镇痛**　疼痛可引起心率和血压升高，因此镇痛有助于控制患者的血压和心率。静脉注射阿片类药物（如吗啡或哌替啶）在这种情况下特别有效。而非甾体抗炎药，因为存在诱发高血压及肾脏不良影响的风险并不适用。

2. **控制心率和血压**　目前尽管广泛的临床经验已经确立了抗冲击疗法标准，但目前尚无随机研究评估过治疗急性主动脉疾病的不同治疗方法，建议通过静脉注射 β 受体阻滞剂（如艾司洛尔、美托洛尔和拉贝洛尔）和血管舒张剂（如尼卡地平、氯维地平和硝普钠）降低心率和血压，以减少主动脉壁应力。小型单中心研究强调了将心率降至 60 ~ 80 次 / 分以及收缩压降至 < 120mmHg 的重要性。AHA 指南指出应以不损害终末器官功能的最低血压为目标血压。静脉注射 β 受体阻滞剂一直是药物治疗的基石，研究报告了其长期疗效，并强调了在出院后继续这种治疗以改善临床结局的重要性。而对于存在 β 受体阻滞剂禁忌证患者（如急性 AR、心脏传导阻滞或心动过缓）应谨慎使用。对于 β 受体阻滞剂不耐受的患者，亦可选择静脉注射非二氢吡啶类钙通道阻滞剂（如维拉帕米或地尔硫䓬）作为初始治疗方案。静脉注射血管扩张剂是静脉注射 β 受体阻滞剂的有效辅助方法，但鉴于可能发生代偿性心动过速，在开始 β 受体阻滞剂或钙通道阻滞剂治疗之前，应避免作为初始治疗。

对于接受外科手术或介入治疗的主动脉夹层患者需要长期药物治疗。控制高血压可以减少与主动脉相关的不良事件。最近的研究表明，β 受体阻滞剂、ACEI 和 ARB 等降压药物具有长期益处。

AHA 指南建议如下：

（1）对于因急性主动脉综合征入院的患者，建议在重症监护室环境下使用侵入性血压监测动脉导管进行抗冲击治疗，作为初步治疗以降低主动脉壁应力（推荐意见 AHA，Ⅰ，B）。

（2）对于主动脉夹层的患者，建议使其收缩压 < 120mmHg 或最低血压维持足够的终末器官灌注，心率则应控制在 60 ~ 80 次 / 分的目标心率（推荐意见 AHA，Ⅰ，C）。

（3）初期治疗应包括静脉注射 β 受体阻滞剂，有禁忌证的患者除外（推荐意见 AHA，Ⅰ，B）。

（4）对于那些有禁忌证或对 β 受体阻滞剂不耐受的患者，可静脉注射非二氢吡啶类钙通道阻滞剂以控制心率（推荐意见 AHA，Ⅱa，B）。

（5）如果静脉注射 β 受体阻滞剂治疗后的血压控制不佳，则初始治疗应包括静脉注射血管舒张剂（推荐意见 AHA，Ⅰ，C）。

（6）主动脉夹层患者应根据需要接受镇痛治疗，以帮助进行血流动力学管理（推荐意见 AHA，Ⅰ，C）。

（7）对于急性主动脉疾病患者，建议长期服用 β 受体阻滞剂（除有禁忌）以控制心率和血压，减少晚期主动脉相关不良事件。必要时可添加其他降压药（特别是 ARB 和 ACEI），以充分控制血压（推荐意见 AHA，Ⅰ，B）。

（二）手术治疗——Stanford A 型夹层

1. **手术治疗的决策**　Stanford A 型主动脉夹层是一种严重危及生命的疾病，因为其潜在的并发症，包括导致心脏压塞的夹层破裂、导致心力衰竭或休克的急性重度主动脉瓣反流、导致心肌缺血的冠状动脉开口受累或导致终末组织器官缺血或梗死的灌注不良，所有这些并发症都可能是致命的。对于怀疑或诊断为急性 A 型主动脉夹层的患者均需要紧急手术评估，因为单独进行药物治疗的死亡率是外科手术的 2～3 倍。急性主动脉夹层国际注册研究（the International Registry of Acute Aortic Dissection，IRAD）的数据显示，1995—2013 年，手术死亡率从 25% 下降到 18%，而单纯药物治疗的死亡率保持不变，约为 57%。外科手术降低了主动脉破裂或压塞的即时风险，纠正了主动脉瓣反流和心肌缺血，并恢复了灌注不良血管的血流，缓解脏器灌注不良综合征。

然而，手术的获益必须与手术本身的风险相权衡，目前普遍公认的增加手术死亡率的危险因素包括下列几点：休克和心脏压塞、神经或内脏灌注不良及术前心肌缺血。虽然年龄亦是一个危险因素，但老年患者仍然可受益于手术治疗，与药物治疗相比，其即时和中期结果更为优越。短期和中期结果可能与年轻人群相当，循环衰竭是长期存活的主要预测因素。

Stanford A 型主动脉夹层的潜在并发症，包括心肌梗死、急性主动脉反流、心脏压塞、主动脉破裂和终末器官灌注不良，与高发病率和死亡率有关。鉴于此类事件的急性和不可预测性及最终结果，有必要立即进行手术干预评估，以逆转任何正在进行的生理损害，并降低致命事件的风险。

2. 灌注不良的处理策略　多达 25% 的急性 A 型主动脉夹层患者存在灌注不良的影像学证据，但应与终末器官缺血的临床证据区分开来，后者通常被称为灌注不良综合征。与无灌注不良综合征的患者相比，灌注不良综合征的死亡率达 30.5%。死亡率与所涉及的分支动脉血管数量及灌注不良器官的数量有关。重建分支血管灌注的传统方法是通过中央主动脉修复（即在主动脉撕裂近端）。然而，由于不可逆器官损伤的高死亡率，心脏和内脏灌注不良预示着极差的预后。最近的系列研究显示，在主动脉外科手术修复之前（随后的外科手术时间根据具体情况决定），通过介入治疗手段建立终末器官灌注有可能改善预后。如果具备必要的资源和人员，手术可以在杂交手术室进行。

在存在灌注不良的情况下，手术死亡率与灌注不良器官的数量相关。当出现肾脏灌注不良、肢体灌注不良、无并发症肠系膜灌注不良或所有这些情况时，作为恢复灌注主要策略的主动脉修复具有合理的结果。该策略可迅速降低主动脉破裂的风险，并纠正相关的冠状动脉灌注不良、主动脉瘤和心脏压塞等并发症。在主动脉修复后，应根据需要采用二次干预措施处理残余的灌注不良。

肠系膜灌注不良是急性 A 型主动脉夹层最严重的并发症之一，相关死亡率为 63.2%。因此，此类患者通常仅接受药物治疗；然而，在 IRAD 中，近 1/3 接受无干预治疗的肠系膜缺血患者住院死亡率高达 95%。对于有肠系膜缺血临床证据的急性 A 型主动脉夹层患者，一些中心主张在中央主动脉修复前采用早期再灌注策略（无论是经血管还是开放式腹部手术）；而其他中心则继续提倡首先采用传统中央主动脉修复策略。目前，数据有限，难以确定最佳策略。在 IRAD 中，手术和混合策略似乎比单独的药物治疗或血管内治疗具有更好的疗效。此外，首次血管内治疗需要具有开窗术的专业能力，以治疗动态梗阻，以及掌握分支支架术，以治疗静态灌注不良。

3. 手术策略的选择　A 型主动脉夹层常累及主动脉根部，往往涉及冠状动脉开口、主动脉窦和主动脉瓣等重要解剖结构。因此，外科手术应切除包括撕裂部位、任何动脉瘤性主动脉和夹层的最近端，并纠正主动脉瓣关闭不全及保护冠状动脉开口。未切除的原发性撕裂是再次手术的危险因素。涉及主动脉根、弓或两者的更广泛的置换会增加手术的复杂性、缺血时间和潜在的循环停止时间，但可能会降低未来主动脉扩张、主动脉瓣关闭不全或重复夹层的风险。根据病理和一般情况对主动脉根部进行个体化处理。A 型主动脉夹层主动脉根部重建的方式主要包括保留主动脉窦的升主动脉替换术和主动脉根部替换术。而主动脉根部替换术又包括主动脉根部复合替换术（如 Bentall 手术）和保留瓣膜的主动脉根部置换术（VSRR），年轻 A 型主动脉夹层患者更有可能发生主动脉近端扩展或累及主动脉根部，并且由于其预期寿命较长，可能更有可能发生晚期并发症。保留瓣膜的主动脉根部置换术（VSRR）已被描述为具有出色的结果，但后期再手术风险是一个值得关注的问题。

　　急性 A 型主动脉夹层修复时的动脉瘤根部有主动脉根部扩张、继发性主动脉瓣关闭不全等风险和再次手术的需要。特别是，主动脉根部直径 > 4.5cm 已被证实是晚期再次干预的危险因素。带瓣人工血管是根部置换的一种选择，但如果主动脉瓣叶质量良好，主动脉瓣关闭不全主要是由主动脉窦扩张引起的，保留瓣膜的主动脉根部置换术（VSRR）可能对年轻患者是更合理的选择。

　　主动脉夹层累及主动脉弓会影响介入策略和临床结果。已经描述了各种介入方法，如升主动脉替换加部分主动脉弓替换术、全主动脉弓置换术（有或没有象鼻）、混合技术或血管内支架术。使用新兴的血管内支架移植物进行主动脉弓重建是一个不断发展的领域。

　　单一机构的研究表明，全足弓置换术（TAR）是安全的，可以促进主动脉重塑，但在更大规模的研究中尚未得出结论。德国急性主动脉夹层 A 型登记处（GERAADA）发现，与 TAR 相比，半足弓的死亡率有降低的趋势（18.7% vs. 25.7%；P=0.07）；全足弓组大出血和胸廓再切开术的发生率较高；并且，在没有术前神经功能缺陷的患者中，半足弓的死亡率低于 TAR（分别为 14.1% 和 24%；P=0.02）。STS 数据库对 12 年急性 A 型主动脉夹层修复的研究显示，半足弓的手术死亡率明显低于 TAR（16% vs. 27%；P < 0.001）。两项荟萃分析发现，与 TAR 相比，部分 TAR 的死亡率明显较低。

　　选择合适的位置进行动脉插管对术中脑灌注及体外循环非常重要。STS 数据库研究和两项荟萃分析发现，与腋动脉插管相比，股动脉插管会增加卒中和短期死亡率的风险。然而，股动脉插管更为方便，并且被认为是血流动力学不稳定患者的主要动脉部位，在紧急状况下较为常用。而腋动脉与其他动脉相比，腋动脉插管存在着许多优势。首先腋动脉粥样硬化较少见，其次可行顺行性脑灌注，且可降低灌注不良和主动脉源性血栓栓塞风险，手术死亡率及并发症发生率均低于其他动脉插管方式。

　　指南建议如下：

　　（1）对于需要行紧急手术修复的急性主动脉疾病患者，多学科团队应确定最合适的干预措施（推荐意见 AHA，Ⅰ，C）。

　　（2）对于疑似或已确诊为急性 Stanford A 型主动脉夹层的患者，因为其相关的危及生命的并发症风险很高，建议进行紧急手术评估，并立即进行手术干预（推荐意见 AHA，Ⅰ，B）。

（3）对于病情稳定、适合转诊的急性 Stanford A 型主动脉夹层患者，建议转至经验更丰富的中心救治，以提高生存率（推荐意见 AHA，Ⅱa，B）。

（4）对于患有非出血性脑卒中合并急性 Stanford A 型主动脉夹层的患者，手术治疗比药物保守治疗更合理，并可降低死亡率并改善神经结局（推荐意见 AHA，Ⅱa，B）。

（5）对于急性 Stanford A 型主动脉夹层患者，如果表现为肾脏、肠系膜或下肢灌注不良，建议立即进行升主动脉手术修复治疗（推荐意见 AHA，Ⅰ，B）。

（6）对于急性 Stanford A 型主动脉夹层患者，如果出现临床上显著的肠系膜灌注不良，建议在升主动脉修复之前，立即通过介入或开放手术进行肠系膜血运重建（推荐意见 AHA，Ⅱa，C）。

（7）对于急性 Stanford A 型主动脉夹层和部分主动脉根夹层患者，若没有明显的主动脉瓣病变，建议采用主动脉瓣再悬吊术，而不是主动脉瓣置换术（推荐意见 AHA，Ⅰ，B）。

（8）对于急性 Stanford A 型主动脉夹层患者，如果主动脉根部有广泛受累、主动脉根部动脉瘤或已知的遗传性主动脉疾病，建议使用机械或生物瓣膜进行主动脉根部置换术（推荐意见 AHA，Ⅰ，B）。

（9）在经验丰富的多学科主动脉团队中，由经验丰富的外科医师进行主动脉瓣膜置换术时，对于病情稳定的特定患者，可采用保留主动脉瓣膜的根部修复（推荐意见 AHA，Ⅱb，C）。

（10）对于接受主动脉修复的急性 Stanford A 型主动脉夹层患者，建议进行开放式远端吻合术以提高生存率并增加假腔血栓形成率（推荐意见 AHA，Ⅰ，B）。

（11）对于没有主动脉弓内膜撕裂或主动脉弓动脉瘤的急性 Stanford A 型主动脉夹层患者，建议采用半弓修复术，而不是采用更广泛的主动脉弓置换术（推荐意见 AHA，Ⅰ，B）。

（12）对于急性 Stanford A 型主动脉夹层患者及夹层通过主动脉弓进入降主动脉的患者，可以考虑进行主动脉修复术，并对降主动脉近端进行顺行支架置入，以治疗灌注不良并减少晚期远端主动脉并发症（推荐意见 AHA，Ⅱb，C）。

（13）对于接受外科手术的急性 Stanford A 型主动脉夹层患者，在可行的情况下，腋动脉插管比股动脉插管更为合理，可以降低卒中或逆行性灌注不良的风险（推荐意见 AHA，Ⅱa，B）。

（14）对于接受外科修复手术的急性 Stanford A 型主动脉夹层患者，如果需要停止循环，脑灌注可以合理改善神经结局（推荐意见 AHA，Ⅱa，B）。

（15）对于接受外科手术治疗的急性 Stanford A 型主动脉夹层患者，在影像学指导下直接进行主动脉或头臂干插管是合理的，可作为股动脉或腋动脉插管的替代方案（推荐意见 AHA，Ⅱa，B）。

（三）手术治疗——Stanford B 型夹层

B 型主动脉夹层患者的生存率通常高于 A 型主动脉夹层患者。在急性无并发症的情况下，药物治疗是 B 型主动脉夹层的基本治疗方式。

IRAD 数据显示，B 型主动脉夹层总体住院死亡率为 13%，与采用最佳药物治疗和经皮介入治疗的患者相比，需要开放性手术修复的患者死亡率更高。

在没有医疗干预的情况下，早期死亡的危险因素包括休克、灌注不足和年龄，可与无法控制的高血压、疼痛和夹层的持续生长或扩展归为复杂的 B 型主动脉夹层。尽管急性复杂的 B 型主动脉夹层以往采用开放性手术治疗，但由于发病率和死亡率较低，腔内治疗已在很大程度上取代了开放性手术治疗。

　　当出现复杂急性 B 型主动脉夹层时，患者发病率和死亡风险增加，可能需要紧急干预。当干预是紧急情况时，与开放性手术修复相比，主动脉夹层腔内修复手术（TEVAR）的发病率和住院死亡率明显降低，尤其在老年患者中具有极大的优势。

　　由于无并发症的 B 型主动脉夹层的药物治疗仍有 10% 的 30d 死亡率和较低的长期生存率，因此高风险患者中早期腔内治疗是否可以降低并发症或主动脉负性重塑的风险仍颇受关注。在 ADSORB 研究中，比较了最佳药物治疗与最佳药物治疗加 TEVAR，两组都没有早期死亡，在 1 年的随访中，TEVAR 组只有 1 例死亡。TEVAR 优于单独的最佳药物治疗，在不完全或无假腔血栓形成、主动脉扩张和破裂方面存在显著性差异，但主要临床益处尚不清楚。在主动脉夹层支架移植物研究（INSTEAD-XL）中，在无并发症的 B 型主动脉夹层患者中，预防性 TEVAR 加最佳药物治疗与提高 5 年主动脉特异性存活率和延缓疾病进展有关。

　　灌注不良综合征在急性 B 型主动脉夹层患者中发生率约为 20%，其中 5% ～ 7% 会出现内脏缺血。IRAD 数据显示，内脏缺血与住院死亡率密切相关，缺血者为 30.8%，而无缺血者为 9.1%，IRAD 数据显示，越来越多的伴灌注不良的急性 B 型主动脉夹层患者接受腔内治疗，从 1996—2001 年的 35% 上升到 2008—2013 年的 68%，而开放性手术从则由 47% 下降到了 18%，开放手术和腔内修复术死亡率相当（25.8% *vs.* 25.5%）。目前主动脉夹层腔内修复手术已成为复杂 B 型主动脉夹层的一线治疗方法。但由于夹层部位、远端破口交通等多个因素，单纯主动脉夹层腔内修复手术并不能完全达到改善灌注不良的效果，对于复杂的 B 型主动脉夹层伴灌注不良患者，则往往需要使用到开窗或分支支架技术，对手术者的操作水平要求较高，且有一定的并发症率和再干预率。

　　指南建议如下：

　　（1）在所有无并发症的急性 B 型主动脉夹层患者中，建议将药物治疗作为初始治疗策略（推荐意见 AHA，Ⅰ，B）。

　　（2）对于急性 B 型主动脉夹层破裂或其他并发症的患者，建议进行干预（推荐意见 AHA，Ⅰ，C）。

　　（3）对于夹层破裂的患者，在解剖结构合适的情况下，建议进行血管内支架置入，而不是开放式手术修复（推荐意见 AHA，Ⅰ，C）。

　　（4）对于有其他并发症的患者，在有合适解剖结构的情况下，使用血管内入路修复而不是开放式手术修复是合理的（推荐意见 AHA，Ⅱa，C）。

　　（5）对于具有高危解剖特征的无并发症急性 B 型主动脉夹层患者，可考虑腔内治疗（推荐意见 AHA，Ⅱb，B）。

　　（6）在解剖结构合适的情况下，伴有破裂征象和（或）脏器灌注不良的超急性、急性或亚急性复杂型 B 型主动脉夹层，建议采用主动脉夹层腔内修复手术（推荐意见 AHA，Ⅰ，B）。

（7）对于解剖结构不适合采用主动脉夹层腔内修复术的复杂型 B 型主动脉夹层，应考虑开放式手术治疗（推荐意见 AHA，Ⅱa，B）。

（8）对于复杂型 B 型主动脉夹层，可考虑开窗技术（推荐意见 AHA，Ⅱb，C）。

（9）对于非复杂型 B 型主动脉夹层患者，推荐优化药物治疗（推荐意见 AHA，Ⅰ，B）。

（10）对于非复杂型 B 型主动脉夹层患者，可以考虑预防性主动脉夹层腔内修复术，以减少晚期主动脉相关死亡和不良事件（推荐意见 AHA，Ⅱb，B）。

（11）对于急性 B 型主动脉夹层患者，建议在出院后进行密切的临床随访（推荐意见 AHA，Ⅰ，B）。

（12）对有手术指征、无手术禁忌证、解剖结构不适合腔内修复术的慢性 B 型主动脉夹层患者，可考虑开放手术（推荐意见 AHA，Ⅱa，B）。

（13）对于开放手术风险较高的慢性 TBAD 患者，在有合适解剖结构的情况下，可考虑主动脉夹层腔内修复术（推荐意见 AHA，Ⅱa，B）。

（四）主动脉壁间血肿的治疗

主动脉壁间血肿（aortic intramural hematoma，IMH）是主动脉壁中膜出血，可发生内膜破裂，也可不发生内膜破裂。在放射学上，主动脉壁间血肿在非光栅成像中表现为主动脉的高衰减新月形或周向增厚，在对比成像中没有通过假管腔的血液流动。IMH 发生在胸降主动脉（60%）比升主动脉（30%）或主动脉弓（10%）更常见。分类与主动脉夹层的分类相同。主动脉壁间血肿发生时的症状与主动脉夹层类似，但患者往往年龄较大，常患有高血压和动脉粥样硬化。可发生灌注不良，但发生频率低于主动脉夹层。主动脉壁间血肿可发展为主动脉夹层或主动脉破裂；有时血肿也可以被吸收。

指南建议如下。

（1）对于患有复杂急性 A 型或 B 型主动脉壁间血肿的患者，建议紧急修复（推荐意见 AHA，Ⅰ，B）。

（2）对于无并发症的急性 A 型主动脉壁间血肿患者，建议立即进行开放性手术修复（推荐意见 AHA，Ⅰ，B）。

（3）在无并发症的急性 A 型主动脉壁间血肿患者中，如果他们的手术风险增加，且没有高风险的影像学特征，可以考虑采用优化药物治疗的方法（推荐意见 AHA，Ⅱb，C）。

（4）对于无并发症的急性 B 型主动脉壁间血肿患者，建议将药物治疗作为初始治疗策略（推荐意见 AHA，Ⅰ，B）。

（5）对于需要修复远端主动脉弓或胸降主动脉（2～5 区）并具有合适的解剖结构的 B 型主动脉壁间血肿患者，可进行腔内修复（推荐意见 AHA，Ⅱa，C）。

（6）对于需要修复远端主动脉弓或胸降主动脉（2～5 区）但解剖结构不适合腔内修复的 B 型主动脉壁间血肿患者，可采取开放式手术修复（推荐意见 AHA，Ⅱa，C）。

（7）对于具有简单的 B 型主动脉壁间血肿和高风险影像学特征的患者，干预可能是合理的（推荐意见 AHA，Ⅱb，C）。

（五）主动脉穿透性溃疡的治疗

主动脉穿透性溃疡是一种主动脉粥样硬化性病变，溃疡穿透内部弹力层，导致主动脉壁内形成血肿。主动脉穿透性溃疡可能发展为急性主动脉综合征，伴有主动脉壁间血肿形成、主动脉夹层或破裂。主动脉穿透性溃疡伴主动脉壁间血肿与疾病短期进展的高风险相关，尤其是当病变位于升主动脉（即 Stanford A 型）时。主动脉穿透性溃疡往往为严重动脉粥样硬化性疾病和其他合并症的老年患者，即使采用血管内介入治疗，合并症也会使患者面临较高的手术风险，因此在做出适当治疗决策时，必须权衡手术风险与重症发病率和患者预期寿命的风险。

孤立性主动脉穿透性溃疡是指没有合并主动脉壁间血肿、主动脉夹层或动脉瘤的主动脉穿透性溃疡。有症状的孤立性主动脉穿透性溃疡可能预示着溃疡周围血肿、主动脉壁间血肿或两者兼有，并且比无症状的主动脉穿透性溃疡更有可能进展或导致破裂。

指南建议如下：

（1）对于主动脉穿透性溃疡破裂的患者，建议紧急修复（推荐意见 AHA，Ⅰ，B）。

（2）对于升主动脉穿透性溃疡伴主动脉壁间血肿的患者，建议紧急修复（推荐意见 AHA，Ⅰ，B）。

（3）对于主动脉弓或胸降主动脉穿透性溃疡伴主动脉壁间血肿的患者，建议紧急修复（推荐意见 AHA，Ⅱa，C）。

（4）对于伴有主动脉壁间血肿的腹主动脉穿透性溃疡患者，可考虑紧急修复（推荐意见 AHA，Ⅱb，C）。

（5）对于有症状且持续疼痛的孤立性主动脉穿透性溃疡患者，临床症状与放射学结果相关，建议修复（推荐意见 AHA，Ⅰ，B）。

（6）对于无症状但具有高风险影像学特征的孤立性主动脉穿透性溃疡患者，可考虑选择性修复（推荐意见 AHA，Ⅱb，C）。

（7）对于需要修复升主动脉或主动脉弓近端（0～1 区）主动脉穿透性溃疡的患者，建议采用开放式手术修复（推荐意见 AHA，Ⅰ，C）。

（8）对于需要修复远端主动脉弓（2～3 区）、胸降主动脉或腹主动脉穿透性溃疡的患者，根据解剖学和合并症，开放式手术修复或腔内修复是合理的（推荐意见 AHA，Ⅱa，C）。

第二节　闭塞性周围动脉粥样硬化

一、定义及流行病学

周围动脉病（peripheral arterial disease，PAD）一般是由于动脉粥样硬化造成血管狭窄或闭塞，常累及的动脉包括四肢动脉、颈动脉、椎动脉、肠系膜动脉和肾动脉等。

截至 2015 年，全世界有下肢动脉疾病的患者已高达 2.36 亿例。全球成人发病率约为 9.7%，其中女性为 10.2%，高于男性的 8.8%。随着年龄的增长，该病的发病率逐渐增加。下肢动脉疾病的发病同样存在地域差异，在南亚的中心地区，患病率可高达 14.5%，北美地区最低约为 5.6%。据目前的文献报道，下肢动脉疾病的危险因素包括既往吸烟、高血压、糖尿病、肥胖及高胆固醇血症等。

二、循证治疗

外周动脉疾病患者应尽可能减少导致和加重动脉粥样硬化的任何危险因素，合理运动并改变不良生活方式，戒烟是外周动脉疾病患者治疗的重要组成部分。应为每位外周动脉疾病患者制订基于指南指导的药物治疗计划，以减少心血管事件并改善肢体功能，并根据患者个体危险因素（例如患者是否患有糖尿病）进行个体化治疗。对于间歇性跛行、严重肢体缺血的患者应进行严格评估，并选择合理的血运重建方式（介入治疗或外科手术治疗）。

（一）一般治疗

1. 戒烟　吸烟是 PAD 发生和进展的重要危险因素。戒烟可减少 PAD 患者心血管事件、肢体相关事件、旁路移植失败率、截肢率和死亡率。ACC 指南建议所有 PAD 患者均应戒烟。

2. 运动疗法　在 PAD 患者中，结构化运动疗法是治疗的重要组成部分。ACC 指南推荐所有 PAD 患者均应接受健康的饮食和合理的体育锻炼。建议建立有监督的运动计划，以改善功能状态和生活质量，并减少相关腿部症状。

指南建议如下：

（1）建议吸烟或使用其他形式烟草的 PAD 患者戒烟（推荐意见 AHA，Ⅰ，A）。

（2）应协助吸烟的 PAD 患者制订戒烟计划，包括药物治疗 [即伐尼克兰、安非他酮和（或）尼古丁替代疗法]（推荐意见 AHA，Ⅰ，A）。

（3）PAD 患者应避免在工作、家中和公共场所接触环境中的烟草烟雾（推荐意见 AHA，Ⅰ，B）。

（4）对于跛行患者，建议进行有监督的运动计划，以改善功能状态和生活质量，并减少腿部症状（推荐意见 AHA，Ⅰ，A）。

（5）在进行可能的血运重建之前，应将有监督的运动计划作为跛行的治疗选择（推荐意见 AHA，Ⅰ，B）。

（6）运动训练应至少进行 30～45min，每周至少进行 3 次，为期至少 12 周（推荐意见 AHA，Ⅰ，A）。

（二）药物治疗

1. 抗血小板治疗　抗血小板治疗能显著减少 PAD 患者的心血管死亡风险。荟萃分析显示，在接受阿司匹林或氯吡格雷等抗血小板药物治疗的有症状 PAD 患者中，心血管事件（包括心肌梗死、卒中或血管性死亡）的概率降低了 22%。

2. 血脂管理　他汀类药物治疗可改善 PAD 患者的心血管和肢体结局。在心脏保护研究（HPS）的 6748 例 PAD 患者亚组中，辛伐他汀每日 40mg，相对于安慰剂，首次主要血管事件的发生率降低了 22%。与无他汀类药物相比，PAD 患者使用他汀类药物可减少 4 年不良肢体相关事件（即跛行恶化、新的肢体严重缺血、新的下肢血运重建、新的缺血性截肢）。与安慰剂相比，在 HPS 中使用辛伐他汀可降低外周血管事件（包括非冠状动脉血运重建、动脉瘤修复、截肢等）的相对风险。在接受下肢血运重建患者中，接受他汀类药物治疗患者的 1 年保肢率有所提高。在一项多中心随机对照试验中，与安慰剂相比，每天使用 80mg 阿托伐他汀可改善 12 个月时的无痛步行时间和步行距离。在一项针对 5480 例无症状 PAD 患者的队列研究中，他汀类药物治疗改善了心血管结局。

3.血压管理　降压治疗可以降低心血管事件的风险。目标血压和降压治疗的选择与目前公布的高血压管理指南一致。人们担心抗高血压治疗可能会减少肢体灌注。然而，多项研究表明，血压治疗，包括使用 β 受体阻滞剂，不会加重 PAD 患者的跛行症状或功能状态。

4.血糖管理　糖尿病是 PAD 发展的重要危险因素。糖尿病的存在增加了 PAD 患者不良结局的风险，包括进展为严重肢体缺血、截肢和死亡。PAD 合并糖尿病患者的综合管理很重要，包括饮食和体重管理、血糖控制和其他心血管危险因素管理的药物治疗，以及足部护理和溃疡预防。

5.抗凝治疗　PAD 患者口服华法林抗凝并不能减少心血管事件的发生，两项评估口服华法林抗凝改善下肢旁路通畅效果的随机对照研究显示，自体静脉旁路移植患者亚组的通畅率有所改善，然而，Cochrane 系统评价显示，与抗血小板治疗相比，使用抗凝治疗在通畅率上并没有益处。所有评估抗凝剂对旁路通畅性影响的随机对照试验和观察性研究均显示与抗凝剂使用相关的出血并发症增加。与单独使用阿司匹林相比，抗凝剂加阿司匹林联合使用将增加死亡和大出血风险。对于合并心房颤动或机械瓣膜植入术后的 PAD 患者可考虑接受口服抗凝血药物单药治疗。

指南建议如下。

（1）抗血小板治疗可降低 PAD 患者发生急性心肌梗死、卒中和心血管死亡的风险（推荐意见 AHA，Ⅰ，A）。

（2）阿司匹林（通常每日剂量为 75 ～ 325mg），被推荐为安全有效的抗血小板治疗方案，以降低有症状的 PAD 患者发生心肌梗死、卒中或心血管死亡的风险（推荐意见 AHA，Ⅰ，B）。

（3）建议将氯吡格雷（每日剂量 75mg）作为安全有效的替代阿司匹林的抗血小板治疗方案（推荐意见 AHA，Ⅰ，B）。

（4）在踝臂指数小于或等于 0.90 的无症状患者中，抗血小板治疗可降低心肌梗死、卒中或心血管死亡的风险（推荐意见 AHA，Ⅱa，C）。

（5）阿司匹林和氯吡格雷的组合被认为可降低 PAD 患者的心血管事件风险（推荐意见 AHA，Ⅱb，B）。

（6）西洛他唑（100mg 口服，每日 2 次）是一种有效的治疗方法，可改善下肢 PAD 和间歇性跛行（在没有心力衰竭的情况下）患者的症状并增加步行距离（推荐意见 AHA，Ⅰ，A）。

（7）他汀类药物治疗适用于所有 PAD 患者，应使低密度脂蛋白胆固醇达到低于 100mg/dl 的目标水平（推荐意见 AHA，Ⅰ，B）。

（8）对于缺血性事件风险极高的下肢 PAD 患者，应使用他汀类药物治疗，使低密度脂蛋白胆固醇低于 70mg/dl（推荐意见 AHA，Ⅰ，B）。

（9）应对有高血压的 PAD 患者进行降压治疗，以达到收缩压＜ 140mmHg 且舒张压＜ 90mmHg（无糖尿病的患者），或收缩压＜ 130mmHg 且舒张压＜ 80mmHg（有糖尿病的患者和有慢性肾脏疾病的患者）的目标，从而降低心肌梗死、卒中、充血性心力衰竭和心血管死亡的风险（推荐意见 AHA，Ⅰ，A）。

（10）β 受体阻滞剂作为有效的降压药在 PAD 患者中无禁忌（推荐意见 AHA，Ⅰ，A）。

（11）对于有症状的 PAD 患者可使用 ACEI 以降低心血管不良事件的风险（推荐意见 AHA，Ⅱa，B）。

（12）无症状下肢 PAD 患者可考虑使用 ACEI，以降低心血管不良事件的风险（推荐意见 AHA，Ⅱb，C）。

（13）通过给予降糖治疗将糖化血红蛋白降低到 7% 以下，可以有效减少微血管并发症并潜在地改善心血管结局（推荐意见 AHA，Ⅱa，C）。

（14）抗凝治疗改善下肢自体静脉或假体旁路术后通畅的有效性尚不确定（推荐意见 AHA，Ⅱb，B）。

（三）血运重建

血运重建是 PAD 患者治疗的一个组成部分，每位患者都应该有一个完整的治疗计划，其中包括药物治疗、结构化运动疗法等。应根据患者症状的严重程度选择，对药物治疗和结构化运动疗法的反应是否充分来决定是否进行血运重建。

血运重建方法包括经皮球囊扩张成形术（包括切割球囊和药物涂层球囊）、支架置入术（包括覆膜支架、药物洗脱支架）等血管内介入治疗和外科手术治疗（人造血管和自体血管旁路移植术等）。

建议针对病变部位及解剖结构的不同采用个体化血运重建方法，以达到最优结果。可以为介入治疗、外科手术治疗或两者兼而有之。

指南建议如下：

（1）间歇性跛行患者可选择血管内介入或外科手术治疗（推荐意见 AHA，Ⅰ，C）。

（2）手术干预适用于有跛行症状的患者，这些患者具有严重的职业或生活方式受限，对运动或药物治疗反应不佳（推荐意见 AHA，Ⅰ，B）。

（3）患有严重肢体缺血（CLI）的患者应加快评估和去除已知增加截肢风险的危险因素（推荐意见 AHA，Ⅰ，C）。

（4）预期进行开放手术治疗的严重肢体缺血患者应接受心血管风险评估（推荐意见 AHA，Ⅰ，B）。

（5）对于有严重肢体缺血、皮肤溃疡和肢体感染迹象的患者，应立即使用全身性抗生素（推荐意见 AHA，Ⅰ，C）。

（6）有急性肢体缺血和可挽救肢体的患者应接受紧急评估，以确定闭塞的解剖位置，并及时进行血运重建（介入或外科手术）（推荐意见 AHA，Ⅰ，B）。

（7）血管内介入治疗被推荐为 TASC A 型髂动脉和股腘动脉病变的首选血运重建技术（推荐意见 AHA，Ⅰ，B）。

（8）临时支架放置适用于髂动脉，作为球囊扩张效果不佳时的挽救治疗策略（例如残余直径狭窄 > 50% 或限制性夹层等）（推荐意见 AHA，Ⅰ，B）。

（9）支架置入术是治疗髂总动脉狭窄和闭塞的有效方法（推荐意见 AHA，Ⅰ，B）。

（10）支架置入术作为髂外动脉狭窄和闭塞的主要治疗方法是有效的（推荐意见 AHA，

Ⅰ，C）。

（11）支架置入（以及其他辅助技术，如激光、切割球囊、斑块切除装置）可用于股动脉、腘动脉和胫动脉，作为球囊扩张的次优或失败结果的挽救治疗（推荐意见 AHA，Ⅱa，C）。

（12）支架置入术、斑块切除术、切割球囊、激光治疗股腘动脉病变的有效性（除了挽救球囊扩张的次优结果外）尚不明确（推荐意见 AHA，Ⅱb，A）。

（13）对于计划进行主要血管外科干预的下肢 PAD 患者，应进行术前心血管风险评估（推荐意见 AHA，Ⅰ，B）。

（14）主动脉双股动脉旁路术对有职业或生活方式致残症状和血流动力学显著的患者是有益的（推荐意见 AHA，Ⅰ，B）。

（15）膝上腘动脉旁路应尽可能用自体静脉构建（推荐意见 AHA，Ⅰ，A）。

（16）膝下腘动脉旁路应尽可能用自体静脉（推荐意见 AHA，Ⅰ，B）。

（17）接受主动脉 - 双股动脉旁路移植的患者应进行定期评估，记录跛行症状的复发或进展、股动脉搏动是否存在以及休息和运动后的 ABI 指数（推荐意见 AHA，Ⅰ，C）。

（18）置入人工下肢旁路移植物的患者应在置入后至少 2 年内接受定期评估，记录跛行症状的复发或进展；近端血管、移植物血管和流出血管的搏动检查；以及在休息和运动后评估 ABI 指数（推荐意见 AHA，Ⅰ，C）。

（19）对于伴有严重肢体缺血合并炎症的患者，应首先解决炎症病变（推荐意见 AHA，Ⅰ，C）。

（20）对于下肢缺血危及肢体的患者，以及无法使用自体静脉的患者或预期寿命为 2 年甚至更短的患者，球囊血管成形术作为改善远端血流的初始手术是合理的（推荐意见 AHA，Ⅱa，B）。

（21）对于患有危及肢体的缺血且预计寿命超过 2 年的患者，在可能的情况下，当有自体静脉可用时，进行旁路移植手术作为改善远端血流的初始治疗是合理的（推荐意见 AHA，Ⅱa，B）。

（22）导管溶栓是一种有效且有益的治疗方法，适用于持续时间＜ 14d 的急性肢体缺血（Rutherford Ⅰ类和Ⅱa 类）患者（推荐意见 AHA，Ⅰ，A）。

（23）机械血栓切除装置可作为外周动脉闭塞引起的急性肢体缺血的辅助治疗（推荐意见 AHA，Ⅱa，B）。

（24）对于持续时间超过 14d 的急性肢体缺血（Rutherford Ⅱb 类）患者，可考虑采用导管溶栓或血栓切开术（推荐意见 AHA，Ⅱb，B）。

（25）对于足部承重部分严重坏死、无法纠正的屈曲挛缩、四肢轻瘫、顽固性缺血性休息痛、败血症或因合并症导致的预期寿命非常有限的患者，应评估其是否进行截肢（推荐意见 AHA，Ⅰ，C）。

（26）建议有症状的、血流动力学障碍显著的、需要干预的主动脉 - 髂动脉疾病患者进行主动脉 - 股动脉旁路移植术（推荐意见 AHA，Ⅰ，A）。

（27）腋动脉 - 股动脉旁路移植术适用于患有广泛性主动脉 - 髂动脉疾病的严重肢体缺

血患者的治疗，这些患者不适合进行其他类型的干预（推荐意见 AHA，Ⅰ，C）。

（28）应选择从上方有连续血液流动且狭窄度不超过 20% 的最远端动脉作为远端旁路移植术的起点（推荐意见 AHA，Ⅰ，B）。

（29）能够向足部提供持续供血且不受损害的流出的胫或足动脉应用作远端吻合部位（推荐意见 AHA，Ⅰ，B）。

（30）除非有禁忌证，所有接受严重肢体缺血血运重建的患者都应接受抗血小板治疗，并且这种治疗应持续下去（推荐意见 AHA，Ⅰ，A）。

第三节　静脉血栓症

一、定义及流行病学

静脉血栓症（venous thrombo embolism，VTE）是由于静脉血流淤滞、血管内皮损伤、血液呈高凝状态导致的静脉血栓栓塞事件，主要包括深静脉血栓（deep veinthrombosis，DVT）和肺血栓栓塞症（pulmonary thrombo embolism，PTE）。

国外研究显示，美国 VTE 年发病率为 123/10 万，欧洲国家 VTE 年发病率约 131/10 万。VTE 发病率随着年龄增长呈指数增加，50 岁人群年发病率 < 1‰，80 岁以上人群年发病率增至 6‰～ 8‰，75 岁以上老年人 VTE 发病率是 50 岁以下成人的 7 ～ 10 倍。尽管对不同种族间 VTE 发病率的研究很有限，但 VTE 发病率在白人和非洲裔美国人中较高，在亚洲人和印第安人中较低。此外，近年来我国 VTE 患者的发病率也呈上升趋势，已增至 17.5/10 万。

二、循证治疗

（一）抗凝治疗

抗凝治疗是深静脉血栓最基本的治疗方法，它有利于血栓自溶和管腔再通，并可显著抑制血栓的传播，从而降低肺血栓栓塞症的发生率及病死率。美国胸科医师学会（ACCP）指南指出近端 DVT 或肺栓塞（PE）患者需要抗凝治疗，DVT 或 PE 抗凝治疗的最短持续时间通常为 3 个月；这段治疗期被称为"长期治疗"。当抗凝治疗超过 3 个月，对于复发性 VTE 高风险的特定患者群体，可能需要延长抗凝治疗，称之为"延长抗凝治疗"，通常意味着抗凝治疗将持续进行。

目前临床上常用的抗凝血药物包括以下几类：普通肝素、低分子量肝素、磺达肝素、维生素 K 拮抗剂和新型口服抗凝剂（达比加群、依多沙班、阿哌沙班、利伐沙班等）。

指南建议如下：

（1）对于近端 DVT 或 PE 患者，建议进行长期（3 个月）抗凝治疗（推荐意见 ACCP，Ⅰ，B）。

（2）在下肢 DVT 或 PE 且无癌症的患者的长期（前 3 个月）抗凝治疗中，建议使用达比加群、利伐沙班、阿哌沙班或依多沙班替代维生素 K 拮抗剂（VKA）治疗（推荐意见 ACCP，Ⅱ，B）。

（3）对于下肢 DVT 或 PE 且无癌症也未接受达比加群、利伐沙班、阿哌沙班或依多沙班治疗的患者，VKA 优于 LMWH（推荐意见 ACCP，Ⅱ，C）。

（4）在患有下肢 DVT 或 PE 和癌症（"癌症相关血栓形成"）的患者中，作为长期（前 3 个月）抗凝治疗，LMWH 优于 VKA 治疗（推荐意见 ACCP，Ⅱ，C）、达比加群治疗（推荐意见 ACCP，Ⅱ，C）、利伐沙班治疗（推荐意见 ACCP，Ⅱ，C）、阿哌沙班（推荐意见 ACCP，Ⅱ，C）。

（5）对于接受长期抗凝治疗的下肢 DVT 或 PE 患者，在 3 个月后无须改变抗凝剂的选择（推荐意见 ACCP，Ⅱ，C）。

（6）对于手术引起的下肢近端 DVT 或 PE 患者，建议抗凝治疗时间为 3 个月，而不是较短时间的治疗（推荐意见 ACCP，Ⅰ，B），或较长时限的治疗（如 6 个月、12 个月或 24 个月）（推荐意见 ACCP，Ⅰ，B），或延长治疗（无计划停药日期）（推荐意见 ACCP，Ⅰ，B）。

（7）对于由手术或非手术暂时性危险因素引起的孤立性下肢远端 DVT 患者，建议抗凝治疗 3 个月，而不是短期治疗（推荐意见 ACCP，Ⅱ，C），或长期治疗（如 6 个月、12 个月或 24 个月）（推荐意见 ACCP，Ⅰ，B），或延长治疗时间（没有预定的停止日期）（推荐意见 ACCP，Ⅰ，B）。

（8）对于无故发生下肢深静脉血栓（孤立的远端或近端）或 PE 的患者，建议抗凝治疗至少 3 个月（推荐意见 ACCP，Ⅰ，B）。

（9）对于无诱因的近端 DVT 或 PE 患者，在停止抗凝治疗并且无阿司匹林禁忌证的情况下，建议使用阿司匹林而非阿司匹林来预防复发性 VTE（推荐意见 ACCP，Ⅱ，B）。

（二）溶栓治疗

在 VTE 急性期，部分患者可选用溶栓治疗来缓解肢体症状及改善临床结局。合理的溶栓治疗能够溶解部分或全部血栓。目前常用的溶栓药物包括尿激酶、重组链激酶、重组组织型纤溶酶原激活剂、瑞替普酶、替奈普酶等。

溶栓方法包括导管直接溶栓和系统溶栓。导管直接溶栓（CDT）是将溶栓导管通过血管路径放置于静脉血栓内，通过导管将溶栓药物直接应用于血栓中。而系统溶栓是通过外周静脉予以全身性溶栓药物。导管直接溶栓具有以下优势：显著提高溶栓的成功率，减少血栓后综合征的发生，而且治疗时间较短，并发症发生率较低，是临床上首选的溶栓方法。美国胸科医师学会指南建议大多数急性 DVT 患者应首选单纯抗凝治疗，而非 CDT，然而当深静脉血栓患者临床症状严重，甚至威胁患肢时，则建议进行溶栓治疗或进行手术治疗。

指南建议如下：

（1）建议对伴有低血压的肺栓塞进行溶栓治疗（推荐意见 ACCP，Ⅱ，B）。

（2）在急性下肢近端 DVT 患者中，应首选单独抗凝治疗而不是 CDT（推荐意见 ACCP，Ⅱ，C）。

（3）对于伴有低血压的急性 PE 患者，以及出血风险高、系统溶栓失败，或在系统溶栓生效前（如数小时内）可能导致死亡的休克患者，建议通过导管辅助清除血栓（推荐意见 ACCP，Ⅱ，C）。

（三）放置下腔静脉滤器

下腔静脉滤器的作用是预防 PE，从而降低 PE 相关的发病率和死亡率。如果患者存在抗凝禁忌，则建议使用下腔静脉滤器，尽管下腔静脉滤器是最大限度减少 PE 的一种方法，但它对 DVT 本身没有积极影响。

指南建议如下：

对于已接受抗凝治疗的急性 DVT 或 PE 患者，不建议常规使用下腔静脉滤器（推荐意见 ACCP，Ⅰ，B）。

（四）基础治疗

急性期的下肢深静脉血栓患者，建议抬高患肢，以利于患侧肢体的血液回流。在休息期间，应选择清淡易消化饮食、保持大便通畅，避免用力咳嗽，以尽量避免胸腹压变化引起的血流动力学不稳定。

（程　彬）

参 考 文 献

蔡仕炜，冯耀光 . Stanford B 型主动脉夹层腔内修复的发展现状 [J]. 中南医学科学杂志，2021, 37(3): 368-372.

中国心血管健康与疾病报告编写组 . 中国心血管健康与疾病报告 2020 概要 [J]. 中国循环杂志，2021, 36(6): 521-545.

中国医师协会心血管外科分会大血管外科专业委员会 . 急性主动脉综合征诊断与治疗规范中国专家共识 (2021 版)[J]. 中华胸心血管外科杂志，2021, 37(5): 13.

中国医师协会心血管外科分会大血管外科专业委员会 . 主动脉夹层诊断与治疗规范中国专家共识 [J]. 中华胸心血管外科杂志，2017, 33(11): 14.

中华医学会外科学分会血管外科学组，中国医师协会血管外科医师分会，中国医疗保健国际交流促进会血管外科分会，等 . 中国慢性静脉疾病诊断与治疗指南 [J]. 中华医学杂志，2019, 99(39): 3047-3061.

中华医学会外科学分会血管外科学组 . 深静脉血栓形成的诊断和治疗指南（第三版）[J]. 中国血管外科杂志（电子版），2017, 9(4): 250-257.

中华医学会外科学分会血管外科学组 . 深静脉血栓形成的诊断和治疗指南（第三版）[J]. 中华普通外科杂志，2017, 32(9): 250-257.

2022 ACC/AHA Guideline for the diagnosis and management of aortic disease: a report of the American Heart Association/American College of Cardiology Joint Committee on Clinical Practice Guidelines[J]. Circulation, 2022, 146(24): e334-e482.

Battaglia Y, Fiorini F, Gisonni P, et al. ultrasonographic assessment of atherosclerotic renal artery stenosis in elderly patients with chronic kidney disease: an Italian cohort study[J]. Diagnostics (Basel), 2022, 12(6): 1454.

Bevan GH, Solaru KTW. Evidence-based medical management of peripheral artery disease [J]. Arterioscler Thromb Vasc Biol, 2020, 40(3): 541-553.

Cohen D. Current issues in venous thromboembolism [J]. Postgrad Med, 2021, 133(sup1): 1-2.

Cuadra JDP, Mancha AIÁM, Romero JL. Retrograde aortic dissection after endovascular stent-graft placement[J]. Rev Esp Cardiol (Engl Ed), 2020, 73(5): 405.

Czerny M, Pacini D, Aboyans V, et al. Current options and recommendations for the use of thoracic endovascular aortic repair in acute and chronic thoracic aortic disease: an expert consensus document of the European Society for Cardiology (ESC) Working Group of Cardiovascular Surgery, the ESC Working Group on Aorta and Peripheral Vascular Diseases, the European Association of Percutaneous Cardiovascular Interventions (EAPCI) of the ESC and the European Association for Cardio-Thoracic Surgery (EACTS)[J]. Eur J Cardiothorac Surg, 2021, 59(1): 65-73.

Duprez DA, Jr DRJ, Andrews LIB, et al. Inter-arm systolic blood pressure difference: non-persistence and association with incident cardiovascular disease in the Multi-ethnic study of atherosclerosis[J]. J Hum Hypertens. 2023, 37(3): 197-204.

Friberg JE, Qazi AH, BoyleB, et al. Ankle-and toe-brachial index for peripheral artery disease identification: unlocking clinical data through novel methods [J]. Circ Cardiovasc Interv, 2022, 15(3): e011092.

Gornik HL, Aronow HD, Goodney PP, et al. 2024 ACC/AHA/AACVPR/APMA/ABC/SCAI/SVM/SVN/ SVS/SIR/VESS guideline for the management of lower extremity peripheral artery disease: a report of the American College of Cardiology/American Heart Association Joint Committee on Clinical Practice Guidelines [J]. Circulation, 2024, 149(24): e1313-e1410.

Hindricks G, Potpara T, Dagres N, et al. 2020 ESC guidelines for the diagnosis and management of atrial fibrillation developed in collaboration with the European Association for Cardio-Thoracic Surgery (EACTS): The Task Force for the diagnosis and management of atrial fibrillation of the European Society of Cardiology (ESC) Developed with the special contribution of the European Heart Rhythm Association (EHRA) of the ESC[J]. Eur Heart J, 2021, 42(5): 373-498.

Kakkos S K, Gohel M , Baekgaard N, et al. European Society for Vascular Surgery (ESVS) 2021 clinical practice guidelines on the management of venous thrombosis[J].Eur J Vasc Endovasc Surg, 2021, 61(1): 9-82.

Khan SZ, O' Brien-Irr MS, Rivero M, et al. Improved survival with angiotensin-converting enzyme inhibitors and angiotensin receptor blockers in chronic limb-threatening ischemia [J]. J Vasc Surg, 2020, 72(6): 2130-2138.

Kim KH, Vallabhajosyula S, Rha SW, et al. Initial diastolic dysfunction is a powerful predictor of 5-year mortality in peripheral arterial disease patients undergoing percutaneous transluminal angioplasty[J]. Heart Vessels, 2021, 36(10): 1514-1524.

Lin YH, Sung KT, Tsai CT, et al. Preclinical systolic dysfunction relating to ankle-brachial index among high-risk PAD population with preserved left ventricular ejection fraction [J]. Sci Rep, 2024, 14(1): 6145.

Lombardi JV, Hughes GC, Appoo JJ, et al. Society for Vascular Surgery (SVS) and Society of Thoracic Surgeons (STS) reporting standards for type B aortic dissections[J]. J Vasc Surg, 2020, 71(3): 723-747.

Marijon E. Antithrombotic therapy in patients with atrial fibrillation[J]. Rev Prat, 2020, 70(8): 903-909.

Müller MD, Lyrer P, Brown MM, et al. Carotid artery stenting versus endarterectomy for treatment of carotid artery stenosis [J]. Cochrane Database Syst Rev, 2020, 2(2): CD000515.

Patel RAG, White CJ. Progress in peripheral arterial disease [J]. Prog Cardiovasc Dis, 2021, 65: 1.

Sayed A, Munir M, Bahbah EI. Aortic dissection: a review of the pathophysiology, management and prospective advances[J]. Curr Cardiol Rev, 2021, 17(4): e230421186875.

Shamaki GR, Markson F, Soji-Ayoade D, et al. Peripheral artery disease: a comprehensive updated review [J]. Curr Probl Cardiol, 2022, 47(11): 101082.

Stevens SM, Woller SC, Kreuziger LB, et al. Antithrombotic Therapy for VTE disease: compendium and review of CHEST guidelines 2012—2021[J]. Chest, 2024, 116(2): 388-404.

Tedla YG, Driver S, Szklo M, et al. Joint effect of highly-sensitive cardiac troponin T and ankle-brachial index on incident cardiovascular events: The MESA and CHS[J]. Am J Prev Cardiol, 2023, 11(13): 100471.

Vilacosta I, Román JAS, di Bartolomeo R, et al. Acute aortic syndrome revisited: JACC state-of-the-art review [J]. J Am Coll Cardiol, 2021, 78(21): 2106-2125.

第 13 章

心血管神经症

一、定义及流行病学

心血管神经症（cardiac neurosis）是一类表现为心血管疾病相关症状的临床综合征，属于功能性神经症的一种。它通常不是由器质性心脏病或其他系统疾病引起的，而是由心理因素和情绪因素引起的。国外一项研究发现，根据 DSM-Ⅲ-R 标准，对 54 例连续患有心脏神经官能症的患者进行了精神疾病调查。54 例患者中有 37 例（68.5%）被发现患有精神疾病。广泛性焦虑症、社交恐惧症和恐慌症占大多数诊断。恐慌症之前经常伴有广泛性焦虑、恐惧回避。国内也有研究对中国长沙湘雅第三医院的 180 例心脏神经官能症患者进行了调查，其中 90 例患者（50%）患有焦虑症，80 例患者（44.4%）患有抑郁症。心脏神经官能症患者躯体症状评分的平均值（± 标准差）为 40.83±7.12，其中最严重的症状是心血管症状、疲劳和肌肉酸痛。多元逐步回归分析显示，心脏神经官能症患者的躯体症状与焦虑和抑郁有关。

有研究表明，心血管神经症的诱因包括以下 4 点。①性格特点：患者较为敏感，容易紧张、焦虑，平素对躯体感觉过度关注。②生活事件：患者可能经历他人因心血管疾病猝死，而当自己因劳累、缺乏休息出现胸闷、胸痛、心悸等症状时，常过度紧张、焦虑，从而诱发心血管神经症。③心理因素：家庭关系破裂、忽视、无法给予支持的家庭环境更容易出现心血管神经症，长期在上述环境中成长的患者不易表达自身的情绪和需求，更易用躯体化的形式加以呈现。不良的人际关系、不幸的婚姻状况等都可称为发病的风险因素。童年负性的生活经历也可能是易感因素。④其他：β 受体功能亢进也是本病发生的原因之一。

心血管神经症多发生在中青年，20 ~ 50 岁多见，女性发病率高于男性，尤其是围绝经期女性，该症整体预后良好，但长期症状严重者可明显影响正常生活。近年来心血管神经症的患者明显增加，呈持续上升的趋势，据统计该症患者可高达心血管病确诊人数的 10%。并且据报道，近 50% 的行冠状动脉造影或冠状动脉 CTA 显示无显著病变的患者仍然有胸闷、胸痛等相关症状，由此可见，此类症状并非均由冠状动脉粥样硬化所致，可能是由心血管神经症所引起。

二、循证治疗

心血管神经症在临床上可表现为胸闷、胸痛、心悸、气促、乏力、晕厥等一系列类似于器质性心脏病的症状，所以，对于心血管神经症的诊断须排除器质性心脏病，例如冠状动脉粥样硬化性心脏病、心脏瓣膜病、心律失常及甲状腺功能亢进等，避免误诊，常需要进行一系列检查，包括心电图、动态心电监测、心脏超声等。如难以与器质性心脏病相鉴别，往往可能需要进一步的检查，例如冠状动脉造影、冠状动脉 CTA 等。对于有晕厥症状的患者，也可通过直立倾斜试验确定患者是否为血管迷走性晕厥，而非心血管神经症。由于该疾病发生常伴有精神及情绪异常，所以目前在该疾病的诊断中可将汉密尔顿焦虑抑郁量表作为心血管神经症诊断的辅助手段之一。

目前，对于心血管神经症的治疗，中西医均没有明确的诊疗指南及专家共识，治疗心血管神经症的方法包括心理治疗和药物治疗。心理治疗则包括认知行为疗法、放松训练等，旨在帮助患者缓解情绪和心理压力。药物治疗通常是使用抗抑郁药、抗焦虑药等来缓解症状，使用 β 受体阻滞剂抑制交感神经并控制心动过速和心律失常。

（一）心理治疗

首先应耐心倾听患者的病史，仔细进行体格检查，综合分析患者的发病因素，进一步完善相关实验室检查。然后，通过患者比较容易接受的方式详细介绍疾病知识，用暗示性语言平复患者焦虑的情绪、减缓患者心理压力。目前关于心血管神经症的心理治疗研究尚有限，研究显示，认知行为疗法可以缓解患者的焦虑及紧张情绪，减少对疾病及症状的过度关注，通过认知行为疗法可减少患者的就医次数。认知行为疗法是由 A.T.Beck 在 19 世纪 60 年代发展出的一种有结构、短程、认知取向的心理治疗方法，主要针对抑郁症、焦虑症、药物依赖、神经性厌食症、恐怖症、慢性疼痛、性功能障碍等心理疾病和不合理认知所导致的心理问题。它主要着眼于患者不合理的认知问题上，通过改变患者对已、对人或对事的看法与态度来改变心理问题。其中最主要的是治疗情绪抑郁患者，尤其对于单相抑郁症的成年患者来说是一种有效的短期治疗方法。目前随着认知行为疗法在心血管神经症中的应用逐渐增多，未来心理治疗在心血管神经症中可能起到的更大的作用。

（二）药物治疗

对于心理治疗不明显的患者，可考虑予以抗焦虑药物（如地西泮、劳拉西泮、艾司唑仑等）、抗抑郁药物（如阿米替林、丙米嗪、氯丙咪嗪、多塞平、氟西汀、帕罗西汀、舍曲林等）、抗失眠药物（如佐匹克隆或咪达唑仑）等进行对症治疗。一项研究对地西泮与比索洛尔在治疗心脏神经官能症进行比较，两种治疗方法均能有效减轻心脏神经官能症的躯体症状，但比索洛尔的疗效明显优于地西泮。相反，地西泮在改善与精神症状相关的汉密尔顿量表方面优于比索洛尔。

对于绝经期女性未合并冠心病患者可考虑应用短期的雌激素替代治疗，如尼尔雌醇。对于心率偏快或合并室性期前收缩或房性期前收缩的患者可使用 β 受体阻滞剂（如美托洛尔、比索洛尔、普萘洛尔等），能够一定程度缓解患者的心慌、心悸症状。

目前西医治疗心血管神经症仅以对症治疗为主，近年来，中医在心血管神经症的治疗上推出了一些策略，通过多种治疗方法和中西药的联合应用获得了更好疗效。心血管神经症在中医学中属于情志病，现代中医家从脏腑辨证、卫气营血辨证、六经辨证及针灸经络等多角度来论治该疾病，但目前仍缺乏共识。国内许多中医专家的研究显示，中西医结合治疗心血管神经症相较于单纯西药治疗具有一定的优势，除了辅以中药、中成药治疗外，也经常使用针灸等方式，其治疗效果也较为显著，有助于迅速减轻患者的症状并提高患者的生活质量。中医治疗分为内治法、外治法、内外结合法。内治法主要通过中医经方、中医自拟方、中成药来治疗。中医外治法包括针刺、推拿、耳针、长圆针、皮内针、穴位贴敷等方法。不管是中药的选用，还是针灸、穴位贴敷、耳穴压籽等选穴，都是以中医学理论为基础，通过整体观念、辨证论治来医治疾病，在治疗疾病的过程中，合并使用同一理论体系的治疗方案，会使疾病的治疗取到一举两得的效果。为临床治疗提供了一个疗效显著的特色疗法。

除此之外，对于存在过度换气的患者，可指导患者进行腹式呼吸松弛疗法。患者还应注意保持健康的生活方式，包括良好的饮食习惯、适当的运动、避免过度劳累等。同时，患者还应该定期进行体检，及时发现和治疗其他潜在疾病。

总之，心血管神经症是一种由心理因素和情绪因素引起的疾病，无论心血管神经症还是器质性心血管疾病合并精神心理问题者，应倡导双心医学的治疗模式，需要综合治疗和管理。

（程 彬）

参 考 文 献

崔山龙 . 心理疗法联合抗抑郁药物治疗心脏神经官能症的效果分析 [J]. 中国实用医药 , 2023, 1(5): 108-110.

邓珍 , 潘有龙 . 中西医结合辨证治疗心脏神经官能症研究进展 [J]. 康复 , 2022, (8): 31-35.

吕桂芳 , 张明喜 . 氟哌噻吨美利曲辛联合美托洛尔治疗心血管神经症的临床研究 [J]. 中西医结合心血管病电子杂志 , 2020, 1(32): 91-92.

武淘 , 刘婷婷 , 马泽宇 , 等 . 心脏神经官能症的治疗进展 [J]. 临床医学进展 , 2024, 1(1): 2053-2057.

郑亚都 , 鲍杰 . 中医药疗法治疗心脏神经官能症的研究进展 [J]. 临床医学进展 , 2023, 13(2): 1645-1651.